康复治疗师临床工作指南

——心肺疾患康复治疗技术

主　编　朱利月　梁　崎

副主编　王　俊　王　翔

主　审　胡大一　周土枋　严　静　任爱华

顾　问　王乐民　丁荣晶　沈玉芹　王　磊　林　坚
　　　　刘　慧　陆　晓　叶红华　王伯忠　丁绍青
　　　　郭　兰

人民卫生出版社

图书在版编目（CIP）数据

　康复治疗师临床工作指南.心肺疾患康复治疗技术/
朱利月,梁崎主编. —北京:人民卫生出版社,2019
　ISBN 978-7-117-28931-3

　Ⅰ.①康…　Ⅱ.①朱…②梁…　Ⅲ.①神经系统疾病
-康复②心脏血管疾病-康复③肺疾病-康复　Ⅳ.
①R49②R540.9③R563.09

　中国版本图书馆CIP数据核字（2019）第209420号

| 人卫智网 | www.ipmph.com | 医学教育、学术、考试、健康,购书智慧智能综合服务平台 |
| 人卫官网 | www.pmph.com | 人卫官方资讯发布平台 |

康复治疗师临床工作指南——心肺疾患康复治疗技术

主　　编:朱利月　梁　崎
出版发行:人民卫生出版社（中继线 010-59780011）
地　　址:北京市朝阳区潘家园南里 19 号
邮　　编:100021
E - mail: pmph @ pmph.com
购书热线:010-59787592　010-59787584　010-65264830
印　　刷:三河市宏达印刷有限公司
经　　销:新华书店
开　　本:787×1092　1/16　　印张:25.5
字　　数:636 千字
版　　次:2019 年 10 月第 1 版　2023 年 8 月第 1 版第 5 次印刷
标准书号:ISBN 978-7-117-28931-3
定　　价:168.00 元
打击盗版举报电话:010-59787491　E-mail:WQ @ pmph.com
　　（凡属印装质量问题请与本社市场营销中心联系退换）

编者（以姓氏笔画为序）

王　俊（广东省工伤康复医院）

王　雁（浙江医院）

王　翔（南京医科大学第一附属医院）

王金花（南阳市第二人民医院）

王菊飞（宁波市奉化区人民医院）

邓　坤（安徽中医药大学第二附属医院）

卢讯文（广东省工伤康复医院）

叶秋芳（昆明医科大学附属延安医院）

白丽霞（北京瑞华心脏康复中心）

冯蓓莉（中国科学院大学宁波华美医院）

朱利月（浙江医院）

刘书芳（广州体育学院）

孙　燕（浙江省荣军医院）

苏津自（福建医科大学附属第一医院）

李俊琳（广西壮族自治区工人医院）

杨　坚（上海市徐汇区中心医院）

吴万振（浙江医院）

张　勤（南京医科大学第一附属医院）

张云霞（浙江中医药大学附属温州中医院）

张啸飞（清华大学附属北京清华长庚医院）

季晓君（温州市中心医院）

郭　琪（上海健康医学院/泰达国际心血管病医院）

曹贤畅（海南省人民医院）

梁　崎（中山大学附属第一医院）

曾德铭（中南大学湘雅医院）

裴作为（北京医院）

谭学君（贵阳市第三人民医院）

潘化平（南京医科大学附属江宁医院）

潘铁斌（金华市中心医院）

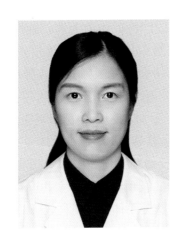

朱利月,副主任治疗师、副教授。浙江医院康复治疗中心副主任。从事临床心肺康复工作二十余年,擅长心肺康复和老年病康复,对各种心血管疾病康复评定和治疗有较丰富的经验。尤其擅长冠状动脉粥样硬化性心脏病、心肌梗死、心功能不全、心胸外科术后康复及慢性阻塞性肺疾病(COPD)等疾病的心肺功能评估、运动处方制定和康复治疗。担任浙江医院全国心脏康复培训基地秘书,长期从事心脏康复临床及培训教学工作。

学术任职:中国康复医学会物理治疗专业委员会常务委员,中国康复医学会物理治疗专业委员会重症与心肺物理治疗学组副主任委员,中国心肺康复护理联盟专业委员会副主任委员,中国康复医学会心血管病专业委员会青年委员,中国心脏联盟心血管病预防与康复学会浙江联盟副主任委员,中华预防医学会健康风险评估与控制专业委员会心脏康复评估与控制学组副主任委员,浙江省康复医学会康复治疗专业委员会副主任委员。被评为"浙江省优秀青年科技工作者"。主持省部级课题1项、厅级课题3项,参与课题10余项;发表SCI及Ⅰ级期刊、核心杂志论文10余篇。获得浙江省医药卫生科技奖二等奖一项。主持国家继续教育项目一项:心肺康复治疗技术。主编人民卫生出版社《康复治疗师临床工作指南——心肺疾患康复治疗技术》;担任《中国心血管疾病康复/二级预防指南》编委;全国康复医学治疗技术初、中级职称考试命题专家。

主编简介

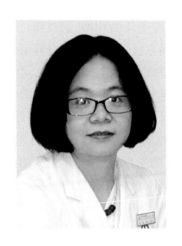

　　梁崎,硕士生导师、中山大学心血管病学博士。中山大学附属第一医院康复科副教授。

　　中国医师协会康复医师分会心肺康复专业委员会常务委员、秘书,中华医学会物理医学与康复学分会心肺康复学组委员,中国康复医学会心血管病专业委员会委员,国际体外反搏专家委员会委员,中国体外反搏临床应用专家共识专家组成员,冠心病康复与二级预防中国专家共识专家组成员,长期从事心脏康复与体外反搏科教研工作。

副主编简介

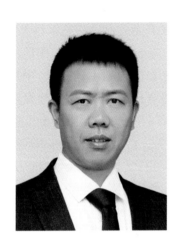

王俊,主任治疗师、硕士生导师。广东省工伤康复医院物理治疗科主任。中国康复医学会帕金森病与运动障碍康复专业委员会副主任委员、康复治疗专业委员会常务委员兼水疗学组主任委员,广州物理治疗学会副会长,广东省康复医学会呼吸康复分会副主任委员、物理治疗师分会常务委员。《中国康复医学杂志》审稿专家。从事物理治疗和康复治疗管理及教学管理工作20多年。参与多所康复治疗专业院校的教学工作,为特聘教师/教授,参与多家康复医院的建设、规划、设计,负责康复技术团队运营管理。参与编写康复医学专著和技术规范多部,如《物理治疗学》第2、3版,担任人民卫生出版社《偏瘫康复训练图解》《实用水疗技术》副主编、广东省科技出版社《运动疗法》副主编等。获2017年中国康复医学会"优秀康复治疗师"奖。

副主编简介

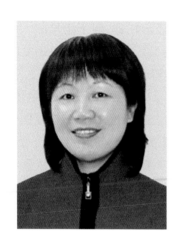

王翔,副主任治疗师。南京医科大学第一附属医院康复医学中心治疗师总长。中国康复医学会物理治疗专业委员会副主任委员,中国康复医学会物理治疗师资质认证考核/督导专家委员会副主任委员,江苏省卒中学会康复专业委员会副主任委员。

获得江苏省科学技术奖二等奖一项,江苏省卫生厅医学新技术引进奖一等奖一项,江苏医学科技奖二等奖一项,中国康复医学会科学技术奖一等奖一项。在国家级核心期刊发表专业论文20余篇。担任《中国康复医学杂志》编委、《中国康复》杂志审稿专家。主编、参编各类专著十余部。

出版说明

2016 年 10 月发布的《"健康中国 2030"规划纲要》将"强化早诊断、早治疗、早康复"作为实现全面健康的路径,在康复相关领域提出了"加强康复医疗机构建设、健全治疗—康复—长期护理服务链"等一系列举措。

康复医疗水平的提升离不开高素质的康复团队,其中,康复治疗师在整个康复环节起着十分关键的作用,而我国康复治疗的专业化教育起步晚,从业人员普遍年轻、缺少经验,水平参差不齐。为了规范、提升康复治疗师的临床工作水平,进而助推康复医疗学科发展,人民卫生出版社与中国康复医学会康复治疗专业委员会及康复专科医院联盟的主要专家一起,在全面调研、深入论证的基础上,组织国内顶尖的康复治疗师、康复医师编写了这套康复治疗师临床工作指南。

该套丛书包括 16 个分册,在编写委员会的统一部署下,由相关领域的 300 多位国内权威康复治疗师与康复医师执笔完成,为了进一步保障内容的权威性,在编写过程中还特邀了一大批业界资深专家担任主审及顾问。

该套丛书强调理论与实践相结合,注重吸纳最新的康复实用技术,突出实践操作以解决临床实际问题。具体编写过程中以临床工作为核心,对操作要点、临床常见问题、治疗注意事项进行重点讲述,特别是对治疗中容易发生的错误进行了详细的阐述,同时通过案例分析,给出相应科学的、安全的治疗方案,以促进康复治疗师对康复治疗技术有更好的认识和临床运用的能力。

本套丛书有助于满足康复治疗师、康复医师的需求,对康复相关从业人员也有重要的指导意义。

康复治疗师临床工作指南编委会

主任委员

燕铁斌　席家宁

委　员（以姓氏笔画为序）

万　勤	万桂芳	卫冬洁	王于领	公维军	朱　毅	朱利月	刘巧云
刘晓丹	刘惠林	闫彦宁	米立新	江钟立	肖　农	沈　滢	张庆苏
张志强	陈文华	武继祥	赵正全	胡昔权	姜志梅	贾　杰	候　梅
徐　文	徐开寿	高晓平	席艳玲	黄　杰	黄昭鸣	黄俊民	梁　崎

编委会秘书

吴　伟　郄淑燕

特邀审稿专家及顾问（以姓氏笔画为序）

丁绍青	丁荣晶	于　萍	万　萍	马　明	马丙祥	王　刚	王　彤
王　琳	王　磊	王人卫	王乐民	王宁华	王丽萍	王伯忠	王国祥
王惠芳	卞卫国	亢世勇	方　新	叶红华	丘卫红	冯　珍	冯晓东
朱　庆	朱登纳	任爱华	华桂茹	刘　浩	刘　慧	闫　燕	闫彦宁
关雄熹	许光旭	孙启良	孙喜斌	麦坚凝	严　静	杜　青	杜晓新
李　奎	李奎成	李胜利	李晓捷	杨亚丽	励建安	吴　毅	吴卫红
何成奇	何兆邦	沈玉芹	宋为群	宋宗帅	张　通	张　婧	张　锐
张长杰	张玉梅	张晓玉	陆　晓	陈　翔	陈丽霞	陈卓铭	陈艳妮
陈福建	林　坚	林国徽	欧阳财金	岳寿伟	周　涛	周士枋	周贤丽
周惠嫦	郑宏良	单春雷	赵　澍	赵振彪	郝会芳	胡大一	胡继红
姜志梅	敖丽娟	贾　杰	贾子善	顾　新	徐　静	徐洁洁	高　颖
郭　兰	郭凤宜	郭红生	郭险峰	唐久来	黄昭鸣	黄晓琳	黄锦文
常冬梅	梁　兵	梁兆麟	韩在柱	韩丽艳	韩德民	喻传兵	喻洪流
谢　青	谢欲晓	窦祖林	褚立希	蔡永裕	燕铁斌	魏　全	魏国荣

康复治疗师临床工作指南目录

1	运动治疗技术	主 编	黄 杰　公维军
		副主编	南海鸥　杨 霖　张志杰　常有军
2	手法治疗技术	主 编	王于领　高晓平
		副主编	万 里　叶祥明　马全胜
3	物理因子治疗技术	主 编	沈 滢　张志强
		副主编	刘朝晖　谭同才　张伟明
4	贴扎治疗技术	主 编	黄俊民　陈文华
		副主编	高 强　王 刚　卞 荣
5	矫形器与假肢治疗技术	主 编	赵正全　武继祥
		副主编	何建华　刘夕东
6	作业治疗技术	主 编	闫彦宁　贾 杰
		副主编	陈作兵　李奎成　尹 昱
7	神经疾患康复治疗技术	主 编	刘惠林　胡昔权
		副主编	朱玉连　姜永梅　陈慧娟
8	肌骨疾患康复治疗技术	主 编	朱 毅　米立新
		副主编	马 超　胡文清
9	心肺疾患康复治疗技术	主 编	朱利月　梁 崎
		副主编	王 俊　王 翔
10	构音障碍康复治疗技术	主 编	席艳玲　黄昭鸣
		副主编	尹 恒　万 萍
11	嗓音障碍康复治疗技术	主 编	万 勤　徐 文
12	吞咽障碍康复治疗技术	主 编	万桂芳　张庆苏
		副主编	张 健　杨海芳　周惠嫦
13	儿童疾患物理治疗技术	主 编	徐开寿　肖 农
		副主编	黄 真　范艳萍　林秋兰
14	儿童语言康复治疗技术	主 编	刘巧云　候 梅
		副主编	王丽燕　马冬梅
15	儿童发育障碍作业治疗技术	主 编	刘晓丹　姜志梅
		副主编	曹建国　许梦雅
16	失语症康复治疗技术	主 编	卫冬洁　江钟立
		副主编	董继革　常静玲

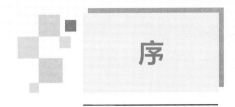

序

《中国心血管病报告2017》显示,我国心血管疾病死亡占城乡居民总死亡原因的首位,心血管病患病率及死亡率高于肿瘤和其他疾病,且仍处于上升阶段,尤其是国民对心血管病危险因素的控制不力。

近年来,虽然心血管疾病诊疗技术不断提高,心脏手术例数及医疗费用持续上涨,但是心血管疾病的死亡率却未见下降。这让我们清醒地意识到,增加经皮冠状动脉介入治疗(PCI)及心脏手术并不能有效降低心血管疾病的死亡率,要解决这个难题,关键要从预防和康复入手。随着我国老年化的进程,肺疾病与心血管疾病一样,同样严重威胁着人类健康,而且两者相互影响,密不可分。心肺疾患不仅给患者带来身体和精神上的损害,并且导致生活质量明显下降,还给家庭和国家带来了沉重的经济负担,由此可见,我们面临的心肺疾患防治任务仍十分艰巨。从政策到临床实践,我国各级医务人员对心肺疾患的康复意识已经有很大提升,心肺康复和二级预防逐渐发展成为也应该继续成为三级诊疗体系中的重要内容,帮助人们改变生活方式,控制影响疾病进展的危险因素,但要从根本上提高患者生活质量、减少医疗支出、降低发病率和死亡率还有很长的路要走。

党的十九大报告明确指出"人民健康是民族昌盛和国家富强的重要标志"。全国卫生与健康大会强调:没有全民健康,就没有全面小康,要把健康融入所有政策。著名心血管病专家胡大一教授指出,心脏康复的春天已经到来,我们有幸迎来一个伟大的新时代。心脏康复工作从"星星之火"渐成"燎原之势",据不完全统计,全国已经有500多家医疗机构开展心脏康复工作,这支队伍的壮大必将成为弥合临床医学、公共卫生和预防医学裂痕的重要生力军,携手应对慢病的严峻挑战,实现以治病为中心向以健康为中心的伟大转折。

严　静

2019年8月

前 言

近几年来，我国心肺疾患发病率持续增长，同时，由于我国早就迎来老龄化社会，由此导致功能障碍人群大量增加，其中多脏器功能障碍是这类人群所面临的主要问题，现阶段的康复需求远远高于预防。在各类功能障碍中，心肺功能障碍患者比例急剧增长，而心肺疾患康复是所有康复相关职业都应该掌握的基本内容，但临床相关工作人员对心肺疾患康复的认知远远不足，心肺疾患康复技术的普及和应用需要引起更广泛的重视。

心肺疾患康复需要团队合作，对患者进行全面、长期、有效、规范的管理，其目的是尽可能减少心肺疾患带来的身体、精神影响，减少猝死或者复发风险，改善症状，抑制或者逆转动脉粥样硬化的进程，改善精神、心理及职业状况。心肺疾患康复目的不仅只局限于出院回家、生活自理或者回归工作，还包括防止疾病复发和延长生命及改善预后，提高生存质量。

为了让心肺疾患患者能够在临床证据的基础上更安全、有效、经济地接受康复治疗，引导更多的医师改变理念、改变行为，站在慢病预防控制的最前线，培养优秀的心肺疾患康复专业人才是当务之急。康复治疗师是承担康复评估和康复治疗的核心人员，他们对心肺疾患康复的意识和技术决定了康复治疗措施的执行力度和疗效。正是为了促进我国康复治疗师技术水平的提高，以及康复医学事业的发展，人民卫生出版社组织专家编写了《康复治疗师临床工作指南》系列丛书，《康复治疗师临床工作指南——心肺疾患康复治疗技术》作为该系列丛书中的重要组成部分，将会为心肺疾患康复治疗师，以及从事康复医学和相关专业的医务人员提供主要参考。

本书对心肺疾患康复评估、康复治疗技术做了详细讲解，并针对临床、社区常见心肺疾患康复流程进行了重点阐述，不仅是康复治疗师的操作指南，对医疗、卫生、保健等其他相关专业人员均有重要指导意义。

我们在书中针对心肺疾患康复过程中的重点、难点、要点问题进行了深入阐述，希望本书成为指导我国与心肺疾患防治相关的医护人员，特别是康复治疗师临床实践的重要依据，为提高我国心肺疾患康复治疗水平发挥应有的作用。本书可作为开展心肺疾患康复的医师、治疗师、护士及相关人员的学习范本,促进心肺疾患康复技术推广、普及是编者最大的心愿。

　　"星星之火可以燎原",面对慢病康复的严峻形势,编者们作为国内及各省开展心肺康复的先行者,有责任和义务带头做好这项工作,早日迎来铺满鲜花的心肺疾患康复之路。

朱利月
2019 年 8 月

目 录

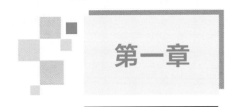

第一章

绪 论

　　心肺疾患的康复是指应用多种协同的、采取各种有目的的干预管理措施,包括医学评估、运动处方、药物处方、危险因素矫正、营养管理、精神心理支持、患者教育和咨询等,定期随访、监测各项指标,全面改善患者生活质量,使其回归正常家庭及社会生活,并预防心血管事件的再次发生,与国务院颁发的《"健康中国2030"规划纲要》精神完全一致。我国的心肺康复起步较晚,但需求很高,开展有特色的心肺康复工作势在必行。

　　同时,心肺康复的适应证也在逐渐扩大,心血管疾病包括心肌梗死、心绞痛、冠状动脉旁路移植术后、心脏瓣膜置换术后、心力衰竭、心脏移植术后、动脉疾病、周围动脉疾病等;肺疾病包括慢性阻塞性肺疾病、肺围术期、呼吸系统职业病等。

　　对于常见心血管疾病和肺疾病康复流程、康复技术,都需要规范化、流程化,确保康复方案在安全的前提下不断优化。特别是针对同一疾病不同阶段如何采取有效的评估方法,制定个体化的康复方案及危险分层等都需要反复学习,不断积累临床实践经验。

　　在目前分级诊疗的过程中,优化心肺康复转诊流程,对各级医院或社区卫生服务中心工作人员进行针对性专项技术培训,实现三级康复诊疗和管理,从急救、治疗、康复到随访,同步开展,相互联动,全面管理心肺疾患,将会从根本上缓解疾病发病和发展现状。

(朱利月)

参 考 文 献

胡大一.双心诊疗在心脏康复中的作用[J].中国医刊,2017,5(9):3-5.

第二章

心肺康复概述

心肺康复在欧美国家较早启动,20 世纪 40~50 年代,Dock 等研究证明坐位比卧位心排血量减少,心脏负担减轻,Samuel Levine 主张心肌梗死的椅子疗法,放弃绝对卧床;60 年代,世界卫生组织(WHO)成立心血管病专家委员会,肯定了急性心肌梗死的运动疗法;70~80年代,运动疗法趋于成熟,由 Wenger 等首先发表了以运动疗法为基础的急性心肌梗死康复程序疗法,得到美国心脏协会的肯定,从此心脏康复逐渐走上了规范化之路;90 年代,随着冠脉溶栓术、经皮冠脉腔内成形术、冠状动脉旁路移植术等新技术的临床应用,心脏康复范畴大幅度扩大;21 世纪,高科技适宜技术+整合医学发展,心脏检测体系:从大型到可穿戴;心脏遥测体系:从无线电到蓝牙技术;运动训练体系:从机械到智能化、虚拟现实、移动医疗体系:无孔不入、距离缩小、空间扩大。

我国心肺康复的发展历程,也是经历了不同的阶段。萌芽阶段(1960—1980 年),主要在疗养院等机构开展了心脏病患者的医疗体育。成型阶段(1981—1990 年),励建安等对于稳定冠状动脉粥样硬化性心脏病(简称"冠心病")康复,采用有氧训练、中国传统拳操等进行干预并取得较好疗效;周士枋等提出缩唇样呼气、腹式呼吸、放松训练等康复技术逐步体现康复价值;曲镭等发表无并发症急性心肌梗死康复医疗报告。发展阶段(1991—2012年),1991 年中国康复医学会心血管康复专业委员会成立,刘江生任主任委员,推动了心脏康复的发展,先后制定了"中国心肌梗死康复程序参考方案""心脏分级运动试验结果判定标准",1992 年《心血管康复医学杂志》创刊;《康复心脏病学》相继出版;此后,长城国际心脏病学会议设立心脏康复论坛,中国南方国际心血管病学术会议、全国中西医结合心血管病预防与康复大会、心脏康复培训班等一系列学术活动在全国推广,经由心脏科专家的积极介入,心肺康复被列入原卫生部康复医疗机构建设标准,并出台了管理指南。2013 年后是快速发展阶段,胡大一担任中国康复医学会心脏康复专业委员会主任委员,心脏康复在全国范围内得到了普及和推广,中国心脏康复专家共识、指南等相继出台,为心肺康复快速发展奠定了基础。

运动是人类生存的基础,反映生命基本状态的核心指标是体温、脉搏、呼吸、血压。2016年美国心脏协会将"有氧能力作为第五临床生命体征",引起世人的广泛关注。所谓有氧能力是指体力负荷时把空气中的氧气输送到细胞中的线粒体以保障能量代谢的综合能力,代表着人的整体健康水平。"因此有氧能力与人的心肺功能密切相关。一方面,心血管和呼吸系统都是人体的有机组成,另一方面,随着人们生活方式及饮食习惯的改变,高血压、糖尿病、冠心病、肥胖等疾病的发病率居高不下,导致最大有氧运动能力受损,引起呼吸困难,心肺功能下降等严重并发症,严重影响患者的生存质量,心肺功能相互影响、密不可分。

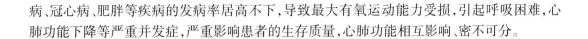

第一节 心肺康复定义

生命的表现是能够正常地呼吸,并将吸入的氧气通过心血管系统运送到全身,为组织器官提供能量,再将代谢产物排出体外,完成新陈代谢。因此,呼吸和心血管系统,虽然在解剖和生理学上分属两个系统,但在功能上密不可分,康复治疗也是相互关联的。

一、心脏康复

是指为改善心脏病引起的心功能低下和全身功能低下,预防心脏病复发,改善生活质量(quality of life,QOL)而进行的系统性治疗。涉及医学评价、运动处方、危险因素矫正、风险管理、教育和咨询的综合长期程序。

1. 医学评价 对于了解病情、确定用药处方、指导治疗、评价疗效、判断预后均有重要意义。常用的心脏功能评估包括:心电图、超声心动图、放射性核素检查、脑钠肽检测、心电图运动负荷试验、简易心功能分级如美国纽约心脏病协会(New York Heart Association,NYHA)心功能判断标准、简易运动评估如定时间步行试验、定距离步行试验、台阶试验等。

2. 运动处方 是根据患者的具体情况而设计的个性化运动训练方案,包括:运动方式、运动强度、运动频率和注意事项。

3. 危险因素矫治 常见的危险因素包括高血压、高血脂、高血糖、肥胖等,因此,认真做好二级预防,综合控制危险因素,能显著降低再发和猝死的发生。

4. 风险管理 根据评价患者存在的危险因素及程度,确定矫治目标,指导营养处方,合理膳食、科学运动、控制"四高"(高血糖、高血脂、高血压、高体重)、戒烟限酒、调适情绪,以降低风险程度。

5. 教育和咨询 随着临床诊疗水平的提高,康复的早期介入,住院周期的缩短,康复教育和咨询是康复外延的重要内容。主要对患者及家属传授心血管疾病的危险因素及其具体的预防和矫治方法,改变不合理的行为和生活方式。

二、肺康复

是针对慢性呼吸系统疾病导致日常生活活动能力低下的患者,采取的多学科综合干预措施,旨在改善其呼吸功能,减轻疾病症状,提高日常活动耐力和促进疾病趋于稳定,提高长期健康行为的依从性。运动治疗、行为改变、患者教育是肺康复的三个核心。

1. 运动治疗 慢性呼吸系统疾病以可逆气流受限呈进行性发展为特征,因此强调多学科综合干预。运动治疗是根据康复评定结果制定的运动训练方案,包括呼吸训练、排痰训练、全身耐力及呼吸肌肌力训练。

2. 行为改变 针对患者的不良习惯,制定合理饮食,加强锻炼、增强体质、防止过劳、鼓励戒烟并避免被动吸烟。

3. 患者教育 针对患者及家属,根据患者病情特点,采取个性化、长期性、互动性教育。宣传呼吸系统疾病相关知识,不良行为习惯对疾病的影响,注意保暖,改善环境,减少污染。

第二节　心肺疾患康复意义

心肺康复是一个漫长的过程,需要患者持之以恒地坚持,因此康复过程管理十分重要,应鼓励患者严格执行运动处方,定期复查,调整方案,预防并发症,提高患者生存质量。

一、康复原理

1. 外周效应　是指通过心脏之外的组织和器官,在特定条件刺激下所发生的适应性改变,也是国际公认的心脏病康复的作用机制。长期的运动训练,外周器官和组织所发生的适应性改变表现在①外周毛细血管密度和数量增加,骨骼肌氧摄取能力提高;②运动肌细胞线粒体数量、质量和氧化酶活性提高,骨骼肌氧利用率增强,血流需求相对减少;③交感神经兴奋性降低,外周阻力降低;④肌肉收缩机械效率提高,耗能减少;⑤最大运动能力提高。由于定量运动时心脏负荷减轻,心肌耗氧量降低,最大运动能力相应提高,一旦停止训练则丧失。因此训练必须持之以恒。

2. 中心效应　是指训练对心脏的直接作用,主要是运动训练,促进心脏侧支循环形成,提高冠状动脉储备,心肌收缩力增强,促进冠脉病变逆转。因此缺血是激发或促进血管闭塞性疾病自我保护机制的条件,近年来的研究证明,心肌缺血可以促进冠状动脉侧支循环生成,而无心肌缺血者,侧支循环不生成。据此,国际上开展以基因疗法为核心促进血管再生的"生物搭桥"技术的研究,如果缺血可以有效地促进侧支循环生成,便可促进患者自身形成动脉的"生物搭桥",或者成为基因转录到缺血心肌的导向因素,从而开创新的治疗途径。

3. 有效呼吸模式　正常平静呼吸时,膈肌收缩下降,胸腔容积变大,使得胸腔内压相对减小,引起主动吸气;呼气时,胸廓和膈肌因弹性顺应性回缩,膈肌上抬,胸腔容积变小,胸腔内压力相对增高,使肺内气体利于排出,形成主动吸气、被动呼吸的特点,而在整个呼吸运动中,膈肌功能占70%,膈肌上下活动每增加 1cm,可以增加肺通气量 250~300ml,提高动脉血氧饱和度,而膈肌较薄,本身收缩时耗氧量相对较少,因此选择采用膈肌呼吸模式,可以提高呼吸效率,改善呼吸障碍。重要的呼吸肌有膈肌、肋间肌、辅助呼吸肌。腹肌是主动呼气肌,有腹外斜肌、腹直肌、腹内斜肌和腹横肌,接受 T_6~L_1 神经支配,腹肌收缩,可以增加腹压、促进膈肌上抬,胸腔容积缩小。呼吸可在一定程度上受意识支配,并通过呼吸肌的舒缩来实现。

二、康复治疗方式

1. 运动训练　实现中心作用,需要有心肌缺血或骨骼肌缺血的刺激,通常采用高强度有氧训练,即运动中最高心率>85%最大心率,或者运动中诱发心肌缺血;故常采用快走、慢跑或游泳等方式;运动时间一般为 15~60min;疗程至少 1 个月。据 Martin Noel 报道反复进行诱发心肌缺血的有氧运动(60min/次,训练 6 周),缺血性运动组和对照组的心律失常、左心功能和血肌钙蛋白均无统计学差异;运动组的吸氧量、指脉氧、最大心率和最高心率收缩压乘积与对照组无差异,但是运动组的最大运动负荷的增加显著高于对照组,说明高强度的训练虽然诱发心肌缺血,却不会诱发累加性心脏损害。

2. 训练程序　每次训练必须包含 3 个阶段:准备活动、训练活动、结束活动。①准备活动:主要是热身,为训练活动期做好骨骼、肌肉和心血管系统运动应激的准备,常采用牵伸运动和大肌群运动如医疗体操、太极拳或小强度步行等;②训练活动:是指达到靶强度的活动,中低强度训练的主要机制是外周适应作用,高强度训练的机制是实现中心效应;③结束活动:主要目的是恢复平静,即让高度兴奋的心血管应激逐步降低,以适应停止运动后血流动力学改变。训练方式常选用放松运动、呼吸运动、慢走等。

注意事项:①根据患者情况选择合适的运动;②发热或感冒症状和体征消失 2 天以上再恢复运动;③结合环境因素调整运动量和运动强度;④定期复查,及时调整运动处方;⑤密切观察病情变化,一旦出现心绞痛或其他症状,及时就医;⑥持之以恒,如间隔 4~7 天以上,再训练时宜适当降低强度。

三、康复作用及研究进展

1. 外周效应　通过持续运动训练增加骨骼肌血流,毛细血管密度,线粒体数目、体积、活性,从而使骨骼肌氧利用率、动-静脉氧差增加,VO_2 增大,改善功能贮量。

2. 促进中心效应的实现　心率收缩压乘积(心率×收缩压,rate-pressure product,RPP)是反映心肌供氧和需氧之间平衡即心肌耗氧量的间接指标。运动训练可以增加最大 RPP,提高 RPP 缺血阈,降低休息及等量的亚极量负荷的 RPP。提高心肌收缩力,Ehsani 等报道心功能正常的冠心病患者进行 1 年大运动量训练后,在 35%~65% 最大摄氧量(VO_{2max})运动强度时,心脏每搏量平均增加 18%,运动时左室射血分数增加,达到改善冠脉血流,增加心肌供氧的目的。

3. 增加肌力　研究证明合适的循环抗阻训练可以增加有选择的心脏病患者的肌力 22%~29%,且是安全的。

4. 减少冠心病危险因素　运动锻炼可以改善血脂、降低血压、改善胰岛素抵抗和糖尿病患者的病情。Mendosa、Hartung 等分别报道,运动锻炼可使冠脉造影确诊的冠心病患者、冠状动脉旁路移植术患者的高密度脂蛋白胆固醇水平升高 15%~23%,低密度脂蛋白胆固醇降低至 12%~13%;如果配合控制摄入的热量(每天不超过 2 000~4 000kJ),则可减肥。

5. 改善症状　刘乐芝等对 130 例急性心肌梗死恢复期,90 例冠心病患者进行有对照的 2~9 年运动锻炼,结果症状基本消失者锻炼组为 92%,对照组为 40%。

6. 减少心脏病事件和死亡率　美国国家运动和心脏病科研项目中 651 例心肌梗死后 3 年累计死亡率中,运动组的死亡率仅为 4.6%,比对照组降低 37%。

7. 改善精神心理状态　随着功能提高,症状减少,减轻了患者的焦虑、抑郁等情绪。

8. 提高肺功能,减少气短、气急症状　周士枋等对 113 例慢性阻塞性肺疾病(COPD)患者的对照研究,连续康复治疗 3 年、5 年、10 年,3 年时治疗组肺功能改善,膈肌活动范围增加,对照组无此改变;10 年时呼吸道感染、肺功能衰竭的死亡人数,治疗组较对照组减少近50%,延长了 10 年生存率。

四、心肺疾患康复的意义

1. 减少用药量,缩短住院日　通过合理的运动训练,提高心肺功能,积极控制症状,减少患者对药物的依赖,缩短住院日。

2. 降低手术风险　通过积极科学的运动训练,特别是针对性的呼吸训练,重建有效呼吸模式,指导患者掌握主动循环呼吸技术,解除气道阻塞中的可逆因素,减轻气促、气短等症状,使患者心肺功能得到改善和提高,为成功接受手术打下良好的基础。

3. 消除疾病遗留的功能障碍和心理影响　帮助患者正确认识疾病,改善恐惧、焦虑的情绪,积极面对现实。积极开展心肺运动训练,减轻精神症状。

4. 提高患者的生活质量　提高机体能量储备,提高运动耐力、增加日常生活活动(activities of daily living,ADL)自理能力和恢复工作的可能性。

5. 提高机体免疫力,改善全身状况　指导患者在日常生活中积极预防感冒,正确排痰;帮助做好风险预测和评估,对疾病进行科学管理。

6. 最终目的是减少死亡率,早日回归家庭和社会,提高生存质量。

(王　翔)

第三节　心肺康复团队和设施建设

心肺康复是系统性、综合性治疗手段,需要多学科技术整合和团队合作,心肺康复治疗效果不仅取决于一项治疗技术,而是多种治疗手段在患者身上的有机结合,更需要患者的配合和坚持,因此团队组织合作、沟通协调以及整合各专业技术都与心肺康复效果密切相关。多个国家的心肺康复治疗项目纳入医疗保险,前提是要求各医疗单位确保心肺康复的质量,实施心肺康复的医疗单位必须有完整的康复团队,根据规范的心肺康复流程实施,并且有可溯源的心肺康复质量评估数据。目前我国部分省市已经将心肺康复评估和治疗项目纳入医保,并在不断完善中。

我国临床医护工作者正逐渐转变理念,认识心肺康复的实质,学习核心技术,逐渐用于临床实践。在开展心肺康复工作的过程中,组建康复团队是确保质量的基础。结合国外已经取得的经验和我国国情,对我国心肺康复团队建设和学科建设提出一些建议。

一、团队组成和培训要求

心肺康复工作需要根据规范流程团队合作,特别对于疑难高危患者要组织讨论,为制定个体化康复方案奠定基础。

心脏康复团队的核心组成包括:康复医师(心血管医师、康复医师及相关专科临床医师兼职)、康复治疗师、康复护士、心理医师(心理治疗师)、营养师、药师(可以兼职)和社区工作者。对于从事心肺康复工作的团队成员,必须熟悉心肺疾患临床诊治,需要经过认证培训机构的规范培训,并获得合格证书,才能从事相应工作,确保工作安全和有效。

（一）康复医师

具有医师资格证书,能独立进行心血管疾病临床诊治工作,有心肺康复经验至少1年,熟练掌握心肺康复流程,具有心血管系统急危重症抢救经验,具有一定的组织协调能力和科研能力。

以制订康复计划为核心。负责推荐患者、风险评估,围绕五大处方(①药物处方;②运动处方;③营养处方;④精神心理/睡眠处方;⑤戒烟限酒处方)组织团队成员制订康复计划、特别是对药物处方的持续优化管理,定期评估各项临床指标。负责康复期间急性心血管事件的救治,患者病情变化时的及时评估和康复指导,以及康复团队的管理。

（二）康复治疗师

康复治疗或运动康复医学专业,有1~2年工作经验。掌握心脏康复治疗核心技能,熟练掌握运动风险评估、心肺运动功能评估、运动处方制定、各项运动治疗技能、运动指导咨询等。

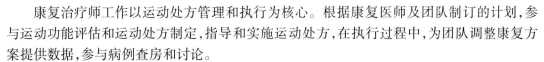

康复治疗师工作以运动处方管理和执行为核心。根据康复医师及团队制订的计划,参与运动功能评估和运动处方制定,指导和实施运动处方,在执行过程中,为团队调整康复方案提供数据,参与病例查房和讨论。

康复治疗师核心技能:①心肺运动风险评估;②体适能评估;③心肺运动功能评估;④运动处方制定和实施;⑤呼吸训练;⑥排痰技术;⑦有氧运动;⑧抗阻运动;⑨核心稳定,柔韧和协调功能训练;⑩出院康复运动指导。

（三）康复护士

有1~2年工作经验,有心血管急症急救经验,基本掌握心电监护技能,具有良好的沟通能力。

康复护士在心肺康复中以协调康复流程和健康教育为核心。负责接待患者、整理病例档案、健康教育、心电监护、康复随访和医疗急救措施的执行,参与病例查房和讨论。

（四）心理医师（心理治疗师）

以心理评估和心理干预为核心。有条件最好配备精神卫生科医师,或者有相应资质的心血管医师兼职,实现双心康复。心理医师对心肺康复患者制订心理干预计划,由心理治疗师进行心理量表评估,必要时进行心理干预。常规心理咨询和管理可以由心肺康复医师、护士、康复治疗师执行。心理治疗师定期审核,对复杂病例进行咨询治疗,并定期参与患者教育,定期参与病例查房和讨论。

（五）营养师

以营养管理为核心,可以兼职。对患者营养等进行个体化指导,特别针对血脂、血糖、尿酸、心功能异常的患者制定营养处方和专业饮食指导,对进食方式、种类、进行量化,常规营养咨询可以由心肺康复医师、护士、康复治疗师执行,营养师定期审核,定期参与病例查房和讨论。

（六）药剂师

以指导药物合理服用为核心,建议兼职。定期参与病例讨论。

（七）社区工作者

以完成二期和三期心肺康复为核心,指导和管理患者心肺康复。上级医院团队形成很好的衔接,延续Ⅱ期和Ⅲ期心肺康复工作,同时为双向转诊提供可能。

二、康复机构建设要求

（一）康复机构模式

需根据各单位医院等级和患者结构,设立相应心脏康复中心或小组,可以由心内科或康复医学科牵头,学科合作,或者成立心脏康复科。基层医院或社区可采取门诊康复形式开展工作。

（二）场地要求

各机构或康复中心根据需要设置功能评估室、康复治疗区、健康教育区、心理评估和心理干预区域等。其中运动功能评估室和运动治疗区需要有急救设施。高级机构可以设置相应床位数,或融合在专科病房。

（三）康复设备要求

1. 运动功能评估　运动心肺功能测试仪(含肺功能检测,建议高级机构配置)、运动平板试验仪(建议高级机构配置)、6分钟步行试验(6 minute walking test,6MWT)场地和设备(各机构均需配置)。

2. 功能测评　简易肺功能评估仪、体脂成分测定仪、体重计、体适能评估工具箱及相关量表。

3. 运动设备　有氧训练设备和肌力训练设备,如功率车、平板跑台、肺功能训练仪等,心电监护设备(遥测型和穿戴式),运动血压计;肌力评估和训练设备;柔韧协调功能训练设备等。

4. 其他设备　体外反搏仪,体外膈肌起搏治疗仪,弹力带,心理干预设备(生物反馈治疗仪)。

5. 抢救应急设备　心脏电除颤仪,抢救车(肾上腺素、硝酸甘油、多巴胺、阿托品等)、氧气等。

6. 健康教育　健康教育多媒体设备。

以上团队成员和设备,需要各单位根据现有实际条件,并根据工作开展情况有计划地逐渐完善。

（朱利月）

第四节　心肺康复规范化流程和临床路径

心肺康复过程需要团队密切合作,根据规范流程执行,各司其职,又相互配合,才能确保康复质量,并取得预期疗效。临床开展心肺康复工作时,根据不同病种建立临床康复路径,根据康复路径执行,并不断优化改进路径。

一、简易流程

见图 2-4-1。

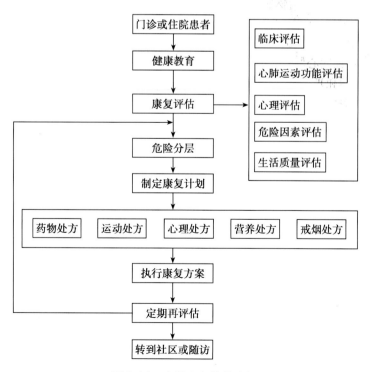

图 2-4-1　心肺康复简易流程

二、不同病种临床路径

建立单病种临床路径有利于规范开展心肺康复工作,也可以将心肺康复临床路径植入原有相关路径中开展工作。建议对急性心肌梗死、经皮冠状动脉介入治疗(percutaneous coronary intervention,PCI)术后、冠心病、COPD、冠状动脉旁路移植术、胸外科手术等疾病建立临床康复路径。择期 PCI 患者,可以根据患者病情,进行术前康复评估,早期康复介入和干预。

1. 根据康复适应证,明确路径适用对象,排除禁忌证。

2. 确定标准住院天数(建议 7~14 天)。

3. 首次康复评估(1~3 天)

(1) 根据病情及基础疾病进行评估:进行临床症状、体征评定,心绞痛分级评定,心功能评定;血常规、尿常规、大便常规加潜血;肝肾功能、电解质、血糖、血脂、血清心肌损伤标记物;胸片、心电图、超声心动图;颈动脉超声、下肢血管超声、踝肱指数(ankle/brachial index,ABI)等。可选择其中几项或多项进行评估。

(2) 进一步检查:血气分析、脑钠肽、D-二聚体、血沉、C 反应蛋白或高敏 C 反应蛋白、凝血功能、糖耐量试验、糖化血红蛋白、肾功能、尿特种蛋白。可选择其中几项或多项进行评估。

(3) 心理评估和生活质量评估:ADL 能力量表、焦虑自评量表、抑郁自评量表、健康调查量表 36(SF-36)等。

(4) 有计划地进行健康教育:先评估再干预,可以渗透在每一天的工作中,有计划地组织各种形式的健康教育。

4. 心肺运动功能评估(4~7 天)　根据临床指征,评估 24h 动态心电图、运动心肺功能测试、运动平板试验、6 分钟步行试验、24h 动态血压;肺功能;心脏负荷超声等。根据实际情况选择相应评估方法。并明确危险分层。

5. 制订康复目标和康复治疗计划(五大处方)。

6. 根据康复计划执行康复治疗

(1) 药物治疗,优化处方。

(2) 执行运动处方,进行运动治疗。

(3) 心理干预(根据需要)。

(4) 营养管理。

(5) 戒烟管理(根据需要)。

7. 根据病情在出院前进行上述功能再评估(7~14 天)　出院或转入门诊心脏康复,或转入社区康复管理。

三、治疗运动处方分期

(一)Ⅰ期康复(住院期)

入院 1~2 周,心肺疾患患者Ⅰ期康复目标是,促进功能恢复,改善患者心理状态,帮助患者恢复体力和日常生活活动能力,出院时达到生活自理,避免卧床带来的不利影响。同时,缩短住院日期,为Ⅱ期康复奠定基础。

（二）Ⅱ期康复（门诊或社区）

在出院后的 2~12 周,是Ⅰ期康复的延续,康复目标是进一步改善患者的身心状况和功能状态,指导患者回归社会。制定有氧运动和抗阻运动处方,根据危险分层,在康复中心或社区进行康复治疗,每周 2~3 次在医疗机构完成,其他时间自行完成。建议完成 36 次医学监护下的运动康复训练。

（三）Ⅲ期康复（社区和家庭）

康复 3~6 个月后,是康复维持期,根据运动处方执行,定期接受康复小组的随访。

四、治疗记录规范

康复治疗师在执行康复治疗,尤其是运动治疗后,需要在病历康复模块中详细记录治疗经过,它是康复治疗过程的体现,也是运动治疗的依据。

首次记录内容包括:患者一般情况,评估及主要功能障碍,康复目标,康复计划和措施;以后根据患者运动处方执行,记录执行经过,包括运动方式、强度、时间、疲劳程度、不适症状及监护数据等。Ⅰ期康复每周记录 1~2 次,特殊情况随时记录,Ⅱ~Ⅲ期康复记录在患者康复档案或管理系统中,便于康复随访。

五、健康教育

健康教育由康复护士主导,应贯穿于康复始终,是提高患者依从性和确保康复安全有效的重要手段。护士需要先进行认知评估再根据患者年龄、文化程度、听力、病情等有计划地进行,如教育方式、形式、时间等。

评估和教育内容包括:介绍心脏康复和流程、冠心病科普知识、心肌梗死科普知识、心绞痛自我识别、高血压科普知识、糖尿病科普知识、肺疾病科普宣教、心肺手术后宣教、相关药物知识教育、疲劳程度管理、自我急救宣教、戒烟教育、饮食指导、随访宣教等。健康教育形式根据需要,采取一对一宣教、集体宣教、床边宣教、视频播放及发放资料手册等方式。宣教后需要评价教育效果。

六、出院计划

患者完成Ⅰ期康复后,需要制订出院计划,特别是运动处方的指导尤其重要,对于不能继续门诊康复的患者自行执行家庭运动处方,需要考虑康复运动的社区家庭条件,适当添置简易运动设备,如功率车、哑铃、心电监护设备和急救药品等。

七、随访

康复成员组相互配合完成随访工作,随访方式建议门诊随访、电话随访等。心肺康复随访要突出重点,围绕五大处方执行重点随访,根据疾病有计划地进行阶段性再评估,改进康复方案,对观察心肺疾患的发病率、死亡率和再住院率提供依据。

（朱利月）

参 考 文 献

［1］励建安,黄晓琳.康复医学[M].北京:人民卫生出版社,2016.

［2］卓大宏.中国康复医学[M].2版.北京:华夏出版社,2003:1273-1317.

［3］燕铁斌.内脏病康复学[M].北京:人民卫生出版社,2012.

［4］励建安.康复治疗技术新进展[M].北京:人民军医出版社,2015.

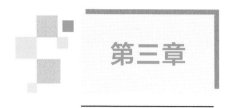

第三章

心肺疾患康复评估

康复评估是治疗师制定干预策略的基石,是评价治疗效果的重要手段。通常情况下,治疗师与团队合作进行系统的功能评估测量,制定康复方案。在康复治疗过程中,康复评估至少3次(康复前首次评估、康复阶段性疗效评估、康复结束前评估)。评估技术和评估质量是治疗师综合能力水平的重要体现,因此熟知心肺系统的知识及评估方法对于治疗师来说是非常重要且必不可少的。

第一节 病情及功能评估

康复治疗师需要通过病历等资料,先熟悉病史,然后根据康复流程进行针对性功能评估,评估过程也是建立良好的医患关系的开始。

一、病史及病情评估

1. 评估基本病情 包括患者就诊原因,疾病诊断、病程及治疗过程,药物和非药物治疗,以及心肺疾患相关用药,特别是减慢心率、抗凝药物等应重点评估。

2. 伴发疾病评估 包括有无合并哮喘、慢性支气管炎、糖尿病、高血压、心力衰竭、支架植入术、起搏器植入术等相关疾病和手术史,PCI患者应评估血运重建是否完全,心肌梗死患者需评估有无心力衰竭、室壁瘤等并发症;评估特殊检查结果,包括心脏超声、冠脉CT、肺功能等指标。

二、心肺功能量表评估

心肺康复评估过程中,需要使用定量或定性的相关量表,结合患者主观感觉和客观分析,是对心肺疾患患者进行综合评价的重要工具。此外,越来越多的问卷调查结果已趋于标准化。

1. 对患者活动参与能力及其生活质量的满意度进行评价 见表3-1-1。

表 3-1-1 评估生活质量的工具(活动和参与)

一般的健康评估量表、问卷、文件	健康调查量表 36(SF-36)	Stewart et al,1988
	疾病影响问卷(SIP)	Gibson et al,1975
	健康质量量表	Kaplan et al,1984
	生活质量系统性调查文件	McGavin et al,1977
	Nottingham 健康文件	Hunt et al,1980
	Dartmouth 初级保健合作信息	Wasson et al,1992
	多维度健康状况控制问卷	Lareau et al,1994
	症状评估问卷	Kellner,1987
心脏疾病特异性量表和问卷	明尼苏达心力衰竭生活质量问卷	Guyatt et al,1987
	机构心绞痛类型结局规范	Rogers et al,1994
	心肌梗死后生活质量	Oldridge et al,1991
肺部疾病特异性量表和问卷	慢性呼吸系统疾病问卷	Guyatt et al,1987
	St Georges 呼吸系统疾病问卷	Jones et al,1992
	肺功能状况问卷	Weaverand Narsavage,1992
	肺功能状况和呼吸困难问卷	Lareau et al,1994
	哮喘生活问卷	Hyland,1991
	改良的英国医学研究委员会呼吸困难量表(mMRC)	
	Borg 量表呼吸困难评估	
心脏康复问卷	欧洲生活质量问卷	Schweikert et al,2006
心脏疾病问卷	MacNew 心脏疾病生活质量问卷	Höfer et al,2004

2. 呼吸困难评估量表 可结合美国胸科协会呼吸困难量表(表 3-1-2)、心脏病患者的功能分级和治疗分级(表 3-1-3)。

3. 心绞痛分级 加拿大心血管病学会(Canadian Cardiovascular Society,CCS)劳累性心绞痛的分级标准是依据诱发心绞痛的体力活动量而定,较适合临床运用,目前,该标准已广泛运用于临床,分级标准的具体内容见表 3-1-4。

表 3-1-2 美国胸科协会呼吸困难量表

等级	分级	主 诉
0	没有	剧烈活动引起
1	轻微	快速步行或爬小山时引起严重呼吸困难
2	中等	由于呼吸困难而导致步行速度较同龄人更慢或在平路上按自己的节奏行走时需要停下来调整呼吸
3	严重	步行 9.14m 后出现呼吸困难或休息几分钟后仍存在呼吸困难
4	非常严重	呼吸困难而不能外出,或脱衣即可引起呼吸困难

表 3-1-3   心脏病患者的功能分级和治疗分级

分类	症状
功能分级	
Ⅰ	虽有心脏病,但没有活动受限;一般体力活动不会引起疲劳、呼吸困难、心绞痛、心悸等
Ⅱ	体力活动轻微受限,休息时可缓解。会产生疲劳、心悸、呼吸困难、心绞痛
Ⅲ	显著的体力活动受限,休息时可缓解。活动强度低于日常活动即可引起疲劳、心悸、呼吸困难、心绞痛等
Ⅳ	不能进行体力活动,即使休息时也可产生心绞痛等症状
治疗分级	
A 级	患有心脏病但体力活动不受限
B 级	患有心脏病且一般体力活动不受限,但不能用力
C 级	患有心脏病且一般体力活动轻微受限,但不能进行用力的活动
D 级	患有心脏病且一般体力活动严重受限
E 级	患有心脏病且需要完全休息,仅限于坐在椅子上或卧床

表 3-1-4   心绞痛分级

分级	临床表现
Ⅰ 级	一般日常活动不引起心绞痛,费力、速度快、长时间的体力活动引起发作
Ⅱ 级	日常体力活动稍受限制,在饭后、情绪激动时受限制更明显
Ⅲ 级	日常体力活动明显受限制,以一般速度在一般条件下平地步行 1km 或上一层楼即可引起心绞痛发作
Ⅳ 级	轻微活动即可引起心绞痛,甚至休息时也可发作

4. 英国医学研究会(MRC)呼吸困难分级   MRC 呼吸困难分级是一个主观指标,反映了呼吸困难的水平。越来越多的治疗师采用 MRC 呼吸困难分级来评价呼吸困难的严重程度,并应用于临床研究,详见表 3-1-5。

5. Borg CR10 量表   见表 3-1-6。

表 3-1-5   MRC 呼吸困难分级

分级	临床表现
1	仅剧烈活动会引起呼吸困难
2	在平地上快速行走或上坡时会呼吸急促
3	步行速度比同龄人慢即可引起呼吸困难,行走 1 609m(或 15min)后需短暂休息
4	在平地上步行 91.4m 之后停下来呼吸
5	在家休息时即会出现呼吸困难

表 3-1-6　Borg CR10 量表

分级	临床表现	分级	临床表现
1	一点也不觉得呼吸困难或疲劳	4	略严重的呼吸困难或疲劳
0.5	非常非常轻微的呼吸困难或疲劳,几乎难以察觉	5	严重的呼吸困难或疲劳
		6~8	非常严重的呼吸困难或疲劳
1	非常轻微的呼吸困难或疲劳	9	非常非常严重的呼吸困难或疲劳
2	轻度的呼吸困难或疲劳	10	极度的呼吸困难或疲劳,达到极限
3	中度的呼吸困难或疲劳		

第二节　心血管疾病危险因素评估

心血管疾病相关危险因素,如血糖、血压、血脂、尿酸等,以及个人生活方式,如吸烟、饮酒、性格、运动习惯、职业等。重点评估患者的吸烟史,家族史评估患者家庭中有无糖尿病、高血压、冠心病、免疫性疾病、过敏性疾病等家族史。职业评估对于心肺康复非常重要,了解患者职业情况有利于制订康复计划和目标。同时对于职业病评估也尤为重要,如长期暴露于硅、硅酸盐或其他无机物环境下的工作人员(如矿工、铸造工人和采石工人),其限制性和阻塞性肺疾病的患病风险会增加。

一、吸烟

全球因吸烟致死的人数,预计至 2025 年将达到 1 000 万。吸烟导致心肌梗死再发、猝死、经皮冠状动脉介入治疗(PCI)后再狭窄患者发生心血管事件的风险增加。戒烟能使冠心病(CHD)患者个体病死率降低 36%。

门诊可通过触诊表格收集危险因素信息以确定吸烟者,或通过访谈,获得吸烟史。接诊者提出恰当的问题以便识别出吸烟者是很重要的。例如:"过去 30 天里你是否吸烟或使用口含型烟草产品"比问"你是否吸烟"更具体。

二、血脂异常

所有已确诊的冠心病患者均应进行脂蛋白分析,测定低密度脂蛋白胆固醇,且应在冠心病事件或术后 4~6 周即予以评估。对血脂异常患者进行临床评估时,应采集详尽的病史,以寻找可能导致血脂升高的原因,如各种疾病状态、不合理的饮食、某些药物。引起继发性血脂异常的原因有:糖尿病、甲状腺功能减退、肾病综合征、阻塞性肝病、有可能升高低密度脂蛋白胆固醇(LDL-C)或降低高密度脂蛋白胆固醇(HDL-C)水平的药物,如:孕酮、合成代谢类固醇、皮质类固醇和某些降压药。噻嗪类利尿剂和袢利尿剂能引起血清总胆固醇(TC)、LDL-C 和甘油三酯(TG)升高。

由于血脂异常通常由家族遗传病引起,因此仔细询问家族史有助于明确病因、治疗 LDL-C 的升高,并有助于发现要治疗的胆固醇水平增高的家庭成员。

三、高血压

在 55 岁以前,男性高血压较女性常见。1999 年全国普查,我国高血压患病率为 18.8%,

全国高血压患者约 1.6 亿。评估目的是确定心血管风险状况和是否有靶器官损害（及程度），以及确定是否有需要治疗的引起高血压的继发病因。首次体检的血压监测要求：让患者休息 5min 后测量；取坐位，双腿无交叉；至少测量 2 次，间隔 2min。随后测量对侧手臂血压（若双臂血压不同，应选较高血压值）。高血压评估体检还应包括以下方面：眼部检查、颈部检查、心脏检查、腹部检查、四肢检查、神经系统检查等。

高血压的诊断标准：高血压的诊断不应仅根据一次血压测量；首次测量血压升高，应于随后 1 周或几周内再连续测量至少 2 次予以证实（首次血压收缩压>180mmHg 或舒张压>110mmHg 时不用）；若平均收缩压≥140mmHg 或舒张压≥90mmHg，则可以确诊为高血压。

四、糖尿病

2 型糖尿病造成过早死亡，并且和血管病发病、失明、肾脏疾病、神经病变、截肢有关。糖尿病中，冠心病、卒中、高血压和外周血管疾病是主要的致病和致死原因。2010 年美国糖尿病学会（ADA）糖尿病诊断标准：

1. 糖化血红蛋白 A1c≥6.5%。
2. 空腹血糖 FPG≥7.0mmol/L。空腹定义为至少 8h 内无热量摄入。
3. 口服糖耐量试验时 2h 血糖≥11.1mmol/L。
4. 在伴有典型的高血糖或高血糖危象症状的患者，随机血糖≥11.1mmol/L。

* 在无明确高血糖时，应通过重复检测来证实标准 1~3。

五、肥胖

肥胖是冠心病的独立危险因素。过度肥胖还容易导致冠心病的其他危险因素如高血压、血脂异常、糖尿病等发生。因此，不难理解进入心脏康复项目的患者中有超过 80% 的人超重。体重指数（BMI）是体重（kg）/身高（m）^{2} 的简便指数，通常用于对成年人进行超重和肥胖分类。其定义为按千克（kg）计算的体重除以按米（m）计算的身高的平方（kg/m^2）。超重与肥胖的分类详见表 3-2-1。传统的心血管疾病危险因素见表 3-2-2；10 年发生冠心病的风险（心肌梗死或冠心病）作为评估内容一部分。其危险分类见表 3-2-3。

表 3-2-1 中国人超重与肥胖的分类

体重分类	BMI/kg · m^{-2}	体重分类	BMI/kg · m^{-2}
正常	18.5≤BMI<24	肥胖	28≤BMI
超重	24≤BMI<28	理想体重	BMI=22

表 3-2-2 传统的心血管疾病危险因素

风险因素
年龄：男性≥45 岁，女性≥55 岁
早发性冠心病家族史（直系亲属男性<55 岁、女性<65 岁出现冠心病）
吸烟
高血压（血压≥140/90mmHg 或口服降压药者）
低 HDL-C（<1mmol/L）

保护性因素
高 HDL-C（≥1.6mmol/L）（具有保护性的危险因素可以从危险因素总数中减去一项危险因素）

表 3-2-3　10 年发生冠心病的危险分类

高危

个体在 10 年内新发或复发冠心病事件(心肌梗死或冠心病死亡)的危险>20%,应该采取最积极的治疗
　手段

有冠心病的患者

具有冠心病高危症的人群,包括症状性颈动脉疾病、外周血管疾病、腹主动脉瘤、糖尿病

中危

个体在 10 年内发生冠心病事件(心肌梗死或冠心病死亡)的危险为 10%～20%

有 2 种及以上传统的冠心病危险因素者

低危

个体在 10 年内发生冠心病事件(心肌梗死或冠心病死亡)的危险<10%

有 0～1 种风险因素者

六、体力活动不足

最近研究均表明,体力活动不足会影响成年人健康。大量的观察研究和共识声明,久坐不动的生活方式显著增加心血管疾病(CVD)风险。心肺功能降低、长时间静坐有心血管疾病风险、全因病死率增加有关。研究证明,体力活动、心肺功能水平与 CVD 风险呈反比关系,不足的体力活动、心肺功能水平风险与冠心病一级、二级预防有相关性。

美国公共卫生声明指出,低于体力活动临界值被定义为日常体力活动不足。中等强度体力活动时间少于 150min/w(或高强度体力活动时间少于 60～75min/w)被认为是体力活动不足的生活方式。每天静坐时间可以预测 CVD 病死率。因此体力活动不足这个实用性定义逐步演变成可以在开展以人群为基础的冠心病危险因素研究中作为一个较好的休闲体力活动的评估标准。

评估体力活动是多维度的,且具有复杂性。为了确定个体是否进行了足够的体力活动,需要对体力活动的内容(持续时间、频率和强度)进行评估。体力活动评估面临的一个挑战是对持久性的测定,因为活动可以以每次至少 10min 的形式在一天内累加。另外一个问题是确定体力活动的强度,可以以相对于某人的形式(也就是指最大负荷的百分比)或者绝对值[中度和高强度分别定义为代谢当量(metabolic equivalent, MET)分值在 3～5.9 和 ≥6]进行分类。对体力活动进行不恰当测定或者粗糙测定可能误导结果。因此,康复工作人员需要仔细权衡其用来评估体力活动的方法。

评估体力活动最常用的两个方法是自评量表(主观)和体力活动监测器(客观)。调查问卷的优势是花费少,所需时间短。但是主观方法受到个体是否能够准确回忆其体力活动行为和对其体力活动强度进行准确分类的能力的限制。体力活动监测器可以准确评估(或者测定)包括强度的动态活动,但不能捕捉非动态体力活动,且花费相当高的费用。

国际体力活动问卷(IPAQ)适合心脏康复时的体力活动标准化评估。该问卷对体力活动持续时间、频率和强度进行量化。此外,可以对活动类型进行改变,以适合群体特征后进行评估。见表 3-2-4、表 3-2-5。

表 3-2-4　国际体力活动问卷

我们有志于调查人们在每天日常生活中不同的体力活动。此问卷会问你过去 7 天内花费体力活动的时间。即使你不是经常进行运动的人,也请如实回答下述问题。请回忆你工作时、在家时、从一个地方到另一个地方、娱乐、锻炼或者运动时所做的活动。

回顾你在过去 7 天里的高强度体力活动。高强度体力活动是指非常耗费体力以致呼吸非常急促的活动。特指持续时间在 10min 以上的高强度体力活动。

1. 在过去的 7 天里,有几天做过高强度体力活动,如:举重、挖掘、有氧健身或者快速踏车?

-------d/w

□ 没有进行高强度体力活动　──→　**进入问题 3**

2. 每天进行多长时间的高强度体力活动?

-------h/d

-------min/d

回顾你在过去 7 天里的中度体力活动。中度体力活动是指中度耗费体力和呼吸比较急促的活动。特指持续时间在 10min 以上的中度体力活动。

3. 在过去的 7 天里,有几天做过中度体力活动,如搬运轻物、以正常速度骑行、双打网球?不包括行走。

-------d/w

□ 没有进行中强度体力活动　──→　**进入问题 5**

4. 每天进行多长时间的中度体力活动?

-------h/d

-------min/d

回顾你在过去 7 天里的步行时间。包括工作和在家时,从一个地方步行到另外一个地方和其他用于娱乐、运动、锻炼或者休闲的单人步行。

5. 在过去的 7 天里,有多少天至少步行 10min 以上?

-------d/w

□ 没有步行　──→　**进入问题 7**

6. 每天花费多长时间步行?

-------h/d

-------min/d

最后一个问题是关于你在最近的 7 天里静坐的时间。包括工作和在家时做家务活或者休闲时的静坐时间。休闲内容可包括坐在桌边、访友、阅读、或者坐着或仰躺着看电视。

7. 在过去的 7 天里,每天静坐多长时间?

-------h/d

-------min/d

表 3-2-5　国际体力活动问卷分类目录

低(一级)
■ 体力活动不满足二级和三级标准

中(二级)
符合以下三个标准的任何一项:
■ 高强度体力活动≥20min/d,≥3 天
■ 中度体力活动或者步行≥30min/d,≥5 天
■ 任意组合如步行和中、高强度体力活动,至少达到 600MET · min/w,≥7 天

高(三级)
符合以下两个标准的任何一项:
■ 高强度体力活动≥3d/w,至少达到 1 500MET · min/w
■ 任意组合如步行和中、高强度体力活动,同时至少达到 3 000MET · min/w,≥7 天

七、其他

如体重指数、颈围、腰围、高尿酸等均是心血管疾病的危险因素之一。

第三节　体适能评估

体适能评估主要以日常生活相关的身体功能表现为主,因此又称为功能性体适能测试。功能性体适能的定义为具有安全、独立地完成一般日常生活所需的活动能力。必须保持肌力、心肺耐力、柔软度及活动力,以维持独立照顾自己、家务、购物、选择自己要参加的社交、休闲活动与运动等需要。

治疗师在测量或测试过程中,要求安静的环境,评估结果具有可重复性,测试目的明确,治疗师可根据患者病情和康复需要选择最合适的评估方法。

一、肌肉骨骼适能评估

1. 常用的测量方法　见表 3-3-1。

表 3-3-1　心肺疾患常用的测量方法

测量	内容测量方法
性别	男/女
关节活动度	关节角度测量
肌肉力量	徒手肌力检查(MMT)
	等速肌力测试
功能状态	功能独立性评定量表——起立-行走计时测试
心绞痛	心绞痛分级
	Borg CR10 量表
呼吸困难	MRC 评分
	Borg CR10 量表
	视觉模拟评分法

2. 徒手肌力检查(MMT)　徒手肌力检查(MMT)是一种不借助任何器材,仅靠检查者徒手进行肌力检查的方法,于 1916 年由 Lovett 博士首先使用,后经过不断改进,至 1946 年确定国际统一肌力检查记录方法以来一直沿用至今,肌力分 6 级,标准见表 3-3-2。

3. 等速肌力测试　等速运动又称为可调节抗阻运动或恒定角速度运动,即在预定角速度的前提下,利用专门的仪器,根据关节活动范围中的肌力大小变化相应地调节所施加的阻力,使瞬间施加的阻力与肌力相对等,整个关节活动只能依照预先设定的角速度运动,关节活动范围内肌肉的阻力仅使肌力增高,力矩输出增加,而不改变运动角速度的大小,具体测试方法略。

表 3-3-2   徒手肌力检查(MMT)

级别	名称	标　　准	相当于正常肌力%
0	零(zero,O)	无可测知的肌肉收缩	0
1	微缩(trace,T)	有轻微收缩,但不能引起关节运动	10
2	差(poor,P)	减重状态下能做关节全范围运动	25
3	尚可(fair,F)	能抗重力做关节全范围运动,但不能抗阻力	50
4	良好(good,G)	能抗重力、抗一定阻力全范围运动	75
5	正常(normal,N)	能抗重力、抗充分阻力全范围运动	100

二、功能独立性评定量表——起立-行走计时测试

起立-行走计时测试(TUG)是一种快速定量评定功能性步行能力的方法,由 Podisadle 和 Richardson 在 Mathias 等人"起立-行走"测试的基础上加以改进而形成。由于该评定方法简单,容易掌握,应用方便,可用于临床评定和研究,所以,近年来引起了临床专业人员的关注。

1. 评定步骤　"起立-行走"计时测试评定方法很简单,只需要一张有扶手的椅子和一个秒表(没有秒表时用普遍的带有秒针的手表也可以)。评定时患者着平常穿的鞋,坐在有扶手的靠背椅上(椅子座高约 45cm,扶手高约 20cm),身体靠在椅背上,双手放在扶手上。如果使用助行具(如手杖、助行架),则将助行具握在手中。在离座椅 3m 远的地面上贴一条彩条或划一条可见的粗线或放一个明显的标记物。当测试者发出"开始"的指令后,患者从靠背椅上站起。站稳后,按照平时走路的步态,向前走 3m,过粗线或标记物处后转身,然后走回到椅子前,再转身坐下,靠到椅背上。测试过程中不能给予任何躯体的帮助。测试者记录患者背部离开椅背到再次坐下(靠到椅背)所用的时间(以秒为单位)以及在完成测试过程中出现可能会摔倒的危险性。正式测试前,允许患者练习 1~2 次,以确保患者理解整个测试过程。

2. 评分标准　除了记录所用的时间外,对测试过程中的步态及可能会摔倒的危险性按以下标准打分。1 分:正常;2 分:非常轻微异常;3 分:轻度异常;4 分:中度异常;5 分:重度异常。

三、30 秒坐站测试

1. 测试目的　评估下肢肌力。
2. 测试器材　秒表,座位高度约为 43cm 的直背椅或折叠椅,椅子靠墙放置以免滑动。
3. 测试步骤　让参与者坐在椅子中央,背部挺直、双脚平踩地面,双手手臂于手腕处交叉贴近胸前,当指导者喊出"开始"的口令时,参与者即起身站立再坐下。实际实施前先让参与者练习一两次起立-坐下动作。指导者的示范应采取较慢的速度,做出正确的动作,然后再以较快的速度示范,让参与者了解应在安全的范围内尽量以最快速度做出动作,鼓励参与者在 30s 内尽力做出最多次的起立-坐下动作。
4. 测试计分　在 30s 内完成的起立-坐下次数即为分数,如果 30s 时间到时,参与者正好起身一半以上,则这一次也算。实施一次 30s 测试即可。
5. 注意事项　①椅子紧靠墙壁放置,或请人协助扶住椅子以确保其稳定性,最好是放

在铺有地毯的地板上,可进一步避免椅子滑动。②注意受试者坐下时椅子是否确实在身体正下方,尤其是视觉障碍或认知障碍者更应特别注意。③注意受试者是否平衡不良,对于感觉神经损伤(如视力或内耳的问题)者来说,快速动作很容易增加不稳定性,须特别小心。④此测试可能不适合慢性疼痛患者,身高较高的人工髋关节或膝关节置换术后的人可能也不适合,因为43cm高的椅子可能会让高个子的髋关节或膝关节屈曲超过90°,造成关节过度的压力。

四、30 秒屈肘测试

1. 测试目的　评估上肢肌力。

2. 测试器材　秒表、座位高度约 43cm 的无扶手直背椅或折叠椅、4.3kg(男用)或 3.6kg(女用)重的哑铃。

3. 测试步骤　让受试者坐在椅子上,背部挺直、双脚平踩地板,坐的位置略偏向惯用手侧的椅子边缘,惯用手以手握的方式拿着哑铃下垂于体侧,手臂与地板垂直,当手肘屈曲哑铃上提时逐渐将手掌转向上,接着手肘慢慢伸直时手掌又转回成手握的姿势。整个过程重手腕保持固定不动,只有手肘屈伸的动作。指导者应先采用较慢的速度示范正确的动作,然后再以较快的速度示范,实际实施前先让参与者徒手练习一两次,以确保动作的正确性。当指导者喊出"开始"的口令后,受试者即做出完整的肘部屈曲动作(从完全伸直到完全屈曲),在 30s 内尽力做出最多次数的手肘屈曲动作,在这个测试过程中上臂必须保持固定不晃动,让受试者手肘紧紧夹在体侧可以保持上臂稳定。

4. 测试计分　在 30s 内完成的肘部屈曲动作次数即为分数,如果在 30s 时间到而受试者屈肘超过一半以上,则这一次也算,实施一次 30s 测试即可。

5. 注意事项　①受试者在测试过程中手腕不可弯曲,应该只有肘部屈伸的动作,手腕不可向前或向后屈曲。②事先询问受试者是否有手肘、手腕或手掌疼痛的问题,如有必要则应修改测试方式,以减少疼痛的情况,或者根本不实施此项测试。

五、2 分钟踏步测试

1. 测试目的　有氧耐力的替代测试项目。

2. 测试器材　秒表、软尺或长约 76cm 的线绳、胶带、计次器。

3. 准备工作　为了得到准确的测试结果,应让受试者在测试前一天先原地踏步 2min,测试当天先为每一位受试者测量踏步时抬膝的高度,也就是膝盖和髂骨棘之间 1/2 处的高度,可以用软尺测量,也可以用一条线绳拉出髌骨中央和髂骨棘之间的长度,对折后在大腿上用胶带标识。

4. 监控踏步抬膝高度　要确保受试者踏步时抬膝的高度达到标识高度有几种可能的做法,将大腿上的胶带标识高度转贴到一面墙壁、门框或椅背上高度相同的位置,让受试者靠近胶带标识处进行踏步测试。假如受试者身材较高大的话,也可将数本书叠放在一矮桌上,达到目标高度即可。

5. 测试步骤　当指导者喊出"开始"的口令后,受试者即开始原地踏步(不可跑步),持续 2min,尽量踏出最多步数,每一步踏步前膝盖都应抬到标识高度,但步数的计算则只计右膝抬到标识高度的次数。假如提醒受试者后仍无法抬到标识高度,则可让其稍微减慢踏步速度或停止练习,直到能够抬到标识高度,但整个过程中不停表。

6. 测试计分　分数为 2min 内所踏的步数(右膝抬高达到标识高度的次数),测验一次即可。

7. 注意事项　①平衡较差的受试者应站在靠近墙壁、门框或两根平行把杆之间的位置,万一有需要可随时提供支持,指导者应特别注意安全性;②注意受试者是否出现过度用力的情况;③测试结束后让受试者继续慢走 1min,逐渐缓和;④假如受试者脚步踏得太用力,则提醒其脚步应轻柔,以免膝盖不适。

六、座椅体前屈测试

1. 测试目的　评估下肢(主要是腿后肌群)柔软度。

2. 测试器材　座位高度约为 43cm 的折叠椅,椅子前脚略斜较不易倾倒,长度为 46cm 的硬尺,椅子靠墙壁放置以免滑动。

3. 测试步骤　受试者坐在椅子前缘,髋关节屈曲处应与椅子前缘齐平,一只脚屈膝、脚掌略分开并踩地板,另一只脚向髋关节正前方尽量伸直,脚跟着地、脚尖朝上,关节屈曲约 90°。受试者双手手臂向前伸直,双手上下重叠、中指齐平,屈曲髋关节让身体前倾,双手尽量向脚尖的方向前伸,如果这时出现膝关节屈曲的情况,则可请受试者慢慢稍微向后坐直一点,直到膝盖伸直为止;伸到最远的位置后必须停留 2s。

让受试者两只腿都试做一次,比较哪一侧伸得较远,以这一侧进行测试,测试前再练习 2 次以暖身。

4. 测试计分　练习暖身后就实际较佳的那一只腿进行 2 次正式的测试,测量中指指间到鞋尖指间的距离(最接近的 1.3cm 或厘米整数),测试 2 次,记录最佳的分数。以鞋尖位置定位"0",如果手臂前伸未达脚尖,则测量的距离以负分(−)记录,假如中指指尖刚好碰到鞋尖,则记录分数为"0",假如手臂前伸超过脚尖,则测量的距离以正分(+)记录。

5. 注意事项

(1) 椅子稳稳地靠墙壁放置,以免滑动。

(2) 提醒受试者身体向前弯曲时吐气,切不可有弹震动作。

(3) 受试者身体前屈伸展达到略有不适的程度即可,不应感觉疼痛。

(4) 提醒受试者不可憋气,这个测试过程中应保持正常呼吸。

(5) 不应进行此测试者包括:严重骨质疏松症患者、刚进行膝关节置换或髋关节置换术者、身体前屈时会感觉疼痛者。

(6) 指导者在受试者直腿侧边,一只手轻触直腿侧膝盖,如感觉到膝盖有弯曲情况,则可让受试者暂停测试或身体稍微向后坐直一点。

七、抓背测试

1. 测试目的　评估上肢(肩)柔软度。

2. 测试器材　长度为 46cm 的硬尺。

3. 测试步骤　受试者采取站立位,惯用手向上伸,越过同侧肩部,手指伸直、摸向后背、尽量向下延伸,手肘应朝上,另一只手则手指伸直,掌心向外,从同侧腰部在背后向上延伸,尽量伸向另一只手;受试者可左右两侧都试做,比较哪一侧两手较为靠近,就以这一侧进行测试,测试前再练习 2 次以暖身。

指导者应指引受试者将两手指尖所指的方向尽量调整为上下相对,但千万不可用手推

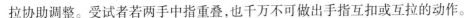

拉协助调整。受试者若两手中指重叠,也千万不可做出手指互扣或互拉的动作。

4. 测试计分　以较佳的那一侧练习2次暖身后就实际以那一侧进行2次正式测试,测量两手中指指尖之间的距离(最接近的1.3cm或厘米整数),测试2次,记录最佳的分数。如果中指之间无法相碰,则测量的距离以负分(-)记录,假如中指指尖刚好相碰,则记录的分数为"0",若指尖重叠,则测量的距离以正分(+)记录。无论双手再背后摆放的方位如何,测试时都是测量双手中指指尖的距离。

5. 注意事项

(1) 假如受试者感觉疼痛则终止测试。

(2) 提醒受试者在伸展过程中保持正常呼吸。

(3) 提醒受试者不可做弹震或快速的动作。

(4) 指导者应尽快进行测量,以免受试者停在不适的姿势时间太久。

(5) 让受试者在2次测量之间轻松活动一些肩膀。

八、起立-行走计时测试

详见本节"二、功能独立性评定量表——起立-行走计时测试"。

九、6分钟步行试验

详见第四章第一节。

十、测试前的步骤与注意事项

虽然测试在实施和计分上都简单易行,但仍需要事前进行详尽的规划,才能确保可信的测试流程和有意义的测验结果数据。下面详列测验之前必须注意的步骤与注意事项,以确保参与者的安全和测试的执行效率,并得到精准的测量结果。

1. 技术人员培训　负责实施测验的所有指导者都必须经过完整的训练,充分了解测验流程,并严格遵循所有测验的步骤,指导者以熟练的技巧进行测验,才能得到准确的测验分数,并可进行有意义的比较。

2. 参与者的筛查　虽然这些测试项目相对安全,但是仍有一些例外,具有下列各种情况在接受检测前必须征得医师同意:

(1) 医师曾告知他因某种病况而不能运动。

(2) 目前会出现关节痛、胸痛、眩晕或用力时心绞痛(胸闷、压力、疼痛、沉重感)的症状。

(3) 未接受治疗的高血压(高于160/100mmHg)。

3. 测试前的参与者说明　为了参与者的安全及最佳表现,应在事前提早告知参与者应如何为测试进行准备工作,参与者应注意的事项包括:

(1) 测试日前一两天内都不可从事剧烈运动。

(2) 测试前24h内不可饮酒。

(3) 测试前1h应吃适量易消化的食物。

(4) 穿着适合从事身体活动的服装与鞋子。

(5) 携带填写好的告知性同意书和医师同意书(如有必要)。

(6) 如有任何可能影响测试表现的病况或服用的药物,请务必告知测试者。

4. 为了得到较准确的测试结果,参与者应在测试日之前先练习一次6分钟步行试验或2分钟踏步测试,练习的目的之一是订出自己最适当的配速。知情同意书和注意事项通知应同时发放。

5. 测试设备与耗材测试　活动开始前必须将所有测试设备与耗材准备妥当,如:秒表、胶带、哑铃、计数器、铭牌、量角器等。

6. 资料记录表　用来记录测试、试验分数的表格应事先准备好,测试过程中任何与标准测试流程不同之处都应记录于备注栏中。

【扩展阅读】

《国际功能、残疾和健康分类》模式的评估

美国物理治疗师协会最近依据《国际功能、残疾和健康分类》(International Classification of Function, Disability and Health, ICF)模型将测试分为受损测试型、功能限制型以及参与限制型。身体功能受限或结构受损意味着组织器官、身体系统的生理功能和解剖结构处于不正常状态。受损包括疼痛、呼吸困难、肌力下降、关节活动度下降或心血管收缩。对治疗师来说,对受损情况进行测试很重要,因为这些测试可以帮助治疗师明确患者活动受限的原因。如果受到限制,患者的行动和任务将很难完成。生理、心理、社会、认知以及情感因素都会影响活动受限限度。活动受限包括穿衣困难、移动困难、不能长距离行走以及不能爬楼梯。提高患者活动能力对于患者自身、患者家人以及健康护理人员来说都应给予首先考虑的。参与受限是患者在生活或工作中遇到的困难。

图 3-3-1 展示了 ICF 模型对患者病况的评估。

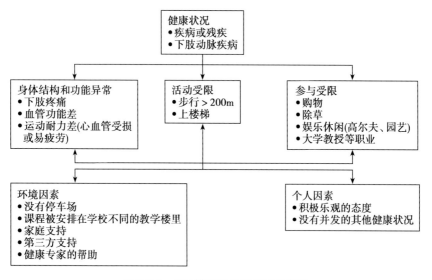

图 3-3-1 ICF 模型对患者病况的评估

图 3-3-1 展示了患者的病况,以及需要测量项目的各种水平,说明一个人的健康状况和身体结构或功能的障碍会影响其参与社区活动。环境和个人因素在不同水平上相互作用会影响一个人的健康状况和身体功能。

(刘书芳　王金花　叶秋芳)

参 考 文 献

［1］ Brooks SM. Surveillance for respiratory hazards［J］. ATS News,1982,8:12-16.

［2］ Bruneaux M,Johnston SE,Herczeg G,et al. Diseases of the heart and blood vessels:Nomenclature and criteria for diagnosis［M］. 6th ed. Boston:Little Brown,1964.

［3］ Mahler DA. Dyspnea:Diagnosis and management［J］. Clin Chest Med,1987,8:215-230.

［4］ Fletcher CM,Elmes PC,Wood CH. The significance of respiratory symptoms and the diagnosis of chronic bronchitis in a working population［J］. Br Med J,1959,1:257-266.

［5］ 陈松景,杨林,吴思竹,等.基于C4.5分类的呼吸系统疾病危险因素定量分析方法［J］.中华医学图书情报杂志,2016,25(8):35-41.

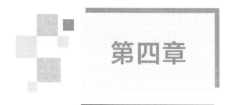

第四章

心肺运动功能评估

第一节 6分钟步行试验

6分钟步行试验（6minute walking test，6MWT）是临床用于测定患者心肺功能的常用方法之一，即测定患者6min内在平坦、硬地上快速步行的距离。它评价运动过程中全身各系统全面完整的反应，包括肺、心血管、体循环、外周循环、血液、神经肌肉单元和肌肉代谢。

日常生活中多数活动需要在次大量运动水平完成，而6MWT作为一种亚极量运动试验，能较好地复制患者日常生理状态，反映患者目前状态下的心功能，是一种无创、简单、安全的临床试验。

一、适应证

6分钟步行试验主要适用于测量中到重度心脏或肺疾病患者对于医疗干预的反应，也可用于评价患者功能状态或预测发病率和死亡率，适应证见表4-1-1。

表4-1-1　6分钟步行试验的适应证

治疗前和治疗后的疗效比较	肺囊性纤维化
肺移植	心力衰竭
肺切除或肺减容术	周围血管疾病
肺的康复	纤维肌痛
COPD	老年患者
肺循环高压	**预测发病率和死亡率**
心力衰竭	心力衰竭
评价功能状态（单一测量）	COPD
COPD	特发性肺动脉高压

二、禁忌证

6分钟步行试验的绝对禁忌证，包括1个月内有不稳定型心绞痛或心肌梗死。相对禁忌证包括静息状态心率超过 120 次/min,收缩压超过 180mmHg,舒张压超过 100mmHg。

　　具有上述任何情况的患者都应该告知申请或指导检查的医师,以便于他们临床评价和决定是否进行该检查。6 个月内的心电图结果也应该在检查前进行回顾。稳定的劳力性心绞痛不是 6MWT 的绝对禁忌证,但患者应在使用治疗心绞痛药物后进行试验,并且应备好急救用硝酸酯类药。

三、临床意义

1. 评价心力衰竭患者预后。
2. 评价心力衰竭及慢性阻塞性肺疾病患者药物治疗效果。
3. 外科手术风险评估。
4. 运动训练效果评价。
5. 用于康复训练。
6. 评价器械装置对于心力衰竭患者的疗效。

四、试验流程

(一)试验条件

　　6 分钟步行试验应该在室内进行,沿着一条封闭的、长而直的平坦走廊进行,需要硬质地面。如果天气适宜,试验可以在室外进行。步行路线应 30m 长,因此需要 30m 长的走廊。走廊的长度每 3m 处要有标记。折返处应有锥形标志(如同橙色交通锥标)。出发线为出发点和每个 60m 的终点,应该用明亮的颜色条带标于地面上,如图 4-1-1 所示。

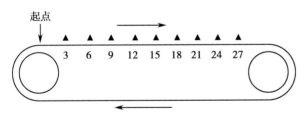

图 4-1-1　6MWT 场地要求

(二)所需设备

1. 计时器(或秒表)。
2. 圈数计数器。
3. 两个小锥体用以标志转身返回点。
4. 一把可以沿步行路线灵活移动的椅子。
5. 放在剪贴板上的工作表。
6. 氧气。
7. 血压计。
8. 除颤器。
9. 急救药品。

(三)患者准备

1. 穿着舒适。
2. 穿适于步行的鞋子。
3. 患者试验过程中应使用平时步行时使用的辅助物(拐杖、助步器等)。
4. 患者平时的治疗方案要继续。
5. 试验前饮食应清淡。
6. 试验前 2h 内患者应避免过度运动。

(四)试验前准备

1. 为避免日间差异,重复试验应在每天大致相同的时间进行。试验前无需热身。

2. 患者应在试验开始位置附近坐在椅子上休息至少 10min。在此期间,检查是否存在禁忌证,测量脉搏、血压,确认衣服和鞋子适于试验。填写工作表的第一部分(见本节附录)。

3. 根据患者情况选择是否需要心电监护。测量并记录基线心率和氧饱和度,患者站立并用 Borg 量表评价患者基线呼吸困难和疲劳情况,如图 4-1-2 所示。

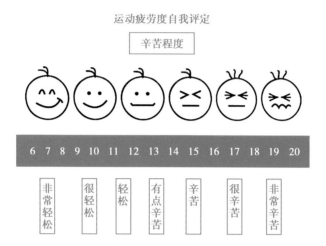

图 4-1-2　Borg 量表

注:6MWT 开始前让患者阅读量表并询问患者:"请对照这个量表说出您的呼吸困难级别。"然后问:"请对照这个量表说出您疲劳的级别"。运动后重新评价呼吸困难和疲劳的级别,要提醒患者运动前所选的级别

（五）开始试验

1. 将圈数计数器归零,计时器调到 6min。准备好所有必需的设备(圈数计数器、计时器、剪贴板、Borg 量表、工作表)并且放到出发点。

2. 按如下所示指导患者:"这个试验的目标是在 6min 之内步行尽可能远的距离。您将在这个走廊上来回步行。6min 的时间比较长,所以您在步行时要尽力去做。您可能会感到气喘吁吁或筋疲力尽,必要时可以放慢速度、停下来和休息。您可以靠着墙休息,但应争取尽快继续试验。"

"您要围绕锥体来回步行,在绕过锥体时不要犹豫停留。现在我给您做示范,请注意我转身时没有犹豫停留。"

"您自己要一圈一圈地走,步行时和绕过锥体时要轻快。"

"您准备好了吗? 我将用计数器来记录您走完的圈数,每次您绕过出发线时都可以听到我按动它发出的嘀嗒声。记住目的是在 6min 内步行尽量远的距离,但不许跑或跳。"

"现在开始,或您准备完毕后开始。"

3. 让患者站在出发线上。试验过程中您也应该站在出发线附近,不要跟着患者步行。患者一开始走就开始计时。

4. 步行过程中不要跟任何人交谈,用平缓的语调和声音以及标准用语鼓励患者。要注意观察患者,不要走神而忘记计数圈数。每次患者回到出发线就要按动圈数计数器一次(或在工作表上标记圈数),并让患者看到它。计数时身体动作要夸张一点,如同比赛时使用秒表一样。

第 1 分钟过后,用平缓的语调告诉患者:"您做得很好,还有 5 分钟。"当剩余 4 分钟时,告诉患者:"再接再厉,您还有 4 分钟。"当剩余 3 分钟时,告诉患者:"很好,已经一半了。"

当剩余 2 分钟时,告诉患者:"加油,您只剩 2 分钟了。"

当只剩余 1 分钟时,告诉患者:"您做得很好,再走 1 分钟就结束了。"不要使用其他鼓励性的语言(或肢体语言)。

如果患者试验过程中停住需要休息,告诉他:"您可以靠在墙上,觉得可以了就继续走。"不要停止计时器。如果患者在 6 分钟之前停下并拒绝再继续(或您判断他们不应该再继续)时,在工作表上记下步行距离、停止时间和过早停止的原因。

当还剩 15s 时要对患者说:"过一会儿我说停下时您要立刻停在原地,我会过来。"

时间到了要说:"停!"然后走到患者身边。如果患者看上去很累要考虑给他们拿椅子。在他们停止的地方做一标识。

（六）试验结束后

1. 向患者做出的努力表示祝贺,并给他一杯水。记录患者行走之后的 Borg 量表呼吸困难及疲劳程度评分,并询问患者:"您觉得什么原因使您不能走得更远一些? 都有那些不舒服?"测定血氧饱和度、脉搏、血压、Borg 量表呼吸困难和疲劳水平并记录。

2. 记录下患者最后一个来回中走的距离,计算患者走过的总路程,数值四舍五入,以"米(m)"为单位计算,并将计算结果记录。

3. 休息 3 分钟后测量血压、心率以及疲劳程度有无恢复。

五、停止试验指征

要立即停止试验的指征如下:

1. 胸痛。
2. 不能耐受的呼吸困难。
3. 下肢痉挛。
4. 走路摇晃。
5. 出虚汗。
6. 面色苍白或灰白。
7. 患者要求终止试验。

六、试验影响因素

6 分钟步行试验的影响因素很多,见表 4-1-2。由试验过程本身导致的差异应该尽量控制。

表 4-1-2　6MWD 的影响因素

减少 6MWD 的因素	肌肉骨骼疾病(关节炎、踝、膝、髋关节损伤、肌肉萎缩等)
身材矮小	**增加 6MWD 的因素**
高龄	身材高大(腿长)
体重大	男性
女性	强刺激
认知障碍	以前曾进行过该试验
走廊短(频繁转身)	试验前服药
呼吸疾病(COPD、哮喘、囊性纤维化、间质性肺疾病)	运动性低氧血症患者吸氧
心血管疾病(心绞痛、心肌梗死、心力衰竭、脑卒中、短暂性脑缺血发作、外周血管病、心房抑制型起搏)	

七、安全问题及注意事项

1. 试验应在一个能够及时恰当地处理急诊情况的地方进行,并选择适当的位置放置抢救车。

2. 应准备氧气、含服用硝酸甘油、阿司匹林和沙丁胺醇(定量吸入器或雾化器)。应有电话或其他求救方式。

3. 治疗师或技术员应该具有进行初级生命支持的心肺复苏资质,高级生命支持资质也是需要的。具有相应资质的医师应该在需要时能及时赶到。

4. 正在接受持续氧疗的患者试验时需要接受平时水平的氧疗,或者服从医师或治疗方案的指导。

5. 测试时,操作者注意力要集中,不要与其他人交谈,不能数错患者的折返次数。

6. 为减少不同试验日期之间的差异,复查时应在各天中的同一时间点进行。

7. 如果一个患者在同一天进行 2 次测试,2 次测试至少要间隔 2h。同一天,患者不能进行 3 次测试。

8. 需要立即停止 6MWT 的情况包括:①胸痛;②不能耐受的呼吸困难;③下肢痉挛;④走路摇晃;⑤出虚汗;⑥面色苍白或灰白。

治疗师或技术员必须接受培训以识别这些情况并正常处理。如果试验由于上述任何原因停止,根据具体情况或严重程度以及发生晕厥的风险大小,患者应该坐下或平卧,技术员测量其血压、脉率、氧饱和度,医师要对其进行评价,需要时应该给以氧疗。

八、试验结果判定

不同 NYHA 分级的患者,其 6MWT 变化明显,且 NYHA 分级越高,6MWT 的步行距离越短,因此,6MWT 可用于评估心力衰竭的严重程度,预测住院率及死亡危险性。建议健康者为 400~700m。个体患者治疗后提高 75m 以上才有显著意义见表 4-1-3。

表 4-1-3　6MWT 的心功能分级

6MWT 分级	步行距离	NYHA 分级
I	<300m	IV
II	300~375m	III
III	375~450m	II
IV	>450m	I

九、结论

6 分钟步行试验是一项反映人体功能的综合性测试方法,适用于至少中等程度受损的患者。该试验广泛应用于心肺疾患治疗干预前后的临床评价。它本身不具有具体的诊断意义。由于测定条件的限制,6 分钟步行试验仅能反映整体功能,不能像运动心肺功能测试一样对单个器官或系统进行评价,不能完全代替运动心肺功能测试。

(王菊飞)

附录 6 分钟步行试验报告

6 分钟步行试验报告内容见表 4-1-4。

表 4-1-4 6 分钟步行试验报告

患者姓名:＿＿＿＿＿＿＿＿＿＿＿＿＿＿ □ 门诊 □ 住院

住院号:＿＿＿＿＿＿＿＿＿＿＿＿ 床号:＿＿＿＿＿＿＿＿＿＿＿

性别:□男 □女 年龄:＿＿＿ 民族:＿＿＿ 身高:＿＿＿ m 体重:＿＿＿ kg

目前诊断:＿＿＿＿＿＿＿＿＿＿＿＿＿＿＿＿＿＿＿。

试验前用药(剂量及时间):＿＿＿＿＿＿＿＿＿＿＿＿＿＿＿。

试验前是否需要氧气:否/是,流量:＿＿＿＿＿ L/min,方式＿＿＿＿＿。

试验前: **试验结束:**

血压:＿＿＿＿ mmHg   血压:＿＿＿＿ mmHg

心率:＿＿＿＿次/min   心率:＿＿＿＿次/min

氧饱和度:＿＿＿＿%   氧饱和度:＿＿＿＿%

疲劳度(Borg 量表):＿＿＿＿分   疲劳度(Borg 量表):＿＿＿＿分

呼吸困难(Borg 量表):＿＿＿＿分   呼吸困难(Borg 量表):＿＿＿＿分

试验是否提前结束? 否/是,原因:＿＿＿＿＿＿＿＿＿＿＿＿＿＿。

试验结束时的其他症状:心绞痛、头晕、臀、大腿或小腿痛。

圈数:＿＿＿(×60m)+ 最后未完成的一圈:＿＿＿ m＝6 分钟步行总距离:＿＿＿ m 步

行总时间:＿＿＿ min ＿＿＿ s。

结论:步行距离＿＿＿ m,心功能＿＿＿级。

注:心功能分级(按步行距离):Ⅰ级:小于 300m;Ⅱ级:300~375m;Ⅲ级:375~450m;

Ⅳ级:大于 450m。

签名:

日期: 年 月 日

第二节　运动平板试验

心电图运动试验(electrocardiogram exercise test),是连续监测心电图情况下,通过运动逐步增加心脏负荷,使心肌耗氧量增加,诱发心肌缺血、左心功能不全以及心律失常一种检查方法。临床根据试验过程中心率、血压、心电图以及症状和体征的变化,进行冠心病及其他疾病的辅助诊断、鉴别诊断及预后评价。心电图运动试验常用测试方案为运动平板试验,根据患者身体条件也有踏车运动试验和上肢手摇车试验,如图4-2-1所示。

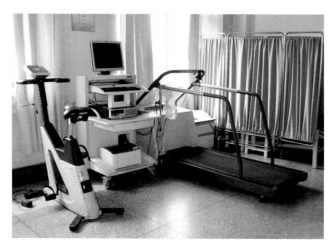

图4-2-1　心电图运动试验设备

一、临床意义

（一）辅助临床诊断

1. 辅助诊断冠心病　运动试验灵敏性60%~80%,特异性71%~97%。试验中发生心肌缺血的运动负荷越低,心肌耗氧水平越低,而 ST 段下移程度越大,患冠心病危险性越高、诊断冠心病可能性越大。

2. 鉴定心律失常　运动中诱发或加剧心律失常提示器质性心脏病,康复治疗时应暂停运动或调整运动量。运动时减轻甚至消失的心律失常多属功能性的,不一定限制或停止运动。

3. 鉴定呼吸困难或胸闷的性质　运动试验中诱发的呼吸困难等症状,通常与相应心血管异常一致。

（二）确定功能状态

1. 判定冠状动脉病变严重程度及预后　运动中发生心肌缺血的运动负荷越低、心肌耗氧水平越低、而 ST 段下移的程度越大,提示冠状动脉病变越严重,预后也越差。运动试验阳性的无症状患者发生冠心病的危险性增大。

2. 判定心功能、体力活动能力和残疾程度　运动能力过低可作为评判残疾的依据,WHO 标准:运动能力小于 5 代谢当量(METs)可以作为判定心脏残疾的指标。

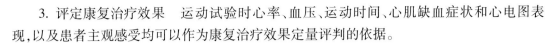

3. 评定康复治疗效果　运动试验时心率、血压、运动时间、心肌缺血症状和心电图表现,以及患者主观感受均可以作为康复治疗效果定量评判的依据。

（三）指导康复治疗

1. 确定患者运动安全性　运动试验中诱发的各种异常均提示患者运动危险性增加,例如低水平运动时出现心肌缺血、运动诱发严重心律失常等,运动治疗慎重。

2. 为制定运动处方提供定量依据　运动试验可以确定患者心肌缺血阈、最大运动能力以及靶运动强度,也有助于揭示运动中可能诱发的心律失常,有助于提高运动治疗效果和安全性。

3. 协助患者选择合适的康复治疗。

4. 使患者感受自身实际活动能力,增加完成日常活动的信心。

二、适应证和禁忌证

（一）适应证

有心血管诊断、功能评估需求,同时病情稳定,无明显步态和骨关节异常,无感染及活动性疾病,精神正常以及主观上愿意接受检查,并能主动配合者均为适用人群。如果有下肢关节或肌肉异常,可以采用上肢运动来进行试验。

（二）禁忌证

病情不稳定属于禁忌证。临床上稳定与不稳定是相对的,其判定取决于医师和技师的经验和水平,以及实验室的设备和设施条件。禁忌证可分为绝对禁忌证和相对禁忌证,见表4-2-1。

表 4-2-1　绝对禁忌证与相对禁忌证

绝对禁忌证	相对禁忌证
急性心肌梗死（2天内）	左主冠状动脉狭窄或类似情况
高危的不稳定型心绞痛	中度狭窄的瓣膜性心脏病
未控制的、伴有症状或血流动力学障碍的心律失常	电解质异常
活动性心内膜炎	严重的高血压
重度主动脉瓣狭窄	快速性或缓慢性心律失常
未控制的有症状心力衰竭	心房颤动且心室率过快（如>150 次/min）
急性肺栓塞或肺梗死	肥厚型心肌病和其他形式的流出道梗阻
急性非心源性疾病,可能会影响运动效果	精神或身体异常不能运动
或运动可使其加重（例如,感染、甲状腺功能亢进）	高度房室传导阻滞
急性心肌炎或心包炎	
急性主动脉夹层分离	
残疾,妨碍安全和准确测试	
患者不同意	

（三）安全性

心电图运动试验安全性已得到很好证明,诱发死亡率小于1/万次试验,诱发心肌梗死率为4/万次试验,一般心血管异常者为1/万次试验。心血管意外主要与病例选择不当有关,与运动试验本身一般无明显关联。因此严格掌握适应证和禁忌证极为重要。

三、试验种类及方案

运动试验根据其目的和测试对象不同,可以有多种运动形式和不同运动方案。

（一）运动方式

1. 活动平板(treadmill)   是装有电动传送带的运动跑台,患者可步行或跑步,速度和坡度可调节。优点为接近日常活动,可以逐步增加负荷量,不同坡度、速度时的心血管反应可以直接用于指导患者的步行锻炼。是目前最常用的心电运动测试方式。

2. 功率自行车(bicycle ergometry)   运动采用固定功率自行车,运动时无噪声,运动心电图质量较好,血压测量比较容易,受检者心理负担较轻。

3. 上肢功率自行车(arm ergometry)   运动将下肢踏车改为上肢手摇车,用于下肢运动功能障碍者。

（二）常用平板试验方案

根据试验目的选择合适方案,运动起始负荷必须低于患者最大承受能力,每级运动负荷持续 2~3min,试验运动时间在 6~12min。

1. Bruce 方案   用于运动平板试验,以增加速度和坡度来增加运动强度,全程共有 7 级,一般人难以达到最高级别见表 4-2-2。

表 4-2-2   活动平板改良 Bruce 方案

级别	速度/km·h^{-1}	坡度/%	持续时间/min	耗氧量/ml·kg^{-1}·min^{-1}	METs
0	2.7	0	3	5	1.7
1/2	2.7	5	3	10.2	2.9
1	2.7	10	3	16.5	4.7
2	4.0	12	3	24.8	7.1
3	5.5	14	3	35.7	10.2
4	6.8	16	3	47.3	13.5
5	8.0	18	3	60.5	17.3
6	8.0	20	3	71.4	20.4
7	9.7	22	3	83.3	23.8

2. 改良 Bruce 方案   在 Bruce 方案基础上添加低强度的 0 级和 1/2 级,适用于体质较弱、年龄超过 60 岁的测试者。

除此之外,还有 Naughton 方案、Balke 方案、STEEP 方案等,满足不同测试目的和研究之用。

踏车运动试验,运动负荷男性从 300kg·m/min 起始,每 3min 增加 300kg·min;女性从 200kg·m/min 起始,每 3min 增加 200kg·m/min,一般踏车的速度维持在 50~60r/min,见表 4-2-3。

表 4-2-3　踏车运动试验 WHO 推荐

分级	男运动负荷/ kg·m·min⁻¹	女运动负荷/ kg·m·min⁻¹	运动时间/min
1	300	200	3
2	600	400	3
3	900	600	3
4	1 200	800	3
5	1 500	1 000	3
6	1 800	1 200	3
7	2 100	1 400	3

四、检查程序

（一）患者评估

了解患者有关临床情况,尤其是用药(特别是受体阻滞剂)、吸烟情况、运动习惯、有无心绞痛或其他运动诱发症状,确定运动测试适应证与禁忌证。体检时着重心肺和肌肉骨骼系统情况,测量静息血压、身高和体重,再根据测试目的、临床评估、近期心电图和其他检测结果确定运动试验类型和方案,交代注意事项。注意事项如下:

1. 试验前 2h 禁止吸烟、饮酒,适当休息(半小时),不可饱餐或空腹。

2. 试验前 1 天内不参加重体力活动,停用影响试验结果的药物,包括洋地黄制剂、硝酸甘油、双嘧达莫(潘生丁)、咖啡因、麻黄碱、普鲁卡因胺、奎尼丁、钙拮抗剂、血管紧张素转换酶抑制剂、普萘洛尔(心得安)、酚噻嗪类等。

3. 感冒或其他病毒、细菌性感染者 1 周内不宜参加试验。

（二）熟悉仪器

测试前让患者熟悉运动试验仪器。使用运动平板前让患者了解平板的运行,体会踏上或离开传送带感觉以及手抓握扶手的松紧程度。若使用踏车,必须调整坐位高度,坐位高度应以脚踩在踏板上转到最低点时,膝关节位置处于将近伸直但未完全伸直的状态为宜。

（三）受试者讲解及指导

向受试者解释运动程序,征求同意并签署知情同意书。告知患者如果有胸痛、窘迫感或腿痛等不适时,应及时告知医务人员,当症状进行性加重时,要考虑停止运动。另一方面,若医务人员发现患者有严重异常情况应立即停止运动。讲解 Borg 量表主观用力程度分级(rating perceived exertion,RPE),见表 4-2-4。此表根据运动者自我感觉用力程度衡量相对运动水平的半定量指标。一般症状限制性运动试验要求达到 15~17 分,分值乘以 10 约相当于运动时的正常心率反应。

（四）监测装置安放

1. 电极安放　常规十二导联,电极全部移至躯干,位置是:两上肢电极分别移至锁骨下外侧胸大肌与三角肌交界处或锁骨上,两下肢电极移至两季肋部或两髂前上棘内侧,胸导联的位置不变,见图 4-2-2。

2. 皮肤处理　贴电极前用细砂纸处理皮肤至微红,以尽可能降低电阻,减少干扰。

表 4-2-4　Borg 量表主观用力程度分级（RPE）

RPE	自觉疲劳特征	对应心率/ 次·min^{-1}
6		60
7	非常轻松	70
8		80
9	很轻松	90
10		100
11	轻松	110
12		120
13	稍费力	130
14		140
15	费力	150
16		160
17	很费力	170
18		180
19	非常费力	190
20		200

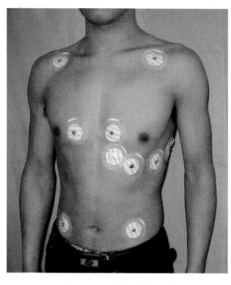

图 4-2-2　电极的摆放

3. 过度通气试验　大口喘气 1min，同时观察实时心电图，如果出现 ST 段下移为阳性，提示运动中诱发的 ST 段改变不一定是心肌缺血的结果。

4. 先测卧位心电图，然后再根据选择运动方案进行运动测试连续心电图。

（五）按运动方案运动

运动中连续监测心率、血压、心电图以及测试者主观感觉变化，每级运动末 30s 记录心率、血压、心电图数据，直至运动终止。

（六）运动后记录

达到运动终点或出现中止试验指征而中止运动后，于坐位或立位描记即刻和 2min、4min、6min 的心电图，同时测量心率和血压并记录。如有特殊情况可将观察的时间延长到 8~10min，直到受试者症状或异常表现消失为止。

（七）终止运动试验指征

平板运动试验 Bruce 方案有 7 级，只有极少数人可以做完，个体差异导致测试者运动时间和运动强度各自不一，而停止运动指征也各不相同。终止试验的指征见表 4-2-5。另外，需要注意的是，室内应备有急救药品和设备，可以对出现的严重并发症进行及时处理。

表 4-2-5　终止试验的指征

- 达到目标心率
- 出现典型心绞痛
- 出现明显症状和体征：呼吸困难、面色苍白、发绀、头晕、眼花、步态不稳、运动失调、缺血性跛行
- 随运动而增加的下肢不适感或疼痛
- 出现 ST 段水平型或下斜型下降≥0.15mV 或损伤型 ST 段抬高≥2.0mV
- 出现恶性心律失常，如室性心动过速、心室颤动、R on T 室性期前收缩、室上性心动过速、频发多源室性期前收缩、心房颤动等
- 运动中收缩压不升或降低>10mmHg
- 血压过高，收缩压>220mmHg
- 运动引起室内阻滞
- 患者要求结束运动

五、评定标准

运动中或运动恢复期符合下列条件之一可以评为阳性：

1. 运动诱发典型心绞痛。

2. 运动中及运动后（2min 内），以 R 波为主导联出现下垂型、水平型、缓慢上斜型（J 点后 0.08s）的 ST 段改变，ST 段下移≥0.1mV，并持续 2min 以上。如果运动前有 ST 段下移，则在此基础上再增加上述数值。

3. 运动中收缩压明显下降（低于安静水平）。

以上标准不能简单地套用，可以作为临床诊断的参考，而不等于临床诊断。

六、结果解释

1. 心率　正常人运动负荷每增加 1MET，心率应该增加 8~12 次/min。心率过慢见于窦房结功能减退、严重左心室功能不全和严重多支血管病变的冠心病患者。心率过速分为窦性心动过速和异位心动过速，运动中窦性心率增加过快，提示体力活动能力较差；异位心动过速主要为室上性或房性心动过速，少数为室性心动过速，出现异位心动过速时应立即停止运动，提示患者应该限制体力活动。

2. 血压　正常运动时收缩压应随运动负荷增加而逐步升高，舒张压一般没有显著变化，甚至可以明显下降，说明血管舒张功能良好。运动负荷每增加 1MET，收缩压相应增高 5~12mmHg，收缩压一般可以达到 180 ~ 220mmHg。运动时收缩压 250mmHg、舒张压 120mmHg 为高限。运动中收缩压不升或升高不超过 130mmHg，或血压下降甚至低于安静水平，提示心脏收缩功能差，储备力小，属异常反应。运动中收缩压越高，发生心源性猝死的概率反而越低。运动中最高收缩压小于 140mmHg 者，年死亡率为 97.0‰；收缩压 140 ~ 199mmHg 者，年死亡率为 25.3‰；收缩压大于 200mmHg 者，年死亡率为 6.6‰。若运动中舒张压明显升高，比安静水平高 15mmHg 以上，甚至超过 120mmHg，说明总外周阻力明显升高，提示冠状血管储备力接近或达到极限，机体只有通过提高舒张压来增加心脏舒张期冠脉灌注压，以部分补偿冠状动脉供血，常见于严重冠心病。

3. 每搏量和心排血量　运动时每搏量逐步增加，心排血量也逐渐增大，最高可达安静时 2 倍左右。但到 40%~50% 最大摄氧量时，每搏量不再增加，此后心排血量增加主要依靠心率加快。心排血量最大值可达安静时的 4~5 倍，但是运动肌的血流需求量高于心排血量的增加量，因此需要进行血流再分配，以确保运动组织和重要器官的血液供应。

4. 心率收缩压乘积（rate-pressure product，RPP）　即两项乘积，指心率和收缩压的乘积，代表心肌耗氧相对水平。发生心肌缺血时的 RPP 可作为心肌缺血阈。运动中 RPP 越高说明冠状血管储备越好，而较低的 RPP 提示病情严重。康复训练后，RPP 提高提示冠状动脉侧支循环生成增加，导致冠状动脉的储备力提高，说明心血管及运动系统工作效率提高，相对减轻心血管负担，因此患者可以耐受更大的运动负荷。静息正常值 RPP<12 000，年龄预计最大 RPP＝364-（0.58×年龄）。

5. ST 段　正常 ST 段应该始终保持在基线，运动中 ST 段出现明显偏移为异常反应，ST 段变化包括下移和上抬。ST 段下移包括上斜型、水平型、下垂型和盆型，如图 4-2-3 所示，提示心肌缺血，其中以水平型与下垂型诊断价值较大。如果 ST 段在运动中和运动后 2min 均无偏移，而在 2min 之后才出现下移，称之为孤立性 ST 段改变，病理意义不大。ST 段上抬，在有 Q 波的 ST 段上抬提示室壁瘤或室壁运动障碍,可见于 50% 的前壁和 15% 的下壁心肌梗死患者;在无 Q 波的 ST 上抬提示严重的近端冠状动脉病变或痉挛和严重的穿壁性心肌缺血。病理性 ST 段上抬要和早期复极综合征鉴别。

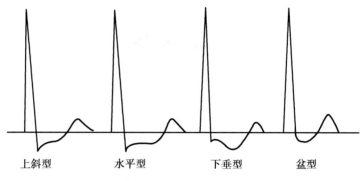

图 4-2-3　常见 ST 段变化示意图

6. 心脏传导障碍

(1) 预激综合征:如果运动中消失,预后较好(约占 50%)。

(2) 束支传导阻滞:运动可诱发频率依赖性左、右束支传导阻滞以及双支传导阻滞,若在心率低于 125 次/min 时发生可与冠心病有关,而在心率高于 125 次/min 发生的病理意义不大。安静时右束支传导阻滞可掩盖 ST 段下移,而左束支传导阻滞本身可以造成运动时 ST 段下移,往往难以与缺血性改变鉴别。心室内传导阻滞可见于运动前,运动中可加重亦可能消失。

7. 运动性心律失常　运动性心律失常的原因与交感神经兴奋性增高和心肌需氧量增加有关,心肌缺血也可诱发心律失常。室性期前收缩最常见,其次是室上性心律失常和并行心律。

8. 症状　正常人在亚极量运动时无症状,极量运动时可有疲劳、下肢无力、气急并可伴有轻度眩晕、恶心和皮肤湿冷;胸痛、发绀、极度呼吸困难发生在任何时期均属异常。运动中胸痛如果符合典型心绞痛表现,则可作为诊断冠心病的重要指征。对于运动诱发不典型心绞痛的患者,可以重复运动试验,观察患者是否在同等 RPP 的情况下出现症状。

9. 药物影响　许多药物影响心电图运动试验的结果,应充分考虑。

七、其他注意事项

1. 用通俗而简明方式让患者了解运动试验方法,取得测试者合作。

2. 签署知情同意书。

3. 试验环境温度 22~26℃,湿度 50%~60%。

4. 准备好抢救设备和药物,如除颤仪、静脉穿刺用物、氧气等。

第三节　运动心肺功能测试

运动心肺功能测试(cardiopulmonary exercise test,CPET)是结合标准的运动试验和气体代谢技术用于精确判定心肺储备功能、通过运动生理反应判断运动受限的病理生理机制并有助于区分病因、提供预后预测价值,更重要的是在心肺康复评估和治疗中的逐渐广泛应用,成为临床心肺康复的重要评估手段,如图 4-3-1 所示。

CPET 测定不同于一般的只是单纯观察心电图和血压变化的运动试验;也不同于静态肺功能。CPET 是在一定功率负荷下测定如摄氧量(VO₂)、二氧化碳排出量(VCO₂)等代谢指标、通气指标及心电图变化,综合反映机体心肺运动功能。CPET 是对静态心脏功能、静态肺功能等传统检查的完善。

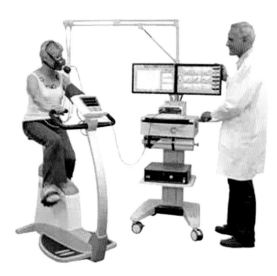

图 4-3-1　运动心肺功能测试

一、概述

CPET 综合应用呼吸气体监测技术、计算机技术和活动平板或踏车技术,实时检测在负荷逐渐递增条件下,机体氧耗量和二氧化碳排出量等气体代谢指标、通气参数、心电图及心搏出量的动态变化。运动心肺功能测试可以同时检测运动过程中心血管和呼吸系统行使它们主要功能的能力,即运动过程中参与外呼吸(通过气道摄取 O₂ 和排出 CO₂)和内呼吸(细胞耗 O₂ 和排出 CO₂)的各个系统的反应情况。运动过程需要心肺同时产生适应性反应,以满足肌肉运动增加的需氧量,CPET 气体交换测试法是测定运动受限的基本方法。机体内循环中 VO₂ 的增加,需要肌肉从血液中摄取更多的 O₂、外周血管床扩张、心排血量增加、肺血流量增加及肺通气增加,达到动态的 VO₂ 等于耗氧量(QO₂)。心血管系统与呼吸系统的基本功能是维持细胞呼吸,任何影响骨骼肌或组织器官传递和交换 O₂ 和 CO₂ 功能的疾病均可使最大 VO₂ 下降。所以它反映细胞呼吸功能的变化。

血管内 VO₂ 与肺泡内 VO₂ 是处于动态平衡的,早年心脏病学家 Weber KT 提出“心肺单元”的概念打破了单一注重“左心室”或“肺泡”的局限性,注重全面观察心肺功能。而呼吸病学家 Wasserman K 更进一步提出“单独给心或肺增加负荷是不可能的,所有的运动均需要心脏功能和肺脏功能的协调,以及周围循环和肺循环的协调作用来完成生存和工作所需要的气体交换作用”,并强调外呼吸-细胞呼吸正常耦联即肺-心-活动肌群的整体功能,如图 4-3-2 所示。CPET 正是基于此,反映人体的最大有氧代谢能力和心肺储备能力,特别强调心肺联合功能测定。它更全面客观地评价心肺功能储备和功能受损程度。

二、临床应用

CPET 越来越多用于康复评定,如评估健康状态、评价运动耐力、冠心病胸痛症状或类似症状的鉴别诊断、制定康复运动处方、评价治疗作用、外科手术危险性及预后评估等。同时对评估冠心病结构与功能障碍的严重性,预测心血管事件和全因死亡,评估运动相关症状,分析评价心率变异性、心律失常以及心脏植入式器械治疗的反应等方面都有重要意义。具体描述如下:

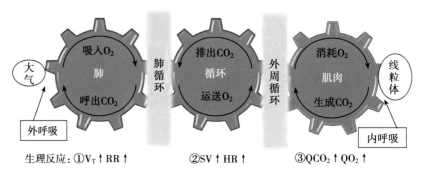

生理反应：①V_T↑RR↑   ②SV↑HR↑   ③QCO_2↑QO_2↑

图 4-3-2　肺-心-活动肌群偶联机制（参考 Wasserman K）

（一）临床鉴别诊断

当呼吸困难和运动受限的原因不确定时，CPET 可用于确定限制气体运输的具体器官系统，甚至用于鉴别精神心理问题等，从而得以进一步检查明确。

（二）功能障碍评估

CPET 对功能障碍评估虽不是最基本的，但却非常有价值，它可以提供运动能力障碍的客观指标和运动能力受损程度。

（三）运动耐力评价和运动处方制定及实施

CPET 被认为是评估心肺运动耐力的最佳方式，是心血管康复风险评估的重要手段，是心肺储备功能检测的"金标准"。CPET 可以给患者提供合适运动水平的信息，以避免不适当刺激，尤其峰值摄氧量（peak oxygen uptake，peak VO_2）及无氧阈（anaerobic threshold，AT）等指标。因此，测试结果可以指导制定个体化运动处方，特别是运动强度的精准确定，有其独特优势。同时，CPET 对于评价特殊人群运动耐力也越来越受到关注，如运动员、飞行员、体检人群等。

（四）评估治疗及干预效果

经过临床治疗或康复干预后，复查 CPET 可以客观评价运动耐力改善程度、治疗干预措施［如经皮腔内冠状动脉成形术（PTCA）、冠状动脉旁路移植术（coronary artery bypass grafting，CABG）及药物等］的作用以及康复训练疗效，精确量化的指标有助于临床工作开展和进一步科学研究。

（五）外科手术前风险评估

CPET 对将要进行重大手术患者的术前风险评估有很高价值，它能评价患者心肺系统在无氧腺苷三磷酸（ATP）生成、乳酸酸中毒之前所能动员的有氧 ATP 补充生成的应激水平。比静息心肺功能测定对于代谢应激时的心肺储备能力可以提供更多信息。研究报道结果显示，开胸手术前踏车运动试验峰值 VO_2<15ml/（kg·min）或峰值 VO_2<60%预计值，预示术后发生并发症比例增高；而峰值 VO_2<10ml/（kg·min），手术死亡率增高；关于大型腹部手术行 CPET 评估的研究报道，将 AT 值 VO_2：11ml/（kg·min）作为区分死亡率高危和低危的阈值。

（六）心力衰竭严重程度分级

peak VO_2 是慢性心力衰竭患者生存率的最佳预测指标，VE/VCO_2 和无氧阈也是预测指标。由于不同患者外周血液循环对心脏异常的适应反应不一，同样的心脏损伤对不同的患者可能具有不同的功能意义。所以 CPET 评估机体对运动的整体生理反应，包括心功能异常的代偿机制在内，它是评定慢性心功能不全患者严重等级和考虑心脏移植优先权的基本方法。

（七）慢性阻塞性肺疾病预后分级

研究报道，与第一秒用力呼气量（FEV_1）相比，peak VO_2 是预测慢性阻塞性肺疾病（COPD）患者存活的一项更好的指标。

CPET 的实用性体现在：

1. 量化受试者的运动受限水平。
2. 评估从肺到细胞的气体交换过程中各个环节的最大工作能力。
3. 判断限制运动的具体器官系统。
4. 判断受限发生时的 VO_2 和其他相应指标。
5. 评估可以短时间（10min 左右）完成，具有渐进、无创、可重复试验等优点。

三、形式和方案选择

（一）CPET 运动形式分类

CPET 根据其特点分成许多种类，如使用的设备（运动平板、踏车）、功率大小（极量、亚极量和低水平等）、运动终点（症状限制性、靶心率等）、运动的部位（上肢、下肢功率计）等。

因运动方式不同，平板与踏车的 peak VO_2 有所差异，踏车的 peak VO_2 较运动平板平均低 10%~20%。踏车的运动试验方案多采用斜坡式负荷递增方案（RAMP），而运动平板多采用分级阶梯式负荷递增方案（INCREMENTAL），如图 4-3-3、图 4-3-4、图 4-3-5 所示，具体常用的有 Bruce、Mod Bruce 和 Naughton 方案。平板允许受试者以步行、慢跑或快跑的方式

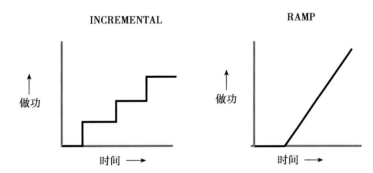

图 4-3-3　阶梯式负荷递增方案和斜坡式负荷递增方案

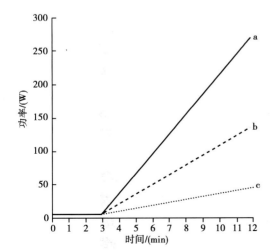

图 4-3-4　斜坡式负荷递增方案

注：开始 3min 受试者无负荷踏车，如图所示，根据受试者身高、年龄、性别和健康状况，功率分别以 30（a）、15（b）或 5（c）W/min 递增。如果踏车的转速不能维持在 40r/min 以上，可以决定终止递增运动试验，踏车将切换到无负荷状态

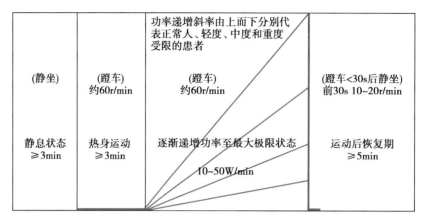

图 4-3-5 心肺运动标准规程的图解示意图

进行,但平板在测量通气、气体交换和血压方面可能产生运动伪差,同时手扶平板任何部分都会导致做功减少。由于踏车运动伪差小,具有安全、方便、可精确计算功率、体重负重少等特点,临床 CPET 选用踏车的比例更高。

总之,根据运动负荷递增速率、阶梯递增模式以及运动总时间,选取的运动方式应该尽可能产生最大量的信息,并应该带有高度的可信度和可重复性来评价患者的最大或接近最大的功能状况。

（二）CPET 运动方案选择

临床上,需要根据患者的病史、基础疾病、运动能力以及测试目的选择运动负荷方案。具体包括:

1. 低水平运动试验(low level exercise test) 运动至特定的、低水平的靶心率、血压和运动强度为止。运动时限制最大心率<100~120 次/min,收缩压增加不超过 20~40mmHg,运动强度达 3~4METs,或主观用力程度分级（RPE）为 11~13 等,作为终止试验的标准。低水平运动试验是临床上常用的方法,适用于急性心肌梗死后 4~6 天住院患者、心脏手术后早期康复评估或病情较重者的出院前评定,制定运动处方、预告危险及用药的参考。在 AMI 患者Ⅰ期康复评估时,除了参考上述指标,临床多以达 AT 即可终止试验,AT 后运动易导致心肌缺血、心律失常以及交感神经兴奋占优势等相关症状。

2. 亚极量运动试验 适用于无症状心肌缺血及亚健康人群的冠状动脉和心功能评定,目标心率达到最大心率的 85%,即运动中最高心率=（220−年龄）×85%终止试验。

3. 症状限制运动试验(symptom limited exercise test) 是主观和客观指标结合的最大强度运动试验,以运动诱发呼吸或循环不良症状和体征、心电图异常及心血管运动反应异常作为运动终点,用于诊断冠心病、评估心功能和体力活动能力、制定运动处方等,被用于急性心肌梗死后 14 天以上的患者和其他常规测试患者。试验中要求患者持续运动,直到出现运动试验必须终止的症状和体征(见本章操作流程运动终止指征),如心电图 ST 段抬高或压低,或血压下降、血压过高等。运动中血压不升反而下降是最危险信号,常提示左主干或相当于左主干病变可能。

4. 极量运动试验 运动强度逐级递增直至受试者感到筋疲力尽,或心率、摄氧量继续运动时不再增加为止,即达到生理极限。适用于运动员及健康成年人。极量运动试验可按性别和年龄推算的［预计最大心率=（220−年龄）］公式作为终止试验的标准。也可参考本

章节中达最大 VO_2 标准。

运动方式和方案选择非常重要,必须基于对受试者身体状况、病情、测试目的等充分了解后作出决定,确保测试安全、有效。美国心脏病学会(ACC)、美国心脏协会(AHA)和美国运动医学学会(ACSM)公布的运动试验指南一致推荐试验方案应个体化,递增工作量应小,运动试验总的持续时间应保持在 $8\sim12\mathrm{min}$。采用斜坡方法似乎更易达到上述要求,此时工作负荷是持续增加的。采用斜坡方案时,心率和摄氧量的线性增加可以提高对气体交换反应的指标解释,这对于采用阶梯之间大幅度、突然、不相等增加工作负荷的方案是不可能实现的。已经证明,大幅度递增工作量的试验与个体化方案如斜坡方案相比,摄氧量被过高估计。目前许多生产厂家均可提供踏车或活动平板试验的斜坡软件。针对心血管疾病特殊人群,以踏车形式采用 Ramp 方案较安全易行。

四、操作流程

(一)运动实验室和设备准备

1. 定标　正确的运动试验数据分析基于精确的资料收集和正确的定标。由于 CPET 气体交换分析器、流量表易于偏移,每次试验前必须对气流、流量、容量、O_2 和 CO_2 分析器及环境因素(温度、大气压力、空气湿度)进行定标,否则将导致检测值不准确。目前几乎所有的生产厂家都有简便可行的微处理器控制的定标系统对气流、流量、O_2 和 CO_2 分析器进行定标,环境因素可由 CPET 系统自动校正。要求将每次定标结果报告保存。

2. 呼吸活瓣、口件和面罩消毒　气体交换测量系统有呼吸活瓣和涡轮、面罩等。应选择正确的消毒方式,避免消毒不当损伤原件导致漏气等情况,影响结果,从而增加成本。

(二)受试者评估准备及告知

1. 了解一般信息

(1)性别、身高、体重。

(2)身体活动的水平。

(3)职业情况。

(4)有无吸烟史。

(5)患者自我感觉的运动受限种类。

2. 临床相关信息

(1)疾病初步诊断和当前症状。

(2)体格检查:静息心率、血压、肺、心脏、血管和骨骼肌肉方面评估。

(3)前期的相关检查(前次 CPET 结果、心电图、超声心动图)。

(4)用药评价:硝酸酯类、受体阻滞剂、强心类药物等。

(5)可选的其他检查:胸片、静息肺活量、静息动脉血气结果、血常规、心功能相关血液指标。

(6)评估患者有无 CPET 禁忌证。

3. 测试前告知内容

(1)测试前至少休息 5min。

(2)受试者在运动试验前 $1\sim2\mathrm{h}$ 不能进食,但也不宜空腹测试。

(3)向受试者行设备使用示范讲解。

(4)衣服和鞋袜要舒适合理。

（5）定义最大努力和期望的结果,告知运动过程中出现问题示意方法。

（6）签署知情同意书。

（三）CPET 操作

根据病情和测试目的,选择运动方式(如选择踏车或平板);对运动试验方案提供建议:负荷递增幅度、恢复期时间、心电、血压监测。

具体操作步骤:

1. 系统录入受试者信息:姓名、性别、年龄、国籍、种族、身高、体重、是否吸烟等信息,以便系统生成最精确的正常参考值。

2. 评估静息肺功能,获得 FEV_1(最大深吸气后做最大呼气,最大呼气第一秒呼出的气量容积)、用力肺活量(FVC)、最大自主通气量(MVV)、深吸气量(IC)等值(详见本书相关章节)。

3. 12 导联心电图和运动血压监测:贴电极片,肢体导联电极片贴在躯干左右上下端,可避免运动造成的干扰,胸前导联电极片位置与常规心电图(EKG)一致,并戴上心电监护仪连接 12 导联心电图电极。记录静息卧位 12 导联标准 EKG 和血压,用于不同时段、不同状态 EKG、血压比较。

4. 戴面罩或咬口器,测试有无漏气。

5. 调整踏车座位高度,建议患者取直立坐位时,脚掌踩在踏板上转到最低点时,膝关节处于几乎伸直状态。调整坐位高度非常有用,可以保持下肢活动时的舒适度,另外,在运动阻力大时,容易发力。

6. 再次向患者解释并说明需要停止运动的症状,一旦出现需要及时示意的方式,特别是采用非面罩型气体采集设备,出现不适情况信息传递方式更应该达成一致。

7. 运动测试四阶段(以踏车方案为例)开始:静息阶段(3min)~0 负荷(3min)~负荷递增阶段(10~20W/min)~恢复阶段(3~6min);根据评估病情和运动方案,选择 10~20W/min 递增负荷,也可以根据实际情况选择其他递增负荷量。

8. 运动中观察指标:有无运动诱发的胸闷、头晕症状,观察运动状态,监测心电图、血压表现,以及气体代谢指标变化,及时发现潜在的危险。

9. 停止运动即刻记录心率、血压及 EKG 和气体代谢等相关指标,可以同步评价自觉疲劳程度(表 4-3-1)和呼吸困难程度。

表 4-3-1   Borg 量表主观用力程度分级

10 级表		20 级表	
级别	疲劳感觉	级别	疲劳感觉
0	没有	6	
0.5	非常轻	7	非常轻
1	很轻	8	
2	轻	9	很轻
3	中度	10	
4	稍微累	11	轻
5	累	12	
6		13	稍微累

续表

10 级表		20 级表	
级别	疲劳感觉	级别	疲劳感觉
7	很累	14	
8		15	累
9	非常累	16	
10	最累	17	很累
		18	
		19	非常累
		20	

10. 恢复期,运动停止观察 6min 后终止试验,在恢复期仍然需要加强监测和管理,最后报告分析。

11. Borg 量表主观用力程度分级(rating perceived exertion,RPE)评估 参照 Borg 量表主观用力程度分级,运动中反复进行 RPE 评估,RPE 见表 4-3-1。

12. 运动终点 目前 CPET 多为症状限制性运动试验,尽管在 CPET 中鼓励受试者做最大的努力,但是若医务人员发现患者有异常情况或达终止试验指标时应立即停止运动,以防止意外事件发生。

(1)绝对终止指征

1)在无 Q 波导联(AVR 和 V1 导联除外),心电图示 ST 段抬高>1.0mm,持续 2min 以上。

2)随功率递增,收缩压血压下降>10mmHg,伴有其他任何缺血证据。

3)中等到严重心绞痛发作。

4)中枢神经系统症状(如共济失调、眩晕或晕厥)。

5)低灌注症状(发绀或苍白)。

6)持续室性心动过速或其他可能导致运动心排出量异常的心律失常。

7)存在心电图或血压监测困难。

8)患者要求停止。

(2)相对终止指征

1)可疑心肌缺血患者心电图示 J 点后 60~80ms ST 段水平压低或下斜型压低>2mm,持续 2min 以上。

2)随运动负荷递增,血压下降>10mmHg(持续低于基线),不伴有其他缺血证据。

3)逐渐加重的胸痛。

4)出现明显疲乏、气促、喘鸣音,下肢痉挛或严重跛行。

5)运动诱发的心律失常(除外持续性室性心动过速),包括多源室性期前收缩、室性期前收缩成对、室上性心动过速、心脏传导阻滞、缓慢性心律失常。

6)运动中血压过度升高,收缩压(SBP)>250mmHg,舒张压(DBP)>115mmHg。

五、绝对禁忌证和相对禁忌证

运动与心血管事件危险增加相关。虽然,运动试验安全性已经得到了很好的证明,不良事件的整体风险很低。在几项重大研究中,无论有无心血管病,主要并发症的发生率(包括心肌梗死和需要住院治疗事件)在 10 000 次试验中发生 1~5 例,病死率<0.5/10 000。但是,对于运动风险应充分重视,权衡运动益处和风险。预防运动诱发并发症的核心是在先期进行合适的筛选和危险分层,同时需要签署知情同意书。准备运动试验前,应该对照患者的病史和临床状况确立运动禁忌证。

(一)绝对禁忌证

1. 急性心肌梗死(2 天内)。
2. 高危的不稳定型心绞痛。
3. 有症状的未控制的心律失常,或引发血流动力学不稳定。
4. 活动性心内膜炎。
5. 有症状的严重主动脉狭窄。
6. 失代偿的心力衰竭。
7. 急性肺栓塞或肺梗死。
8. 急性心肌炎或心包炎。
9. 急性主动脉夹层。
10. 急性非心源性疾病,可能会影响运动效果或可使其加重(如感染、甲状腺功能亢进)。
11. 残疾人有安全隐患、妨碍准确测试或患者不同意。

(二)相对禁忌证

1. 已知左冠状动脉主干狭窄或类似左主干狭窄。
2. 中-重度主动脉狭窄,与症状有不确定关系。
3. 严重的高血压。
4. 心动过速或心动过缓。
5. 肥厚型心肌病和其他形式的流出道梗阻。
6. 高度房室传导阻滞。
7. 静息血压增高>200/110mmHg。
8. 尚未纠正的临床问题,如严重贫血、电解质异常。
9. 难以合作者。

六、质量控制和管理

CPET 软件可处理、分析、输出数据。此外,为了规范 CPET 的操作,建立系统维护和质量控制系统显得尤为重要。

(一)安全控制

运动与心血管事件危险增加相关。虽然运动试验安全性已经得到很好的证明,不良事件的整体风险很低,在几项重大研究中显示,无论有无心血管疾病,主要并发症的发生率(包括心肌梗死和需要住院治疗的事件)10 000 次试验中发生 1~5 次,病死率<0.5/10 000。在20 000 多例完成了 HF-ACTIOIN 研究(心力衰竭:受控运动训练的调查结果)中运动试验未

发现致死事件,非致死性主要心血管事件发生率<0.5/1 000。但是,在心血管疾病康复中,安全的意识应该贯穿从评估到康复治疗到随访的整个过程中。

（二）运动试验并发症

心肌梗死、左心收缩功能下降、运动相关的心肌缺血和严重室性心律失常风险最高。需要了解运动心肺功能测试可能发生的并发症,包括:①心脏性,如心动过缓、心动过速、急性冠脉综合征、心力衰竭、低血压、晕厥、休克甚至猝死等;②非心脏性,如肌肉骨骼损伤等;③其他如平时少运动患者因运动过量导致的神经、心理症状等。

（三）制定急救预案

提高风险意识,制定应急预案和抢救流程,抢救设备处于备用状态,急救药物专人管理、定期检查,一旦发生紧急事件,采取及时有效的抢救措施。CPET 相关操作人员定期安全培训。

（四）操作规范

以严谨的态度,严格按照操作流程执行,在评估和康复治疗前均应充分告知并签署知情同意书,取得配合,确保数据精确可重复性好,定期对疑难重点病例报告分析讨论。

（五）设备管理

设备硬件软件定期维护、校正定标规范、接触受试者的面罩等设备按要求做好消毒和维护,并做好登记。

七、常用指标解读分析

（一）最大摄氧量和峰值摄氧量

如图 4-3-6 所示,机体一定时间内消耗的氧气量称为耗氧量,反映细胞中氧的利用程度,包括运动中肌肉细胞氧的利用情况。经肺泡与肺血流摄取的氧量称为摄氧量(oxygen uptake, VO_2)。通常情况下供氧需氧平衡,摄氧量即为耗氧量,通过血液循环将氧输送至运动肌群。单位以 L/min 或 ml/(kg·min)表示,是用气体分析法来测定的。

最大摄氧量(maximal oxygen uptake, VO_{2max})是指人体在极量运动时最大耗氧能力,它也代表人体供氧能力的极限水平,即当功率增加,VO_2 不增加形成的平台时的摄氧量。VO_{2max} 须满足下列 1 个或多个条件:

1. 随着运动负荷进一步增加,而 VO_2 不再随功率增加相应上升<10ml/(min·W)的 VO_2。

2. 峰值呼吸交换率(peak respiratory exchange ratio, peak RER),即 VCO_2/VO_2>1.10。

3. 运动后血乳酸浓度≥8mmol/L(需要留取血标本)。

4. 患者感到极度疲乏,主观用力程度分级(rating of perceived exertion, RPE)≥18(Borg 20 级表),或≥8(Borg 10 级表)。

峰值摄氧量(peak oxygen uptake, peak VO_2)指运动过程中出现摄氧量的最高值,可

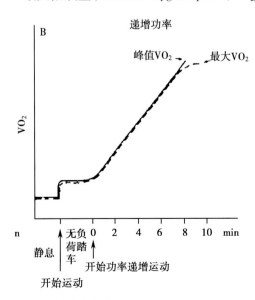

图 4-3-6 VO_{2max} 和 peak VO_2

确立患者允许最大有氧代谢能力的正常生理反应,因此它成为 CPET 首要检测指标,不管机体是否达到其预计的 peak VO_2,其他检测指标都可用来区分运动受限的原因。实际测试中,多数受试者不能维持功率继续增加而达到最大运动状态,没有平台出现,这种情况被称为 peak VO_2,正常人 peak VO_2 与 VO_{2max} 二者数值接近,因最大运动平台极难出现,通常以 peak VO_2 近似认为是 VO_{2max}。

根据公式:peak VO_2＝峰值运动时每搏输出量×心率×动静脉氧差＝峰值运动时心排血量×动静脉氧差,影响 peak VO_2 因素还包括年龄、性别、体重、活动水平、运动类型等,甚至还因疾病种类和人种不同而变化。凡是影响血液系统中氧携带能力(血红蛋白、氧分压等)、心功能循环状态(心率、每搏输出量等)、肺功能状态、组织摄氧能力(线粒体密度及功能、组织血液灌注等)均可导致 peak VO_2 下降,低于预测值的 84% 被认为是 peak VO_2 降低。

症状限制最大摄氧量(VO_{2max} symptom limited):通常指患者的运动终点为各种症状所限,如呼吸困难、心悸、心绞痛、血压过高和心电图异常等,不能达到竭尽全力的极量运动阶段,此时测出的峰值摄氧量即为症状限制最大摄氧量。

(二)无氧阈

无氧阈(anaerobic threshold,AT)是指机体随着运动负荷的增加,有氧代谢不能满足全身组织的能量需求,组织必须通过无氧代谢提供更多能量,这时血乳酸开始升高、血 pH 开始下降,此时的临界点称为 AT,也称为乳酸阈(lactate threshold,LT)、乳酸酸中毒阈值(lactate anaerobic threshold,LAT),三者均表示肌肉中氧供需失衡的生理表现,可互换。AT 用 O_2 摄取量单位表示,同时也可用于峰值 VO_2 预计值的关系来表示。

AT 后继续运动使体内代谢产物、儿茶酚胺类物质、心率-收缩压乘积增多或上升,也即体内代谢从稳态到非稳态的转折。在乳酸酸中毒开始形成初期,VE 与增加 CO_2 产量成比例升高,因而 VE/VCO_2 比值无明显升高。在超过 AT 之后,随着运动负荷的增加,乳酸持续增加,体内的碳酸盐不能足够中和运动诱导的酸中毒,此时,肺通气超过了 VCO_2 的产生,导致呼吸性碱中毒,即 VE/VCO_2 转为上升的界点,也是呼吸代偿点(respiratory compensation point,RCP),相当于 70%~80% peak VO_2,80%~90% peak HR,强度介于中高强度与超高强度之间。尽管生成的乳酸通过 H^+ 刺激呼吸、引起通气增强,但亦可诱导通气受限个体出现呼吸困难。所以 AT 是心肺疾患患者控制运动量的重要指标。

确定 AT 方法:

1. 乳酸法　即桡动脉插管后持续取动脉血作血气分析检测乳酸水平,出现乳酸性酸中毒时即为无氧阈。

2. V-slope 法　如图 4-3-7 所示,AT 通常由 V-slope 方法判定,图中直线转折点处表示 CO_2 排出量陡然增加,此点即为 AT,也是 VCO_2/VO_2 从小于 1 到接近 1 的临界点。当乳酸水平的增长导致酸中毒时,相对于 VO_2 而言,VCO_2 增长加速。当这两变量用点描绘出来时,关系曲线包含两个线性部分,S_1 斜率小于 1.0,而 S_2 斜率大于 1.0。在气体交换测定出的 AT 处斜率发生改变。在乳酸缓冲过程中,碳酸氢盐与乳酸反应产生二氧化碳导致相对于 VO_2 而言 VCO_2 快速增长。称为 V-斜率法,因为它将二氧化碳产出量与氧摄取量的增长联系起来。

3. 通气当量法　AT 位于 VE/VO_2 开始向上弯部位如图 4-3-8 左图所示。VE/VCO_2 的相应增加为呼吸代偿点(RC 点);$P_{ET}O_2$ 开始增加,而 $P_{ET}CO_2$ 处于平段,尚未降低,后者降低时为 RC 点,如图 4-3-8 右图所示。

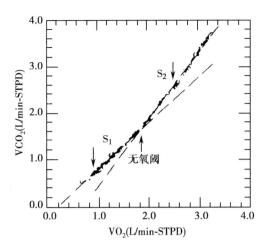

图 4-3-7　判断 AT 方法（V-slope 法）

注：功率持续增加的运动试验期间 VCO_2 与 VO_2 间的函数关系。有氧代谢时，VCO_2 与 VO_2 呈线性增长，其函数曲线的斜率不超过 $1(S_2)$，在无氧代谢与有氧代谢共存时，该函数曲线的斜率则大于 $1(S_2)$，通过气体交换确立乳酸酸中毒阈值（LAT）或 AT。斜率较大的 S_2 表示缓冲乳酸的 HCO_3^- 解离后生成的 CO_2 多于有氧代谢时生成的 CO_2

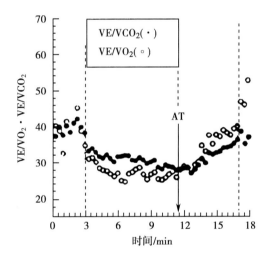
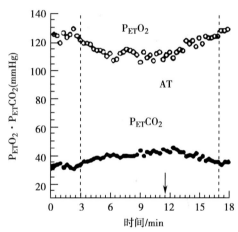

图 4-3-8　通气当量法判断 AT 值

目前，医师主要根据症状对心力衰竭的严重程度进行分级，如 NYHA 分级。因为 NYHA 分级的主观性，Weber 等发现了基于峰值 VO_2 和 AT 的更客观的评估系统。他们根据峰值 VO_2/kg 的下降程度，建立了 A~D 的分级系统，在客观评价心功能不全时，该分级优于 NYHA 分级，见表 4-3-2。研究认为，与 NYHA 症状分级和射血分数测量相比，生理评估［峰值 VO_2：$ml/(kg \cdot min)$］被认为是较可靠的独立的预计生存期的指标。

表 4-3-2　基于最大摄氧量和无氧阈的 Weber 运动功能分级

级别	$VO_{2max}/ml \cdot kg^{-1} \cdot min^{-1}$	$AT/ml \cdot kg^{-1} \cdot min^{-1}$
A	>20	>14
B	16~20	11~14
C	10~15	8~11
D	<10	<8

AT 正常值大于 44% peak VO_2，一般相当于 50%~65% peak VO_2、60%~70% peak 心率（HR）。强度相当于轻中度与中高强度之间的亚极量运动强度，如图 4-3-9 所示。影响因素

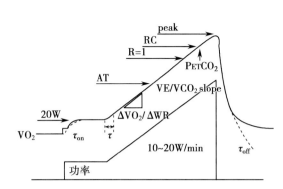

图 4-3-9　运动心肺功能测试过程示意图

基本同 peak VO_2，此外，还受基因、长期有氧训练影响。

（三）最大心率、心率储备

最大心率（HR_{max}）为最大运动时实测的最高心率。运动可达到的最大或峰值心率随年龄增长而下降。最大心率预计值（$HR_{max\ pred}$）= 220-年龄（岁）或 210-0.65×年龄（岁）。

心率储备（HR reserve，HRR）= 预计峰值 HR（$HR_{max\ pred}$）-实测峰值 HR。它反映了最大运动时心率增加的潜能。HRR 的概念对于评估运动中心血管系统的相对负荷是有用的，但由于正常人变异、配合不佳、β 受体阻滞剂等药物，或心脏、外周血管、肺脏、内分泌或肌肉骨骼疾病都可能使预计峰值 HR 未能达到，该指标主要用在运动受限的鉴别诊断，需要认真分析，谨慎使用。正常情况下，HRR<15 次/min，越小越好，当然也要根据病史和病情，同时与其他参数结合分析。

由于心率易受 β 受体阻滞剂等药物因素的影响，因此最大心率（HR_{max}）不是运动用力程度的终极目标，通常 VO_2 每增加 3.5ml/（kg·min），心率增加 10 次/min，当心率达到 85%最大预测心率时可考虑终止运动试验。

1 分钟心率恢复（heart rate recovery at 1 minute，HRR at 1min）指 HR_{max} 与运动后 1min 恢复时的心率差，正常值>12 次/min，反映副交感神经反应速度。

（四）氧摄取量与心率的关系

氧脉搏（oxygen pulse）由 VO_2 除以同时间的心率（VO_2/HR），是一次心脏搏动摄入肺血管的氧量，可反映每搏输出量随运动负荷增加氧的时相性反应，对可疑心肌缺血患者具有诊断价值（图 4-3-9）。峰值氧脉搏预计值（ml/beat）= 预计峰值 VO_2［ml/（kg·min）］/预计峰值 HR（次/min），即（VO_2/HR）$_{max\ pred}$=$VO_{2max\ pred}$/$HR_{max\ pred}$。

从公式可以看出，摄氧量与心率的比值即氧脉，等于每搏输出量与动脉-混合静脉血氧含量差［C（a-v）O_2］的乘积，即 VO_2/HR = SV（CaO_2-CvO_2），单位：ml/beat。是指每一次心搏时摄取氧或氧进入肺血管中的量。运动中，随着功率的增加，动脉-混合静脉氧含量差增加，因而氧脉增加。贫血、碳氧血红蛋白升高、严重的低氧血症、肺血氧合能力降低及右向左分流均可导致动脉氧含量下降，氧脉随之下降。骨骼肌氧化能力低下、心功能减退、每搏输出量降低也可导致氧脉下降。正常情况下运动开始和终止时的氧脉不同。运动开始时，随着心排血量增加，动脉-混合静脉氧含量差增加，氧脉逐步增加。运动后期至终止时，正常人氧脉下降，如图 4-3-10 所示。

若氧脉实测值大于最大氧脉预计值，表明运动者心血管系统正常或服用了 β 受体阻滞剂。正常情况下，随着运动负荷增加，心排血量与心率呈线性递增。而心脏病患者由于心搏出量减低，随着 VO_2 的增加，心率呈陡直上升（图 4-3-9）；肺血管病时，由于肺血管压力增加，左心室输出量减低，也表现为随负荷增加，心率增加呈陡直反映（图 4-3-10）。冠状动脉供血不足时患者由于心肌缺血，VO_2 通常随着功率的增加缓慢递增，因而心排血量不能与负荷增加同步，如图 4-3-5 所示。心力衰竭患者氧脉增加，考虑可能与运动接近终止时血压开始下降、左心室后负荷突然降低、左室射血分数明显增加和心搏出量增加等有关。

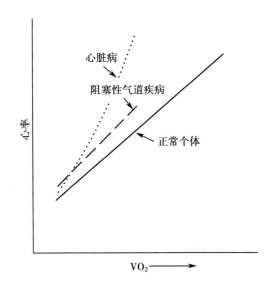

图4-3-10　心率-摄氧量关系曲线图
实线显示正常个体,慢性阻塞性肺疾病(COPD)患者和无变化时性功能障碍的心脏病患者(HD)心率(HR)随 VO_2 的特征性变化。阻塞性气道疾病患者心率-VO_2 关系曲线变得更陡,可能反映继发于肺功能障碍或肺血管阻塞的相对不适应或每搏量降低。与之相反,相对较低的最大心率反映了最大运动量时呼吸受限。一些心脏病患者心率-VO_2 关系曲线变陡反映了如图4-3-4所示 VO_2 不能随功率增长正常上升

正常参考值:踏车峰值 VO_2/HR 的正常波动范围为:150cm 的 70 岁女性为 8ml/beat,190cm 的 30 岁男性为 17ml/beat。心血管健康的个体或服用 β 受体阻滞剂的患者,他们的峰值 VO_2/HR 的实测值可能明显高于预测值。

（五）VO_2 与功率的关系

正常生理情况下,VO_2 与功率(work rate,WR)存在线性关系,VO_2 的增长反映肌细胞做功时的用氧情况。通常用 $\Delta VO_2/\Delta WR$ 表示,单位:ml/(min·W)。该值提供了运动中机体从外呼吸到内呼吸的重要信息。循环功能障碍的大多数患者 $\Delta VO_2/\Delta WR$ 明显降低,多提示氧输送功能障碍,可见于心脏、周围动脉、肺疾病或线粒体疾病患者,由于氧利用障碍导致的 $\Delta VO_2/\Delta WR$ 减低。对于心脏疾病患者,低 $\Delta VO_2/\Delta WR$ 可能与心肌缺血相关,且预示死亡风险增加。循环功能紊乱的大多数患者的 $\Delta VO_2/\Delta WR$ 明显降低,在循环疾病(肺疾病、心脏或外周循环)的患者中,$\Delta VO_2/\Delta WR$ 的降低可由于肌肉摄 O_2 能力的降低或肌肉血流量迅速增加以满足其氧需求的能力不足。

正常参考值为 8.4~11ml/(min·W)。

心血管系统功能紊乱时,无论功率以怎样的速度增长,VO_2-功率曲线的线性关系通常都不正常,如图4-3-11所示。

（六）峰值气体交换率

峰值气体交换率(respiratory exchange ratio,RER)即 VCO_2/VO_2 的比值,随着运动负荷逐渐增加,当 VCO_2 超过 VO_2 时,RER 增加,当 peak RER 大于 1.10 提示已达到相当高的运动量,但不是停止运动试验的指征。如今,peak RER 是判断运动用力程度最佳的无创指标。

气体交换率(R)表示外呼吸过程中肺内每分钟 CO_2 排除量与每分钟 O_2 摄取量之比,$R=VCO_2/VO_2$。呼吸商(respiratory quotient,RQ)表示组织内每分钟 CO_2 的产量(QCO_2)与每分钟 O_2 消耗量(QO_2)之比,$RQ=QCO_2/QO_2$。肺内和组织中的比率相等,因此 $RER=RQ$,这种气体交换的平衡对于保证体内生理平衡正常状态是必需的。

在递增运动初始阶段,VCO_2 增加幅度近似于(或稍低于)耗氧量的增加,此阶段的 RER 和 RQ 之值均小于1。达到无氧阈时,VCO_2 增加比 VO_2 增加要快,此阶段的 RER 和 RQ 之值均大于1,即由静息时的 0.8 增加到1以上的水平,最高可达 1.5。该值是判断是否达

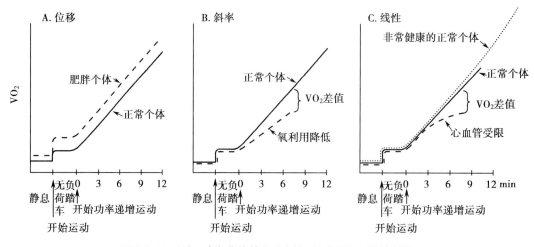

图 4-3-11　VO$_2$-功率曲线的位移(A)、斜率(B)和线性(C)

注:肥胖个体 VO$_2$-功率曲线上移,但斜率不变(A),VO$_2$-功率曲线变小(B),反映如外周血流减少等病变导致了运动中的肌组织不能获得充足的氧气。心血管疾病患者 VO$_2$-功率线性关系改变(C),斜率变小,因运动肌肉组织的供氧减少;而训练有素的健康个体斜率变得更大。机体在做功下的预期 VO$_2$ 与在最大功率时的实际 VO$_2$ 之差称作 VO$_2$ 差值

VO$_{2max}$ 的指标之一。

（七）氧通气当量和二氧化碳通气当量

氧通气当量(VE/VO$_2$)即每分通气量(VE)与 VO$_2$ 的比值,VE/VCO$_2$ 即每分通气量(VE)与二氧化碳排出量(VCO$_2$)的比值。均反映通气效率。

二氧化碳通气当量(VE/VCO$_2$)指摄入或消耗 1L 氧量所用的通气量。VE/VO$_2$ 反映氧提取效率,运动时其最低点反映无氧阈的位置(图 4-3-12),是确定无氧阈最敏感的指标,也反映化学感受器的敏感度。当化学感受器不敏感时,VE/VO$_2$ 到运动终末时才下降。COPD 时 V/Q 不均,运动最大耗氧量减低,VE/VO$_2$ 就增加;而出现代谢性酸中毒时,通过过度通气代偿酸中毒,因而 VE/VCO$_2$ 也增加。过度通气的气体代谢特点是生理无效腔与潮气容积的比值(V$_D$/V$_T$)升高,PaCO$_2$ 减低,VE/VCO$_2$ 及 VE/VO$_2$ 增加。

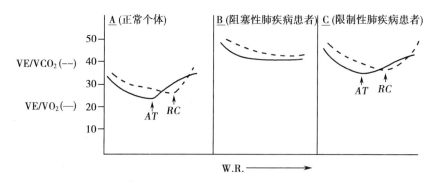

图 4-3-12　氧通气当量(VE/VO$_2$)和二氧化碳通气当量(VE/VCO$_2$)

VE/VCO$_2$ 常根据运动中所有数据由线性回归计算得出,以斜率表示,VE/VCO$_2$slope 代表肺通气与血流匹配,反映肺通气效率。VE/VCO$_2$slope 对如下疾病判断严重程度和预后具有很大的作用,比如,心力衰竭(HF)、肥厚型心肌病(HCM)、肺动脉高压/继发性肺动脉高

压（PAH/secondary PH）、慢性阻塞性肺疾病（COPD）等。如图 4-3-12 所示，阻塞性肺疾病患者通气效率明显改变（B），限制性肺疾病患者（C）VE/VCO$_2$ slope 最低值明显增高。VE/VCO$_2$ slope 正常值是 20~30，VE/VCO$_2$ slope>34 可作为心力衰竭患者高危的预测因子。

（八）运动血压

动脉血压取决于心排血量和末梢血管阻力，运动时，由于心排出量大幅度增加，收缩压上升，上升程度与运动强度、心排出量密切相关。正常情况下，运动量越大，血压越高。收缩压增加大于舒张压的增加，而由于运动时外周总阻力下降，舒张压通常不变或稍下降。运动时血压不能正常上升反而下降表明左心室功能低下，要警惕冠心病心肌缺血的发生。当运动时收缩压高于 250mmHg、舒张压高于 115mmHg 时运动要立即停止。正常情况下，最大运动时收缩压可升至 180~220mmHg、舒张压可升至 70~90mmHg，若舒张压升高超过 15mmHg，要警惕隐性高血压。运动血压反映了心血管对运动反应情况，VO$_2$ 每增加 3.5ml/（kg·min），血压增加 10mmHg，若血压随运动量增加反而下降，往往预示有严重心功能障碍。峰值收缩压（peak SBP）对预后具有预测价值。

（九）通气量、最大运动通气量与呼吸频率

通气量（VE）常指每 1min 进入或从肺中排出的气体量。等于潮气量（VT）与呼吸频率（RR）的乘积。随着运动量的增加 VE 呈不同程度的增加。VE 与患者身高、年龄、性别、无效腔通气等有关。

最大运动通气量（VE$_{max}$）是指极量运动时的通气量。安静时 VE 为 5~8L/min，最大运动时 VE$_{max}$ 可达 70~120L/min。无氧阈以下的运动负荷，通气量与运动负荷呈线性相关。无氧阈以上运动负荷，通气量与 VO$_2$ 呈非线性关系，通气量增加超过摄氧量的增加。

正常人最大运动时呼吸频率（RR）可达 34~46 次/min（bpm），很少超过 50 次/min。

（十）运动通气和呼吸储备

运动通气即最大运动时每分通气量与静息状态最大自主通气量比值（VE$_{max}$/MVV）。呼吸储备（BR）与最大运动中的通气反应和最大呼吸能力有关。通气增加的潜能通常通过用静息状态下测得的最大自主通气量（MVV）来进行评估。MVV 非常依赖于受试者的配合和努力。持续 12~15s 的 MVV 测试就可以获得 MVV 的正常值。

MVV 测值与运动中的 VE 之间的差值成为呼吸储备。呼吸储备（BR）反映最大运动时的最大呼吸能力，BR 降低通常为运动受限的因素之一。在中到重度限制或阻塞性肺疾病的患者中，呼吸储备通常降低，故限制性或阻塞性肺疾患常导致低 BR，如图 4-3-13 所示，而因心血管因素运动受限者 BR 升高。

MVV 可以根据公式计算得到：MVV = 第一秒用力呼气量（FEV$_1$）×40，也可直接测量得到。VE$_{max}$/MVV 对于难以解释的活动后呼吸困难是否肺源性具有诊断价值。

VE$_{max}$/MVV = 72%±15%；

呼吸储备 =（MVV−VE$_{max}$）=（38±22）L/min；正常低限为 11L/min；

所有受试者的最大潮气容积（最大 VT）低于深吸气量（IC）。

（十一）潮气末二氧化碳分压和潮气末氧分压

潮气末二氧化碳分压（P$_{ET}$CO$_2$）作为一种较新的无创监测技术，具有高度的敏感性，不仅可以监测通气也能反映循环功能和肺血流情况，目前已成为麻醉监测不可缺少的常规监测手段。它同时也是心肺运动测试中的一项重要指标。潮气末氧分压（P$_{ET}$O$_2$）反映肺通气/

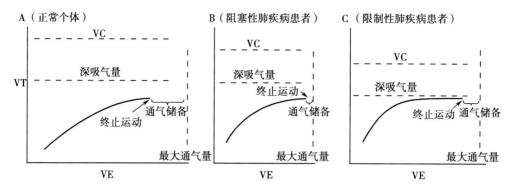

图 4-3-13　运动通气和呼吸储备

显示正常人(A),阻塞性肺疾病(B)和限制性肺疾病(C)患者在运动量增加试验中潮气量(VT)随每分通气量的改变情况。曲线末端表示个体最大运动量。垂直虚线表示个体的最大自主通气量(MVV)。水平虚线显示肺活量(VC)和深吸气量(IC)在 y 轴上的值,MVV 与最大 VE 在 x 轴上的值之差即为呼吸储备(BR)。阻塞性肺疾病患者 BR 很小,限制性肺疾病患者 IC 降低,将近和达到运动量峰值时 Vt 较接近 IC

血流匹配情况,有助于判定心力衰竭、肥厚型心肌病、肺动脉高压/继发性肺动脉高压、慢性阻塞性肺疾病、间质性肺病的严重程度。

静息状态 $PaCO_2$ 和 $P_{ET}CO_2$ 正常值均为 36~42mmHg,运动达 AT 时 $P_{ET}CO_2$ 增加 3~8mmHg,超过 AT 后 $P_{ET}CO_2$ 开始下降。

PaO_2 静息时 = 80mmHg 或更高;不会随运动而下降;

SaO_2 静息时 = 95% 或更高;不会随运动而下降;

$P_{ET}O_2$ 静息时 = 90mmHg 或更高;高负荷时增加。

总之,运动心肺功能测试测定是心肺功能康复评估的重要环节,需要根据规范操作流程,严谨的操作态度,选择合适的测试模式和方案,在确保安全的前提下,获得确实可信的临床数据,为临床康复服务。

附录　各疾病相关运动心肺功能测试结果分层

根据 2016 EACPR/AHA 运动心肺功能测试的推荐人群更新及数据解读,附各疾病相关 CPET 结果分层(表 4-3-3~表 4-3-12)。

表 4-3-3　心力衰竭患者预后及危险分层

主要的 CPET 变量			
VE/VCO₂ 斜率	**VO₂peak**	**振荡式呼吸**	**P_ET CO₂**
通气分级Ⅰ: VE/VCO₂ 斜率<30.0	Weber 运动心功能 A 级: VO₂peak >20.0ml/(kg·min)	无振荡式呼吸	静息:≥33mmHg 运动中: 升高 3~8mmHg
通气分级Ⅱ: VE/VCO₂ 斜率 30.0~35.9	Weber 运动心功能 B 级: VO₂peak 16.0~20.0ml/(kg·min)		
通气分级Ⅲ: VE/VCO₂ 斜率 36.0~44.9	Weber 运动心功能 C 级: VO₂peak 10.0~15.9ml/(kg·min)	存在振荡式呼吸	静息:<33mmHg 运动中: 升高<3mmHg
通气分级Ⅳ: VE/VCO₂ 斜率 ≥45.0	Weber 运动心功能 D 级: VO₂peak <10.0ml/(kg·min)		

续表

标准运动试验变量

血流动力学	心电图	运动后 1min 的心率恢复
运动中收缩压升高	运动中和/或恢复期没有持续心律失常、ST 显著改变	>12 次/min
运动中收缩压反应平坦	运动中和/或恢复期出现心脏节律改变和 ST 的改变，但没有导致运动试验终止	≤12 次/min
运动中收缩压下降	运动中和/或恢复期出现心脏节律改变和 ST 改变，导致运动试验终止	

运动试验终止的患者原因

下肢肌肉疲劳	心绞痛	呼吸困难

表 4-3-4 证实或疑似的肥厚型心肌病患者预后及危险分层

主要的 CPET 变量

VE/VCO$_2$ 斜率	VO$_{2peak}$/VO$_{2max\ pred}$	运动峰值的 P$_{ET}$CO$_2$
通气分级Ⅰ：VE/VCO$_2$ 斜率<30.0	≥100%	>37mmHg
通气分级Ⅱ：VE/VCO$_2$ 斜率 30.0~35.9	75%~99%	36~30mmHg
通气分级Ⅲ：VE/VCO$_2$ 斜率 36.0~44.9	50%~74%	29~20mmHg
通气分级Ⅳ：VE/VCO$_2$ 斜率≥45.0	<50%	<20mmHg

标准运动试验变量

血流动力学	心电图
运动中收缩压升高	运动中和/或恢复期没有持续心律失常、ST 显著改变
运动中收缩压反应平坦	运动中和/或恢复期出现心脏节律改变和 ST 的改变，但没有导致运动试验终止
运动中收缩压下降	运动中和/或恢复期出现心脏节律改变和 ST 改变，导致运动试验终止

表 4-3-5 证实或疑似的肺动脉高压/继发性肺动脉高压患者预后及危险分层

主要的 CPET 变量

VE/VCO$_2$ 斜率	VO$_2$peak	运动峰值的 P$_{ET}$CO$_2$
通气分级Ⅰ：VE/VCO$_2$ 斜率<30.0	Weber 运动心功能 A 级：VO$_{2peak}$>20.0ml/(kg·min)	>37mmHg
通气分级Ⅱ：VE/VCO$_2$ 斜率 30.0~35.9	Weber 运动心功能 B 级：VO$_{2peak}$=16.0~20.0ml/(kg·min)	36~30mmHg
通气分级Ⅲ：VE/VCO$_2$ 斜率 36.0~44.9	Weber 运动心功能 C 级：VO$_{2peak}$=10.0~15.9ml/(kg·min)	29~20mmHg
通气分级Ⅳ：VE/VCO$_2$ 斜率≥45.0	Weber 运动心功能 D 级：VO$_{2peak}$<10.0ml/(kg·min)	<20mmHg

续表

标准运动试验变量		
血流动力学	**心电图**	
运动中收缩压升高	运动中和/或恢复期没有持续心律失常、ST 显著改变	与基线相比,SPO$_2$ 没有变化
运动中收缩压反应平坦	运动中和/或恢复期出现心脏节律改变和 ST 的改变,但没有导致运动试验终止	与基线相比,SPO$_2$ 下降>5%
运动中收缩压下降	运动中和/或恢复期出现心脏节律改变和 ST 改变,导致运动试验终止	

表 4-3-6　疑似心肌缺血的诊断分层

主要的 CPET 变量		
氧脉搏轨迹	**VO$_{2\,peak}$/VO$_{2max\,pred}$**	**ΔVO$_2$/ΔWR 轨迹**
运动中氧脉搏轨迹持续升高,直到最大运动时出现平台	≥100%	运动中 ΔVO$_2$/ΔWR 轨迹持续升高
运动中氧脉搏轨迹平台较早出现并维持	75%~99%	运动中 ΔVO$_2$/ΔWR 轨迹平台较早出现并维持
	50%~74%	
运动中氧脉搏轨迹平台较早出现然后下降	<50%	运动中 ΔVO$_2$/ΔWR 轨迹平台较早出现然后下降

标准运动试验变量	
血流动力学	**心电图**
运动中收缩压升高	运动中和/或恢复期没有持续心律失常、ST 显著改变
运动中收缩压反应平坦	运动中和/或恢复期出现心脏节律改变和 ST 的改变,但没有导致运动试验终止
运动中收缩压下降	运动中和/或恢复期出现心脏节律改变和 ST 改变,导致运动试验终止

运动试验终止的患者原因		
下肢肌肉疲劳	心绞痛	呼吸困难

表 4-3-7　疑似线粒体肌病的诊断分层

主要的 CPET 变量		
ΔVO$_2$/ΔVO$_2$	**VO$_{2\,peak}$/VO$_{2max\,pred}$**	**峰值 VE/VO$_2$**
=5	≥100%	=40
	75%~99%	50 为正常上限
≥7	50%~74%	>50
	<50%	

续表

标准运动试验变量	
血流动力学	心电图
运动中收缩压升高	运动中和/或恢复期没有持续心律失常、ST 显著改变
运动中收缩压反应平坦	运动中和/或恢复期出现心脏节律改变和 ST 的改变,但没有导致运动试验终止
运动中收缩压下降	运动中和/或恢复期出现心脏节律改变和 ST 改变,导致运动试验终止

表 4-3-8　不明原因的呼吸困难患者的危险分层

主要的 CPET 变量			
VE/VCO$_2$ 斜率	VO$_{2peak}$/VO$_{2max pred}$	PETCO$_2$	VE/MVV
通气分级Ⅰ： VE/VCO$_2$ 斜率<30.0	≥100%	静息:≥33mmHg 运动中: 升高 3~8mmHg	≤0.80
通气分级Ⅱ： VE/VCO$_2$ 斜率 30.0~35.9	75%~99%		
通气分级Ⅲ： VE/VCO$_2$ 斜率 36.0~44.9	50%~74%	静息:<33mmHg 运动中: 升高<3mmHg	>0.80
通气分级Ⅳ： VE/VCO$_2$ 斜率≥45.0	<50%		

肺功能主要变量:流速容量环、FEV$_1$ 和 PEF	
运动流速容量环:正常 CPET 前后 FEV$_1$ 和 PEF 没有变化	运动流速容量环:正常 CPET 前后 FEV$_1$ 和 PEF 下降≥15%

标准运动试验变量		
血流动力学	心电图	SPO$_2$
运动中收缩压升高 VO$_2$ 每增加 3.5ml/(kg·min),收缩压升高 10mmHg	运动中和/或恢复期没有持续心律失常、ST 显著改变	与基线相比,SPO$_2$ 没有变化
运动中收缩压反应平坦或下降;或者运动中收缩压反应过度;VO$_2$ 每增加 3.5ml/(kg·min),收缩压升高>20mmHg	运动中和/或恢复期出现心脏节律改变和 ST 的改变,但没有导致运动试验终止	与基线相比,SPO$_2$ 下降>5%
	运动中和/或恢复期出现心脏节律改变和 ST 改变,导致运动试验终止	

表 4-3-9　慢性阻塞性心脏病或间质性肺病的预后和危险分层

主要的 CPET 变量		
VE/VCO$_2$ 斜率	VO$_{2peak}$	PETCO$_2$
通气分级Ⅰ： VE/VCO$_2$ 斜率<30.0	Weber 运动心功能 A 级： VO$_{2peak}$>20.0ml/(kg·min)	静息:≥33mmHg 运动中: 升高 3~8mmHg
通气分级Ⅱ： VE/VCO$_2$ 斜率 30.0~35.9	Weber 运动心功能 B 级： VO$_{2peak}$=16.0~20.0ml/(kg·min)	

续表

主要的 CPET 变量		
VE/VCO$_2$ 斜率	**VO$_{2\,peak}$**	**PETCO$_2$**
通气分级Ⅲ： VE/VCO$_2$ 斜率 36.0~44.9	Weber 运动心功能 C 级： VO$_{2\,peak}$ = 10.0~15.9ml/(kg·min)	静息：<33mmHg 运动中： 升高<3mmHg
通气分级Ⅳ： VE/VCO$_2$ 斜率≥45.0	Weber 运动心功能 D 级： VO$_{2\,peak}$<10.0ml/(kg·min)	

运动流量容积环	
运动流量容积环：正常	运动流量容积环：异常：呼气流速受限

标准运动试验变量			
血流动力学	**心电图**	**运动后 1min 的心率恢复**	**SPO$_2$**
运动中收缩压升高	运动中和/或恢复期没有持续心律失常、ST 显著改变	>12 次/min	与基线相比，SPO$_2$ 没有变化
运动中收缩压反应平坦	运动中和/或恢复期出现心脏节律改变和 ST 的改变，但没有导致运动试验终止	≤12 次/min	与基线相比，SPO$_2$ 下降>5%
运动中收缩压下降	运动中和/或恢复期出现心脏节律改变和 ST 改变，导致运动试验终止		

表 4-3-10   围术期风险评估

主要的 CPET 变量		
VE/VCO$_2$ 斜率	**VO$_{2\,peak}$**	**VO$_2$-VT**
通气分级Ⅰ： VE/VCO$_2$ 斜率<30.0	Weber 运动心功能 A 级： VO$_{2\,peak}$>20.0ml/(kg·min)	≥11.0ml/(kg·min)
通气分级Ⅱ： VE/VCO$_2$ 斜率 30.0~35.9	Weber 运动心功能 B 级： VO$_{2\,peak}$ = 16.0~20.0ml/(kg·min)	
通气分级Ⅲ： VE/VCO$_2$ 斜率 36.0~44.9	Weber 运动心功能 C 级： VO$_{2\,peak}$ = 10.0~15.9ml/(kg·min)	<11.0ml/(kg·min)
通气分级Ⅳ： VE/VCO$_2$ 斜率≥45.0	Weber 运动心功能 D 级： VO$_{2\,peak}$<10.0ml/(kg·min)	

标准运动试验变量	
血流动力学	**心电图**
运动中收缩压升高	运动中和/或恢复期没有持续心律失常、ST 显著改变
运动中收缩压反应平坦	运动中和/或恢复期出现心脏节律改变和 ST 的改变，但没有导致运动试验终止
运动中收缩压下降	运动中和/或恢复期出现心脏节律改变和 ST 改变，导致运动试验终止

运动试验终止的患者原因	
下肢肌肉疲劳	心绞痛或呼吸困难

表 4-3-11 瓣膜疾病和/或瓣膜功能不全的危险分层

主要的 CPET 变量		
VE/VCO$_2$ 斜率	**VO$_{2peak}$**	**VO$_{2peak}$/VO$_{2max\ pred}$**
通气分级 I： VE/VCO$_2$ 斜率<30.0	Weber 运动心功能 A 级： VO$_{2peak}$>20.0ml/(kg·min)	≥100%
通气分级 II： VE/VCO$_2$ 斜率 30.0~35.9	Weber 运动心功能 B 级： VO$_{2peak}$=16.0~20.0ml/(kg·min)	75%~99%
通气分级 III： VE/VCO$_2$ 斜率 36.0~44.9	Weber 运动心功能 C 级： VO$_{2peak}$=10.0~15.9ml/(kg·min)	50%~74%
通气分级 IV： VE/VCO$_2$ 斜率≥45.0	Weber 运动心功能 D 级： VO$_{2peak}$<10.0ml/(kg·min)	<50%
标准运动试验变量		
血流动力学	**心电图**	
运动中收缩压升高	运动中和/或恢复期没有持续心律失常、ST 显著改变	
运动中收缩压反应平坦	运动中和/或恢复期出现心脏节律改变和 ST 的改变,但没有导致运动试验终止	
运动中收缩压下降	运动中和/或恢复期出现心脏节律改变和 ST 改变,导致运动试验终止	
运动试验终止的患者原因		
下肢肌肉疲劳	心绞痛或呼吸困难	

表 4-3-12 明显健康个体的危险分层

主要的 CPET 变量		
VO$_{2peak}$/VO$_{2max\ pred}$	**VE/VCO$_2$ 斜率**	**振荡式呼吸**
≥100%	通气分级 I： VE/VCO$_2$ 斜率<30.0	无振荡式呼吸
75%~99%	通气分级 II： VE/VCO$_2$ 斜率 30.0~35.9	
50%~74%	通气分级 III： VE/VCO$_2$ 斜率 36.0~44.9	存在振荡式呼吸
<50%	通气分级 IV： VE/VCO$_2$ 斜率≥45.0	
标准运动试验变量		
血流动力学	**心电图**	**运动后 1min 的心率恢复**
运动中收缩压升高： VO$_2$ 每增加 3.5ml/(kg·min),收缩压升高 10mmHg,而舒张压没有变化或轻度下降	运动中和/或恢复期没有持续心律失常、ST 显著改变	>12 次/min

续表

标准运动试验变量		
血流动力学	**心电图**	**运动后 1min 的心率恢复**
运动中收缩压反应过度：VO₂ 每增加 3.5ml/（kg·min），收缩压升高 >20mmHg，而舒张压升高，没有导致试验终止	运动中和/或恢复期出现心脏节律的改变和 ST 的改变，但没有导致运动试验终止	≤12 次/min
运动中收缩压反应过度：VO₂ 每增加 3.5ml/（kg·min），收缩压升高 >20mmHg，或者舒张压升高 >20mmHg；或者舒张压升高，导致试验终止；或者出现运动中低血压反应：运动中收缩压不升或者下降，导致运动试验终止	运动中和/或恢复期出现心脏节律改变和 ST 改变，导致运动试验终止	
运动试验终止的患者原因		
下肢肌肉疲劳	心绞痛或呼吸困难	

（朱利月）

第四节　肺功能检查

一、概述

肺功能检查（pulmonary function testing，PFT）是研究呼吸生理的一种工具，也是呼吸系统疾病诊断和疗效评估的重要部分。随着医疗技术的进步，肺功能检查的应用日渐被重视。从呼吸系统疾病的辅助检查、手术前肺通气储备力的评估、职业病肺功能受损的监测、劳动力的鉴定，到高原及潜海后的肺损伤评估，检查范围更加广泛。

临床上肺功能检查的方法很多，而常规肺功能仅包括肺容积、通气和弥散功能，其中潮气容积、肺活量、通气功能参数主要通过肺量计和/或流量计测定，功能残气量（functional residual capacity，FRC）或肺总量和弥散功能主要通过气体分析仪测定。传统上用单筒肺量计测定肺活量、用力肺活量（FVC）及相关参数，用流量计测定最大呼气流量-容积曲线（MEFV 曲线）及其相关参数，用功能残气量测定仪测定 FRC，用弥散功能测定仪测定一氧化碳弥散量（D_LCO），即大约 4 台仪器完成常规肺功能测定。

现代肺功能仪应用电子流量计（简称流量计，测定肺容积时也称为流量型肺量计）取代传统单筒肺量计（也称为容积型肺量计）和机械流量计，测定流量并同步自动计算肺容积（流量对时间的积分为容积），由计算机显示结果；目前广义上的"肺量计法"实指此流量计法。现代容积和流量测定可通过简易肺功能仪完成，也可以用常规肺功能仪或体容积描计仪（体描仪）完成，其中常规肺功能仪的气路上不仅安装流量计，也安装采样室和气体分析仪，故能测定包括肺总量（或 FRC）和 D_LCO 在内的所有常规肺功能参数，即用 1 台设备取代既往至少 3~4 台仪器完成全部测定，其中测定容积的标示气体主要为氮气、氦气和甲烷；测

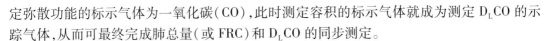

定弥散功能的标示气体为一氧化碳(CO),此时测定容积的标示气体就成为测定 D_LCO 的示踪气体,从而可最终完成肺总量(或 FRC)和 D_LCO 的同步测定。

肺功能检查对象从婴幼儿、儿童、青少年到成人、老年人,健康人与疾病状态者,无所不及。另外,一些疾病由于涉及肺功能损害表现,也需要进行肺功能检查,如系统性红斑狼疮、硬皮病和脊柱侧凸。肺功能检查是根据输入的患者信息及测定数据,由内部微机自动分析的,操作中排除人为因素非常重要。

二、适应证和禁忌证

(一)适应证

1. 采用肺功能检查对呼吸障碍进行定量。
2. 在正常呼吸以及最大吸气和最大呼气过程中观察呼吸变化。
3. 根据肺容积的改变可以将呼吸功能障碍分为阻塞性肺病和限制性肺病。

(二)禁忌证

肺功能检查前操作人员应了解受试者的病情及其是否适合做肺功能检查,若存在禁忌证,检查前应与申请医师讨论并合理解决。

操作人员应当熟悉肺功能检查指南、所用仪器、各项肺功能测定程序、肺功能测定的并发症表现及应急处理措施,掌握终止试验时机、吸入支气管舒张剂的用法和疗效评估等。

肺功能室应当配备相关的急救药物和急救设施:包括皮下注射用肾上腺素和阿托品、吸入性速效支气管舒张剂、供氧设备、雾化器、听诊器、血压计及脉氧仪等。相关医师应会治疗急性支气管痉挛,熟悉急救设备和急救药物,在危急情况发生时可以迅速到场。试验结束时应使受试者肺功能恢复至试验前水平才能让其离开。

1. 普通肺功能检查禁忌证　包括:急性心肌梗死(1 个月内)、心功能不全、肺大疱、气胸、近期咯血(2 周内)、痴呆或意识错乱等。

2. 支气管激发试验的禁忌证　分为绝对禁忌证和相对禁忌证。

(1)绝对禁忌证:包括严重气流受限($FEV_1 < 50\%$ 预计值或 <1.0L)、近期内(<3 个月)心肌梗死或脑血管意外、未控制的高血压(收缩压 >200mmHg(1mmHg = 0.133kPa),或舒张压 >100mmHg)、主动脉瘤。

(2)相对禁忌证:包括中度气流受限($FEV_1 < 60\%$ 预计值或 <1.5L)、基础通气功能测试不能达到质量控制标准、妊娠、哺乳、正在应用胆碱酯酶抑制剂的重症肌无力患者。

三、并发症及处理策略

(一)普通肺功能检查常见并发症

1. 呼吸性碱中毒(过度通气)　由于受试者反复用力深大呼吸致过度通气,呼出二氧化碳过多所致。主要症状有头晕、手足末端和面部口周麻木或针刺感,严重者可以出现晕厥。如出现此种情况,应让患者尽量放松,避免过度紧张,让受试者坐在有靠背的椅子,必要时平卧,防止摔倒受伤。一般情况下 5~10min 可自行缓解。如果仍未恢复,可用硬纸卷成喇叭状,罩在受试者的口鼻部,使呼出的二氧化碳部分回吸。

2. 舒张药物不良反应　支气管舒张试验常应用 β_2 受体激动剂,可以引起心悸、手颤等症状,如心动过速不能耐受则可谨慎应用 β 受体阻滞剂。

3. 其他   肺大疱破裂造成气胸,支气管扩张症血管破裂造成咯血,下颌关节脱臼,癫痫发作等。

(二)支气管激发试验并发症

1. 非气道痉挛引起的症状   激发药物刺激咽喉部可以引起咳嗽、声音嘶哑、咽痛、口干等症状;兴奋心脏产生头痛、面色潮红、心悸;促进胃肠平滑肌蠕动引起恶心、呕吐、腹痛、胃痉挛等症状,有时也会发生头晕、鼻充血、分泌物增多。通常不伴通气功能下降,多数经休息后可自行缓解,少数受试者的症状可持续 $2\sim4h$。

2. 支气管哮喘急性发作   主要是激发因素诱发气道痉挛所引起。主要症状有剧烈咳嗽、胸闷、胸痛、胸部紧缩感、喘息、呼吸困难等,多伴有通气功能下降,肺部可以听到哮鸣音。应当密切监测、积极治疗。(雾化)吸入速效 β_2 受体激动剂及其他支气管舒张剂、吸氧、必要时应用口服或静脉皮质激素等。监测血氧饱和度,病情严重者留观。

3. 喉头水肿   表现为胸闷、气急、吸气性呼吸困难、"三凹征"阳性、声音嘶哑、发音困难等症状,严重者出现口唇发绀。一旦发生喉头水肿,应当立即停止检查,及时抢救。包括吸氧、及时静脉应用糖皮质激素、雾化吸入支气管舒张剂,并急请耳鼻喉科医师诊治。

四、基本要求

(一)对肺功能室设立的环境要求

1. 肺功能室场地应根据各个医院开展肺功能检查项目的多少及规模的大小来确定,不宜过于狭小。每个检查室面积不能小于 $100m^2$。位置最好靠近病房或急诊室,遇有紧急情况,便于抢救患者。

2. 最好设有候诊区,配宣教录像或专人示范讲解检查过程。

3. 检查仪器和操作人员单独活动的场地要分开。

4. 不同的测试仪器最好单独放置,以免患者之间相互影响。

5. 检查环境安静、清洁,通风良好,备有空气消毒设备和通风设备。

6. 室内温度、湿度恒定:最理想的温度 $18\sim24℃$,湿度 $50\%\sim70\%$,以免影响仪器工作。

7. 应设清洗、消毒空间,便于随时和定期进行清洗、消毒或灭菌(购置仪器时最好选方便拆卸、清洗、消毒的设备),确保检测仪器干燥、清洁。

(二)检测仪器的要求

1. 选择仪器要求   可根据实际情况选择不同型号和功能的仪器,但其各组成部分应满足一定的技术要求,包括检测的流量、容量、时间、气体成分分析、压力、阻力等指标。

(1)肺量计:目前容量型肺量计已经较少使用,流量型肺量计使用较多,无论哪种类型的传感器,其流量计的里程与精度应控制在一定范围内,肺量计应满足表 4-4-1 中的条件。

(2)肺容积检查仪器:常用的有体积描记法、氮气冲洗法、氦气稀释法、重复呼吸法等检查方法,不同方法所用的仪器和设备不同,技术要求也存在一定的差异,见表 4-4-2。

(3)弥散功能检查仪器:常用单呼吸检查法,对其检查仪器的技术要求见表 4-4-3。

2. 标化仪器设备配置

(1)备有测量室内温度计、湿度计、气压计的计量器,以标化肺功能参数。每天开机时预热 15min 后进行 BTPS 校正一次,但如实验室日间温差变化较大,或湿度变化较大,需作适时校正。

表 4-4-1 肺量计最低技术标准

指标	范围与精密度(BTPS)		流速范围	时间	阻力/回压
肺活量(VC)	范围:0.5~8.0L		0~14	30	–
	精确度:±3%或±0.05L(取最大者)				
用力肺活量(FVC)	同 VC		0~14	15	<1.5cmH$_2$O/(L·s)
第一秒用力呼气量(FEV$_1$)	同 VC		0~14	1	<1.5cmH$_2$O/(L·s)
时间零点	FEV$_1$ 测量起点		0~14	–	由外推容量决定
呼气流量峰值(PEF)	精确度:±10%或±0.30L/s(取较大者)		0~14	–	在 200、400、600L/min 流量下,平均阻力应< 2.5cmH$_2$O/(L·s)
	重复性:±5%或±0.15L/s(取较大者)				
瞬间流量(除 PEF 外)	精确度:±5%或±0.20L/s(取较大者)		0~14	–	<1.5cmH$_2$O/(L·s)
最大呼气中期流量(FEF 25%~75%)	范围:7L/s		±14	15	同 FEV$_1$
	精确度:±5%或±0.200L/s(取最大者)				
最大自主通气量(MVV)	范围:正弦波 250L/min		±14(±3%)	12~15	<1.5cmH$_2$O/(L·s)
	精确度:在 2L 潮气量下±10%或±15L/min(取最大者)				

注:1cmH$_2$O=0.098kPa;"–"无数据

表 4-4-2 肺容积检查仪器的技术要求

检查仪器		技术要求
体积描计仪	压力传感器	测量范围:≥50cmH$_2$O
		精确度:±0.02cmH$_2$O
氮分析仪	最小反应频率	8Hz
	测量范围	0%~80%
	精确度	≤0.2%
	分辨率	≤0.01%
	95%的反应时间	≤60ms
	呼吸阀和口件无效腔	成人<100ml,儿童<2ml/kg
氦分析器	测量范围	0%~10%
	分辨率	≤0.01%
	95%的反应时间	<15s
	呼吸阀和口件无效腔	<100ml

表 4-4-3　弥散功能检查仪器的技术要求

容量精密度	同 ATS/ERS 肺量计标准
气体分析仪精确度	在测试范围内为线性,误差≤0.05%;测试期间保持稳定,标准气体漂移<0.05%
回路阻力	在 6L/s 的流量下,<1.5cmH$_2$O/(L·s)
控制阀的敏感度	<1.5cmH$_2$O
计时器	超过 10s,误差≤1.0%
呼吸阀、过滤器与口件无效腔	<0.350L

（2）每天开机后,标准定标筒（推荐 3L）,校准肺量计,确定肺量计处于正常工作状态（误差≤3%）。定标筒应放置于阴凉干燥处,测定时保持与肺量计温、湿度相同。

（3）根据不同的检查设备要求,配备标准浓度和成分的气体以及符合 ISO 质量控制标准的气体瓶以及相应的配件(压力计等)。

（三）试验用药和装置

1. 支气管激发剂　常用药物有磷酸组胺（histamine phosphate,需要避光低温,冰箱内 4℃保存）、氯化乙酰甲胆碱（methacholine chloride,干粉置于温度−21℃干燥冷冻层可保存数年,稀释液放于 4℃以下冷藏层可保存 15 日）,两种药反应程度一样,后者较前者副作用少。另外,还有高渗盐水、低渗盐水、阿司匹林、一磷酸腺苷以及特异性激发物等。药物稀释液常用生理盐水。

2. 支气管舒张剂　如沙丁胺醇、特布他林、异丙托溴铵等气雾剂和/或雾化溶液和吸入粉剂。

3. 吸入装置　简易手捏式雾化器;射流式雾化器;超声雾化器;吸气流量触发同步自动雾化器;干粉吸入器;定量气雾吸入器;最好配有辅助吸入的储雾罐(适合不会配合者);标准雾化罐等。

4. 运动平板或自行车功率计(踏车),开展运动心肺、运动激发试验设备。

（四）应急抢救和监护设备

由于反复用力做呼吸动作、支气管药物激发试验、运动激发试验、运动心肺功能检查等均可诱发严重的气管痉挛、重度缺氧以及其他一些不可预知的紧急事件,可能导致生命危险,为防患于未然,常备抢救药物和监护设备。

1. 监护用品　听诊器、血压计、血氧饱和度计、吸痰器,最好配有心电监护仪或心电图机以及除颤仪等。后者视试验条件而定。

2. 抢救用品　支气管扩张剂以及雾化吸入装置。如:沙丁胺醇雾化溶液,可迅速改善气管痉挛,对沙丁胺醇无过敏者适用。

（五）其他用品

1. 身高、体重测量工具　准确测量身高和体重。建议用标尺固定于墙壁上测身高以减少标尺造成的误差,特别对儿童处于生长发育阶段,每查必量。对于胸廓畸形、脊柱侧凸（驼背）的患者测量身高应测量双上肢伸展的长度代替身高。

2. 配备设备　配阅片箱、空调器、暖风机、抽湿机、湿化器、空气过滤器、超声波清洗器、节拍器等。

3. 常备物品　一次性口含嘴(包括一些带特殊唇齿掩护的咬口器)、一次性细菌过滤器、鼻夹、天平秤、量杯、试管等。有运动心肺功能检查仪器者,还需配备不同大小和形状合适的面罩(注意:配置的各型面罩尺寸大小符合国人的面部特征)。

4. 备有专门的登记本记录仪器的日常使用情况,系统的异常情况、维修保养手段以及系统的升级情况等。对检查病例进行分类存档、备份,便于查找。建立消毒登记手册,强化清洁消毒工作。

（六）对患者的要求

1. 受试者当日应当避免吸烟、饮酒、剧烈活动和过度进食或处于饥饿状态,不穿过度紧身的衣服。

2. 检查前告知医师用药情况。

3. 受试者要有良好的理解和模仿能力。对于<5 岁的儿童或理解力差的老年人、重症患者或神志不清者不能进行常规肺功能检查(有些可行脉冲振荡测定)。

4. 除了运动心肺功能测试以外,各测试项目受试者均采用坐位,腰背挺直,不靠背椅,双目平视,头不过度后仰或低头俯视。双脚平放于地面,鼻夹夹紧鼻子不漏气,用口呼吸,注意口角不能漏气。

5. 有义齿者,一般不必摘下。

6. 嘴唇要包紧口含嘴,以免漏气,必要时使用防漏气的唇齿咬口器。

7. 吸气、呼气一定按要求进行,对检查不理解的步骤及时告知,积极配合,以免影响检查结果。

8. 检查过程中若出现头晕、手足、口面部麻木、腹痛等症状时,请告知医师,休息缓解后再继续检查。

（七）对工作人员的要求

1. 建立实验室准入制度,工作人员均需经规范的专业理论、技能、基础培训后方可上岗,并定期考核。

2. 工作人员必须了解检测仪器的工作原理及性能,能及时发现仪器的故障,以保障检测数据的准确性。能严格按照正确的操作步骤和各项质量要求进行检测。

3. 掌握一些心理学知识、良好的沟通能力,对患者的配合程度和努力程度及时作出判断,对检查过程中患者的安全要有一定的警惕性和预见性。

4. 制定"肺功能检查的操作规程",包括仪器的校准,操作程序,评价标准,仪器的参考值来源,仪器的清洗、消毒、保养措施以及应急措施、应急预案等规程。

5. 要有患者告知概念,必要时签订知情同意书。

6. 做好个人、患者及仪器的防护工作,建立消毒登记手册,强化清洁、消毒工作,预防交叉感染。

（八）环境定标的要求

全部常规肺功能参数的测定结果皆换算为生理状态(BTPS,肺容积和通气参数)或标准状态(STPD,D_LCO)。为保障测定结果的准确性和可比性,除要求房间的温度、湿度相对稳定外,每日检查前至少进行一次环境定标。输入的环境参数为温度、湿度、大气压和海拔高度。若环境状态波动较大,则下午检查前需增加一次定标;若为室外测定,需根据情况多次定标。

五、操作流程

（一）肺活量曲线的测定

测定前准备

（1）选择肺功能仪：可以是常规用肺功能仪或简易肺功能仪（也可用体容积描记仪，程序基本相同）。

（2）连接好螺纹管、三路开关，开关转于肺功能仪气路与大气相通的位置。准备好咬口（目前多用塑料咬口）、鼻夹等配件。

（3）输入大气压、温度、湿度、海拔高度进行环境定标；然后进行容积定标和定标检验。

（4）输入受检者的编号、姓名以备储存；输入性别、年龄、身高、体重等计算预计值。

（二）潮气容积和肺活量的测定

1. 潮气容积的测定

（1）转动三路开关于肺功能仪气路与大气相通的位置。

（2）受检者穿薄而宽松的衣服，以免限制呼吸运动（其他检测项目要求相同，以下不赘述）。

（3）受检者休息 10~15min 后，口含咬口接上肺功能仪，夹上鼻夹，使其习惯呼吸空气数次，开动记录器，描绘静息呼吸曲线，至少要有 1min 稳定的潮气容积线迹，且静息呼气基线平直。如此，潮气容积（VT）、呼吸频率（RR）和每分通气量（VE）的测定完成。

（4）拿去鼻夹，取出咬口，测定即告完毕。

2. 肺活量的测定

（1）测定潮气容积后进入该程序。

（2）向受检者说明测定方法和要求后令其取坐位，口含咬口，夹上鼻夹，使其平静呼吸片刻，同时开动记录器，描记平稳潮气呼吸 3~4 次后，令受检者在平静呼气末作最大深吸气，达极限后再做最大幅度的深缓呼气，随后恢复平静呼吸 2~3 次。

（3）拿去鼻夹，取出咬口，测定即告完毕。

（4）结果的计算：由电脑自动计算，并自动进行 BTPS 校正及与预计值的比较。各种测定结果的图形和数据皆直接显示在显示屏上，还可储存和打印。大体包括以下几个程序：

1）根据平静潮气呼吸描图画出平静呼气基线。

2）深吸气后的最大呼气容积为肺活量；平静呼气基线以上的最大吸气容积为深吸气量（IC），而基线以下的最大呼气容积为补呼气容积（ERV），补吸气容积（IRV）= IC-VT。

3）测定值均以 BTPS 进行校正。

4）实测值与预计值比较用于判断有无异常。

3. 可接受的肺活量曲线标准

（1）潮气呼气基线平稳，无基线抬高或降低，即在正常 FRC 位置呼吸。

（2）潮气呼吸至少有 3 次平稳显示，3 个 VT 差值皆<100ml，然后再进行肺活量测定。

（3）肺活量图形圆滑，无顿挫。

（4）呼气和吸气皆充分完成。具体标准是呼气末达 RV，且曲线出现平台；吸气至肺总量时也出现平台。

（5）至少获得 3 次可接受的测试，且 2 次最佳肺活量之间的差值不超过 5%或不超过 150ml（取较大值）。

4. 肺活量检查结果的选择:取最大测定值。

5. 其他肺活量相关参数的规范

(1) IC、IRV、ERV 从肺活量曲线和 VT 中获取,上述肺活量测定要求也适用于这 3 个参数。

(2) 应至少有 3 次可接受的肺活量测试,IC、IRV、ERV 取这 3 次测定结果的平均值。

(3) IC、IRV、ERV 结果的可靠性直接取决于平静呼气基线的稳定性,要求 3 次测定结果的差异不超过 100ml。平静呼气基线的稳定性也直接影响 FRC 测定的准确性。

(4) 在夹鼻夹、含咬口呼吸的情况下,常有呼吸增强,即使呼吸基线定,也可能有 IRV、ERV 的减少,FRC/TLC 的增大,需在报告中注明。

(5) 在应用 IC 的情况下,IRV 的价值极其有限,其结果仅供参考。

(三) 用力肺活量曲线和最大呼气流量、容积曲线的同步测定

1. 测定肺活量后进入该程序。

2. 测定方法　具体步骤:平静呼吸数次后做最大吸气,吸足后短暂屏气(可以看到吸气末平台;推荐参考 FVC 测定的时间要求),然后令受检者做最大力量、最快速度呼气,直至呼尽。具体包括以下几个步骤:

1) 潮气呼吸:均匀平静地呼吸。

2) 最大呼气:在潮气吸气末,深慢呼气至 RV。

3) 最大吸气:从 RV 快速(但不要求最大用力)深吸气至肺总量。

4) 在吸气末短暂屏气。

5) 用力呼气:暴发性呼气并持续至 RV(可以省去步骤②,在步骤⑤结束后深吸气)。目前更多应用该测定方法,两者皆符合要求。

6) 结束要求:完成上述动作后即恢复平静呼吸 2~3 次,转动三路开关使咬口与大气相通;然后拿去鼻夹,取出咬口,测定即告完毕。

7) 休息 1~2min 进行下一次测定。

(四) 肺总量(或功能残气量)和 $D_L CO$ 的同步测定

FRC、残气容积、肺总量不能用肺量计直接测定,必须通过间接方法测定,最常用气体分析法(通过常规肺功能仪实现),其次为体容积描记法(体描法),前者与 $D_L CO$ 的测定同步完成,是目前最常用的测定方法。

用氦气(N_2)测定肺容积的方法称为密闭式氮稀释法-重复呼吸法,用氦气测定的方法有密闭式氦稀释法、单次呼吸法(简称一口气法)和密闭式氦稀释法-重复呼吸法;开放式氦稀释法也开始应用。由于甲烷的分布速度快,故仅采用类似氦稀释法的单次呼吸法称为内呼吸法。早期应用最多的是密闭式氮稀释法,目前应用最多的是密闭式氦稀释法,内呼吸法也是标准测定方法。

肺容积和 $D_L CO$ 测定的基本方法如下:完成肺活量或用力肺活量的测定即可进入该程序。

1. 单次呼吸法的测定步骤

(1) 受检者取坐位,说明测定要求以取得其配合。

(2) 受检者口含咬口,夹上鼻夹,开启记录开关,描出一条平静呼吸基线。

(3) 受检者用力呼气,达 RV 位置;打开标准气通路,快速吸气至肺总量位置,屏气 10s(9~11s);再快速呼气至 RV 位置。然后转动三路开关,受检者与大气相通进行呼吸。取下

鼻夹,关闭记录开关,完成测定。

（4）仪器自动完成肺总量和 D_LCO 的计算和显示,并换算出残气容积、FRC、D_LCO/V_A 以及实测值占预计值的百分比。

（5）5min 后重复测定 1 次,2 次结果差异不超过 10%,否则需休息 5min 后再次测定。

2. 重复呼吸法的测定步骤

（1）在肺功能仪气路的规定位置放入钠石灰,接上螺纹管和三路开关,开关转于气路与大气相通的位置。

（2）连接储气袋,用标准气冲洗干净,然后冲入标准气（要求储气袋处于适当的膨胀状态,但避免出现明显张力）,供测量用。

（3）受检者取坐位,说明测定要求以取得其配合。

（4）转动三路开关使咬口与肺功能仪的气路相通。

（5）受检者口含咬口,夹上鼻夹,开启记录开关,描出一条平静呼吸基线。

（6）受检者吸足气（达肺总量位置）,短暂屏气后尽力缓慢呼气,完成肺活量的测定;连续测定 3 次,取最佳结果储存,用于容积的换算和 V_A 的计算。

（7）受检者继续平静呼吸,描出一条平稳呼气基线;然后转动三通开关,开始重复呼吸储气袋中的气体,直至氦气（He）浓度稳定,仪器自动提示测定结束。

（8）转动三路开关,受检者与大气相通进行呼吸。取下鼻夹,关闭记录开关,完成测定。

（9）仪器自动完成 FRC 和 D_LCO 的计算和显示,并换算出肺总量、残气容积和 D_LCO/V_A 以及实测值占预计值的百分比。

（五）各测试项目的基本要求

1. 肺容积测定

（1）平静呼吸:基线尽量使受试者放松,平静呼吸,呼气末保持在水平线上。受试者控制呼吸,将影响测定的各肺容积参数。

（2）喘气呼吸:基线出现后做喘气呼吸时,由于阀门关闭,管道不通,受试者要口腔不用力,胸腔轻快做呼、吸的动作,要求要轻快、不用力,喘气频率为 60~120 次/min。一定使受试者明白做呼、吸的动作而不能真正地呼出和吸入空气。呼、吸不能用力,否则测定的胸腔气量（VTg）偏大,直接导致测定的功能残气量（FRC）、残气量（RV）、肺总量（TLC）、RV/TLV% 偏大。

（3）肺活量（VC）测定:VC 测定在喘气后进行。测定时应在被测者轻快喘气后再平静呼吸 3~5 次,使其呼气末曲线回到开始前边呼吸水平线上时再进行 VC 测定,深吸气末和深呼气末均应出现平台。做 VC 前的 3 个呼气末肺容量误差应<100ml。若基线提高说明受试者非均匀呼吸或有漏气。

（4）重复性要求:测定中至少 2 次成功,肺活量（VC）相差<0.2L,FRC 误差<5%,每次测定中喘气环至少有 2 个成功,且每次测定时 VTg 误差<5%。

（5）结果选取:选 VC 或 FVC 中最大值作为受试者的肺活量（VC）,并以此计算 TLC、RV、RV/TLC%、FRC、深吸气量（IC）、补呼气量（ERV）取平均值,平均 IC 应接近最大 IC,平均值的选取应从成功可接受的 VTg 动作中选取。按 TLC＝平均 FRC＋平均 IC,RV＝TLC－最大 VC 来计算 TLC 和 RV。

（6）注意事项:测定参数中 FRC 和 VTg 差值越小,结果越准确。同时应注意通气功能结果,当通气功能正常时,FVC、RV、TLC 等参数也应正常,如 FVC、RV、TLC 等出现异常,则说明肺容积测定结果不准确。

2. 用力肺活量(FVC 测定)

(1)先吸气必须达到肺总量位;再呼气要用力、快速,最高呼气流速尖峰出现(外推容量<5%或<0.15L)。

(2)呼气时间≥6s,时间容量曲线显示呼气平台出现超过 2s,呼气曲线应平滑无曲折间断,呼气流量峰值(PEF)要迅速。

(3)最后尽最大努力吸气,流速环应闭合。

(4)重复性要好,至少测试 3 次(一般不超过 8 次),2 次 FVC 和第一秒用力呼气量(FEV$_1$)最佳值之误差应<5%或 150ml。

(5)结果应选取 FVC 和 PEF 同时最大曲线上的参数值作为测定值。

3. 最大自主通气量(MVV)测定

(1)测定要求:测定时先使被测者用最大力、连续有节奏呼吸几次,当呼吸平稳再开始取样,让被测者呼吸 12~15s,呼吸频率 60~90 次/min。潮气呼吸基线应平稳,最少作 2 次,误差应<10%。

(2)结果选取:至少成功测定 2 次,2 次测定的时间间隔≥5min,结果偏差≤5%。同时应注意看 FEV$_1$ 结果,当 FEV$_1$ 正常时,MVV 也应正常。MVV 占预计值百分比(MVV%Pred)和 FEV$_1$ 占预计值百分比(FEV$_1$%Pred)应大致相等。

4. 肺弥散功能测定 肺弥散功能测定常用方法有三种,即单次呼吸法(single breath method,SB)、恒定呼吸法(steady state method,SS)和重复呼吸法(rebreathing method,RB)。常用的是单次呼吸法。

(1)受试者测试前 24h 停止吸烟,吸气量应大于肺活量 90%,吸尽气后屏气 9~10s,肺容积始终保持恒定,无效腔冲洗容量应达 750~1 000ml,肺泡气取样量应为 500~1 000ml,吸气和呼气都应均匀而迅速,重复测试间至少间隔 4min 以上。弥散气体各成分浓度一定要准确,测定过程中不能漏气,若受试者 FVC<1L,说明被测者肺功能较差,供测定用的肺泡气不足,由于其不能完全吸开空气开关而充分吸入弥散气体,SB 测定结果的误差会偏大,不能进行单次呼吸法弥散测定,确实不能停止吸氧者,在结果中注明。

(2)重复性要求测定时至少 2 次成功,2 次测定时间间隔≥5min,2 次测定结果差异≤5%。

(3)结果选取测定结果取几次成功测定结果的平均值。

5. 气道可逆性试验(即气道反应性测定) 包括支气管激发试验和支气管扩张剂吸入试验。

(1)了解受试者测试前用药情况,测试前 4h 停用 β 受体激动剂喷雾,12h 内停用普通剂型的茶碱或 β 受体激动剂口服,24h 停用长效或缓释型舒张剂。

(2)配制不同浓度的激发药物并将其避光低温保存。

(3)基础对照值应符合质控要求,用药后才有可比性。

(4)保证药物吸入量的准确性。压力雾化器在使用前注意标准化,以确保其雾化排出量;简易喷雾器吸入应与受试者配合好,让其缓慢深吸气时将药物喷入,然后让其屏气 5s 以上;或加上存储罐,让患者平静呼吸吸入支气管舒张剂。

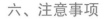

六、注意事项

肺功能检查是临床上评价胸、肺疾病及呼吸生理的重要手段,测定结果的准确性受多种因素影响,主要是仪器、患者与技术操作者三方面。而受试者的配合程度与检查者的指导是密切相关的,检查者不仅要掌握检查项目正确的操作步骤和质量控制要求,而且要熟悉指导操作的技巧,教会受试者如何更好地配合完成测试,既能减少体力的消耗,又可以保证检查结果的准确性。

(一)检查者注意要点

1. 每天开机时需经定标筒容积校正,确保该仪器工作正常。患者标记正对定标筒,定标筒要保持与地面水平的角度均匀打气,将打气筒从头推到尾,同时听到碰撞声,不能用45°弯头。如果出现错误提示:"请再次定标!"表示仪器无法通过现有的定标,可以重新定标,如果经过多次定标还是不能通过,请首先检查流速传感器是否接好(定标系数偏小),或流速传感器脏了(定标系数偏大),需要重新清洗流速传感器。清洗流速传感器步骤是将呼吸管道回路卸下。将回路中的筛网取下清洗、消毒、晾干。筛网清洗方法是首先用清水彻底清洗一遍,再用84消毒液浸泡消毒30min,最后再用清水漂洗,捞出后用无菌纱布擦拭晾干,也可以用内镜清洗消毒柜中的气枪吹干,但注意气枪不可离筛网太近,防止损坏。

2. 肺功能测量的参数受环境影响很大,为使测量结果具有可比性,必须将每天开机时将数据还原到BTPS状态。做室温、室压、湿度等的温度(37℃)、环境大气压、水蒸气饱和气体(BTPS)状态校正。如日间室温变化较大的实验室需做适时校正。

3. 询问受试者病史、吸烟史、最近用药情况,排除肺功能检测禁忌证(如近期大咯血、心绞痛或心肌梗死、严重心功能紊乱、心率>120次/min、气胸或易于发生气胸、严重肺大疱等)。

4. 输入的性别、年龄、身高、体重等信息有误,会影响到测定值的准确性,因为预测值是根据体表面积、年龄、性别等由仪器自动生成,而体表面积与身高、体重有关;在输入患者信息之后,保存信息之前,要再次检查所输入的资料是否正确。

5. 向受试者详细解释检测步骤及注意事项,必要时示范动作要领;检测过程不断提示和鼓励受试者。

6. 潮气量、呼吸频率、慢肺活量检查点击图标后,不能立即接上口含嘴,因为图标点击后,仪器会自动进行零点检查,一定要等到屏幕上出现与地面平行的水平线,这时才能让患者接上。否则曲线会上下漂移,影响测试。

7. 检查者应具备呼吸生理的基础理论知识,了解检查项目的临床意义、适应证、禁忌证、正确的操作步骤和质量要求。操作者应有良好的服务态度、足够的耐心、清晰的语言表达及示范能力。

(二)受试者注意要点

1. 保持良好坐姿,坐直不靠背,双脚着地,双目平视,避免头过度后仰或低头俯身;测试中受试者舌头应处于口含嘴之下,舌尖要稍抵下腭向后缩用足力吸气,再用力呼出。舌尖稍向后缩的目的是不致将口水吹进传感器而浸湿过滤网,从而导致测定时气流受阻,产生误差。

2. 有的受试者口、嘴斜歪,门齿缺失(或是义齿不容易含紧口含嘴)、身体畸形,如:先天性畸形、驼背或一些影响呼吸的口腔疾病等缺陷,致使嘴巴含得不严,或不自主漏气或用

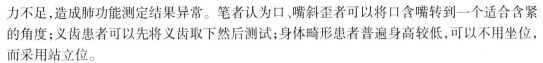

力不足,造成肺功能测定结果异常。笔者认为口、嘴斜歪者可以将口含嘴转到一个适合含紧的角度;义齿患者可以先将义齿取下然后测试;身体畸形患者普遍身高较低,可以不用坐位,而采用站立位。

3. 测试过程中要注意观察患者嘴唇是否一直紧密包绕口含嘴,保证不漏气;防止鼻夹松脱,因为一旦松脱会造成受试者口鼻交替呼吸,致使结果失真。

4. 呼气时声门关闭、呼气停顿、双吸气、咳嗽等因素导致的对肺功能结果的影响,指导者要注意观察。

5. 学龄前儿童及老年人由于年龄关系,理解能力较差,短时间内难以掌握操作方法;孩子娇气,不认真努力配合;老年人或年轻人大部分是感觉呼吸不畅才来做肺功能的,有些受检者只会用鼻子呼吸不会用口呼吸等,在吸气和呼气过程中不用力等,都会导致检查无法顺利进行。

（三）其他影响结果的因素

1. 环境因素　包括物理、心理、语言环境,由于医院特定的环境,使患者紧张、恐惧、抗拒,从而引起受检者的担心和焦虑,使沟通受限。

2. 配合技巧

（1）感觉自己呼吸无力的年轻受检者或75岁以上的老年人,几次测试都没达到满意的测试效果时,操作者可使用动作提示受检者用力吸气及呼气。

1）要受检者做用力吸气时,操作者可用手拉起受检者肩上的衣服。

2）要受检者做用爆发力吹气时,操作者可用手推受检者向前,但需注意安全。

3）如要受检者再做用力吸气时操作者可用手拉起受检者肩上的衣服。

（2）吸气环很好,呼气时间过短,如成人呼气时间不到6s、10岁以下儿童呼气不到3s,在这种情况下,除了令受检者在呼气刚开始时用爆发力吹气,剩下的气要慢慢地呼出,检查者与受检者一同用力吹气,往往能取得满意的流量-容积曲线图。

（3）遇到语言沟通有障碍的受检者时,包括耳聋的、只会家乡话的,可在家属在场的时候进行检查,除了常规的解释和指导示范给受检者家属外,让家属先明白该检查的配合方法,再由受检者家属向受检者解释该检查的配合方法,再配合检查者的手势来让受检者完成:

1）要受检者做用力吸气时,操作者可举起手。

2）要受检者做用爆发力吹气时,操作者可将已举起的手突然往下甩。

3）要受检者再做用力吸气时,操作者可把已甩下的手往上举。

（4）对于年幼的小朋友,如果不是儿童专科医院,可以与小朋友交流目前流行的动画人物,消除孩子的陌生、恐惧感,让小朋友自己想象吹气的时候就像吹生日蜡烛,吸气时就像吸酸奶。当患儿练习合格后,检查时令患儿轻咬呼吸口含嘴并叮嘱其口唇包紧不漏气,操作者给予鼻夹轻夹患儿鼻,嘱其听从指挥,并配以吹蜡烛或吹气球的游戏,以提高患儿兴趣,使他们积极主动地配合检查过程。在检查过程中,患儿的情绪直接影响检查的结果,所以在检查时应多给患儿以鼓励和表扬,让患儿保持愉快的心情。在检查时还需注意观察患儿情况是否与测得的结果一致,如果患儿体力不佳,可让患儿休息,体力恢复后再检查,以求测得最佳值。

（5）对只会用鼻子呼吸不会用口呼吸的受检者,可以指导受检者先做MVV（最大自主通气量）,当受检者会做MVV很自然就会做肺通气功能检查,如果连MVV都不会做,可以拿一个干净的一次性薄膜手套,对着薄膜手套做吸气、呼气的动作,令薄膜手套张大缩小,让受检者跟检查者一起练习。

以上这些因素如被忽视,会出现失真的测定结果,造成测定结果判断失误。

(潘化平)

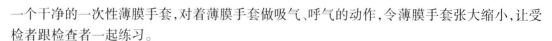

第五节　其他评估方法

一、负荷超声心动图

美国心脏病学会(ACC)、美国心脏协会(AHA)及美国超声心动图学会(ASE)明确指出,负荷超声心动图有助于评估是否存在可诱发的心肌缺血及其部位和严重程度,同时有助于危险性分层和评估预后。

(一)定义

负荷超声心动图(stress echocardiography)就是将二维超声和运动负荷或药物负荷联合应用的一项检查。目前主要包括两种方式:运动负荷(活动平板、直立或仰卧蹬车)和药物负荷(肾上腺兴奋药物或血管扩张剂),此外,还有食管调搏、冷加压试验等。对于怀疑有冠心病可能性的患者,负荷超声心动图可诱导心肌缺血,具有很高的敏感性和特异性。负荷超声发现心肌缺血的标志是基础状态下收缩功能正常的室壁出现收缩功能减低,或原有的室壁运动异常加重。这种室壁运动异常变化要早于胸痛和心电图改变,所以负荷超声心动图较常规的心电图活动平板试验敏感性更高。缺血状态下存活心肌的超声心动图表现为室壁基础状态下收缩运动减低,低剂量负荷时出现收缩运动增强,进一步增加负荷时室壁运动异常再次减低,呈现双向变化。据此,通过负荷超声也能识别"顿抑心肌""冬眠心肌"等缺血状态下的存活心肌。另外,负荷超声发现受累心肌的范围、室壁收缩减低的持续时间等与患者的预后及危险事件发生率相关,能够对其进行危险分级。

(二)适应证

1. 冠心病诊断。无症状冠心病的检出;中度冠心病危险患者;假阳性可能性很大的检查/运动负荷 ECG 无法诊断者(左束支传导阻滞、预激综合征、二尖瓣脱垂、静息时非特异性ST-T 改变)。

2. 已知或怀疑冠心病患者的危险度分层:男性和女性急性心肌梗死后或出院前的评估;血运重建术前后对某一狭窄冠脉对心肌功能影响程度的评估;心绞痛;术前评估(非心脏手术)。

3. 慢性冠心病心肌存活的诊断、缺血定位。

4. 心脏瓣膜病评价(非缺血性适应证)。

5. 用于不能充分运动的患者,如血管疾病——PVD(周围血管疾病)、CVA(脑血管意外),骨科疾病,严重心肺疾患和一般残疾及某些特殊指征,如冠脉痉挛麦角胺试验、存活心肌检测、缺血发作(缺血阈值)及术前评价。

(三)评定标准

所有负荷超声心动图的诊断标准均以室壁收缩功能变化为基础。具体可归纳为 4 种状态:正常心肌、缺血心肌、存活心肌、坏死心肌。正常心肌、静息状态下正常收缩,负荷后出现正常幅度的加强收缩。缺血心肌的反应是负荷状态下收缩减低。存活心肌的反应表现为静息状态下收缩减低,负荷后收缩功能可恢复。坏死心肌则无论静息状态还是负荷状态收缩功能均显著减低。

二、心肌血流灌注显像

心肌血流灌注显像已被确定为心脏病学中一项重要的诊断技术。它使医师应用运动或药物负荷试验,能简单而无创地评价心肌缺血和冠脉血流储备的降低。心肌血流灌注显像可提供冠状动脉的功能信息,这与由冠脉造影所提供的形态信息是不同的。而且,对心肌灌注情况的定量评估是适宜的。ECG 门控单光子发射计算机断层扫描(SPECT),可提供心肌灌注和左室(LV)功能的信息。在临床实践中,它被广泛用于冠状动脉病变的检出,包括心肌缺血和梗死的诊断、严重程度的评估、心肌存活力的评价、血管重建手术适应证的确定及疗效的评价。它还被用于病变的评估和决定心力衰竭和心肌病的严重程度。而且,存在大量支持这种技术用于确定预后的资料。

（一）原理与方法

正常心肌细胞可摄取某些正一价放射性阳离子,以这类物质为显像剂可使心肌显影,并且心肌聚集放射性多少与心肌血流灌注量呈正相关。常用的显像剂:^{201}Tl-氯化亚铊(^{201}Tl-thallous chloride,^{201}Tl)74～111MBq(2～3mCi)10～15min 后显像;^{99m}Tc-甲氧基异丁基异腈(^{99m}Tc-sestamibi,^{99m}Tc-MIBI)740MBq(20mCi)1～1.5h 后。常规用单光子发射计算机断层扫描(SPECT)进行心肌断层采集。图像经处理重建成短轴、水平长轴、垂直长轴断层影像。

（二）介入试验原理、方法

介入试验原理:介入试验(interventional test)包括运动负荷试验及药物负荷试验。

1. 运动负荷试验　正常冠状动脉具有较强的储备功能,运动负荷时心脏做功增加,正常冠状动脉自行扩张,使心肌氧的供需达到平衡,表现为心肌收缩力加强,心功能参数增加。狭窄的冠脉在静息状态下或当病变较轻时尚能代偿扩张以维持心肌氧的供需平衡,心功能维持正常。运动负荷时,心脏负荷增加,病变的冠脉不能有效扩张,其灌注区血流量明显低于正常区域,导致局部心肌氧的供需不匹配,收缩力和顺应性降低,造成整体心脏功能在运动负荷后不能增强,甚至反而降低,据此可检测冠状动脉的储备功能,从而达到早期诊断冠心病的目的。

次极量踏车运动法:静息状态下行左前斜位(LAO)45°位门控采集,然后进行踏车运动,达到运动终点后即再行门控采集(采集过程中维持运动量不变),比较 2 次结果以判断心功能状态。

2. 药物负荷试验　常用的药物为双嘧达莫,它是一种冠状动脉扩张剂,静脉注射后,正常冠状动脉扩张后血流量增加,而狭窄的冠状动脉则不能有效扩张,从而造成类似运动负荷试验的情况,亦可用于冠心病的诊断。

负荷状态下狭窄的冠状动脉灌注区血流量明显低于正常心肌,致心肌缺血充分暴露出来,此时心肌灌注显像出现局限性放射性减低缺损区,而静息影像减低缺损区消失或接近消失,此种缺损称为可逆性缺损(reversible defect),为心肌缺血的特征性表现。心肌梗死灶由于相应血管闭塞及心肌细胞坏死或瘢痕形成,负荷影像与静息影像均为放射性缺损区,表现为不可逆缺损(nonreversible defect)。运动负荷试验达运动终点立即静脉注射显像剂,显像方法同静息显像。

（三）门电路断层显像原理、方法

门电路断层显像是在一般断层显像基础上引入多门电路采集方法，使影像重建后获得三种轴向从舒张末到收缩末再到舒张末的系列心肌断层影像。临床上常用的显像剂为^{99}Tc-MIBI，用量740~1 110MBq（20~30mCi）。

（四）判断存活心肌原理、方法

冬眠（hibernation）心肌与顿抑（stun）心肌都属于存活心肌（viability）。顿抑心肌是指心肌短时间缺血后，引起心室功能严重障碍，血流再灌注后心室该部位功能恢复延迟。冬眠心肌是指由于冠状动脉血流长时间减少，造成心肌细胞功能受损但仍保持代谢活动，其细胞膜完整，心肌并未坏死，恢复血流灌注后心功能可以改善或恢复正常，冬眠心肌的检出对治疗决策的制定有重大意义，一般而言，存活心肌就是指冬眠心肌。

1. ^{201}Tl 24h 延迟显像   常规运动负荷及 3~5h 延迟显像呈不可逆缺损者，延长至 24h 后再行显像，如缺损区内出现放射性填充，则表明该处心肌细胞仍然存活。

2. ^{201}Tl 再注射显像   常规 3~5h 延迟显像呈不可逆缺损者，立即再注射^{201}Tl 37MBq（1mCi），15~30min 后再显像，上述缺损区出现放射性填充，表明该处心肌细胞存活。

3. ^{201}Tl 静息-延迟显像   静息^{201}Tl影像出现放射性缺损区，4h 再行延迟显像，原缺损区出现放射性填充，表明该处心肌存活。

4. ^{99m}Tc-MIBI 硝酸甘油介入显像   静息^{99m}Tc-MIBI 影像出现放射性缺损者，24h 后舌下含服硝酸甘油 0.6mg，5min 后静脉注射^{99m}Tc-MIBI 740MBq（20mCi），1h 后再行心肌显像，原缺损区出现填充，则表明心肌存活。也可用硝酸异山梨酯静脉滴注介入法，滴注后有填充说明心肌存活。

5. 门电路断层显像   不可逆缺损区存在室壁运动和/或收缩期出现室壁增厚，表明该处心肌存活。

（五）临床应用

1. 冠心病的诊断

（1）心肌缺血的诊断：为本检查主要适应证。缺血区的典型表现是可逆性减淡缺损区。本法能直观显示缺血的部位、范围及严重程度，也能提示冠状动脉病变的部位。

（2）心肌梗死的诊断：根据不可逆性减淡缺损的影像表现可诊断心肌梗死，并可显示梗死的部位及体积，提示冠状动脉狭窄的部位。

2. 危险性分级和预后估测   心肌灌注显像正常者将来发生心脏事件的危险性低、预后良好。心肌灌注显像显示多支病变、缺血区大、缺血严重、肺摄取^{201}Tl增高、运动影像示左心室一过性扩大等，是预后不良的表现，提示患者处于高危状态。

3. 判断心肌梗死区内是否有心肌存活。

4. 冠状动脉血运重建手术适应证的筛选及疗效观察。

5. 急性心肌梗死溶栓或经皮腔内冠状动脉成形术（PTCA）疗效的判断。

6. 室壁瘤的诊断   室壁瘤的特点为短轴影像中心尖部的室腔内径大于基底部，长轴影像室壁瘤部位不显影，影像呈扩散形（正常呈聚合形），门控显像可见室壁瘤部位有反向运动。

7. 心肌病的鉴别诊断   心肌灌注显像对扩张型心肌病和缺血性心肌病的鉴别诊断有一定的价值。缺血性心肌病呈节段性放射性减淡缺损区伴心腔扩大。扩张型心肌病影像多呈正常与减低相间的放射性分布，即"花斑"样改变。肥厚型心肌病心肌影像可见心肌不对称增厚,尤以室间壁上部增厚为著,伴有心腔缩小。

8. 测定心室功能、观察室壁运动　进行心肌门控显像时可以同时观察室壁运动及测定左室功能。

(裴作为)

参 考 文 献

[1] 郭兰,王磊,刘遂心.心脏运动康复[M].南京:东南大学出版社,2014.

[2] Butland RJA,Pang J,Gross ER,et al. Two-,six-,and 12-minute walking tests in respiratory disease[J]. BMJ, 1982,284:1607-1608.

[3] Guyatt GH,Pugsley SO,Sullivan MJ,et al. Effect of encouragement on walking test performance[J]. Thorax, 1984,39:818-822.

[4] Guyatt GH,Sullivan MJ,Thompson PJ,et al. The 6-minute walk:a new measure of exercise capacity in patients with chronic heart failure[J]. Can Med Assoc J,1985,132(8):919-923.

[5] Troosters T,Gosselink R,Decramer M. Six minute walking distance in healthy elderly subjects[J]. Eur Respir J,1999,14:270-274.

[6] Mungall IPF,Hainsworth R. Assessment of respiratory function in patients with chronic obstructive airways disease[J]. Thorax,1979,34:254-258.

[7] Guyatt GH,Sullivan MJ,Thompson PJ,et al. The 6-minute walk:a new measure of exercise capacity in patients with chronic heart failure[J]. Can Med Assoc J,1985,132(8):919-923.

[8] Weiss RA,et al. Six minute walk test in severe COPD:reliability and effect of walking course layout and length [R]. San Francisco:Paper presented at ACCP Conference,2000.

[9] Guyatt GH,Townsend M,Keller J,et al. Measuring functional status in chronic lung disease:conclusions from a random control trial[J]. Respir Med,1991,85(Suppl B):17-21.

[10] Barthelemy JC,Geyssant A,Riffat J,et al. Accuracy of pulse oximetry during moderate exercise:a comparative study[J]. Scand J Clin Lab Invest,1990,50:533-539.

[11] 黄晓琳,燕铁斌.康复医学[M].北京:人民卫生出版社,2013.

[12] 美国心肺康复协会组.美国心脏康复和二级预防项目指南[M].周明成,洪怡,主译.上海:上海科学技术出版社,2017.

[13] 黄思贤.心肺运动试验的临床应用[M].北京:人民卫生出版社,2007.

[14] (美)唐娜·弗罗恩菲尔特(美)伊丽莎白·蒂安.心血管系统与呼吸系统物理治疗:证据到实践[M].郭琪,曹鹏宇,喻鹏铭,译.北京:北京科学技术出版社,2017.

[15] 张桂英.诊断学[M].北京:高等教育出版社,2007.

[16] Balady GJ,Arena R,Sietsema K,et al. Clinician's guide to cardiopulmonary exercise testing in adults-A scientific statement from the American Heart Association[J]. Circulation,2010,122:191-225.

[17] Wasserman K,Hansen JE,Sue DY.心肺运动试验的原理及其解读[M].4版.北京:科学出版社,2008:169,182,259,268.

[18] American Association of Cardiovascular and Pulmonary Rehabilitation. Guidelines for Cardiac Rehabilitation and Secondary Prevention Programs[M]. 5th ed. Champaign,IL:Human Kinetics,2013:65.

[19] American College of Sports Medicine. Guidelines for graded exercise testing and prescription[M]. 5th ed. Baltimore:Williams & Wilkins,1995.

[20] Mezzani A,Hamm LF,Jones AM,et al. Aerobic exercise intensity assessment and prescription in cardiac rehabilitation:a joint position statement of the European Association for Cardiovascular Prevention and Rehabilita-

tion, the American Association of Cardiovascular and Pulmonary Rehabilitation and the Canadian Association of Cardiac Rehabilitation[J]. European Journal of Preventive Cardiology, 2013, 20(3):442-467.

[21] Beaver WL, Wasserman K, Whipp BJ. A new method for detecting anaerobic threshold by gas exchange[J]. J Appl Physiol, 1986, 60:2020-2027.

[22] Guazzi M, Adams V, Conraads V, et al. Clinical recommendations for cardiopulmonary exercise testing data assessment in specific patient populations[J]. Circulation, 2012, 126:2261-2274.

[23] Arena R, Myers J, Abella J, et al. Influence of Heart Failure Etiology on the Prognostic Value of Peak Oxygen Consumption and Minute Ventilation/Carbon Dioxide Production Slope[J]. Chest, 2005, 128:2812-2817.

[24] 韩雅玲, 张健. 心脏病实践[M]. 北京:人民卫生出版社, 2017:590-597.

[25] Guazzi M, Arena R, Halle M, et al. 2016 Focused Update:Clinical Recommendations for Cardiopulmonary Exercise Testing Data Assessment in Specific Patient Populations[J]. Circulation, 2016, 133(24):e694-e711.

[26] Shimiaie J, Sherez J, Aviram G, et al. Determinants of Effort Intolerance in Patients With Heart Failure:Combined Echocardiography and Cardiopulmonary Stress Protocol[J]. JACC Heart Fail, 2015, 3(10):803-814.

[27] Yildirim Poyraz N, Ozdemir E, Poyraz BM, et al. Predictors and Diagnostic Significance of the Adenosine Related Side Effects on Myocardial Perfusion SPECT/CT Imaging[J]. Mol Imaging Radionucl Ther, 2014, 23(3):89-95.

[28] Paffett ML, Hesterman J, Candelaria G, et al. Longitudinal in vivo SPECT/CT imaging reveals morphological changes and cardiopulmonary apoptosis in a rodent model of pulmonary arterial hypertension[J]. PLoS One, 2012, 7(7):e40910.

[29] Carroll D. Cardiac rehabilitation:Ⅱ. Coronary care units[J]. Md State Med J, 1967, 16(12):109-111.

[30] Zanni JM, Korupolu R, Fan E, et al. Rehabilitation therapy and outcomes in acute respiratory failure:An observational pilot project[J]. J Crit Care, 2010, 25(2):254-262.

[31] Hu MH, Hsu SS, Yip PK, et al. Early and intensive rehabilitation predicts good functional outcomes in patients admitted to the stroke intensive care unit[M]. Disability & Rehabilitation, online on 24 Mar 2010.

[32] 黄东锋, 毛玉瑢, 许光青, 等. ICU 脑卒中康复干预的针对措施和短期结局[J]. 中国康复医学杂志, 2002, 17(2):78-81.

[33] Burgess AW, Baldwin BA. Crisis interventi on theory and practice[M]. New Jersey:Prentice-Hall Inc., 1981:68.

[34] Kleinpell RM. Needs of family of critically ill patients:a literature review[J]. Critical Care Nurse, 1991, 11(8):34-40.

[35] Hamburg NM, McMackin CJ, Huang AL, et al. Physical inactivity rapidly induces insulin resistance and microvascular dysfunction in healthy volunteers[J]. Arterioscler Thromb Vasc Biol, 2007, 27(12):2650-2656.

[36] 李丽, 沈乐, 赵继军. 国内外 ICU 患者家属支持的研究现状[J]. 解放军护理杂志, 2009, 26(12):23-24.

[37] Fortney SM, Schneider VS, Greenleaf JE. The physiology of bed rest[M]//Fregly MJ, Blatteis CM. Handbook of Physiology[J]. New York:Oxford University Press, 1996:889-939.

[38] Hung J, Goldwater D, Convertino VA, et al. Mechanisms for decreased exercise capacity after bed rest in normal middle aged men[J]. Am J Cardiol, 1983, 51(2):344-348.

[39] Needham DM. Mobilizing patients in the intensive care unit:improving neuromuscular weakness and physical function[J]. JAMA, 2008, 300(14):1685-1690.

[40] 梁芳果, 丁红, 王健. ICU 患者镇静治疗的研究进展[J]. 实用医学杂志, 2007, 23(1):12-14.

[41] Convertino VA, Bloomfield SA, Greenleaf JE. An overview of the issues:physiological effects of bed rest and restricted physical activity[J]. Med Sci Sports Exerc, 1997, 29(2):187-190.

[42] 袁玉华, 同俏静, 赵凯, 等. JCI 医院评审中医院感染的预防与控制标准的执行与体会[J]. 中华护理杂志, 2008, 43(2):175-177.

［43］ Bellone A,Lascioli R,Raschi S,et al. Chest physical therapy in patients with acute exacerbation of chronic bronchitis:effectiveness of three methods［J］. Arch Phys Med Rehabil,2000,81(5):558-560.

［44］ Kodric M,Garuti G,Colomban M,et al. The effectiveness of a bronchial drainage technique(ELTGOL)in COPD exacerbations［J］. Respirology,2009,14(3):424-428.

［45］ 周士枋,范振华. 实用康复医学(修订版)［M］. 南京:东南大学出版社,1998:272-273.

［46］ Adler S,Beckers D,Buck M. PNF in Practice:An Illustrated Guide［M］. 3rd ed. New York:Springer,2008.

［47］ Ross G. A method for augmenting ventilation during ambulation［J］. Phys Ther,1972,52(5):519-520.

［48］ Burns JR,Jones FL. Early ambulation of patients requiring ventilatory assistance［J］. Chest,1975,68(4):608.

［49］ Clavet H,Hébert PC,Fergusson D,et al. Joint contracture following prolonged stay in the intensive care unit［J］. CMAJ,2008,178(6):691-697.

［50］ 陈梦丽,林劲秋,王平. 住院患者下肢深静脉血栓形成的预防性护理［J］. 现代临床护理,2010,9(7):80-82.

［51］ Berg HE,Larsson L,Tesch PA. Lower limb skeletal muscle function after 6 wk of bed rest［J］. J Appl Physiol,1997,82(1):182-188.

［52］ 杨霞. ICU 鼻饲病人的护理［J］. 中国临床医药研究杂志,2007,176:42-43.

［53］ 史长青,刘永明,常天才. 重症脑卒中患者吞咽障碍的影响因素与治疗［J］. 中华物理医学与康复杂志,2002,24(4):238-239.

［54］ CB Kancir. PK Korsgaard. Activities of daily living(Barthel Index)at discharge from the intensive care unit［J］. Critical Care,2010,14(1):439.

［55］ Schweickert WD,Pohlman MC,Pohlman AS,et al. Early Physical and Occupational Therapy in Mechanically Ventilated,Critically Ill Patients:A Randomised Controlled Trial［J］. Lancet,2009,373:1874-1882.

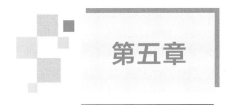

第五章

心肺疾患物理治疗

第一节 有氧运动与耐力训练

一、概述

有氧运动(aerobic exercise)是身体大肌群的中等强度、动力性、周期性的运动,持续一定时间,是以提高机体有氧代谢能力和全身耐力的训练方式。耐力训练(endurance training)是通过运动增加耐力的训练。耐力包括心血管耐力和肌肉耐力。通常情况下,耐力训练指的是增加心肺耐力的运动训练,其方式通常为有氧运动。全身耐力指全身活动的持续能力,其决定因素是机体有氧代谢的能力、心肺功能和骨骼肌代谢能力。因此,有氧训练实际上是全身耐力及心肺耐力训练。

耐力训练是心肺康复方案中重要及主要的组成部分,是可靠的提高慢性心血管及肺部疾病患者的活动能力的可行性措施,同时也是多种心血管危险因素有效的控制和预防措施,耐力训练不仅可降低患者死亡风险和再次疾病发作风险,延长患者的生存时限,还可以提高患者的生存质量,给患者的真实生活带来显著的改变。

二、耐力训练生理学

运动时快速增加的能量需求要求心血管系统及呼吸系统同样快速地调整以满足运动时候的能量及氧的需求同时清除增加的代谢产物包括二氧化碳和乳酸。另外,还需要机体的一系列反应来散除伴随运动带来的产热。事实上这一过程需要全身各系统包括神经肌肉、呼吸、心血管、代谢和激素系统的协调合作。

（一）耐力训练即时生理反应

1. 心血管反应

（1）运动升压反应:运动时肌肉收缩可牵拉骨骼肌内的无髓和有髓纤维,刺激交感神经系统产生以下反应:心肌收缩力增加;心率加快;收缩压升高;不运动的肌肉和内脏血管收缩。心肌的耗氧量增加。运动升压反应的程度取决于参与运动的肌肉的量以及运动的强度。

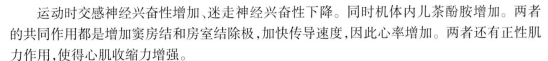

运动时交感神经兴奋性增加、迷走神经兴奋性下降。同时机体内儿茶酚胺增加。两者的共同作用都是增加窦房结和房室结除极，加快传导速度，因此心率增加。两者还有正性肌力作用，使得心肌收缩力增强。

（2）心率、每搏输出量和心排血量增加：运动时肌肉收缩促进血液回流，回心血量增加，导致心室舒张末期容积增加；运动时心肌收缩力增加，心室排空增加，因此心室收缩末容积减少。两者的共同作用使得每搏输出量增加。由于心排血量＝每搏输出量×心率，运动时两者均增加，故心排血量增加。一般情况下有氧耐力运动时每搏输出量随着运动强度的增加而增加，但在 50%~60% 最大摄氧量水平的强度时达到平台期，大约由运动前的 70ml 增加至 140ml，之后心排血量的增加依赖于心率的增加。当运动到高峰期由于心率加快导致舒张期缩短，回到左心室的血量稍下降，导致每搏输出量稍下降。强度恒定时，心排血量增加在 2min 内达稳态，心率和每搏输出量同步增加。恒定强度且强度为中等以上，超过 30min 长时间运动时，还可因为有效血浆容量的丢失（进入组织间隙或随着出汗而丢失），回心血量减少，每搏输出量降低。机体为了维持运动时的心排血量水平，则需要相应地增加心率，因此表现为心率在稳定一段时间后又再次升高。这一现象称为心血管漂移（cardiovascular drift）。出现心血管漂移时心肌耗氧量增加，因此在进行较长时间耐力运动时，应适当补充水分可避免出现此现象。

由于运动时心率和心排血量的增加与运动强度增加相匹配，而心率是比较容易监测的指标，因此可以采用心率来描述和控制运动强度。

（3）收缩压升高：运动时心排血量增加因此收缩压增加。就个体而言收缩压升高的程度与运动强度成正比，高血压患者或有高血压倾向的患者可能出现运动中收缩压过度升高超过 200mmHg 甚至达 230mmHg 以上，因此运动前如血压超过 180/110mmHg，一般建议先控制血压再进行运动，避免运动中血压过度升高可能带来的心脑血管事件发生风险。但是，运动中收缩压不升高，或者升高不足 15mmHg，或者甚至随着运动增加而收缩压降低，则通常意味着心排血量不能随着运动的增加而相应增加，甚至出现下降，一般为严重的心血管问题，可能为流出道不通畅（如肥厚型心肌病、主动脉瓣狭窄、主动脉狭窄等）、心肌舒张和收缩功能下降（如心力衰竭、心肌缺血）、心率降低（如各种运动诱发的缓慢性心律失常）、各种快速心律失常导致的有效搏出量减少等，需立即终止运动并进行进一步的检查。

运动中舒张压一般不变或轻度下降 10mmHg 左右。一般认为舒张压反映的是系统总的外周阻力，运动中总的外周阻力基本不变。运动的肌肉血管以及皮肤因为局部的代谢产物增加而舒张，而不运动的肌肉以及内脏的肝、肾、脾、胰腺等的血管收缩。总的外周阻力可轻度降低。

（4）心排血量重分布：运动时肌肉血管舒张，内脏器官血管收缩这一改变导致运动时心排血量重新分布。总的来说，运动时皮肤和骨骼肌血流明显增加，占心排血量比例显著增加，内脏血流绝对值减少，占比也减少。冠脉血流占比不变，血流绝对值增加。脑血流占比减少，但绝对值不变。心排血量的重分布反映的是运动中不同器官组织的代谢需要的改变。由于高强度运动时肝肾血流绝对值下降，对于有严重肝肾疾病的患者，血流的减少可能导致损害，因此不宜进行高强度的运动。

2. 呼吸系统反应　运动时呼吸系统反应很迅速，第一口或第二口呼吸时肺泡-毛细血管的气体交换即可增加。运动时肌肉代谢增加使得肌肉摄取动脉 O_2 增加，静脉的 CO_2 和 H^+ 增加，机体温度升高，儿茶酚胺升高，肌肉和关节感受器受到的刺激增多以及肺表面受牵张，这些因素单独或联合起来刺激呼吸系统。压力感受反射、保护反射、疼痛、情绪和呼吸的主动控制也对运动中的呼吸改变有影响。运动中的呼吸系统反应主要表现为呼吸频率和潮气量的提高,因此每分通气量增加。肺泡通气量也增加,在高强度运动时肺泡通气量增加 10~20 倍,如此才能满足运动时机体对氧气的需求和排出体内的 CO_2。

3. 全身及肌肉局部耗氧量增加　耐力运动时肌肉收缩能量来源主要来自有氧代谢系统,随着运动强度的增加,机体的耗氧量增加。用公式估算,全身耗氧量＝每搏输出量(ml)×心率(次/min)×动静脉氧差,运动时每搏输出量和心率增加同时,动静脉氧差也增加。此处动静脉氧差反映的是肌肉摄取和利用氧的能力,也称之为肌肉的有氧能力。心肺疾患患者进行运动训练后,即使心脏射血功能未改善,或肺通气换气功能未改善,但如果肌肉的有氧能力提高,亦可表现为最大摄氧量提高,临床表现为患者的运动耐受力增加。

运动时肌肉的摄氧量增加由以下机制所致。首先,肌肉动脉舒张,灌注肌肉的血流增加,因此肌肉的供氧增加;其次,肌肉本身消耗氧气增加后导致局部的氧分压降低,使得此处血红蛋白结合的氧气更容易解离进入肌肉细胞。而运动时局部酸性代谢产物的增加、温度上升以及糖酵解产生的 2,3-二磷酸甘油酸(2,3-DPG)增加,都使得氧更容易从血红蛋白上解离。

决定肌肉在运动中耗氧量多少的因素包括:肌肉的毛细血管密度、肌纤维的成分、线粒体的数量和有氧代谢过程中酶的浓度等。运动时动静脉血氧差增加,可由休息状态的 5~6ml%增加至 16ml%,这个差值反映了肌肉在运动中的氧耗。

(二)长期耐力训练产生的机体适应性改变

长期耐力训练除了可帮助心肺疾患患者控制危险因素之外,还会导致心血管、呼吸、肌肉及机体其他系统产生适应性变化,休息和运动时的反应均可体现这一适应。

1. 心血管系统适应性变化

(1)休息状态:休息时心率降低,主要原因为交感神经兴奋性下降和儿茶酚胺浓度下降以及副交感神经张力提高有关。由于外周血管阻力下降,部分正常人休息时血压水平降低,在高血压患者中这一效应更显著。这也是耐力运动控制高血压的机制之一。另外耐力训练后血容量和血红蛋白量增加,这一改变有利于循环的氧运输。

(2)运动状态:心肌收缩力增强和心室容量增加使得运动时每搏输出量增加,但心排血量的增加通常发生在极量运动时。

机体在耐力训练后,进行与训练前相同强度运动时心率和血压升高的幅度均下降,心率收缩压双乘积(反映心肌耗氧量)降低。这也是冠心病心绞痛患者在进行耐力训练后心绞痛发生减少的原因之一,患者在进行同一强度运动时心肌耗氧量减少因此心绞痛发作减少。长期耐力运动还使得肌肉在运动时氧摄取增加,从而使得肌肉做功能力提高。

2. 呼吸系统适应性变化

(1)休息状态:肺总量增加但潮气量不变;肺总量增加及肺泡-毛细血管表面积增加使得弥散能力增加。

(2)运动状态:对于正常人,经过耐力训练后,肺弥散能力增加;最大通气能力可增加;在同样的氧气消耗的情况下所需要的通气量减少;最大弥散能力改变不明显。每分钟最大通气能力增加。通气效率增加。

3. 代谢系统适应性变化

(1)休息状态:肌肉体积增加以及毛细血管密度增加。线粒体数目和体积增加使得有氧代谢系统生成 ATP 能力提高;肌肉肌球蛋白浓度升高,氧气运输能力以及氧弥散进入线粒体的增加。

（2）运动状态:耐力训练后由于脂肪动员及参与代谢的脂肪酶增加,进行次极量运动时,会更多地动用脂肪酸及利用脂肪酸代谢产能,肌糖原的清除率下降,这一现象称为糖原节省。另外,训练后机体的无氧阈提高,使得运动时肌肉的乳酸水平升高的幅度减少。

4. 其他的适应性变化包括

（1）自主神经系统:交感神经张力降低、迷走神经张力升高,心室颤动阈值提高

（2）体成分:脂肪减少,净体重可能增加

（3）热适应:热适应能力增加,训练后机体对运动时环境热刺激忍耐能力增加

（4）骨骼肌腱:骨骼密度可能增加,肌腱强度增加。

三、耐力训练原则

有效的耐力训练需遵循三大原则:超负荷原则、特异性原则和可逆性原则。

（一）超负荷原则

无论是对普通人群还是心肺疾患患者,全身耐力训练都要诱发心血管的反应才能有效,这意味着运动对机体产生的负荷要超过机体在日常生活活动中适应的水平,如此才能使得机体的各器官系统逐渐产生适应性变化。因此制订运动训练方案时要通过制订适合的强度、持续时间和频率,以达到或超过某一负荷水平以刺激机体产生适应性改变。这一负荷水平称之为阈值负荷。随着训练次数和时间增加,机体产生适应性变化后,阈值水平提高,此时应继续增加负荷水平,才能继续刺激机体进一步发生适应性变化。这个过程是逐渐增加负荷水平的过程,意味着在耐力训练过程中,需遵循循序渐进的方法,逐渐提升机体的功能能力水平。

（二）特异性原则

特异性原则指的是训练的效应的产生具有特异性,参与运动的肌群、募集的肌纤维类型、运动中主要的供能系统(有氧或无氧)、肌肉收缩的速度、肌肉收缩的类型(向心、离心或等长)这些因素的不同均可导致不同的运动效应产生。例如,以下肢运动为主的慢速的跑步训练,可增加心肺功能,也可增加下肢肌群的耐力,增加下肢肌群的慢缩肌纤维的功能,但不能增加上肢肌群的力量,也不能增加下肢同一肌肉内快缩肌纤维的功能,对下肢的爆发力和速度也甚少作用。特异性原则在肌肉的适应性改变里表现很明显。如果肌肉进行的是以有氧代谢为主的训练模式,训练后肌肉里的毛细血管密度增加,线粒体数目增加,肌肉的有氧能力增加;如进行的是以无氧代谢为主的训练模式如力量训练,则训练后肌肉收缩蛋白增加,肌肉体积增大,相比而言毛细血管和线粒体密度降低,肌肉的力量增加但未必耐力增加。

（三）可逆性原则

进行耐力训练获得的运动耐量和功能能力的提高是可逆的,即停止训练后,运动的效果会逐渐消失。因此在制订个体化的运动训练方案时须考虑这一原则,患者能够在主观上了解长期运动训练的必要性,客观上的条件也能够让患者进行训练的阻碍减少,使得耐力训练能被患者长期甚至终身执行。

四、耐力训练益处和必要性

有氧耐力运动对人体的益处是全方位的。运动的首要益处表现在降低人群的全因死亡

率以及心血管死亡率。最近的一项大型荟萃分析（meta 分析），纳入了 33 个研究，883 372 人，结果显示：体力活动可减少 33% 的全因死亡率和 35% 的心血管疾病死亡风险。长期的有氧运动和体力活动增加使得运动耐量增加。运动耐量与死亡和心血管风险的降低呈等级表现。运动耐量每增加 1MET，校正的死亡风险降低，与 ≤4METs 的人群比较，运动耐量在 5.1~6.0METs 的人群，死亡风险降低 38%，如 >9METs，死亡风险下降 61%。这种风险的降低与年龄无关。总的来说，进行耐力运动的益处总结见表 5-1-1。

表 5-1-1　耐力运动的益处

增加心血管和呼吸功能

通过中心效应和外周效应增加最大摄氧量
减少在给定的次极量运动强度水平运动时的每分通气量
降低在给定的次极量运动强度水平运动时的心肌耗氧
降低在给定的次极量运动强度水平运动时的心率和血压
增加骨骼肌的毛细血管密度
提高运动时的乳酸阈值
提高运动时出现疾病症状和体征的阈值（如心绞痛、缺血性 ST 段压低、间歇性跛行等）

减少冠状动脉疾病的危险因素

降低休息时的收缩压和舒张压
增加血浆高密度脂蛋白浓度、减少血浆甘油三酯浓度
减少体内脂肪和腹部脂肪
降低胰岛素的需要，提高葡萄糖耐受性
降低血小板黏附和聚集

降低疾病发生率和死亡率

一级预防
较高体力活动水平和体能水平与较低的冠心病死亡率有关
较高体力活动水平和体能水平与较低的联合心血管疾病、冠心病、卒中、2 型糖尿病、骨质疏松骨折、结肠癌和乳腺癌、胆囊疾病的发生率有关
二级预防
基于 meta 分析的结果，参加心脏康复运动训练的心肌梗死患者心血管死亡率和全因死亡率下降
心肌梗死患者的随机对照试验并不支持心脏康复运动训练可以降低非致死性心肌梗死的发生风险

其他益处

降低焦虑和抑郁
提高老年人群的功能能力和独立生活能力
提高工作、休闲活动和体育活动的表现
减少老年人群摔倒及摔倒所致损伤的风险
预防和减少老年人的功能限制
是多种老年患者慢性疾病有效的治疗手段

五、耐力训练实施

（一）心肺疾患患者进行耐力训练的禁忌证

心肺疾患患者进行耐力训练的禁忌证见表 5-1-2。

表 5-1-2　心肺疾患患者进行耐力训练的禁忌证

不稳定型心绞痛	发热及全身炎症状态
未控制的高血压［收缩压（SBP）≥160mmHg，或舒张压（DBP）≥100mmHg］	水电解质紊乱
	深静脉血栓形成
未控制的心律失常	心房血栓
近期发生的未经评估和有效治疗的充血性心力衰竭	严重肝肾功能损害
	未控制的高血糖和低血糖
瓣膜严重狭窄或关闭不全	合并严重的糖尿病并发症状态
肥厚型心肌病	体位性低血压
严重的肺动脉高压	严重骨关节及肌肉病变
马方综合征	严重骨质疏松

　　所谓禁忌证指的是患者存在该情况时，进行运动可能使得原发疾病加重，或诱发其他严重事件，或导致严重并发症发生。例如不稳定型心绞痛患者可在运动中诱发心绞痛或导致心肌梗死及猝死，深静脉血栓形成的患者在运动中可能会导致肺梗死，严重肥厚型心肌病患者运动可诱发晕厥或猝死，重度肺动脉高压患者运动会导致猝死等。因此在运动前筛查禁忌证尤其重要。

（二）心肺疾患患者耐力训练前的评估

　　心肺疾患患者进行耐力训练前的评估参考评估章节，一般来说必须包括详细的病史、细致和全面的体格检查、必要的实验室检查和辅助检查结果、心脏病患者需进行的运动心电图评估或运动心肺检查、肺部疾病患者需进行的肺功能检查及运动心肺功能检查或 6 分钟步行试验以及各种相关的量表检查。

　　进行康复评估的目的：其一，在于识别和评估危险因素，以便更好地进行危险因素的控制；其二，在于了解是否有运动诱发的不良事件的危险；其三，在于给患者制订个体化的、安全有效的运动方案。运动心电图试验或运动心肺功能检查的实施是很重要以及必要的。首先，安全和有效的运动强度的设定必须参照运动试验的结果；其次，在给患者进行危险性分层以决定进行运动训练时监护的水平时也需要参照运动试验结果；再次，在评估运动训练的作用时也要施行运动试验。因此，对所有进入心肺康复程序的心肺疾患患者，有条件的情况下均建议行运动试验检查。在心肌梗死后 3~6 周完成的运动试验则有助于就进行运动诱发心血管不良事件的危险性进行分层，同时帮助决定是否能重回工作岗位。按照实践经验，经过 8~12 周的运动锻炼，稳定的心脏病患者需再行一次运动试验检查。在以下情况下也需要复查：①心肌梗死 1 年后；②症状出现改变；③所用药物可能影响运动。此时的运动试验可有助于调整运动处方，评估患者的运动耐量变化并给患者以治疗的反馈。详细的检查方法见相关章节。

　　运动中发生心脏事件危险性最高的是左心室功能明显降低、显著的室性心律失常和因后期缺血事件发生危险性升高导致非 Q 波心肌梗死的患者。如患者没有遵循运动处方进行运动，死亡的危险性升高。尤其超过运动处方规定的运动强度常是导致运动心血管并发症的原因。心脏康复程序必须给患者提供明智的运动处方及正确的运动监督。在决定运动监督的强度之前，必须就患者在运动中可能出现心血管并发症的危险性进行判断。根据患者的临床表现和运动试验的结果，将患者分为低危、中危和高危三层，见表 5-1-3。

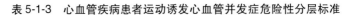

表 5-1-3   心血管疾病患者运动诱发心血管并发症危险性分层标准

低度运动危险（必须具备所有下列条目才能认为该患者运动危险为低度）
- 运动试验中及恢复期没有复杂的室性心律失常
- 运动试验中及恢复期没有心绞痛和其他明显的症状（异常的气短、头晕、眩晕等）
- 运动试验中及恢复期血流动力学反应正常（即随着运动负荷的增加和减少心率和收缩压出现相应的升高和降低）
- 运动耐量≥7METs
- 静息 EF≥50%
- 无心肌梗死并发症或血运重建术
- 休息时无复杂的室性心律失常
- 无充血性心力衰竭
- 无事件后和手术后心肌缺血的症状和体征
- 无临床抑郁

中度运动危险（具有一项或数项以下条目可认为该患者运动危险为中度）
- 在高水平运动负荷（≥7METs）时出现心绞痛和其他明显的症状（异常的气短、头晕、眩晕等）
- 运动试验中及恢复期出现无症状的轻至中度心肌缺血表现（ST 段较基线水平压低<2mm）
- 运动耐量<5METs
- 静息 EF=40%~49%

高度运动危险（具有一项或数项以下条目可认为该患者运动危险为高度）
- 运动试验中及恢复期出现复杂性心律失常
- 运动试验中及恢复期在低负荷水平（<5METs）时出现心绞痛和其他明显的症状（异常的气短、头晕、眩晕等）
- 运动试验中及恢复期出现无症状的严重心肌缺血表现（ST 段较基线水平压低≥2mm）
- 运动试验中及恢复期血流动力学反应异常（变时性功能不全或随着运动负荷的增加收缩压不升或下降以及严重的运动后低血压）
- 静息 EF<40%
- 心搏骤停病史
- 休息时有复杂的心律失常
- 有心肌梗死并发症或血运重建术
- 有充血性心力衰竭表现
- 有事件后和手术后心肌缺血的症状和体征
- 有临床抑郁

（三）心肺疾患患者耐力训练的实施

1. 心肺疾患患者耐力运动处方 FITT 原则　在制订心肺疾患患者的耐力运动处方的时候，首先需考虑安全因素，包括病史、危险性分层、运动危险、左心室功能受损的程度、缺血阈和心绞痛阈以及认知和心理的问题；其次是进行运动的相关因素：包括职业和休闲活动的要求、骨关节系统的限制、起病前和目前的活动状况，以及个人要求达到的健康和体能的目标和其他非心血管的问题。安全因素的考虑影响到运动处方的整体设定，相关因素的考虑影响到运动处方中不同运动类型的组成，主要为耐力训练和阻力训练之间的平衡。

心肺疾患患者耐力运动处方遵循的 FITT 原则见表 5-1-4。

2. 运动强度　耐力训练方案的核心内容是运动强度。需根据患者的评估结果选择低、中和高强度的训练。确定个体的准确的运动强度需在运动前完成症状限制性运动试验或极量运动试验,获得患者的真实运动最大心率或最大摄氧量,再根据此参数设定运动训练时的强度水平。

表 5-1-4 心肺疾患患者耐力运动处方一般 FITT 推荐

运动频率(F)	每周 3~5 次,平均分配在一周的 7 天内。如果是低强度运动建议每天 1 次
运动强度(I)	通常推荐中等强度运动,初始训练的体弱患者可以从低强度开始。根据个体情况和训练目的也可以进行高强度训练,或采用高强度间歇训练模式
运动时间(T)	可从 10min 开始,应逐渐达到每次运动 30~60min
运动形式(T)	首先推荐步行、功率自行车,根据个体情况可选择水中运动、各种有氧运动训练器械、舞蹈、体操、中国传统功操包括太极拳

运动强度可通过心率、代谢当量水平和主观用力程度分级(rating of perceived exertion,RPE)去进行设定,见表 5-1-5。

表 5-1-5 运动强度设定的方法

强度设定方法	具 体 方 法
%峰值 HR(PHR)	根据运动试验的结果,取峰值心率的百分比设定靶心率。这种方法大约低估 15% 摄氧量(70%PHR=55% 的峰值 METs)
HR 储备(HRR)	根据运动试验得出的峰值心率和静息心率算出心率储备值,然后根据心率储备值和静息心率设定运动训练靶心率。如:PHR150-静息 HR70=80HRR,靶心率为 60% 的 HRR+静息 HR70,为 80×0.6+70=118。这种方法接近摄氧量水平。
METs	通过所需的 MET 水平设定工作负荷或活动的强度。当周围条件可控制时,或以功率自行车或平板作为运动训练的方式时,使用此方法最佳,可降低预测 METs 值的变异程度
RPE	如患者能正确可信地使用 RPE 量表,则这种方法和心率联合起来设定运动强度最佳。尤其是在患者使用了影响心率的药物或患者不能准确地测量心率时,这种方法尤其有用。使用标准化的 RPE 量表十分重要,而且必须在运动训练过程中重新确认 RPE 分数,因为在运动训练时的 RPE 评分可能和在运动试验中得到的评分有少许差异

以峰值摄氧量或最大摄氧量(VO_{2max})的百分比为强度标准时,通常以 50%~80%VO_{2max} 为靶强度。对于慢性心肺疾患患者,高于 60% VO_{2max} 的强度为高强度训练。最大摄氧量的测定需采用运动心肺功能测试系统,在运动平板或功率自行车上进行,是评估患者的运动耐量的金标准。

在测试中还可测得患者的无氧阈。也可将运动训练的强度控制在无氧阈以下。超过无氧阈强度的运动可导致患者的无氧糖酵解代谢增加,乳酸浓度在短期内迅速升高,增加呼吸驱动,使得患者极易出现呼吸困难和肌肉疲劳,尤其是慢性肺疾病以及慢性心力衰竭患者。因此控制在无氧阈强度以下的运动,患者更容易实施和接受。

以最高心率(HR_{max})百分比为强度指标时,可在症状限制性运动试验中直接测得最高心率。目前推荐 60%~90%HR_{max} 的强度为有氧训练强度。此外,也可利用心率储备的公式计算,靶心率=(最大心率-安静心率)×60%~80%+安静心率。后者计算的运动强度更接近以最大摄氧量为指标的运动强度。心率因为其易监测性,是最常用的强度指标。但对于慢性肺疾病患者以及心力衰竭患者,疾病的严重程度和心肺功能的稳定性有时间波动,训练的心率也会出现波动。因此不能单纯参考心率指标,应结合患者的呼吸困难和疲劳程度来控制运动强度。

以代谢当量(METs)为强度指标时,由于 MET 指单位时间内单位体重的耗氧量[ml/(kg·min)],是运动强度的相对指标。不受血管活性药物的影响,可以通过查表的方式了解每项活动的强度,故对于指导患者的日常各项活动很有意义。靶强度一般选择 50%~80% 最大 MET。

以主观用力程度分级(RPE)为强度指标时需要训练时受试者主观用力评估。一般选用 Borg(RPE 6~20)量表,评分 11~15 分为推荐运动强度。RPE 是患者最容易采用的方式,特别适用于家庭和社区康复训练。慢性心力衰竭和慢性肺疾病患者,推荐采用呼吸困难指数(RPE 0~10)。因为这些患者在运动中多数因为呼吸困难限制运动,因此更适合采用呼吸困难指数来控制运动强度。采用 0~10 分的 Borg 量表呼吸困难评分,2 分为有点呼吸困难,3 分为中等度的呼吸困难,4 分为稍明显的呼吸困难。将运动强度设定为 3~6 分,运动中也采用此评分来控制强度。

在设定运动处方时,对于运动可能诱发异常体征和症状的患者,最重要的是要设定一个安全的上限值,使运动的强度不至于大到超过这个上限,否则就会导致心血管事件发生的危险性增加。训练中如出现表 5-1-6 所列举的某一情况即说明运动强度超出患者的安全界限,需停止运动急性相应的处理,进行再次评估后再重新设定恰当的运动强度。运动训练的靶心率至少应比诱发以上表现的心率低 10 次,其他的指标如收缩压反应及主观用力程度分级也需考虑进去。

表 5-1-6   运动训练强度过高的表现

心绞痛的发生或其他心血管功能不全的症状
SBP 不升或下降,SBP≥240mmHg 或 DBP≥110mmHg
ST 段水平或下斜型压低>1mm
核素心肌显像显示的运动时的可逆性充盈缺损,或超声心动图出现中至重度的室壁活动异常
其他的显著心电图异常表现如二度或三度房室传导阻滞(AVB),心房颤动,室上性心动过速,复杂的室性异位心律
其他的运动不耐受表现

设定运动处方的运动强度时还应考虑患者当前的心肺耐力状况。运动训练前体能低下的患者,起始的运动强度低至最大运动耐量的 50% 即可起到促进患者运动功能的作用。但是,根据运动训练的超负荷原则,运动强度的设定必须随着患者体能的改善而逐渐增加,只有这样才能够使患者的体能进一步提高。如患者的体能水平很高,那么可能需要高达 80% 最大运动耐量的训练才能够进一步增加患者心肺耐力。

按患者训练前进行运动试验测得的最大运动耐量,高强度运动为强度在 60%~80% 峰值运动耐量水平的运动。也可采用接近个体最高运动耐量水平的高强度进行高强度间歇运动,运动持续时间较短可为 30s~1min,间歇期采用低强度如 40%~45% 的峰值强度,持续数 min,再重复高强度运动。如此数个回合,总的运动时间可为 30~45min。有研究表明,慢性心肺疾患患者进行高强度间歇运动相对于低强度持续运动而言,运动功能改善更显著,最大摄氧量增高。

虽然高强度运动在功能改善方面略优于低强度和中等强度运动,但长期的运动依从性则不如后者。并且不是每一位患者都能忍耐高强度的训练。另外,高强度训练即使是间歇性的训练,也可能有一些不良作用。例如,某些慢性阻塞性肺疾病患者进行高强度运动训练更容易出现膈肌疲劳。高强度运动还可能使得肌肉的氧化应激产物增加,使得肌肉细胞损伤。因此,应根据个体的情况,选择适合的运动强度,使得运动的效果显著同时减少不适当的运动的不良作用。

低强度运动训练虽然在提高运动耐量方面不如高中强度训练,但慢性心肺疾患患者依然可从低强度运动中获益,表现在训练后呼吸困难改善,功能能力提高以及健康状态改善。其可能的机制为:神经肌肉耦合和协调改善使得运动的机械效率增加,改善肺排空,减少肺过度充气,减少焦虑和呼吸困难的主观感受,增加了患者参加各项活动的驱动力等。因此,如无禁忌证的慢性心肺疾患患者应鼓励其参与运动训练,即使是低强度的运动训练也足以改变患者的功能状态。

对于极其虚弱,肌肉无力不能参与常规有氧运动训练的慢性心肺疾患患者,还可考虑采用经皮神经肌肉电刺激技术,刺激患者的下肢肌群,有助于肌力的增加,延长步行时间和距离。

3. 运动时间 一次训练的时间分为:热身、训练(达到靶强度的运动)和放松。靶强度运动时间为 15~30min。在同一运动总量的前提下,运动强度越大,所需要的时间越短。一般采用减小运动强度和延长时间的方法,提高训练安全性。如果患者健康状况好,体力适应佳,可采用持续运动的训练方式。而体力衰弱和高龄的患者可采用短时间,一日多次,累积运动时间的方式。在开始运动训练的 4~8 周内运动持续时间可适当短些,之后逐渐增量。

慢性心力衰竭患者以及慢性肺部疾病,符合以下情况的患者,运动方式更倾向于选择间歇运动:严重的气道阻塞($FEV_1<40\%$);低运动能力(峰值做功<60%预测值);固定功率运动试验持续时间<10min;运动中氧饱和度降低($SpO_2<85\%$);在持续性耐力训练中出现不能忍受的呼吸困难。

4. 运动频率 稳定的慢性心肺疾患患者目前一般推荐运动频度为每周 3~5 次。运动频率取决于运动量大小。运动量若大,每周训练 3 次即可达到理想效果。运动量小,最好每天都活动。少于每周 2 次的训练不能提高机体有氧耐力。间隔时间超过 3 天,有氧训练效果的蓄积作用就会消失。训练效果一般在 2 周以后出现,训练 8 周达到最佳效果。如果中断训练,有氧耐力会在 1~2 周内逐渐减退。

5. 运动方式 通常情况下的有氧运动如步行、慢跑、骑自行车、爬阶梯、游泳及诸多有氧训练器械如椭圆机、四肢联动训练器、滑雪机、台阶机、划船器等都可以采用。但需根据患者的具体评估结果、患者对运动的喜好、实施运动训练的可行性等诸多方面考虑后去选择。

最容易开展及监控运动强度以及坚持完成训练方案的运动方式是步行及功率自行车。第一,目前大多数关于心肺疾患患者运动训练的研究都采用这两种训练方式,研究证据充分;第二,患者在运动前进行的运动耐量评估,或者为步行(运动平板心电图、运动平板心肺功能或 6 分钟步行),或者为踏车,根据评估的结果制订相应的运动方案具有较高的准确性和指导意义;第三,训练中的各项参数如心率、血压、氧饱和度的监控实施也比较容易;第四,步行是日常生活中最常采用的功能活动,采用步行进行运动训练对患者的日常生活功能活动有直接的促进作用;第五,步行和功率自行车所需场所及设备简单,不仅可以在院内实施,也易于在社区及家庭自我训练。因此,慢性心肺疾患患者进行有氧耐力训练时,可优先选择这两种方式。

其他的有氧运动方式也可以根据患者的具体情况,在评估后让患者参与。例如水中运动,尤其是近几年来逐渐被认识的水中平板和水中功率自行车,在增加心肺耐力的同时还能够增加呼吸肌力量,对关节和脊柱的损害极少,适合的患者可从中获益。另一项传统的水中运动游泳,对于具有游泳技能的,心肺功能较好,无心律失常发作的非高危患者也可以考虑选择,但运动前同样需要进行运动心肺评估,同时采用疲劳程度和呼吸困难指数来控制运动强度。

爬阶梯也是一种有氧运动训练方式,可采用楼梯,或模拟爬楼梯动作的阶梯训练器来实施。由于爬阶梯也是一种日常的功能活动,对有强烈需要的患者,不妨可以采用这种训练方式。但在训练前需评估患者的下肢关节尤其是膝关节的功能,对于有比较严重的下肢关节病变的患者,以及下肢肌群无力的患者,爬阶梯训练会增加关节和肌肉疼痛的发生,应尽可能避免。

跳舞,尤其在我国喜闻乐见的广场舞,也是一种低中强度的全身有氧运动方式。有研究表明,参与广场舞可改善慢性阻塞性肺疾病患者的 6 分钟步行距离。对于病情稳定,可进行自我运动监护,有强烈社交欲望和需求的患者,广场舞也可为有氧耐力训练的方式。

上肢的有氧运动耐力训练可采用无支撑的上肢举臂运动方式或有支撑的上肢功率自行车和划船器进行。但事实上,上肢的抗阻力训练同样可增加上肢肌群的耐力,因此,针对上肢的有氧训练和以增加耐力为主的抗阻训练是一个有机的整体,须根据患者的康复目的和评估结果去进行不同训练方式的组合。

6. 训练模式　慢性心肺疾患患者常用的运动训练模式有两种:持续训练模式和间歇训练模式。患者进行持续训练时,整个过程不休息,总运动时间为 20~60min。间歇训练的患者则可运动数分钟(通常为 5min)作为一个回合,间以短暂的休息(1~2min,必要时可延长),之后又继续一回合的训练,整个运动训练的时间达到运动处方设定的即可。如果是高强度间歇训练,则训练的时间可以短至 10s。总的训练时间也可缩短。研究证明两种运动模式均可使患者受益,而持续训练模式患者的体能改善更显著些。低中强度间歇运动模式相对安全且不太费劲,适合老年人、左室功能不全的患者以及体能低下的患者。选择低中强度间歇式治疗模式时必须适当地延长时间,以使总的运动时间达到设定的水平。

7. 训练进展　一旦初始运动处方设定好,患者应循序渐进地逐步达到既定的目标。如何循序渐进没有固定的模板,因为诸多因素均可以影响到运动训练的进展,如患者的体能水平、患者参与的积极性以及骨关节疾病对运动的限制等。通常比较谨慎的做法是,每次改变一个变量(运动强度、时间、类型和频率),观察一段时间,了解患者对新的负荷的适应情况再进一步继续。如果康复疗程允许,延长训练的持续时间优于增加运动强度。

无论是增加运动强度还是延长运动时间,总的运动量必须达到一定标准。以热量的消耗为标准,运动训练至少应达到 2 000~6 000kJ/w 的热量消耗。对于左室功能不全或缺血阈低的患者,只能进行低强度的运动训练,此时可通过增加运动频率和运动时间的方法来达到热量消耗的阈值水平。

8. 终止训练的指征　虽然经过评估后开始运动训练的慢性心肺疾患患者多数能安全完成训练,但是,密切的医疗监护和自我监护仍然是确保运动安全的重要手段。在运动中患者一旦出现以下情况,需立即终止运动,进行评估决定是继续运动,还是需要其他医疗手段。见表 5-1-7。

表 5-1-7 终止运动训练的指征

随运动负荷的增加收缩压较基线水平下降>10mmHg,伴或不伴其他缺血证据
胸痛
疲乏、气短、耳鸣、下肢痉挛
出现神经系统症状如:共济失调、头晕、接近晕厥
灌注不良的征象:发绀、苍白
心电图监测出现如下情况无论患者是否合并症状:
　持续室性心动过速
　ST 或 QRS 波的变化如:ST 段过度压低(水平或下斜型 ST 段压低>2mm)或运动诱发的明显的电轴偏移
　无病理性 Q 波的导联出现 ST 段抬高≥1.0mm(V1 及 aVR 导联除外)
　除持续性室性心动过速外的其他心律失常如:多形室性期前收缩、短阵室性心动过速、室上性心动过
　　速、心脏传导阻滞或心动过缓
　出现束支阻滞或不能与室性心动过速相鉴别的室内阻滞
高血压反应(收缩压>250mmHg 和/或舒张压>115mmHg)
受试者拒绝继续运动

如果是慢性肺疾病患者,出现如下情况时也需终止运动训练。见表 5-1-8。

表 5-1-8 慢性肺疾病患者运动需终止运动的情况

运动时出现血 CO_2 潴留	肺源性心脏病
运动血氧明显降低	心力衰竭
运动心律失常	体重下降
肺动脉高压	运动中出现胸腹部动作不协调

六、运动训练安全策略

在心肺疾患康复程序中每一天都需要考虑影响安全的因素。为降低运动诱发的危险,必须注意在整个心肺康复程序中贯彻安全策略,包括心肺康复计划设定、患者的安全教育和运动中的监护等方面,见表 5-1-9。

表 5-1-9 心肺康复安全策略

康复计划设定策略
　确保所有的患者均为专科医师转介,在进行运动训练之前确保每一位患者均完成正确的评估和定期随访
　心肺康复组成员均应熟悉掌握并发症的紧急处理,并应周期性练习紧急抢救技巧
　确保抢救药物和设施的供给,必须有除颤器及维持生命的设备
　强调进行运动的强度和持续时间,尤其是高危患者

患者的安全教育
　向患者强调其应在家中和运动中对症状变化的警告信号保持警觉,包括胸部不适或其他心绞痛样症
　　状、头晕、眩晕、脉搏异常、体重增加和气短等
　教育患者在出现上述情况时正确的处理方法
　强调遵循运动处方的重要性
　提醒患者需根据环境的变化调整运动的水平,如炎热、潮湿、寒冷和海拔升高

运动中的监护
　在患者开始运动前评估患者状况的改变、体重、血压、药物的依从性和心电图
　正确地使用持续或间断心电图监护
　根据患者运动前的状况和活动反应,有必要时需调整运动的强度和持续时间
　运动中和运动后维持监督直至患者离开
　修正休闲活动,减少竞争性活动

运动中的心电监护是临床常用的医疗监督手段之一。心电监护与事件发生的危险性呈负相关,持续的心电监护可以检出危险的心律失常或其他明显的心电图改变,有助于及时处理,避免并发症升级;同时还能监测运动处方的实施,尤其在心率方面,而且也为患者进行独立活动增加自信心。即使对于低危险的患者,在开始运动训练的前几次,也建议采用心电监护。中危和高危的患者则应延长运动心电监护的时间,尤其是高危的患者,可一直采用心电监护来保证运动安全直到患者的危险级别下降。慢性心力衰竭和慢性肺疾病患者进行运动训练可全程或间断使用指脉氧监测氧饱和度变化。

七、常见心肺疾患耐力训练特殊注意事项

(一)慢性心力衰竭

慢性心力衰竭患者的耐力训练除了一般的禁忌证,尤其需要注意以下运动禁忌以及运动危险性升高,暂时不适合运动的情况,见表 5-1-10。

表 5-1-10   慢性心力衰竭患者运动禁忌及运动危险性增高情况

运动训练禁忌证	运动训练危险性增高
前 3~5 天进行性运动不耐受及休息时出现呼吸困难	过去 1~3 天体重增加>1.8kg
低强度运动出现显著的心肌缺血(<2METs,<50W)	正在进行持续性或间歇性的多巴胺治疗
未控制的糖尿病	运动时收缩压下降
新近的血栓	NYHA 心功能Ⅳ级
血栓性静脉炎	休息以及在用力时出现的复杂性室性心律失常
初发心房颤动/心房扑动	卧位休息心率>100 次/min
	已有的限制运动耐量的合并症

目前尚无统一的慢性心力衰竭患者的运动训练方案,通常推荐基于详细的临床评估制订的个体化的运动方案,欧洲心力衰竭协会和心血管疾病预防与康复协会推荐的运动训练方案见表 5-1-11。

表 5-1-11   根据运动耐量、年龄和活动习惯设定运动处方

	<65 岁		>65 岁	
	体力活动活跃	体力活动不足	体力活动活跃	体力活动不足
VO_{2max} ≤ 10ml/(kg·min)或 6MWT<300m	CT RT RST LIT	CT RT RST LIT	CT RT RST LIT	CT RT LIT
VO_{2max} > 10 但 ≤ 18ml/(kg·min)或 6MWT 300~450m	CT RT RST IT	CT RT RST	CT RT RST	CT RT
VO_{2max} > 18ml/(kg·min)或 6MWT>450m	CT RT RST HIT	CT RT RST HIT	CT RT RST HIT	CT RT RST HIT

VO_{2max}:最大摄氧量,由运动心肺功能测试获得,是评估运动耐量的金指标;如无法进行运动心肺功能测试时,6MWT(6 分钟步行试验)是有用的替代指标;CT:持续性耐力训练;LIT/HIT/IT:低强度/高强度/间歇运动训练;RST:抗阻/力量训练;RT:呼吸训练

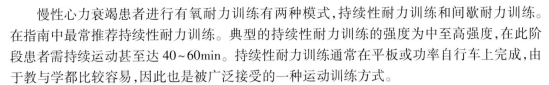

慢性心力衰竭患者进行有氧耐力训练有两种模式,持续性耐力训练和间歇耐力训练。在指南中最常推荐持续性耐力训练。典型的持续性耐力训练的强度为中至高强度,在此阶段患者需持续运动甚至达 40~60min。持续性耐力训练通常在平板或功率自行车上完成,由于教与学都比较容易,因此也是被广泛接受的一种运动训练方式。

对于体能降低比较严重的患者,起始的运动强度要降低,进展速度放缓,如低强度运动 5~10min,每周 2 次。如果患者耐受良好,先增加每次训练的时间,然后增加每天训练的次数,最终达到每周 3~5 天,20~60min 的中等到高强度的运动。

运动强度的设定最好能通过症状限制性的运动心肺功能测试获得的最大摄氧量来确定,这是运动强度评估的金标准。运动强度设定可参照最大摄氧量(VO_{2max})、摄氧储备量(VO_2R)和无氧阈标准。推荐的运动强度为:起始阶段 40%~50%VO_{2max},逐步进展到 70%~80%VO_{2max} 或 VO_2R。

采用自我疲劳程度来控制运动强度是非常方便的。通常采用 Borg 量表(6~20 分)来进行自我疲劳评分。通常指导患者运动时达到 13~15。

采用心率指导运动强度时,患者也应在训练前进行运动试验以获得实测的最大心率。此时即可采用心率储备(HRR)来制订运动训练的强度,即训练的心率需达到静息时心率+50%~75%HRR。HRR 定义为最大心率——静息时心率。需要注意心力衰竭患者可能服用 β 阻滞剂、地高辛、胺碘酮等控制心率的药物,使得实测的心率值低于预期。同样,许多慢性心力衰竭患者运动变时反应异常,这在指导运动中也应考虑进去。合并心房颤动的心力衰竭患者心率很难监控,此时最好用自我疲劳评分来替代。

除了自我疲劳程度以外,在运动中尚需额外注意胸部不适、呼吸困难、头晕、眩晕、呕吐、面色苍白、四肢皮肤湿冷、眼花、黑矇等症状。需提醒患者注意这些症状的出现。

间歇耐力训练:对于心力衰竭的患者,间歇耐力训练比持续运动训练在增加运动耐量方面效果更佳。与持续性运动训练不同,进行间歇性运动训练时,运动期和间歇期交替进行数回合。运动期较短,10~30s,中至高强度(50%~100%VO_{2max}),间歇期可不运动或低强度运动。

通常需根据患者的能力选择间歇运动的强度。高强度间歇运动训练可在运动平板或功率自行车上完成,运动强度可达到 90%~95%VO_{2max}。运动前后常规热身和放松 5~10min。低强度间歇运动也可在功率自行车或平板上进行。如在功率自行车上进行,可先完成 RAMP 测试,根据测试结果得到 50%的功率输出为运动强度。运动时间为 30s,间歇 60s,总时间应达到 15min。如患者不能耐受,可改为运动时间 20s,间歇 70s,或 10/80s。另外,通常前 3 个回合运动强度还可以降低以让患者更好地适应。患者适应之后增加运动强度,总共可进行 10~12 个回合,总时间可达到 15~30min。

慢性心力衰竭患者运动训练理想的目标为每次 30~40min,每周进行 3~5 次。低强度或短时间的运动则需增加频率和时间。但是实践中应灵活掌控,尤其是运动的初始阶段。实际上,许多心力衰竭患者开始只能坚持 10~20min,经过长时间适应,患者才能够耐受。运动前的热身是必需的。热身活动包括牵伸肌肉肌腱,缓慢走路等,可减少受伤危险,尤其对于使用血管扩张药和利尿剂的患者,热身可以避免严重的及症状性低血压发生。患者至少运动多长时间仍不清楚。文献中大多数相关计划和试验采用 3~24 周,没有远期研究证明 6 个月以上运动是否会增加益处或可能带来危害。最好的建议是:只要患者可耐受则坚持进行常规运动,最好终身坚持。

（二）慢性阻塞性肺疾病

慢性阻塞性肺疾病患者只要病情稳定即可开始运动训练。在该人群中特别强调上肢的有氧耐力训练。首先,中重度的慢性肺疾病患者,尤其是因为肺过度充气导致膈肌的机械效能下降的患者,完成以上肢活动为主的日常生活活动特别困难。抬高上肢对这些患者而言意味着更高的代谢和通气需求,上肢的活动会导致无规律的、浅的和不协调的呼吸。这主要是因为患者膈肌效率降低后,吸气动作部分依赖附着于胸壁的辅助吸气肌群如背阔肌、斜方肌、胸大小肌、前锯肌等。当进行上肢活动用到这些肌群时,吸气的动作必然需由膈肌完成,但患者因为肺过度充气,膈肌的几何形状已出现改变,由原先的穹窿状变得低平,膈肌的初长度缩短,肌肉收缩的机械效能已然下降。当上肢活动时膈肌的负荷增加,加重原有的功能障碍,患者出现通气限制,表现为呼吸困难。

由于上肢的活动对于日常生活独立尤为重要,因此以提高上肢的耐力和力量为目的的训练应作为肺康复的重要内容。

对于起始运动强度和运动方式的选择,还需参考患者的第 1s 用力呼气容积检查结果。见表 5-1-12。

表 5-1-12   根据患者疾病严重程度、起始运动强度和运动方式的选择

严 重 程 度	运 动 选 择
轻度（FEV_1 60%~80%预计值）	高强度有氧训练、抗阻训练
中度（FEV_1 40%~60%预计值）	中强度有氧训练,+/-力量训练
重度（FEV_1<40%预计值）	低强度高重复次数的大肌群有阻力或无阻力的练习

在具体的训练实施中,还需要考虑以下情况。

1. 训练中氧疗   如 COPD 患者在休息和运动时存在缺氧情况,可在运动训练时予以 3~5L/min 流量的氧气治疗,有助于缓解呼吸困难,增加运动时间和运动强度,减少患者运动不适感。

对于严重的 COPD 患者,还可将非侵入性的呼吸机治疗与运动训练结合。常用的非侵入性呼吸机治疗包括无创正压通气（NPPV）和成比例辅助通气（PAV）。研究表明,结合非侵入性呼吸机治疗,患者的运动耐量可有较明显提高。

2. 功能性训练   耐力训练和患者日常完成的功能活动相结合的功能性训练,对提高患者的独立生活能力有较大促进作用。可在运动方案的设置和实施时进行充分考虑。如患者居所有阶梯,可适当增加台阶运动;如患者需要进行较多上肢为主的家务活动,如传递重物,则在运动方案中增加上肢的力量练习及模拟动作的耐力练习等。并且在训练的过程中结合呼吸技巧及能量节约技巧,使得患者能更有效率、更舒适地完成运动。

3. 运动中对呼吸困难的认知训练   慢性肺疾病患者通常会因为运动诱发的呼吸困难,感觉焦虑、恐惧而限制活动,长此以往,心肺耐力和肌肉耐力都出现失用性减退。这也是患者出现运动耐量降低的主要原因之一。进行运动训练时必然会出现呼吸的加深加快,通气增加以满足运动时机体氧气消耗的增加,这种运动训练所导致的呼吸改变有时会同样让患者焦虑、恐惧。此时应教导患者接受运动中出现的轻至中度的呼吸困难,将这种感觉作为运动有效果的正面激励,而减少对呼吸困难不必要的焦虑。这种认知训练有助于提高患者对运动训练的长期依从性。

（梁 崎）

八、核心稳定训练

身体核心区主要是指身体躯干下部区域的肌肉,这些肌肉共同作用为身体提供支撑和活动,从而使全身进行运动。本质上,身体核心是身体的中心,是一个人在运动、功能和耐久性方面的关键表现。

核心稳定训练的大部分动作都是肌肉的等长收缩训练,肌肉在做等长收缩时,心率反应比血管反应要低,造成舒张压增高与舒张时间延长有利于冠状动脉灌注压的提高,改善心肌供血功能,减少心肌缺血的发生。不管是冠心病患者还是身体状况正常的人,他们在进行等长收缩运动时的心血管反应都要弱于同等用力程度的动力性运动,其机制为肌肉等长收缩时血浆内啡肽释放或合成增多,抑制 β 肾上腺素能受体相对减弱运动心率反应,并可通过交感神经系统以外的途径增强心肌收缩力,从而使运动时心肌耗氧量降低,冠状动脉灌流量增加。已有研究表明,冠心病患者进行等长收缩运动能减少心肌缺血和心绞痛的发生发展。肌肉等长收缩运动还可以调节人体血压,有学者研究发现,局部等长收缩运动对动脉血压及血管顺应性有影响,可以使平均动脉压降低,其原因是局部等长收缩运动使血管扩张,进而增加动脉顺应性。由此可见,核心稳定训练不仅有利于核心肌力的提高,还可以改善心肌供血,减轻心肌缺血的发生,有利于冠心病患者的心肌保护;还对人体血压具有调节作用,改善心肺功能。

核心稳定训练是身体总体运行能力的关键所在,是帮助锻炼出一个强壮的身体核心的动作和姿势,使身体核心能够做任何你想做的事情。

(一)训练方法

在进行核心稳定训练时,为了到达最佳效果,有两种不同的训练方法是必须采用的:静态练习和动态练习。静态练习能够增强肌肉力量,改善身体柔韧性和灵活性;而动态练习能够帮助血液循环,增强力量和耐力,有效提高心肺功能。人们在谈到锻炼身体核心时经常想到腹部肌肉训练,然而真正的功能性训练要更有益处,这种训练加速了身体完成日常劳动能力的改善。知道在做不同的动作时如何使你的身体核心参与进来是十分必要的,这样可以为你提供最大的稳定性。以下内容阐述一些常用的静态和动态的核心稳定训练的方法。

1. 静态练习　静态练习,也被称作"等角度练习",能够充分锻炼肌肉,不需要关节运动参与。静态练习的主要功能是稳定脊柱,脊柱在练习中应该是保持不动的。在静态练习中,不改变肌肉的长度,而且关节没有可见的运动。在静态练习中不需要屏住呼吸,避免血压升高。

(1)站立伸展:开始采用站姿,双手置于你的腰部。在保持腹部支撑的同时,在没有感到不适的前提下,尽可能向后倾斜你的背部,使躯干和腹部肌肉缩紧,保持这个姿势,避免双肩下垂,如图 5-1-1 所示,1min 内完成整个练习。

目标区域:主要强调锻炼腹直肌和竖脊肌。

(2)坐姿骨盆倾斜:坐在一个瑞士球上,将双手置于大腿上。在缩紧腹部肌肉的同时,从前向后,从左向右

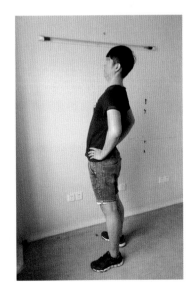

图 5-1-1　站立伸展示意图

缓慢地摆动你的躯干,如图 5-1-2 所示,每个方向保持 5s。

目标区域:主要强调锻炼腹直肌、腹横肌和竖脊肌,使脊柱更加灵活。

(3)坐姿平衡:坐在一个瑞士球上,将双手置于身体两侧,放在瑞士球上,将右脚抬起和地面平行,保持这个姿势 5s,如图 5-1-3 所示,然后换左脚重复这个动作。

目标区域:主要强调锻炼腹部肌肉,股四头肌起辅助作用。

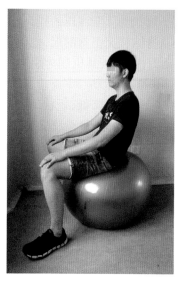

图 5-1-2　坐姿骨盆倾斜示意图

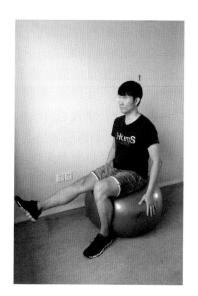

图 5-1-3　坐姿平衡示意图

(4)平板支撑:用四肢支撑身体,将前臂平放在地面上,两条前臂相互平行,然后将双膝从地面抬起,伸长你的双腿直到双腿和身体呈一条直线,保持腹部肌肉紧致,如图 5-1-4 所示。初学者保持这个动作 30s(逐步增加至 120s)。

目标区域:主要强调锻炼腹直肌和竖脊肌。

(5)侧卧髋部外展:右侧卧位,使双腿伸展,一只脚叠放在另一只脚的上方,将左臂置于左侧髋部上方,用右臂支撑头部。抬起你的腿,直到这个动作作用于身体核心肌肉,保持这个姿势 30s,如图 5-1-5 所示,放下腿,然后换另一侧重复以上动作。

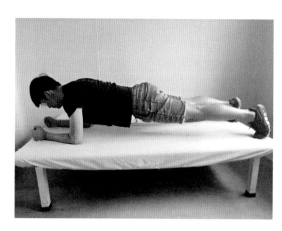

图 5-1-4　平板支撑示意图

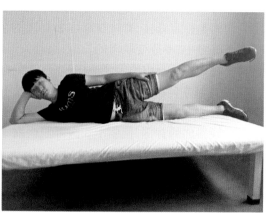

图 5-1-5　侧卧髋部外展示意图

目标区域:主要强调锻炼腹内外斜肌和臀中肌等臀部及髋部肌肉。

2. 动态练习　动态练习是一种关节和肌肉同时运动的练习,对核心稳定性有很好的锻炼作用。动态练习包括游泳、步行、骑自行车、力量训练甚至家务劳动等。这些形式的练习依靠各种动作,包括非作用(拉伸)部分的运动和作用(紧缩)部分的运动。下面介绍几种常用的动作:

（1）瑞士球腰部横向扭转:仰卧,双臂向身体两侧伸展,将双腿置于一个瑞士球上,使臀部贴近瑞士球。使用你的腹部肌肉作为支撑,将双腿向身体一侧放下,在保持双肩不离开地面的同时,使双腿尽可能靠近地面,保持动作尽可能平稳。回到开始姿势,然后向另一侧转动,如图 5-1-6 所示。逐渐增加完成训练的次数,直到可以向每个方向重复转动20 次。

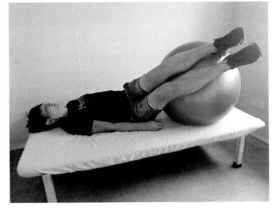

图 5-1-6　瑞士球腰部横向扭转示意图

目标区域:主要强调锻炼腹部肌肉和下背部肌肉。

（2）实心球练习:站立位,双手抱住一个实心球,向左侧伸直,距离身体一臂的长度,稍微向相同的方向扭转你的躯干。然后有控制地使你的双臂向下摆。继续抱住球平稳地摆至身体右侧,接着摆到头顶,使整个过程形成一个连续的 360° 的圆周运动,如图 5-1-7 所示,完成 30 个圆周。在整个练习中保持躯干的平直。

目标区域:主要强调锻炼腹直肌、腹内外斜肌和肋间肌。

（3）坐式俄罗斯扭转:坐位,弯曲双腿,使双足平放在地面上,将双臂向前方伸出,身体向后微微倾斜,使身体核心保持稳定,然后动作平稳、有控制地向一侧旋转上半身,接着回到中间位置,再向另一侧重复这个动作,如图 5-1-8 所示,在整个旋转的过程中注意保持背部平

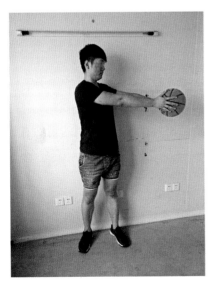

图 5-1-7　实心球练习示意图

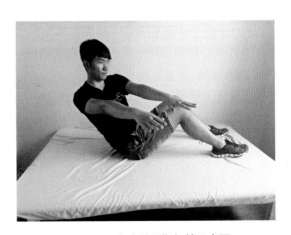

图 5-1-8　坐式俄罗斯扭转示意图

直。分三组做这个练习,每组重复 20 次。

目标区域:主要强调锻炼腹直肌、腹内外斜肌、竖脊肌和腹横肌。

(4) 瑞士球平板支撑和腿部提升:用四肢支撑身体,脚边放一个瑞士球,用双手撑住地面,双臂完全伸直,然后将双脚放到瑞士球顶上,完全伸展双腿,保持腹部肌肉紧致,使身体呈一条直线。接着将右脚抬离瑞士球,保持悬空姿势 30s,然后将右脚放回原来位置,换左脚练习,如图 5-1-9 所示。

目标区域:主要强调锻炼腹直肌和竖脊肌。

(5) 游泳姿势:俯卧,腹部接触地面,使双臂向前、双腿向后伸出,将左臂和右腿同时从地面抬起,头部和肩部也从地面抬起,避免颈部过度紧张,然后将它们全都放回地面,如图 5-1-10 所示。接着换另外的手臂和腿重复这个练习,每边重复 10 次。

目标区域:主要强调锻炼竖脊肌、菱形肌、背阔肌、腘绳肌和臀部肌肉。

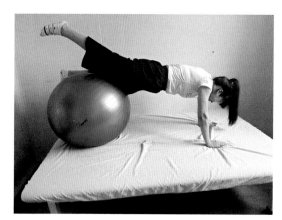

图 5-1-9　瑞士球平板支撑和腿部提升示意图

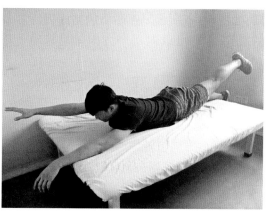

图 5-1-10　游泳姿势示意图

(二)适应证和禁忌证

1. 适应证　核心稳定训练适用于各种神经、肌肉骨骼系统病损以及心肺疾患等导致患者的核心肌力减弱,影响躯体运动控制能力者。

2. 禁忌证　各种原因所致关节不稳、骨折未愈合又未作内固定、骨关节肿瘤、全身情况较差、病情不稳定者、严重的心肺功能不全等。

(三)安全控制管理注意事项

在进行核心稳定训练时应该注意以下情况:

1. 有心脏病、高血压病史等不适合训练的患者,要经过医师的检查,控制病情后在医师的指导下才能开始核心稳定训练。

2. 循序渐进,根据自己的情况,慢慢加大运动量。

3. 不要忽视准备活动,在每次运动前要做好准备运动,避免肌肉、关节受伤。

4. 锻炼不要过劳,运动量过大就会造成过度疲劳,此时就应作调整、休息。不然,过度疲劳就会适得其反,加重身体的负担。

5. 运动后要有一个放松阶段,运动后不能立即停止,要有一个整理、放松阶段。

6. 持之以恒,任何训练如果不能坚持下去,是难以达到如期效果的。

最后请记住,要全身心地投入到练习中,而不是草草完成每个动作,给自己充足的时间

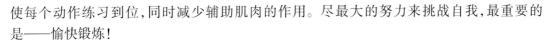

使每个动作练习到位,同时减少辅助肌肉的作用。尽最大的努力来挑战自我,最重要的是——愉快锻炼!

(曹贤畅)

第二节　呼 吸 训 练

近年来,随着康复医学的发展,呼吸训练在心肺疾患中的应用越来越广泛。研究表明对心律失常和射血分数<40%的患者进行呼吸训练,发现呼吸训练虽然仅能轻微地提高患者运动能力,但是却可以显著改善心室肌复极化离散度,从而改善病情。大型临床随机对照试验调查冠状动脉旁路移植术前进行呼吸训练的效果,结果显示术前2周以上的呼吸训练可以显著降低肺部并发症,缩短术后住院时间。此外,研究也表明对慢性阻塞性肺疾病(chronic obstructive pulmonary disease,COPD),COPD患者进行呼吸训练可以提高呼吸肌肌力和呼吸肌耐力以及第一秒用力呼气量(FEV$_1$)、用力肺活量(FVC)等肺功能指标。

呼吸训练的方法主要包括呼吸肌训练、呼吸方式训练,其中呼吸方式目前在临床应用较广泛的包括膈式呼吸、缩唇式呼吸。

一、呼吸肌训练

呼吸肌的训练可增加通气功能,这个观念由来已久。1976年系统性的研究将骨骼肌的训练原则和方法运用在呼吸肌上。近年来在呼吸肌力和耐力客观评估的基础上,从而产生了呼吸肌训练治疗的理念。患有慢性呼吸系统疾病的患者,比如COPD患者,都会经历呼吸肌功能障碍。它将涉及许多问题,包括过度充气、呼吸做功的增加、低氧血症和高碳酸血症。其他的问题还有呼吸肌力量和耐力的减弱,包括糖皮质激素诱导的疾病、慢性炎症和慢性气体交换异常。这些因素都会导致呼吸肌功能不全而发展为呼吸困难,并限制运动力量和耐力。而通过减轻呼吸困难来优化功能是目前呼吸肌训练治疗的一个重要目的。此外,有研究认为全身运动训练不能改善呼吸肌的肌力和耐力。当呼吸功能障碍导致患者呼吸困难时,很明显,专门针对呼吸肌的训练可能会减轻患者的困难。

(一)呼吸肌构成和作用

呼吸肌包括膈肌、肋间外肌、肋间内肌、腹壁肌和颈部肌肉(如斜角肌、胸锁乳突肌等)。其中,主要吸气肌为膈肌和肋间外肌,主要呼气肌为肋间内肌和腹肌;其他为辅助吸气肌,如斜角肌、胸锁乳突肌等,如图5-2-1所示。

平静呼吸时,吸气运动是由主要吸气肌,即膈肌和肋间外机的收缩实现的,是一个主动过程;而呼气运动并不是由呼气肌收缩引起的,是由膈肌和肋间外肌舒张所致,是一个被动过程。用力吸气时,膈肌和肋间外肌加强收缩,辅助吸气肌也参与收缩。用力呼气时,出吸气肌舒张外,还有呼气肌参与收缩,此时的呼气运动也是一个主动过程,见表5-2-1。

1. 吸气肌　吸气是一种包括膈肌和肋间外肌都主动收缩的运动。对于一个健康人而言,用力呼吸时会有辅助呼吸肌的参与。而在疾病状态下,这些辅助呼吸肌甚至在平静吸气中变得尤为重要。这些辅助呼吸肌一般有胸锁乳突肌、斜角肌、前锯肌、胸大肌及胸小肌、斜方肌和竖脊肌。患者对这些辅助呼吸肌的使用程度取决于心肺疾患的严重程度。

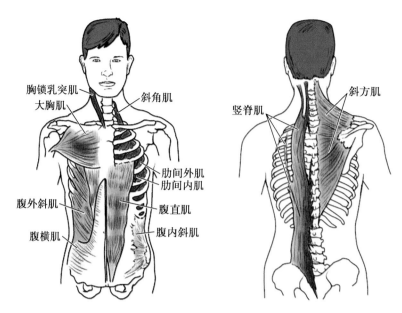

图 5-2-1　呼吸肌

表 5-2-1　呼吸过程中的呼吸肌活动

呼吸状态	吸气时	呼气时
平静呼吸	吸气肌收缩(主动)	吸气肌舒张(被动)
用力呼吸	吸气肌收缩(主动)	吸气肌舒张(被动)+呼气肌收缩(主动)

膈肌位于胸腔和腹腔之间,构成胸腔的底,静止时向上隆起,形似钟罩。平静吸气时,膈肌收缩,隆起的中心下移,从而增大胸腔的上下径。肋间外肌起自上一肋骨的下缘,斜向前下方走行,止于下一肋骨的上缘。由于脊椎的位置是固定的,而胸骨则可上下移动,所以当肋间外肌收缩时,肋骨和胸骨上举,同时肋骨下缘向外侧偏转,从而增大胸腔的前后径和左右径。胸腔的上下经、前后径和左右径都增大,引起胸前扩大,肺的容积随之增大,肺内压降低。当肺内压低于大气压时,外界气体流入肺内,产生吸气。

用力吸气时,膈肌和肋间外肌加强收缩,同时一系列的辅助呼吸肌也参与收缩。其中,竖脊肌收缩以拉伸脊柱,这种拉伸使吸气时肋骨有更大上提空间。许多固定在脊柱、头、颈和肩胛骨背部肌肉(如竖脊肌、斜方肌和菱形肌)开始收缩。这使辅助呼吸肌通过反向运动来辅助吸气。胸锁乳突肌上提胸骨。斜角肌上提前第 1、2 肋。前锯肌、胸大肌和胸小肌辅助两侧肋骨的上提。所有这些辅助呼吸肌都有上提肋骨的趋势,如图 5-2-2、表 5-2-2 所示。

2. 呼气肌　呼气是膈肌和肋间外肌舒张引起的一个被动过程。膈肌和肋间外肌舒张时,肺依其自身的回缩力而回位,并牵引胸廓,使之上下经、前后径和左右径缩小,从而引起胸腔和肺的容积缩小,肺内压升高。当肺内压高于大气压时,气体从肺内流出,产生呼气。

用力呼气时,除吸气肌舒张外,还有呼气肌的收缩。肋间内肌被认为是主要的呼气肌。肋间内肌的走行方向与肋间外肌相反,收缩时使肋骨和胸骨下移,肋骨还向内侧旋转,使胸腔的前后径和左右径进一步缩小,呼气运动增强,呼出更多气体;腹肌收缩可压迫腹腔器官,推动膈肌上移,同时也牵拉下部肋骨向下向内移位,使胸腔容积缩小,加强呼气。如果腹肌收缩力足够强,在呼气时躯体会弯曲。这种弯曲进一步压迫肺,使更多的气体排出。

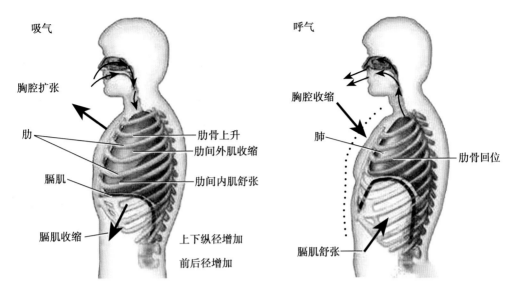

图 5-2-2 呼吸过程

表 5-2-2 呼吸运动时使用的骨骼肌

	吸气肌	呼气肌
安静时	膈肌	胸廓自身的弹性
	肋间外肌	肺自身的弹性收缩力
	肋间内肌前部	肋间内肌
用力呼吸时	斜方肌	肋间内肌的中后部
	斜角肌	腹直肌
	胸锁乳突肌	腹内、外斜肌
	胸大肌	腹横肌
	胸小肌	
	腰方肌	
	肋提肌	
	肩胛提肌	

　　用力呼气可以缓慢而持续（如 COPD 患者）或迅速而急促（如咳嗽）。COPD 患者有呼气困难的症状,这会使空气潴留在肺中。贯穿呼气全程的腹肌收缩可以使这些气体从肺中排出。在咳嗽过程中腹肌也占有重要地位。首先,大量空气吸入,声门闭合;之后腹肌收缩以升高肺内压。当声门打开时,肺内压和大气压之间的巨大压差使空气被大量、强力地排出（咳嗽冲击）。腹肌力量弱的个体（如神经肌肉疾病、截瘫、全瘫或腹部大范围手术等）通常形成无效咳嗽,如图 5-2-2、表 5-2-2 所示。

（二）呼吸肌评估

　　1. 呼吸肌力量评估　临床上,通过测试最大吸气压（PI_{max}）及最大呼气压（PE_{max}）来判断呼吸肌力量。这些压力是通过使用一个带有与患者口径相适的圆形咬嘴的小圆筒来测量的（图 5-2-3）。咬嘴中设计的小漏洞（直径 2mm，长度 15mm）是为了防止脸部肌肉收缩形成高压力。压力测量时规范肺容积至关重要。为了避免胸壁和肺的回缩力导致的吸气肌压力，需要记录功能残气量（FRC）的测量值。然而这个肺容积很难规范化。在临床实践中，采用残气量评估 PI_{max}，肺总容量（TLC）评估测量 PE_{max}。每项评估中均至少进行 5 次测量。2002 年美国胸科协会/欧洲呼吸协会的声明中对呼吸肌评估进行了详细的介绍。

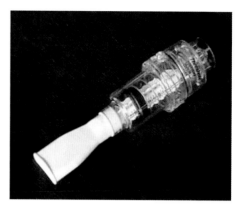

图 5-2-3　阈值负荷训练装置

其他方法，例如嗅探测量，被用来作为一种量化总体呼吸肌功能的工具。嗅探评估结果在患有神经肌肉疾病的儿童中有很高的信度。更具侵入性的方法如电或磁对横膈的刺激可以提供更准确和详细的横膈信息，并且对膈肌麻痹的诊断有很大帮助。然而对大多数临床应用来说，对吸气和呼气口腔压力的评估已经足够，见表 5-2-3。

表 5-2-3　健康成年人最大吸气和最大呼气口腔压的参考值

参考文献	性别	最大吸气压/cmH_2O	最大呼气压/cmH_2O
Black 和 Hyatt（1969）	男	124±22	233±42
	女	87±16	152±27
Rinqvist（1966）	男	130±32	237±46
	女	98±25	165±30
Leech 等（1983）	男	114±36	154±82
	女	71±27	94±33
Rochester 和 Arora（1983）	男	127±28	216±41
	女	91±25	138±39
Wilson 等（1984）	男	106±31	148±17
	女	73±22	93±17
Vincken 等（1987）	男	105±25	140±38
	女	71±23	89±24
Bruschi 等（1992）	男	120±37	140±30
	女	84±30	95±20

注：最大呼气压的差异可能和测量所用的咬嘴不同有关

2. 呼吸肌耐力测试　呼吸肌耐力测试中最常见的是让患者尽可能长时间地采用亚剂量吸气负荷（60%~75% PI_{max}）呼吸。通过该测试评估可以检测训练后的吸气肌耐力变化。此外，呼吸时每 2min 增加一次负荷（约 5cmH_2O），使得阈值负荷也不断增加。可以持续 2min 的最高负荷称为可持续压力，用最大负荷的百分比来表示。健康人通常在 70% PI_{max} 情况下能维持 2min。有研究显示可持续的压力个体差异较大，该差异一般会随着年龄增长而减少。呼吸肌耐力的第三种评估方法是以收缩 10s 和放松 5s 的呼吸节律通过一个密闭管路进行重复的最大吸气和呼吸方式呼吸。通过测量收缩 18 次后最大压力相对下降程度来评估呼吸肌耐力。

（三）训练内容

呼吸肌的训练方案与骨骼肌的训练类似,究竟训练的强度、时间、次数、频率、运动之间的休息间隔、多久的训练才是最佳的训练方案,依然是现存的最大问题。美国运动医学学会（American College of Sports Medicine）的标准化指南建议训练频率是每天 1~2 次,每天总时间是 20~30min,每周训练 3~5 次,持续 6 周。然而,吸气肌功能的改善和适当的细胞改变已经被证明发生在持续 5 周的训练,训练必须保持细胞改变的效果并得以维持。总之,最佳的训练频率是每周 3 次,持续超过 4 周,并继续维持所取得的疗效,坚持每周 1~2 次的训练。此外,训练时需注意患者的呼吸功能,以期得到最好的训练效果。

一般而言,训练肌力的原则是高强度但低次数的运动,耐力训练的原则为低强度但重复次数多,而快速的重复运动则会增加肌力收缩速度,呼吸肌的训练的特点旨在提高吸气肌或呼气肌收缩力、耐力或速度,见表 5-2-4。不过通常训练方案多包括肌力和耐力的训练。

表 5-2-4 呼吸肌力量训练（IMT）和呼吸肌耐力训练（RMET）的方式

	IMT	RMET（自主 CO_2 过度通气）
类型	力量	耐力
持续时间	每次 15min,每天 1~2 次	每次 30min,每天 1 次,6~12 周
频率	每周 5~7 天	每周 5 天
强度	根据个人情况,增加的负荷为 30%~50%PI_{max}	VE = 50%~60% MVV;呼吸频率,50~60 次/min

注:VE(ventilation):通气量;MVV(maximal voluntary ventilation):最大自主通气量

1. 吸气肌训练 由于吸气肌主要涉及低强度重复收缩,所以训练策略着重强调加强吸气肌耐力。目前实行两种类型的训练［即阈值负荷训练（图 5-2-3）和自主过度通气法（NCH）］。在 NCH 过程中,嘱患者呼吸时进行 15~20min 高比例（>60%）的 MVV。过去用于这种类型的训练设备比较复杂,目前研制出一个简单、局部的循环呼吸系统装置。

在有阻力地呼吸时,患者通过一个可调节直径的咬嘴适配器吸气。这种阻力是流速依赖。如果阻力和流速紧密结合、相互调控,就可通过靶向阻力的反馈获得足够的训练强度。最近开发出一种非流速依赖型的阻力,也叫阈值负荷阀,一个在压力达到临界值时才打开的阀门。不同研究的训练强度不同,最大的持续吸气训练可高达 50%~80% PI_{max} 的强度,低强度可致 30% PI_{max}。所有的这些研究在训练中都谨慎设置控制靶向压力或阈值负荷。阈值压力负荷具有吸气流量独立性的优势,但需要在流动之前建立负压;因此,它本质上是惯性,事实上,阈值负荷增加了吸气肌收缩速度,它可以带来额外的益处,因为这可以缩短吸气时间,增加呼气和放松的时间。增加放松时间可以防止处于风险中的患者的肌肉进一步疲劳。此外,缩短吸气时间增加呼气时间,从而降低过度充气,这对于 COPD 患者是一个重要的优势。

2. 呼气肌训练 爆发性的呼气练习和腹肌的低强度收缩与咳嗽、瓦尔萨尔瓦（Valsalva）压力均衡法有关动作相似。因此,呼气肌训练参数可以选择高强度力量训练,也可以选择中等强度耐力训练。例如,在 15%~45% PE_{max} 强度下进行 30min 的呼吸肌耐力训练;在 60% PE_{max} 强度下进行 15 个 Valsalva 动作的呼吸肌力量训练。两个训练计划都可以通过口腔加载呼气阻力来实现,如阈值负荷训练。

（四）训练效果

1. 增加呼吸肌肌力、耐力　研究显示冠状动脉旁路移植术前进行 2 周的呼吸训练可以显著增加呼吸肌肌力和耐力。最近的 meta 分析显示吸气肌训练后肌肉力量、耐力和呼吸困难的情况都得到改善。

2. 改善肺功能指标　meta 分析显示心脏手术前后进行呼吸肌训练可以显著改善 FEV_1、FVC 等肺功能指标。

3. 改善运动能力，减轻呼吸困难，从而提高生活质量　系统综述表明呼吸肌训练可以减少心血管患者呼吸困难的主观感受，并提高生活质量。

理论上，改善呼吸肌的力量和耐力后能够耐受更大的吸气负荷量，从而改善运动耐量。不同训练计划具有不同特点，如训练方式、训练持续时间和训练强度不同，而这些特点恰恰可以影响训练效果。例如很多实验采取的训练强度均低于能取得生理效应的强度。另外，鉴于训练中呼吸模式的变化可以改变运动阻力，而很多研究没有对照呼吸模式，因此测定的耐力并不可靠。将来呼吸肌训练必须保证呼吸频率和训练模式的标准化，达到足够的训练强度以取得训练效果。此外，呼吸肌肌力、耐力，还有患者对呼吸困难主观的感受能力都会影响患者的运动能力，所以呼吸肌训练对增加运动能力或生活质量是否有独特的效果仍值得进一步探究。

（五）不同疾病患者呼吸肌训练

1. 慢性阻塞性肺疾病　COPD 患者常常出现呼吸肌无力。膈肌适应性变化导致了较大的抗疲劳能力和肌肉功能的改善。膈肌通过快速纤维类型转化慢纤维型进行了部分重塑。尽管存在这些适应，COPD 患者吸气肌的力量和耐力仍较差，会引起高碳酸血症、呼吸困难、夜间血氧饱和度下降及步行距离减少。在运动过程中，COPD 患者会比健康人使用更大比例的最大吸气压。这种呼吸模式与运动时呼吸困难密切相关，同时可以导致呼吸肌疲劳和可能限制运动能力。

另一个呼吸肌运动受限的可能作用机制是呼吸肌代谢反射（respiratory muscle metaboreflex）。吸气肌应该通过提高工作能力使之更有效地抗疲劳，并且应该在运动时消耗小部分的总心排血量，反过来在运动过程中，小部分心排血量对工作中的肌肉也应该有用。COPD 患者运动后膈肌疲劳只在少数患者中出现。然而，这可能是与运动的方案不完善和没有客观评估吸气肌无力有关。在慢性心力衰竭患者中发现经过 IMT 后下肢肌肉血流量明显改善，但是在 COPD 患者中还没做过相关研究。在 IMT 后，运动过程中出现过度充气和呼吸困难症状的减少被作为一种将呼吸肌能力与整个机体耐力联系起来的机制，但是有待进一步研究。

强有力的证据表明，在呼吸时加载吸气负荷会增加最大吸气压和吸气肌的耐力。有报道称呼吸肌训练会使仓鼠横膈的 I 型和 II A 型肌纤维显著增粗。最近在有关于 COPD 患者的研究中有报道称 COPD 患者在经过吸气肌训练后肋间外肌 I 型纤维所占比例和 II 型纤维的大小增加了，呼吸困难症状、夜间缺氧时间也减少了，同时运动能力也有所改善。除了运动训练之外，介入 IMT 比单独的运动训练更能改善运动的能力。根据系统回顾与 meta 分析，IMT 可以提高吸气肌力量和耐力，功能性运动能力和生活质量，同时也降低了呼吸困难程度。常规运动训练加入 IMT 之后能够提高吸气肌无力（ $PI_{max} < 60cmH_2O$ ）患者的 PI_{max} 和运动能力。当 COPD 患者持续每周进行 3 次高强度（ $60\% PI_{max}$ ）训练计划时，患者的运动能力和呼吸困难程度表现出长期的改善。在一个随机对照试验中结果显示自主过度通气法能够增强呼吸肌的耐力和运动能力并且改善 COPD 患者的生活质量。吸气肌力量的训练被证

明比呼吸肌耐力训练更有效。

总之,COPD 患者继发的吸气肌无力进行适当可控的吸气肌训练时,可以改善吸气肌功能,使运动能力进一步提高,并且减少呼吸困难、夜间缺氧时间。但是训练的强度至少应该有 30%最大吸气压并保证每天 30min 的训练时间。

2. 哮喘　呼吸肌无力在哮喘患者中并不常见。虽然一些研究表明吸气肌力量会轻微下降,其他研究并未发现吸气肌力量受到影响。哮喘患者的吸气肌耐力已被证明是可以被提高的,但那些激素依赖性的人吸气肌耐力却常常下降。已观察到女性哮喘患者呼吸困难症状比男性高发,导致她们更需要 β_2 受体激动剂。这可能反映了吸气肌力量的性别差异。对哮喘患者进行吸气肌训练研究,随机对照试验结果发现除了吸气肌力量的改善,重度呼吸困难和重度依赖 β_2 受体激动剂的患者的呼吸困难症状程度和 β_2 受体激动剂的使用频率也有减少,尤其是女性。然而有研究却认为支持 IMT 对哮喘患者存在有效作用的证据还不够明确。

3. 囊性纤维化　对囊性纤维化(CF)患者吸气肌力量的研究同样也存在矛盾。一些研究表明,囊性纤维化患者吸气肌力量会下降,但是一些研究表明力量正常,另一些研究认为吸气肌力量是增加的。整个研究的差异可以归因于方法的不一致,如年龄、肺功能障碍程度、营养状况和 PI_{max} 评估的不一致。疾病的严重程度、营养缺乏、全身炎症反应被认为是造成 CF 患者呼吸肌无力的原因。另外,CF 人群正常或异常的 PI_{max} 可以通过渐进性气流阻塞、过度通气和气道阻力共同引起的呼吸肌负荷逐渐增加来解释,而逐渐增加的呼吸肌负荷也会产生训练效果。

假设 CF 患者和 COPD 患者异常的呼吸力学具有相似性,这个理论表示 CF 患者的 IMT 实施可以根据 IMT 干预 COPD 患者而得到的效果来作为基础。CF 患者的 IMT 报道较少。这些患者所使用的 IMT 模式类似于其他慢性阻塞性疾病患者,如 COPD 和哮喘的患者。早期的研究中描述了 NCH 的使用。而在最近的研究中采用阈值负荷训练。然而,专家没有提出一个统一的关于 CF 患者最佳强度训练的方案。尽管低强度训练(40% PI_{max})可提高吸气耐力,但高强度的训练(80% PI_{max})可以进一步增加吸气肌功能、肺功能和运动能力。

最近发表了两个关于吸气肌训练对 CF 患者影响的 meta 分析。两个系统性回顾都指出研究缺乏随机对照试验,以及在吸气肌训练方案中存在很大的差异。因此,证据不足以证明 IMT 是一种可以作为提高儿童、青少年和成人人群中 CF 患者的吸气肌功能的手段。此外,对于这类人群,IMT 对于呼吸困难、运动能力和生活质量的有效影响仍然不清楚。

4. 慢性心力衰竭　虽然心脏功能损害是慢性心力衰竭(CHF)患者功能能力降低的主要相关因素,呼吸肌肉的异常活动在过早的运动终止和自觉的影响中占据一个重要的角色,特别是对于用力时呼吸急促的患者。呼吸肌无力、呼吸肌活动增加,或两者兼而有之都是导致运动性呼吸困难的原因。

CHF 患者呼吸肌力量减少有自主和非自主(twitch transdiaphragmatic pressure)的两种评估方法。继发于心室功能不全的肺功能改变、左心室增大、肺淤血、肺顺应性下降以及气道阻力增加将导致呼吸模式的改变,这种模式下患者休息时呼吸接近残气量,并且能感受到有关于呼气流量极细微的流动的限制性。因此,呼吸肌进行呼吸时呼吸功(WOB)增加,这可能会导致呼吸肌疲劳。对于心力衰竭的人,高 WOB 是一个积极的影响,因为横膈有氧化酶的增加和糖酵解能力降低的慢肌球蛋白重链的异构体,使横膈表现出优势。这些变化类似于健康人的肢体肌肉耐力训练后所观察到的现象。当以耐力时间为函数标准时,这些观察结果与保护完好的吸气肌的耐力一致,并与 CHF 患者吸气肌负荷与容量之比一致。

吸气肌训练对 CHF 患者的影响已经有据可查。关于 IMT 的训练方式、强度和持续时间在相关文献没有一致的观点,这也许可以解释 IMT 对于 CHF 患者的效果的范围。基于文献的基础,通常的强度至少为 30%PI$_{max}$,但 60%PI$_{max}$ 强度同样也被使用。一些研究每周进行 3 次 IMT,另有其他的研究对患者每周进行 6 次或 7 次 IMT。这些研究的每次训练持续时间在 10~30min,并且每个周期持续时间为 6~12 周。对 CHF 患者运用 IMT 可以增加吸气的力量和耐力,通过改善运动持久性或耗氧量来反映极量运动能力的增加,进行 12 分钟步行试验和 6 分钟步行试验评估反映亚极量运动能力的增加,同时呼吸困难和生活质量也得到改善。最近,报道称 IMT 能够改善 CHF 患者摄氧效率和吸气肌无力(PI$_{max}$<70% 预计值)。此外,4 周的 IMT 能提高肢体运动时的血流量。据推测,IMT 降低吸气肌负荷过重,反过来,外周肌肉血管收缩,会导致这些患者运动受限。基于其改善呼吸肌性能和运动能力的效果,可认为 IMT 对 CHF 患者的呼吸肌功能障碍的综合治疗是一种安全有效的额外方法。

二、重建呼吸模式训练

原发性肺疾病患者,如 COPD、哮喘、支气管炎、囊性纤维化患者等与继发性肺功能障碍患者如脊髓损伤(SCI)、帕金森病、重症肌无力或吉兰-巴雷综合征患者等,两者在表现上有很大不同。一般来说,原发性肺疾病患者倾向于过度使用辅助呼吸肌和由于呼吸急促或咳嗽而大大增加了呼吸做功。他们经常主诉"出气困难",这也得到了验证:肺功能测试记录中显示出的呼气流速降低。这会导致动态过度充气,即患者喘气和增加呼吸频率以使更多的空气进入肺部,但没有呼出空气的时间。大量的空气在肺部积聚,会使患者气短的感觉更强烈并感觉到恐慌。对于原发性肺疾病患者而言,目标是放松颈部和胸部的辅助呼吸肌,更多地使用膈式呼吸(腹部和侧肋部呼吸),并结合放松的缩唇式呼吸和延长呼气以减少呼吸做功。这种治疗方案关注能量节省、放松以及将活动与呼吸控制结合起来。

但是对于膈式呼吸的效果,目前文献存在争议。如何执行膈式呼吸的"标准"也不存在。然而,许多有技巧的物理治疗师会考虑将教授 COPD 患者学习如何放松辅助呼吸肌和使用膈肌作为患者康复的一个重要组成部分。据报道,缩唇式呼吸被认为对 COPD 患者最有效,文献没有强烈支持 COPD 患者使用膈式呼吸。研究发现,膈式呼吸训练既有积极的影响又有潜在的不利影响。对于每个患者而言,都需要接受评估以确定膈式呼吸是否对其有益。例如,严重过度充气和继发膈肌低平的患者,膈式呼吸很可能不会带来益处,因为肌肉长度和张力关系异常,不能引起一个适当的膈肌运动。那些有轻度或中度 COPD 并且过度使用辅助呼吸肌的患者,膈式呼吸可能对其很有帮助;膈式呼吸耗氧少,能降低呼吸频率,还可使潮气量增加。

继发性肺功能障碍的患者,如 SCI 患者,有更为严格的注意事项。在这些情况下,辅助呼吸肌结构和功能可能是完好的,但它们并没有被用来促进深呼吸或咳嗽。患者可能有强烈的膈式呼吸,但吸气时会有上胸部塌陷。对这些患者而言,训练目标就是学会使用辅助呼吸肌去平衡上胸部和下胸部的活动。通过增加通气量和改善咳嗽机制促进肺活量的增加,以预防肺不张和肺炎。

原发性肺疾病的患者普遍受益于放松辅助呼吸肌和促进放松的膈式呼吸——通气策略。继发性肺功能障碍的患者通常受益于膈肌和辅助呼吸肌的平衡使用,以增加肺活量和活动的呼吸支持。

1. 膈式呼吸　膈式呼吸是通过增加膈肌活动范围以提高肺的伸缩性来增加通气量的

通气模式。有研究显示,膈肌每增加 1cm,可增加通气量 250~300ml,同时使浅快呼吸逐渐变为深慢呼吸。膈肌较薄,活动时耗氧不多,减少了辅助呼吸肌不必要的使用,因而呼吸效率提高,呼吸困难缓解。膈式呼吸可以减少呼吸频率和每分通气量及辅助呼吸肌的使用,增加潮气量和肺泡通气量,提高 SpO_2。此外,膈式呼吸还可以防止气道痉挛。安静吸气时,膈肌和肋间肌是正常的吸气肌。在评估患者的呼吸模式时,应该注意他们安静呼吸时,是否使用辅助呼吸肌;原发性肺疾病患者需要在指导下放松辅助呼吸肌以减少呼吸做功。

（1）训练方法

1）将患者置于合适体位,一般是侧卧位或仰卧位和半坐卧位,膝盖弯曲使骨盆相对后倾并放松腹部肌肉。

2）治疗师的手放在患者的腹部,与脐相平。告诉患者想感觉他(她)的呼吸。跟随患者的呼吸模式几个周期,直到与患者的呼吸节奏同步。不要干扰患者的呼吸模式;相反,最初时要跟随患者的节奏和模式。

3）在患者正常呼气末,给予一个缓慢的拉伸,然后治疗师的手摆成勺状放在患者的前胸剑突处。然后告诉患者:"现在,呼吸来触碰我的手,"如此,缓慢的勺状牵伸就完成。

4）勺状牵伸完成后,指导患者以同样的方法吸气,"用呼吸来触碰我的手"。在每个呼气末,都要给患者一个勺状牵伸。几个呼吸循环后,口头命令可以被治疗师所能听到的呼吸所替换以促进通气模式。

5）取得了一定的成功后,让患者自己注意自身的呼吸模式。例如询问患者:"吸气的时候你是否能感觉到腹部上升和肋骨向两侧扩张?"患者的手可以放在自己腹部,治疗师的手覆盖于患者手上。加强呼吸模式后,治疗师的手撤出,让患者独立地感觉呼吸模式,呼吸频率固定在 7~8 次/min 最佳。

（2）操作要点:不要让患者进行太多次深呼吸,他们可能会感到头昏眼花,因为可能存在过度通气和呼出太多的二氧化碳。患者更多地用膈肌呼吸也是重要的考虑因素。同时还要注意骨盆和躯干的位置。当患者掌握了处于侧卧位的呼吸模式,要尝试进行仰卧位。然后进阶到坐位、立位、步行,最后上下楼梯。

每变化一个体位,都增加了膈式呼吸的难度。在侧卧位或仰卧位,患者是被完全支撑的。侧卧位尤其适合膈式呼吸教学的初始阶段,因为此时膈肌处于消除重力的位置。而仰卧位时,患者必须对抗重力呼吸。坐位时,患者必须提供躯干支持和对抗重力保持稳定,并放松肩部。站立时,整个身体必须得到支持。当走路或者上下楼梯时,与呼吸的协调,重心的转移以及平衡的维持增加了活动的复杂性。

当呼吸与步行相结合时,注意不要让患者屏气。将规律地控制吸呼比,至少 1:1,最好呼气长一点,到 1:2 或 1:4。在一些瑜伽呼吸技术中,呼气时间更长达到 1:6 或 1:8,有时甚至更长。

一般来说,肺功能障碍患者的首选模式如下。

1）让患者在楼梯底部停下以控制呼吸。

2）让患者先吸一口气,呼气同时上一级台阶。

3）患者停下吸气,然后再呼气,同时再上一级台阶。

4）应该鼓励患者使用扶手,放慢移动速度,并控制呼吸。

（3）注意事项:一般来说,在每个体位和所有的治疗性活动中都应该强调膈式控制呼吸,因为从一个体位到另一个体位或从一项活动到另一项活动时,呼吸模式不会自觉保持不变。如果患者只有处于仰卧位时才使用这种模式,当活动变得更复杂时,这种模式也不能延续到坐位或其他体位中。应教会患者(尤其是 COPD 患者)在处于仰卧位、坐位、直立位或行走、爬楼梯和其他功能活动时都掌握这种模式。

2. 缩唇式呼吸　缩唇式呼吸指在呼气时缩紧嘴唇,如同吹笛时一样,是气体缓慢均匀地从两唇之间缓缓吹出。这种方法可以增加呼气时支气管内的阻力,防止小气道过早塌陷,有利于肺泡内气体的排出。

缩唇式呼吸是一种经常出现在 COPD 患者呼吸困难时的自主本能的呼吸对策。许多患者觉得这种呼吸模式有助于减少他们的呼吸困难。缩唇式呼吸的效果是延长呼气时间,从而减少呼气末肺容积,呼吸周期延长,从而增加耐力、缓解呼吸困难、增加肺泡通气量、增加氧合作用、减少呼吸功。据研究报道,使用缩唇式呼吸,患者的 Borg 量表主观用力程度分级也会降低。缩唇式呼吸已得到许多呼吸障碍患者的认可,因其简单易学、效果显著,可快速地使用,并且容易与他们的活动协调以减少呼吸困难。

(1) 训练方法:鼻吸嘴呼,吸气时间约 2s,呼气时间约 2~3s,吸呼比在 1:1 或者 1:2 左右,整个呼气过程中嘴唇呈吹口哨状以缓慢地呼气。训练中放松颈部和肩部肌肉,动作要领是尽可能使呼气流速降低,呼气时间得到延长,鼻吸气时注意嘴唇紧闭,免用嘴进行深吸气。

(2) 操作要点:指导患者进行缩唇式呼吸时,应当强调让他们放松、缓慢、延长、有控制地呼气。通常当患者开始自发使用缩唇式呼吸时,他们会用力地呼气,这会导致颈部和口唇部的肌肉组织紧张。产生的压力会将这项技术的效果和随后缓解的呼吸困难抵消。放松头部、颈部和嘴唇是必不可少的。如果患者难以放松嘴唇,可以尝试发出"s~s~s"或者"嘶嘶"的声音,也可以延长呼气并提供向后的压力。

三、气道廓清

(一)概述

气道廓清技术(airway clearance therapy,ACT)利用物理或机械方式作用于气流,帮助气管、支气管内的痰液排出,或诱发咳嗽使痰液排出。呼吸训练、体位引流、手法技术或机械装置都可以用于改变气流或诱发咳嗽或起到类似于咳嗽样的效果。方法的选择受患者的年龄、疾病的严重程度、方法的简易舒适程度、费用、民族文化、治疗方案及为清除哪个部位的分泌物的影响。

(二)机制

很多疾病会引起纤毛功能的受损,影响气道分泌物的生成和黏液的流变学(黏弹性),以及影响到咳嗽反射。分泌物聚集和滞留的气道为细菌定植和感染提供了机会,并激发炎症反应的发生,为气道、软组织的损伤提供了条件,如图 5-2-4 所示。因此,尽快将分泌物清除对减少肺炎等相关并发症的发生非常重要。

(三)适应证

ACT 适用于所有存在黏液纤毛功能受损或咳嗽机制损伤的患者,以及排出气道分泌物困难的患者。疾病的早期诊断以及 ACT 的尽早实施,结合抗感染、抗炎药物的使用,可以减少慢性肺疾病的

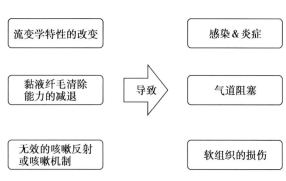

图 5-2-4　黏液纤毛清除功能下降的生理因素

发病率和死亡率。目前,用于增加气道清除能力、改善气体交换、预防肺不张和肺部感染的干预方法很多,应根据患者的具体情况选择最适合的气道清理技术或装置,见表5-2-5。

表5-2-5　鉴于年龄和设备的影响如何选择气道清理技术和装置

技术	年龄	同时进行雾化治疗	其他需考虑的因素
体位引流、拍背和振动疗法	无年龄限制	特定的位置可以	时间和劳力;需要改良的体位引流姿势;需要一个额外的照看者
主动呼吸循环技术	3~4岁患者需要解释概念;5~10岁患者需要指导训练;10岁以上则示范	可以	需要时间学习;依赖于FEV_1的下降程度,在急性加重时可能难以实施;需要集中注意力
自我引流	10~12岁以上患者进行	不可以	需要时间学习;依赖于FEV_1的下降程度,在急性加重时可能难以实施;需要集中注意力
振荡呼气正压	儿童和成人	特定的设备可以	治疗过程中需要监测呼气时的气道压力
高频胸壁压迫	大于3岁患者使用	可以	对于有留置导管或胸管的患者可能难以实施
运动	儿童和成人	不可以	有支气管痉挛的风险;有氧饱和度下降的风险

（四）技术使用临床指引

随着时间的推移或病情的恶化,患者可能出现病程进展,导致肺功能和/或肌肉功能的下降。肌肉或肺功能的下降速率将影响患者的治疗效果和预后。为选择适合的ACT技术和设备,治疗师需要在早期并持续评估患者的肺功能、肌肉力量和认知功能。如图5-2-5所示整合了专家意见、来自系统综述和临床实践指南的证据,构建了指导治疗师使用ACT的临床指引。

（五）常用气道廓清技术

1. 呼吸技术(breathing techniques)

（1）主动循环呼吸技术(active cycle of breathing techniques, ACBT):包括呼吸控制(breathing control,BC,或称放松呼吸,潮气呼吸,做法:患者肩和上胸部放松,以自己的节律和深度放松地呼吸)、胸廓扩张技术(thoracic expiratory exercises,TEE,指深呼吸,强调吸气后保持3~5s,再安静、放松的呼吸,起到松动分泌物作用,也用于预防肺不张),和用力呼气技术[forced expiration technique,FET,1~2个哈气(huffing,Huff)结合几次的呼吸控制,Huff有助于外周气道内分泌物的松动和清除,当分泌物进入大气道再通过哈气或咳嗽将痰液排出]的交替循环。根据患者的情况灵活选择ACBT的组合。Huff清除气道分泌物的机制包括等压点原理和黏液黏弹性的剪切力依赖性特性,如图5-2-6所示。

（2）自主引流(autogenic drainage,AD):在不同肺容积位进行呼吸,以利于分泌物的排出,目的是增大呼气流速。在低肺容积位松动更外周的分泌物,潮气容积位聚集分泌物于中心气道,高肺容积位使呼出气流达到最大,并帮助分泌物从中心气道排出,或者通过咳嗽动作排出。

（3）舌咽呼吸(glossopharyngeal breathing,GPB):由唇、舌、软腭、咽和喉构成的一连贯动作,喉扮演一个阀门的角色,将空气保持在胸腔内,口打开以准备下一次空气的吞入。

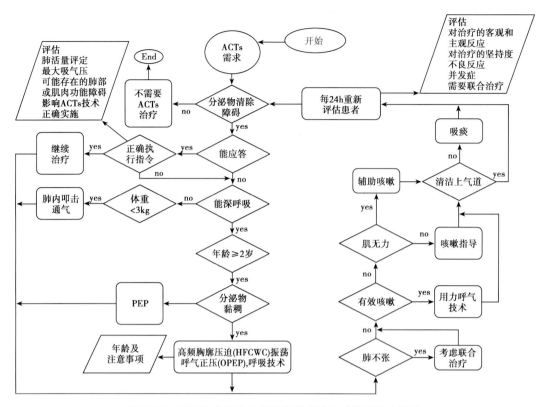

图 5-2-5　呼吸治疗师为主导的气道廓清技术使用临床指引

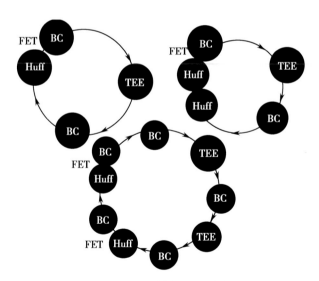

图 5-2-6　主动循环呼吸技术

GPB 适用于吸气肌无力或瘫痪引起肺活量下降,或不能进行有效咳嗽的患者。

2. 手动技术(manual techniques)

(1) 胸腔松动:胸腔松动是躯干或肢体结合深呼吸所完成的主动运动。其作用是维持或改善胸壁、躯体及肩关节的活动度,增强吸气深度或呼气控制,还可将胸腔松动练习配合音乐编成体操达到增强体力、提高肺功能的目的。一种松动练习可重复 5~10 次,一日多次进行。

1）松动一侧的胸腔：①患者坐位，在吸气时朝胸腔紧绷的相反侧弯曲以牵拉绷紧的组织，并且扩张该侧的胸腔。②患者朝紧绷侧侧屈并呼气时，将握拳的手推紧绷侧胸壁。③接着患者上举胸腔紧绷侧的上肢过肩，并朝另一侧弯曲。这使紧绷侧组织做额外的牵张，如图 5-2-7 所示。

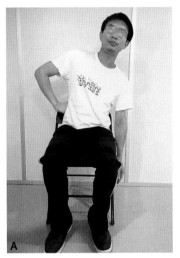
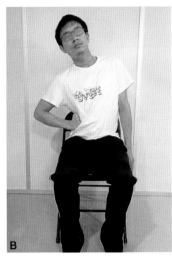

图 5-2-7 松动一侧的胸腔

2）松动上胸部及牵张胸肌：①患者坐位，两手在头后方交叉握，深吸气时做手臂水平外展的动作；②患者呼气时将手、肘靠在一起，并且身体往前弯，如图 5-2-8 所示。

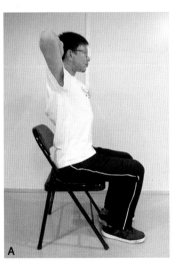
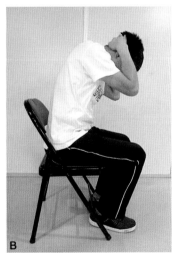

图 5-2-8 松动上胸部及牵张胸肌

3）松动上胸部及肩关节：①患者坐位，吸气时两上肢伸直，掌心朝前举高过头。②然后，呼气时身体前弯，手着地，如图 5-2-9 所示。

（2）体位引流（pstural drainage，PD）：利用重力作用帮助分泌物从外周气道移动到大气道（有利于分泌物排出的气道）。3～15min 可以忍受的范围，饭后 1.5～2h 进行，预先有低氧血症的患者记录指脉氧。20 世纪 60 年代，体位引流结合拍背是胸科物理治疗中的金标准治疗方法，如图 5-2-10 所示。

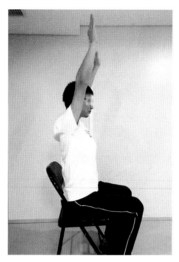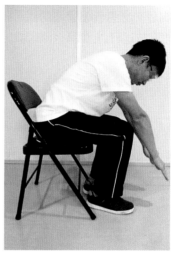

图 5-2-9 松动上胸部及肩关节

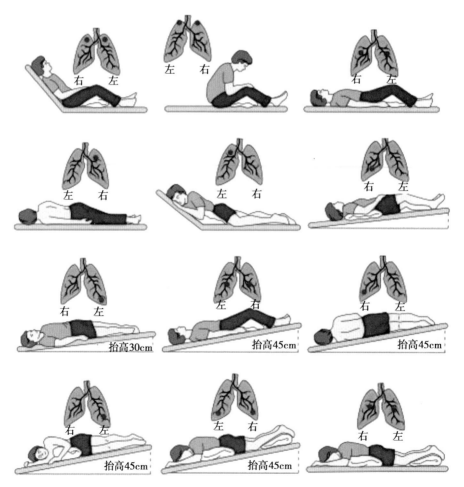

图 5-2-10 体位引流

（3）拍背、叩击和振动（clapping，percussion，vibration）：拍背和叩击是用杯状手给胸壁一个外在作用力，使分泌物从支气管壁松动。振动是指双手重叠放置于外胸壁，靠肩部和手臂肌肉用力，在呼气的同时进行振动，帮助分泌物排出。此方法在神经肌肉受损、瘫痪、认知障碍的患者中也适用。短时间的拍背（如低于 30s）结合胸廓扩张技术可以减少拍背中血氧饱和度下降的发生，如图 5-2-11、图 5-2-12 所示。

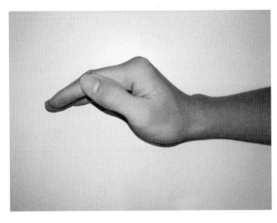

图 5-2-11 杯状手

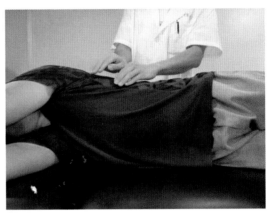

图 5-2-12 叩击

3. 机械装置（mechanical devices）

（1）呼气正压（positive expiratory pressure，PEP）：PEP 装置由一个面罩（或咬口）和一个连接呼气阻力器的单向活瓣组成。一个压力计用于测量压力。潮气呼吸，轻微的主动呼气通过一个阻力器在呼气中段产生 $10 \sim 20 cmH_2O$ 的压力以维持气道开放，肺容积的增加使得气体绕到引起小气道阻塞的分泌物之后，以协助这些分泌物的移出。可用于认知功能受损（只需要很少的注意力集中）和气管软化症（呼气过程中维持气道的开放）的患者，如图 5-2-13 所示。

（2）振荡呼气正压（oscillatory positive expiratory pressure，OPEP）：OPEP 治疗装置是用一种机械的方式打断气流，以及一个呼气阻力器在潮气呼吸的呼气段产生一个振荡气流。振荡气流可以降低黏液的黏弹性，更有利于黏液的排出，如图 5-2-14 所示。

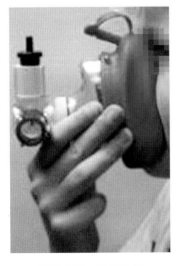

图 5-2-13 呼气正压

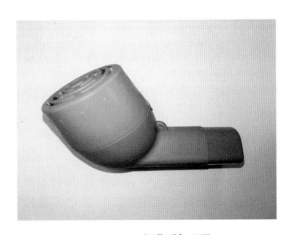

图 5-2-14 振荡呼气正压

（3）高频胸壁压迫（high frequency chest wall compression，HFCWC）：一个可充气的背心用于给外胸壁提供高频和小容量的呼气脉冲。短而快速的呼气脉冲（频率为2~25Hz）会产生一个经呼吸道的负压，以松动、聚集和利于气道分泌物的排出，如图5-2-15所示。

（4）肺内叩击通气（intrapulmonary percussive ventilation，IPV）：吸气时，注入短而快速的脉冲气流，进入开放的气道以产生一个经呼吸道的正压，依赖于胸壁的弹性回缩力引起被动呼气。这种方法有利于增加纤毛的清理能力。

（5）机械辅助咳嗽（mechanical cough assist，MCA）：吸气时提供正压使潮气量有轻微的增加，接着给予负压以排出气道分泌物。经典的做法是：5个正压（吸气）、负压（呼气）呼吸循环接着一段时间的正常呼吸或20~30s的通气，以避免过度通气。这个过程一直重复，直到没有其余痰液排出时停止，如图5-2-16所示。

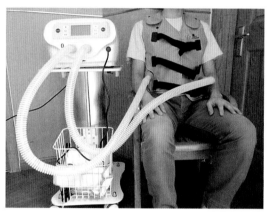

图 5-2-15　高频胸壁压迫

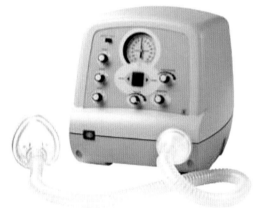

图 5-2-16　肺内叩击通气

ACT在近几十年内都被认为是预防和治疗肺部疾病及呼吸神经功能障碍的最基础治疗方法之一，但是临床上治疗师常用到的治疗方法多属于传统的胸科物理治疗方法，如拍背、体位引流，对于现代化的方法如主动循环呼吸技术、自发引流、PEP、OPEP等却应用得很少，首要原因可能是相关知识普及不足，所以借此向同行们打开胸科康复治疗的大门，尽量使未来的胸科康复方法多样化、治疗效果最大化。

四、适应证

呼吸训练适用于呼吸肌衰弱的患者，尤其是呼吸困难严重尚不能做运动训练或者正要脱离呼吸器使用的患者。如下：

1. 静息或运动时出现呼吸困难的肺部疾病患者，如COPD、心力衰竭、哮喘和囊性纤维化患者。

2. 因脱离呼吸肌困难而呼吸肌衰弱患者。

3. 呼吸肌衰弱（<预计值的70%）的心力衰竭患者。

4. 患有神经肌肉系统疾病的患者，如脊髓损伤、多发性硬化和肌肉萎缩患者；具有明确诊断并被推荐进行康复训练的患者，如患者虽控制良好，都仍伴有持续性呼吸困难，同时最大吸气压下降。

五、禁忌证

1. 诊断患有精神类疾病或严重认知缺陷患者。

2. 临床病情不稳定,训练时可导致病情恶化患者。

3. 进展性神经病学及神经肌肉障碍患者。

4. 胸部畸形影响日常活动患者。

5. 过去 6 个月进行过肺切除或肺叶切除的患者。

6. 既往有自发性气胸病史或者由于创伤性外伤尚未完全愈合造成气胸的患者。

7. 尚未完全愈合的耳膜破裂或耳膜的其他任何病况患者。

8. 不稳定型和呼吸困难异常低感知能力的哮喘患者。

9. 存在以下风险的心力衰竭患者:左室舒张末期容量和压力显著增加;反常矛盾式呼吸;膈肌、腹式、胸式、辅助呼吸及严重不适。

10. 上呼吸道感染后有其他呼吸道感染疾病者。

(郭琪　朱利月)

第三节　水中运动疗法

凡是利用水的物理性质,以各种方式作用于人体,用以达到预防和治疗和康复目的方法,称为水中运动疗法,简称水疗法(hydrotherapy)。根据水疗法的开展形式,可分为三类,即水中运动疗法、浸浴疗法和冲浴疗法。其中,对于心肺疾患患者来说,最有临床应用价值的是水中运动疗法。

水中运动疗法是一种疗效确切的康复疗法,对心肺疾患、骨科病患、脊髓损伤、脑外伤、脑血管意外及烧伤患者的功能恢复都有独到的疗效,尤其是对心肺功能恢复的帮助特别明显。以下内容介绍水中运动疗法在心肺疾患中的常见应用技术。

一、水中呼吸体操

(一)原理

通过在水中进行的呼吸运动配合肢体运动达到增强肺活量,提高心肺功能的效果。

(二)适应证

慢性阻塞性肺疾病、心功能不全、心力衰竭等常见的心肺疾患。

(三)禁忌证

临床症状不稳定的心肺疾患。

(四)训练方法

水中呼吸体操共 12 个动作,每个动作重复 3~5 次,用力时吸气,放松时呼气,具体应用可根据患者的功能障碍需求进行编制。

1. 腹式呼吸模式训练　患者仰卧位,一只手的手指放在肚脐下 3cm 左右的位置,每次吸气时要感觉到手指被肚子顶开,呼气时手指感觉到肚子塌陷(图 5-3-1)。

2. 腹式呼吸抗阻训练　患者仰卧位,双手交叉放在肚子上,每次吸气肚子往上顶的时

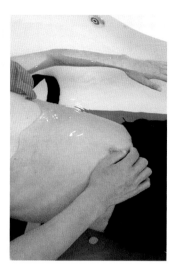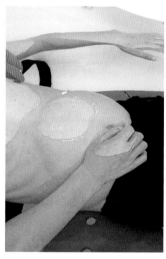

图 5-3-1　腹式呼吸模式训练

候,双手给一个向下的阻力,呼气后肚子塌陷时也给一个向下的压力,有助于排出更多气体(图 5-3-2)。

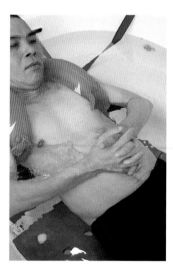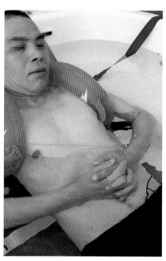

图 5-3-2　腹式呼吸抗阻训练

3. 肩关节水平外展内收呼吸训练　患者跪位,初始体位肩关节前屈 90°,肘关节伸直,双手分别握一个水中哑铃,做肩关节水平内收、外展活动。水平外展时吸气,内收时呼气(图 5-3-3)。

4. 肩关节前屈后伸呼吸训练　患者跪位,初始体位肩关节前屈度数 90°,肘关节伸直,双手分别握一个水中哑铃,一手做肩关节前屈,另一只手做肩关节后伸动作,做完后返回初始体位,然后交换手的运动方向。做前屈的过程中吸气,恢复初始体位时呼气(图 5-3-4)。

5. 肩关节外展、内收呼吸训练　患者仰卧位,初始体位肩关节中立位,肘关节伸直,双手分别握一个水中哑铃,做肩关节外展、内收活动。外展时吸气,内收时呼气(图 5-3-5)。

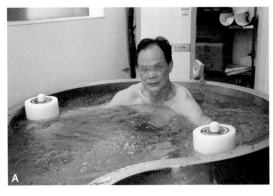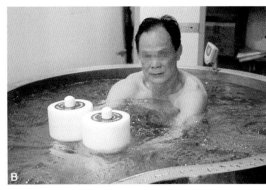

图 5-3-3 肩关节水平外展内收呼吸训练

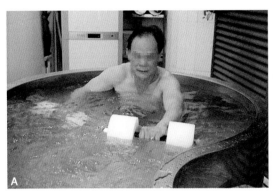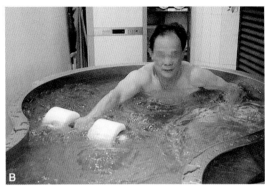

图 5-3-4 肩关节前屈后伸呼吸训练

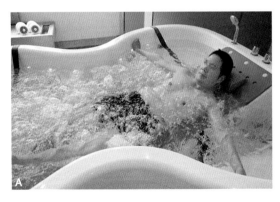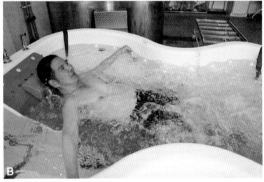

图 5-3-5 肩关节外展、内收呼吸训练

6. 身体侧屈呼吸训练 患者仰卧位,初始体位:双小腿远端固定于浮筒上,身体平直,小腹收紧,双腿并起向左右两侧摆动,摆至末端时吸气,回到中间位时呼气(图 5-3-6)。

7. 挺肚、收肚子呼吸训练 患者仰卧位,双膝伸直,双跟部下压同时抬起骨盆,腹部上挺,维持 2s 后放松,降下骨盆。腹部上挺时吸气,放松降骨盆时呼气(图 5-3-7)。

8. 身体旋转呼吸训练 患者仰卧位,向左侧旋转时右肩前屈 90°,肘关节保持伸直,右上臂做水平内收活动,同时躯干向左侧旋转,右手触及左侧池壁上方后复位。躯干向左旋转时吸气,复位过程中呼气。向右旋转亦同(图 5-3-8)。

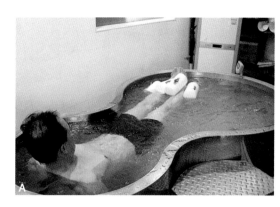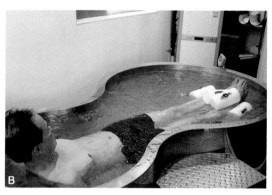

图 5-3-6　身体侧屈呼吸训练

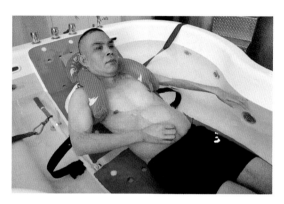

图 5-3-7　挺肚、收肚子呼吸训练

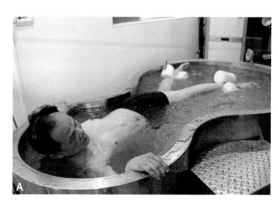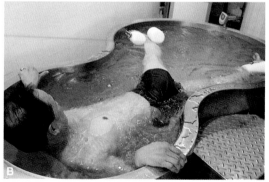

图 5-3-8　身体旋转呼吸训练

9. 水下缩唇呼吸训练　患者仰卧位,患者用鼻子吸气,然后把嘴巴闭紧,在水下缓慢地将气体呼出来(图 5-3-9)。

10. 耸肩抗阻呼吸训练　患者仰卧位,尽力做耸肩动作,耸肩时吸气,放松时呼气,同时治疗师从后方在患者双肩部给予足向的适当阻力(图 5-3-10)。

11. 双肩对角线伸展呼吸训练　患者仰卧位,双肩(双肘伸直)由前屈内收位逐渐向外上方抬起,同时双前臂旋后,治疗师在此过程中双手固定在患者双前臂远端,给予适当的阻力(图 5-3-11)。

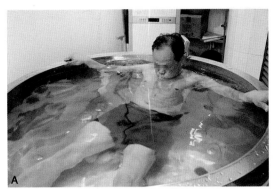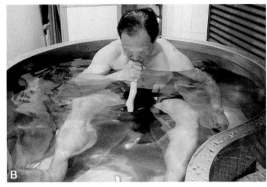

图 5-3-9　水下缩唇呼吸训练

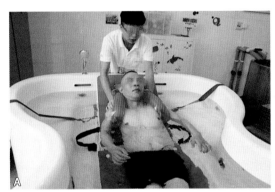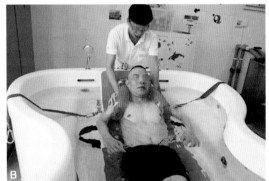

图 5-3-10　耸肩抗阻呼吸训练

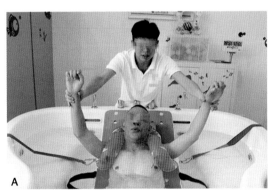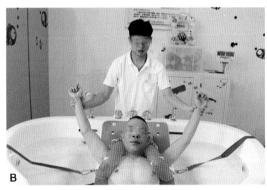

图 5-3-11　双肩对角线伸展呼吸训练

12. 胸廓扩展抗阻呼吸训练　患者仰卧位,治疗师双手置于患者下胸廓两侧,嘱患者充分吸气,治疗师给予患者适当的阻力,以不影响患者吸气为度(图 5-3-12)。

（五）操作要点

在患者心肺功能相对稳定状态下进行训练,训练过程中如出现咳嗽、咳痰等不适症状,应及时暂停训练,终止训练或待患者缓解后继续训练。对于存在血压、血氧及血糖不稳定的患者,应于治疗前后监测相关数据指标,明确治疗对患者血压、血氧及血糖水平的影响。

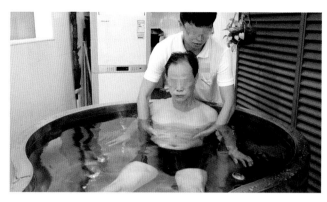

图 5-3-12   胸廓扩展抗阻呼吸训练

（六）注意事项

训练时注意观察患者的反应,不应出现呼吸急促、面色潮红等训练过量的表现。及时询问患者的感受,调整训练强度可以避免出现水疗不良反应。

二、水中太极

水中太极(Ai Chi)又称为日式水中太极,由 Jun Konno 于 1993 年倡导使用。水中太极包括 11 组动作或套路。水中太极的特点是一连串连绵不断、舒展圆缓的动作,包括上肢、上肢及躯干、上下肢及躯干等运动模式。通过减少地面支撑面来增加训练难度,肢体运动与呼吸相配合,达到提高站立平衡和心肺耐力的训练效果。

（一）原理

利用舒缓的运动以及呼吸的控制,提升运动技巧,增强心肺耐力。

（二）适应证

心肺疾患恢复期患者。

（三）禁忌证

临床症状不稳定的心肺疾患。

（四）训练方法

以下训练方法由易至难,可根据患者功能选择合适的训练项目。

1. 凝神,漂浮,抬升,合拢和折叠   站立位,躯干对称,双脚分开,视线凝聚于一点。重心不动,双上肢对称地移动(图 5-3-13)。

2. 抚慰   站立位,躯干对称,双脚分开,视线凝聚于一点。重心不动,双上肢不对称地移动(图 5-3-14)。

3. 聚拢   双脚一前一后站立,躯干尽可能对称,视线凝聚于一点。上肢重复进行不对称移动,其间重心保持不变(图 5-3-15)。

4. 释放   双脚一前一后站立,向左右两侧旋转躯干,眼随手动,重心随之而变。双上肢不对称移动(图 5-3-16)。

5. 移位   双脚分开,对称站立,在胸廓和骨盆之间旋转,其间重心在冠状面内持续移动。双上肢不对称移动,眼随手动(图 5-3-17)。

6. 接纳   双脚一前一后站立,躯干对称活动,重心在矢状面持续移动。视线凝聚于一点(图 5-3-18)。

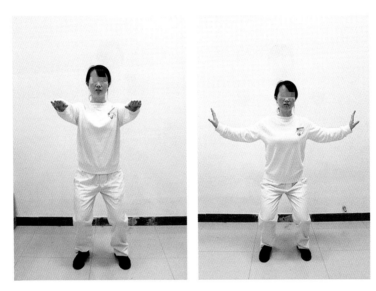

图 5-3-13　凝神,漂浮,抬升,合拢和折叠

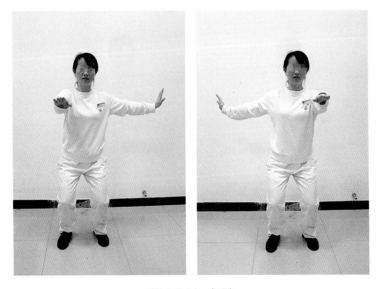

图 5-3-14　抚慰

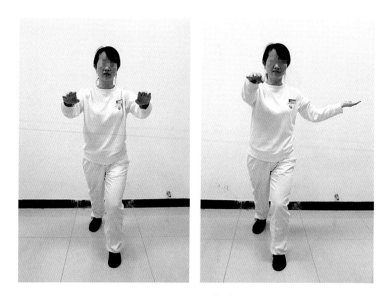

图 5-3-15　聚拢

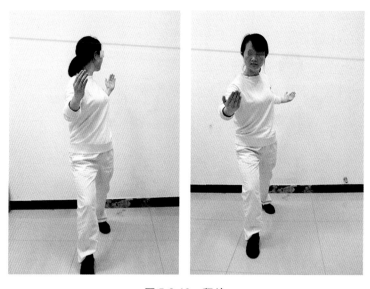

图 5-3-16　释放

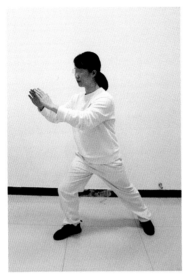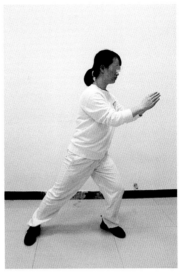

图 5-3-17　移位

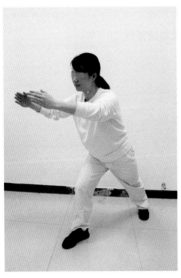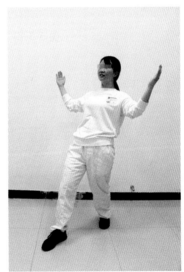

图 5-3-18　接纳

7. 优美地接纳和画圆　单腿站立,上肢对称移动,在一个呼吸周期中前腿或后腿抬高。视线凝聚于一点(图 5-3-19、图 5-3-20)。

8. 平衡　在 3 次呼吸周期中,单腿站立,上肢对称移动,视线不固定(图 5-3-21)。

9. 半圆,环绕,包围和培育　对称站立,上肢做与太极一样的对称动作,中心持续转移,眼随手动(图 5-3-22)。

10. 流动和反射　侧向行走时上肢对称运动,进行交叉步并围绕中心旋转。视线可以固定于一点(图 5-3-23)。

11. 悬浮　转动身体和漂浮时进行对称的上肢动作,视线不固定于一点(见图 5-3-24)。

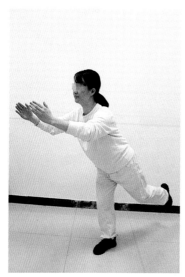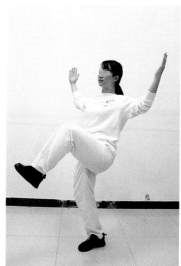

图 5-3-19   优美地接纳

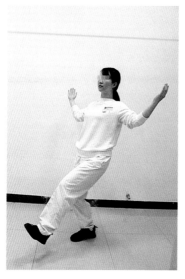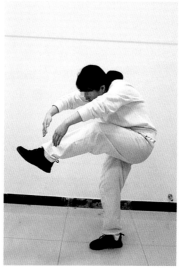

图 5-3-20   画圆

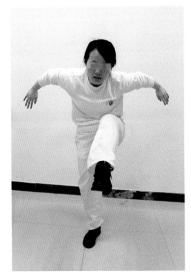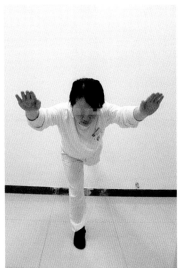

图 5-3-21 平衡

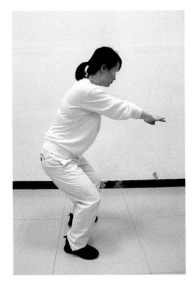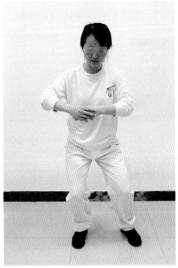

图 5-3-22 半圆,环绕,包围和培育

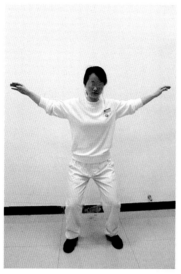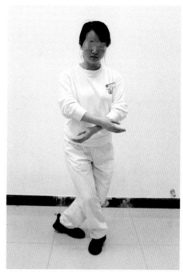

图 5-3-23　流动和反射

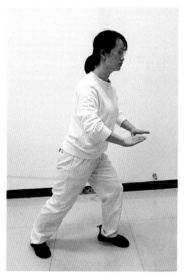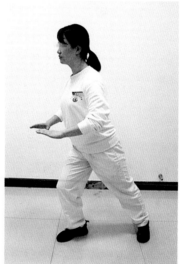

图 5-3-24　悬浮

（五）操作要点

水中太极训练技术主要从以下 6 方面进行进阶：

1. 从对称的躯干位置到旋转的躯干动作。

2. 重心从静态到动态。

3. 手部动作从小到大。

4. 支撑面从大到小。

5. 从借助视觉控制到去除视觉/前庭控制。

6. 上肢动作从对称到不对称。

（六）注意事项

该训练方法动作舒缓，于水中进行也不易出现跌倒等意外，因而无特殊注意事项。

三、拉格斯泳圈训练法

拉格斯泳圈训练法(Bad Ragaz ring method,BRRM)亦称救生圈训练法,它是从瑞士 Bad Ragaz 地区兴起,后在许多国家流行。这种方法原理,就是将浮力作为支撑力量,不是当作阻力。患者进行运动训练时,不需抓扶手,或者依靠水中固定物体,而是靠救生圈的支撑进行运动。人体靠救生圈支撑浮于水中,可以说是处在一种动态平衡状态。但对于肢体残缺或肌肉痉挛的患者来说,身体有可能失去这种平衡,或在水中处于一种很不稳定的状态。治疗师必须强烈地意识到这一点,而竭力减少患者在水中训练的恐惧和焦虑感。具体做法是治疗师站在水中,给患者提供一个固定位置,与患者进行一对一训练。运动的阻力,是由患者的身体,在水中活动引起湍流,而产生的反向作用力。身体在水中运动速度越快,则遇阻力就越大。这种反向运动的阻力,可由治疗师根据运动量来进行调节,也可由患者进行自我调节。

患者在运动中,如果某些肌肉力量较弱,可利用强肌刺激弱肌,也可进行等长收缩。特别是对起作用的某些肌群固定姿势,运用重复收缩、慢速翻转、快速伸展、节律性固定等技巧进行训练。

治疗师用手帮助患者固定体位,手应放何处呢? 或放于肢体,或放于躯干,手的位置会直接影响患者的运动。一般来说,让患者取仰卧位,治疗师的手支撑在患者下腰部,或骨盆区的救生圈上。必要时,再用小救生圈将患者颈部浮起。股骨中部、膝和足,均可作为固定点。躯干训练采取仰卧位。肩关节外展和内收采取俯卧位。这些技巧的运用,因人而异,灵活性也很大,治疗师要根据具体情况,灵活变通,运用不同方法去加强某些肌群和关节活动范围的训练。

(一)原理

利用拉格斯泳圈训练法(BRRM)的原理,尽量减少患者在水中训练的恐惧感,可通过两种方式恢复患者的水中平衡:一种是通过浮力提供支撑,从而提高稳定性;另一种是将治疗师的手看作固定支撑点。

(二)适应证

BRRM 是主动的一对一水中运动治疗,是一个强化和动态抗阻的运动模式,BRRM 不能用于水中集体力量训练,但其对患者提高肌力、协调性、稳定性及功能性都具有很好的效果。这个技术的适应证包括骨关节炎、类风湿关节炎、强直性脊柱炎、脑血管病、不完全性脊髓损伤、肌营养不良、创伤、关节置换等,其中躯干模式训练对于心肺功能有直接的促进作用,因而也适用于慢性阻塞性肺疾病等心肺疾病患者。

(三)禁忌证

临床症状不稳定的心肺疾病。

(四)训练方法

分为上肢、下肢和躯干三大类模式,每类模式有单侧与双侧、对称与不对称之分。本节仅介绍躯干模式(图5-3-25)。

患者取仰卧位,由颈圈和躯干圈支托。治疗师在患者双足端,背靠池壁站立,尽可能使自己的身体保持稳定。然后治疗师双手握住患者的足背部,令患者将双足放至水中,双手握住患侧足背部,令患者将双膝转向左方,头部伸展,达到最大伸展后再重复屈曲。稍停顿后,再改变旋转方向,即患者躯干屈曲时,膝部转向左方,伸展时则转向右方。

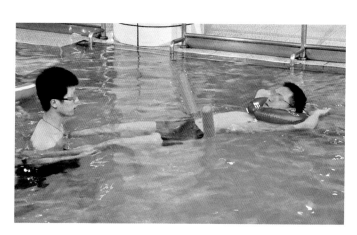

图 5-3-25   拉格斯泳圈训练法躯干模式

牵引和挤压可在活动时同时作用在躯干和四肢。身体因为流体动力的作用导致侧屈，这种侧屈是完全被动的。患者被要求在水面上主动拉他/她的脚到对侧。当对肩带进行牵引和挤压时，为了安全稳定，必须让肩关节有一个预备肌肉收缩。这可以通过在两个肩关节的双边挤压被诱发。进一步诱发肌肉收缩可通过使用牵引和挤压患者伸展的手臂来实现。

当对下肢应用牵引和挤压时，治疗师应站在患者外展的双脚之间。力量可以被应用在骨盆、大腿或小腿。同时在一侧做牵引，在对侧做挤压会形成一个躯干的被动侧弯。患者被要求主动将手臂或肘部带动到相反的一侧。例如同时在右侧做牵引，在左侧做挤压会造成一个向左侧的侧弯。通过增加臂杠杆进一步练习。最困难的活动是使手臂尽量抬高以对下肢施加力量。

另一个可能性是通过两个同侧肢体对躯干产生作用。当患者的腿从拉伸到伸展-外展-内旋运动，躯干在伸展和侧弯状态被激活。一个手臂的同侧的伸展-外展-内旋也有助于躯干的伸展和侧弯。

（五）操作要点

本技术均采用一对一治疗模式，疗效的取得有赖于治疗师技术应用的熟练程度和患者的配合程度。因而，治疗前应对患者做好宣教工作，令患者明白治疗的意义和方法，取得患者的充分配合。

（六）注意事项

治疗过程中，任何情况下都不要在憋气状态下进行训练，否则容易刺激心血管系统，导致血压异常增高而出现诱发心血管疾病的风险。

四、水中指压法

（一）原理

水中指压法（Watsu 疗法）是在 20 世纪 80 年代初期，由 Harold Dull 开发的被动水中手法治疗技术，其特点是利用温水环境和治疗师有针对性的指压按摩放松患者的身体，从而达到缓解疼痛等躯体及心理症状的作用。部分心肺疾患患者长期存在呼吸不畅或者胸腹部的顽固性疼痛，引起焦虑等心理症状，此种情况可通过水中指压法得以缓解。

（二）适应证

水中指压法同时影响骨骼肌、神经系统和心血管系统，使得患者能以更小的疼痛代价，在更大的范围内进行运动。它使用范围广泛,除了传统水中运动疗法禁忌证以外,适用于几乎所有患者。

对于正在经受重度疼痛的患者,水中指压法是开始治疗时的极好选择。应用水中指压法有助于缓解疼痛、增加软组织活动性和关节活动度,进而使患者能够参加更为全面的治疗性运动和功能活动。

许多患者和医师都反映水中指压法具有缓解过往创伤和日常生活压力的心理益处。患者有时甚至会在治疗期间开心地大笑或感动得流泪。在温水中进行的优雅动作,具有镇静作用的触觉、听觉和前庭觉输入;加上逐渐接触中培育的对医者的无条件认同和接纳,所有这一切,创造出一种前所未有的治疗体验。

（三）禁忌证

临床症状不稳定的心肺疾患。

（四）训练方法

1. 水中指压法在急性期康复治疗程序中的应用 在急性期,康复治疗程序的重点是要尽早重建功能和能力。如果患者因为疼痛、负重受限、虚弱或其他原因不能很好地参与陆上康复程序,那么就应该选择水中康复治疗,而且必须有针对性地选择治疗技术。在治疗的开始阶段,水中指压法通常是解决以下障碍的最好方式:疼痛、肌肉痉挛,肌张力高和关节活动度下降。此时,水中指压法的治疗时间相对较短,通常 10~30min,具体根据患者的需要和反应而定。水疗课程的剩余部分应该侧重提高与日常生活、运动和工作相关的动作活动。

2. 水中指压法在后期康复治疗程序中的应用 度过急性期后,许多患者仍能受益于水中指压法,在后期康复阶段,水中指压法的时间会更长,包含的内容也会更多,这有助于缓解症状,维持现有功能或者让患者能够继续进步,直至能够独立生活,甚至继续工作(图5-3-26)。

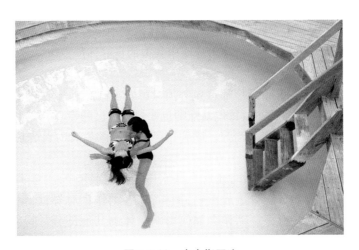

图 5-3-26 水中指压法

（五）操作要点

1. 水中指压法的基础是无条件地接纳(患者),换句话说,就是要注重个体的特殊需求,完全地接受患者"本来的自我"。运用到课程中就表现为认真、安静地倾听并同情有关患者的一切。水中指压法像一种舞蹈,操作者有时要引导患者的动作,更多的情况下则要听从患者的需求,同时要对诸如肌张力和呼吸等细微的生理变化保持敏感。这样在治疗结束后患者所说的第一句话通常会是"谢谢您的倾听"。

2. 水中指压法的动作库由很多动作构成。在实践中,因存在个体差异,所以在动作的选择和编排上就有无数可能。用在每位患者身上的动作都会发生细微的改变,治疗师在不断满足患者需求的过程中会自然而然地创造出全新的动作。每一个动作的共同点是都有一部分身体在水中移动,湍流对身体的其他部分产生拖拽效应,从而使这部分肢体在水环境中被自由地牵张和移动。绝大多数动作是缓慢而有节律的,其间也可能会有一些粗大有力的动作或点缀一些静态成分。也可在课程中加入许多类型的软组织松动技术,这些变化使每节水中指压法均可以不同的方式进行。

3. 在水中指压法开始前,治疗师先要向患者介绍这项技术,告知患者一旦某个动作引起不适或晕动症状时要立即向治疗师示意。治疗师需要努力让患者的颈椎处于舒适的位置,并鼓励患者在需要时自行将头、颈部调整至舒适位置。上运动神经元损伤的患者通常因为软组织受限而导致的关节活动度变小,伴发肌张力升高,阻碍功能恢复。早期应用水中指压法,可提高软组织移动性并降低张力,这样患者就能更好地进行功能活动。如果患者的耐力很差或张力特别高,可以交替进行短时间的水中指压法和短时间的功能活动。

4. 水中指压法会强烈改变患者的感觉输入,治疗时患者的双眼通常是闭合的,双耳大多数时间是浸泡在水中的,与这些静息感觉结合的是水中运动导致的和缓的触觉刺激和微弱的前庭觉刺激。特别需要指出的是,在水中进行的有节律的、重复的旋转动作会温和地刺激前庭系统,从而帮助缓解张力。

5. 水温至关重要,不感温水疗适用于大多数患者,这样既不会让人感觉太冷也不会感觉太热。一般而言,理想水温是 34.4~35℃,在实践中,治疗水温可能需要根据患者的具体情况或外环境情况做出调整。例如,较低的水温可能更适合多发性硬化的患者。再如,如果治疗池周围的空气非常干燥或者气温很低,就需要将水温适当提高。水中指压法使用的治疗池水温通常在 33.3~35℃,事实上,患者也能顺利地适应更冷和更热的温度。在冷水池中进行水中指压法时患者张力的降低效果通常不如在热水中进行训练时那么明显。患者离开训练池或转移时要注意保暖,以维持在水疗课中获得的良好体验。

（六）注意事项

开展所有水中治疗技术前,治疗师首先必须考虑安全问题和患者在水中治疗时的固有风险,安全永远是第一要务。同时,每位治疗师也要根据自己的专业背景和知识基础做出判断,在自己能力范围内对患者实施治疗。碰到自己不熟悉的患者时首先应该寻求进一步的医学建议。

除了水疗的一般注意事项之外,还有一些水中指压法特有的注意事项。最根本的是要牢记水中指压法动作会对全身造成影响,例如,一些动作针对脊柱,但同时四肢也会随着运动。治疗师必须意识到每一动作会如何影响身体的其他部分。特别是对因为受伤、疾病或手术导致关节活动范围受限的患者,治疗师出于安全考虑必须持续观察和分析每一动作。

水中指压法动作会增加对前庭的刺激。温和的刺激对肌张力有抑制效应,过度刺激则可能产生反作用并引起不适。不同的患者对前庭刺激的耐受度也不尽相同,治疗师必须特别注意对刺激过度敏感的患者,包括曾经在乘车或乘船时发生晕动症状的患者、创伤性脑损伤患者以及其他一些对多种感觉刺激过度兴奋的中枢神经系统损伤患者。

治疗师必须仔细观察过度刺激所表现出来的任何体征,尤其是对于不能进行口头交流的患者。过度刺激的先兆可能包括：头晕,恶心,突然面色苍白、面部出汗,呼吸频率增加或眼球震颤,具体症状因人而异。对于某些患者,这些症状(尤其是眼球震颤)可能是其他生理或情绪反应的信号,治疗师必须学会判断症状产生的原因。对前庭刺激敏感的患者,有必要集中于缓慢的直线动作,并避免头部从一侧转向另一侧的旋转动作。

五、水中跑步

水中跑步是一种非常有效的心血管功能训练方式,尤其适用于伤病运动员和心肺疾患后适宜进行低强度有氧运动者。研究表明,水中跑步对心血管功能有很大的帮助。水中跑步或深水跑步需要用漂浮装置(浮力背心或腰带)使头部保持在水面之上。参与者可以用绳带固定于器械上进行原地跑步或真正横穿水池跑步。因该训练需在深水区进行,治疗师需要通过多种途径保证患者的治疗安全,如通过绳带保护患者并提供向前跑步的阻力(图 5-3-27)。

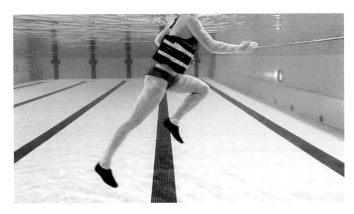

图 5-3-27　水中跑步

(一) 原理

水的物理特性使水中跑步成为心肺疾患患者的理想训练手段。

1. 浮力　与浸入水中身体同等排开的水的体积重量相等的重力被减掉,因而会明显减少下肢的负重。而水中跑步时,为了达到无负重的效果,会使用漂浮装置让患者身体完全漂浮于水中,头部在水面以上。

2. 阻力　水的黏滞性使在水中同等速度移动的物体遇到比在空气中移动大 19 倍的阻力。阻力的大小与物体与水的接触面及运动速度有关。

3. 静水压　该压力与水的深度成正比,并且在各个方向上压力均等。静水压可以促进淋巴回流和静脉回心血量,减轻肢体肿胀,代偿一部分的心血管功能。

4. 比热　水的比热约是空气的 2.5 倍,因而人体在水中比在空气中更容易丢失或获取热量。当水温比人体体表温度高时,人体会被加热,同时由于运动产热,血液循环速度明显提升,相应地也会加大对心血管系统的压力。

5. 温度　鉴于水温对人体心血管系统的直接影响,针对不同疾病及疾病的不同阶段,应采用相适宜的温度,以确保治疗安全。

(二) 适应证

心肺疾患后适宜进行低强度有氧运动者。

（三）禁忌证

临床症状不稳定的心肺疾患。

（四）训练方法

水中跑步的运动处方一般需要通过心率、主观用力程度分级和频率三方面评估运动强度，进行运动处方的设计。

1. 心率　心率与摄氧量之间有很高的相关性。为达到维持和促进心血管功能的效果，美国运动医学学会指南推荐训练时的靶心率区间应在 55% ~ 90% 的最大心率。虽然在水中训练的心率水平一般比陆地上低，但也可以通过调整运动强度来达到接近陆地上的心率值。心率可以由防水心率监测仪或周期性的触诊来监控。

2. 主观用力程度分级　指患者用力程度的主观评级。在深水跑步期间的主观努力和生理变量之间的高相关性已被证实。主观用力程度的评价常用 Borg 量表（详见第四章第一节），共 20 分，言语描述评级从非常非常轻到非常非常难。

3. 频率　通过记录心率对不同频率的反应，可以预见预期的生理反应对应预定的频率水平。然后，可以在特定的频率等级使用计时间隔来设计练习。

（五）操作要点

有研究发现深水跑步与陆上跑步生物力学机制不同。运动学分析发现深水跑步时髋关节屈曲角度更大。同时发现膝、踝关节位移也存在差异。此外，深水跑步时髋关节和膝关节屈伸运动同时进行，而陆上跑步髋关节却是先于膝关节运动。肌肉活动也存在差异，相比陆上跑步机跑步，在深水跑步时胫骨前肌和腓肠肌激活较少。Kaneda 研究发现深水跑步和水中行走、陆上行走之间存在几点差异：深水跑步时髋部和躯干肌肉激活较多，而腓肠肌激活较少，骨盆显著前倾。对于跑步者来说，水中跑步是康复活动或常规训练中一种特殊的生物力学训练方式。由于水中跑步不仅能够提高心肺功能，还能提高肌群功能、增大毛细血管密度、利于很快适应其他训练，因此具有特殊的重要性。与陆上跑步相比，由于水中跑步是在失重环境下，并且因为水的阻力使每块肌肉的做功发生改变，因此使水中跑步方式和陆上相同，并且尽量确保每个肌群都得到训练成为正在努力的方向。

以下原则将会有利于水中跑步者保持正确姿势：

1. 水位线在肩关节水平，口部应该舒适地位于水面上，避免颈椎过伸，保持头部于中立位，颈部无屈曲。

2. 身体略前倾，脊柱保持中立位。

3. 上肢运动模式与陆上跑步一致，保持肩关节主导运动。手部保持微握状态。

4. 髋关节弯曲达到 60° ~ 80°。当髋关节开始屈曲时，膝关节开始伸直。当髋关节弯曲到最大限度时，下肢应该与地面垂直。然后髋和膝同步伸展，当髋处于中立位时（0°弯曲）膝关节伸展达到最大。当髋关节开始伸展时，膝关节开始屈曲。这些运动是重复进行的，并且在这种循环当中足部在踝关节处进行背屈和跖屈。当髋处于中立位、下肢在膝关节处弯曲时，踝关节背屈。当髋伸展、下肢屈曲时，踝关节应该处于跖屈位；当髋屈曲、下肢伸展时踝关节应该处于背屈位。水下观察显示，踝关节内翻、外翻伴随着背屈和跖屈，与陆上跑步相似。

（六）注意事项

所有水中跑步处方均应在有经验的水疗师指导下进行。水疗师应能够熟练操作心肺复苏技术和自动体外除颤器（AED）等急救设备，随时应对可能发生的心肺意外事件。

（王　俊）

第四节　物理因子治疗

心脏康复治疗主要包括健康的生活方式、规范的药物应用、合理的支架治疗、规律的运动训练及营养心理支持等。在心血管疾病康复中，物理因子治疗也是重要的组成部分。目前临床应用较广泛的有增强型体外反搏治疗、体外膈肌起搏治疗，体外振波治疗技术也逐渐被认识。

一、体外反搏治疗

随着循证医学的数据不断得到证实，体外反搏可作为长期冠心病治疗的二级预防。同时，体外反搏在冠心病患者存在主动运动的禁忌时，可作为运动的过渡期。

（一）定义

增强型体外反搏（enhanced external counterpulsation，EECP）装置是在患者的小腿、大腿及臀部分段包裹特制的气囊套，以心电 R 波为触发信号，在心脏舒张期使气囊充气，并实现自远端向近端序贯式充气，其充气、排气动作必须与心动周期完全同步。使舒张期压力升高，从而增加心肌血供，改善心肌供血。

（二）组成、工作原理及简易操作

1. 体外反搏装置系统组成　体外反搏装置从功能上来分均由四大部分组成：电子控制部分、治疗床、气泵、配气系统。

2. EECP 装置的工作原理　在患者的小腿、大腿及臀部分段包裹特制的气囊套，由电子控制系统检出患者的心电图 R 波，通过电子计算机实时推算心脏的收缩期和舒张期，据此指令气源系统对各段气囊进行充气、排气。在心脏舒张期，各段气囊由远到近地以大约 50ms 的时差序贯充气，提高舒张压；当心脏进入收缩期，电脑指令气囊迅速同步排气，下肢减压后，动脉舒张，接收来自主动脉的血液，因而心脏的后负荷得以减轻。EECP 能否充分提高主动脉舒张期血压，是衡量体外反搏能否发挥有效作用的关键性指标之一，一般要求治疗过程中舒张期增压波（D）和收缩波（S）的比值（D/S）要大于 1.2。另外，体外反搏搏动性血流在动脉中传导良好，EECP 有增强血压脉动性的作用。EECP 通过提高主动脉舒张压，能显著改善冠心病患者的心肌缺血，缓解心绞痛症状。

3. 简易操作

（1）反搏前医务人员应提醒患者：反搏前上洗手间排尿；尽量穿贴身棉质裤；掏出裤兜内的硬物。

（2）指脉、心电极贴法

1）确定电极贴放位置，用酒精擦拭电极贴放处皮肤。

2）红色探头 LL 连接电极位置：左胸前心尖区（锁骨中线与第 5 肋骨间交点）。

3）黑色探头 LA 连接电极位置：右胸与红色探头连接电极的对称位置。

4）白色探头 RA 连接电极位置：左胸骨柄上或左锁骨中线与第 2 肋骨间交点。

5）将患者的手指放入血氧饱和度探头，整理探头线，使之放置整齐，如红灯闪烁，请调整探头位置或换一根。心电极贴位如图 5-4-1 所示。

（3）囊套绑裹：从小腿囊套开始，依次为患者绑上大腿囊套和臀部囊套。绑定位置以小

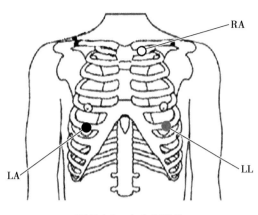

图 5-4-1   心电极贴位

注:①贴电极时应先把电极片中部的耦合剂接触皮肤;②心电导联线从领口穿入,并压于枕下;③为了保障设备的正常使用,请每周至少开机运行 30min

腿囊套上缘紧贴膝关节下缘、大腿囊套上缘紧贴腹股沟为准。

(4)体外反搏装置软件操作流程

1)步骤 1:双击桌面图标打开体外反搏装置软件。

2)步骤 2:单击治疗按钮进入治疗模式。

3)步骤 3:双击患者信息按钮增加患者编码。

4)步骤 4:双击待机按钮进入待机状态。

5)步骤 5:双击开始按钮进入设置窗口。

6)步骤 6:在患者编码窗口输入患者编号。

7)步骤 7:在设定时间治疗窗口输入设定治疗时间。

8)步骤 8:单击确定按钮开始治疗。

(5)治疗前、治疗中及治疗后如以下界面显示。

1)主界面:在启动界面单击治疗或演示按钮后,将打开系统主界面如图 5-4-2 所示。主界面左边上部的区域为曲线显示区,曲线显示区顶部右侧在"演示"模式下将显示"禁止用于治疗",在"治疗"下显示"成人型"。左边下部的区域为控制按钮区,右侧区域为参数显示和调节区。

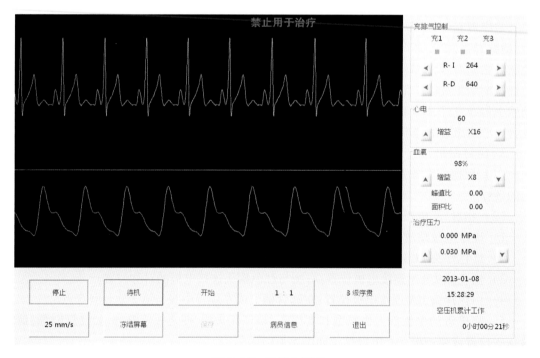

图 5-4-2   系统主界面

2）曲线显示区：曲线显示区从上到下依次绘制心电波形、充排气状态曲线和指脉波形。图绘制的是开始治疗前的界面，在治疗状态时的界面如图 5-4-3 所示。

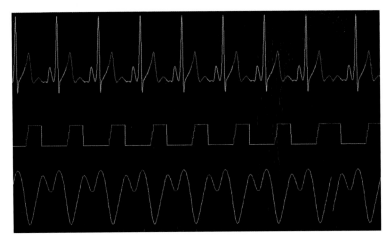

图 5-4-3 治疗状态时的曲线

在治疗状态下，从充气点开始，心电波形将显示为红色，从排气点开始心电波形将恢复为绿色。同时充排气状态曲线也用红色阶梯显示当前的充排气动作，第一个上升点表示打开电磁阀 1，第二个上升点表示打开电磁阀 2，第三个上升点表示打开电磁阀 3，曲线下降到起始高度表示打开排气电磁阀。

3）参数显示和调节区：①调节充、排气时间点。囊套包扎好后，取好心电信号，然后将充气信号置于心电图 T 波（呈直立时）的顶峰；若 T 波呈倒置时，则将充气信号置于倒置 T 波的最低点；若 T 波呈正负或负正双向时，则将充气信号置于 T 波正负或负正双向的中点。将排气信号置于心电图 P 波顶峰或 P 波之前。②调节压力。将压力调至 0.030MPa，最后开启电磁阀及气泵。待患者能适应反搏治疗压力后再逐渐加大压力。常规反搏治疗的压力一般在 0.03～0.045MPa，视患者的耐受能力和反搏波形而定。应将新患者刚刚开始反搏治疗时的压力也调节到 0.030MPa。而且最好不要低于 0.025MPa。③压力、保压时间调节原则。调节治疗压力使反搏治疗时的增压波达到最高；在保持最高增压波的原则下，选用最小治疗压力，最好不要超过 0.045MPa，超过后增压波不再增高（如反搏治疗压力再增加只会增加患者的不适，而不会提高反搏治疗效果）；根据患者耐受情况（包括肢体及病情情况）调整治疗压力，对经多次反搏治疗的成人患者，如果没有特殊情况，一般选择的反搏治疗压力不能少于 0.030MPa；根据患者心率快慢（T 波到 P 波间距）和患者耐受情况，保持最高增压波情况下，调整保压时间；考虑到反搏治疗压力过低，可能对患者心功能产生负面的影响，禁止使用低于 0.025MPa 压力治疗。

当然，我们按反搏治疗仪的初始时间进行反搏治疗，有时也能出现比较好的反搏波，但是它未必是最好的反搏波形。我们要通过将充、排气时间点反复往前和往后调节，在调节中比较，才能调节到更佳的反搏治疗效果。如反搏波无论如何调节都不理想，就要检查囊套的包扎是否符合要求，气囊和管道是否漏气或气囊是否歪了；如一切正常那就极可能是由患者本身血管弹性差、腹主动脉狭窄、多支血管病变等因素导致。

（6）注意事项

1）在进行治疗前确认设备能正常运行。

2）在对患者治疗前请仔细阅读"体外反搏治疗适应证"以及"体外反搏治疗禁忌证"，严格按照适应证和禁忌证进行治疗。

3）在反搏治疗过程中，操作员切勿远离患者，如发生异常情况，及时按下红色急停开关。

4）为防止患者皮肤在反搏过程中磨损，建议患者穿贴身全棉内衣，并理平使之无褶皱。

5）若患者电极贴放处皮肤有体毛，请去除；若患者电极贴放处皮肤有污垢，请用酒精擦净，并擦干。

6）电极贴放时先按下电极片中央，使电极片导电膏与皮肤完全接触，观察心电显示直至波形稳定为止。

7）囊套要包紧，囊套表面要无明显皱褶，并且确保囊套连接波纹管无扭曲或强烈弯曲。

8）若治疗过程中患者感觉腿部与囊套摩擦产生不适，应及时停止治疗并重新绑定囊套。

（三）即刻血流动力效应

1. 对动脉血压系统的影响　EECP 是在心脏舒张期序贯地加压于小腿、腿和臀部，驱动血液向主动脉反流，产生舒张期增压波。由此出现的双脉动血流是体外反搏独特的血流动力学特征。收缩压反映心室射血阻抗（后负荷），心肌耗氧量是心率和动脉收缩压的乘积，降低收缩压、减慢心率均使心肌耗氧量减少，心脏做功减轻。收缩压减低的程度是评价 EECP 治疗缺血性心脏病效果的重要指标之一。

2. 对左心室功能的影响　EECP 使静脉回心量明显增加，加之体外反搏时左心室射血阻力下降的 28.8% 导致心排血量增加 5%~50%，平均 25%，对心源性休克有益，尤以心内直视手术台低排出量休克。心搏量、心指数增加，表明在增加回心血量的同时，也相应增加心排血量，符合回心血量与心排血量基本一致的原则。因而，EECP 能增加心排血量，降低外周阻力，增强心肌收缩性能，增加心肌血氧供给。

3. 对冠状动脉血流的作用　EECP 气囊充气时，提高主动脉舒张压可使冠状动脉血流增加，在冠状动脉低灌注的患者尤其如此，因为大部分冠状动脉供血发生在左心室舒张期。EECP 期间冠状动脉血流有明显增加。

4. 对外周循环的影响　外周血流取决于压力、阻力、血流流经的长度和内摩擦力。EECP 时，气囊充气使主动脉舒张压升高，继而动静脉压差增加使血流增加；同时气囊排气时，主动脉内压力骤然下降，使左心室射血阻力降低，血流改善。

（四）作用新靶点和作用新机制：血管内皮

以往认为体外反搏治疗的主要作用机制是通过产生双脉动血流，以舒张期增压的方式提高心脏灌注。近年来血管生物学方面的研究表明，体外反搏还可通过加速动脉系统血流速度，提高血管内皮系统的血流切应力，并通过一系列血管内膜保护相关的调控机制，有效促进内皮细胞结构和功能的修复，对抗动脉粥样硬化的进展。

（五）在冠心病防治中的应用

1. 稳定型心绞痛　稳定型心绞痛需要满足以下标准：近 60 天内心绞痛发作的频率、持续时间、诱因或缓解方式没有变化；无近期心肌损伤的证据。明确诊断冠心病指有明确的心肌梗死病史、经皮冠状动脉介入治疗（PCI）和冠状动脉旁路移植术（CABG）术后患者及冠状动脉造影或无创检查证实有冠状动脉粥样硬化或有确切心肌缺血证据的患者。

2. 不稳定型心绞痛　不稳定型心绞痛（unstable angina，UA）是由于冠状动脉粥样硬化斑块病变不稳定,发生破裂出血并继发血栓形成或冠状动脉痉挛,导致局部心肌供血进一步减少,从而引起临床缺血性胸痛发作加重,严重者可演变为急性心肌梗死。UA 的 3 个主要表现:①静息心绞痛:心绞痛发作在休息时,并且持续时间通常在 20min 以上;②初发心绞痛:1 个月内新发心绞痛,可表现为自发性发作与劳力性发作并存,疼痛分级在 Ⅲ 级以上;③恶化劳力性心绞痛:既往有心绞痛病史,近 1 个月内心绞痛恶化加重,发作次数频繁、时间延长或痛阈降低(心绞痛分级至少增加 1 级,或至少达到 Ⅲ 级)。

变异型心绞痛也是 UA 的一种,通常是自发性。其特点是一过性 ST 段抬高,多数自行缓解,不演变为心肌梗死,但少数可演变成心肌梗死。

3. 难治性心绞痛/顽固性心绞痛　患者被诊断为难治性心绞痛/顽固性心绞痛必须符合以下两个标准:有客观缺血证据并产生严重的症状;尝试了所有已知的常规疗法。难治性心绞痛/顽固性心绞痛患者普遍体力活动明显受限或无法参加任何普通的体力活动[加拿大心血管学会(CCS)功能 Ⅲ 级或 Ⅳ 级]。必须有一些缺血的客观证据,如经运动试验、负荷成像研究或冠脉生理研究证实。症状必须是经最大耐受量的药物治疗后仍然持续,并一致认为 PCI 或 CABG,心肌血运重建术是不可行的。

4. 无症状性心肌缺血　无症状性心肌缺血(silent myocardial ischemia,SMI)被定义为存在客观缺血证据,而没有胸痛或其他心绞痛相关症状(呼吸困难、心律失常)。心肌缺血的客观证据包括:运动试验或动态监测显示短暂 ST 段改变;核成像研究证明心肌灌注缺损;在压力或多巴酚丁胺超声心动图显示可逆的局部室壁运动异常。

5. 经皮冠状动脉介入治疗术后　冠心病是当今人类最主要的死亡原因之一,20 世纪发展起来的经皮冠状动脉介入治疗(percutaneous coronary intervention,PCI)能改善冠脉血流,减轻心绞痛症状,提高患者的生活质量,延长生命,同时手术时间较少,恢复快、危险性相对较低,易于被医师和患者所接受,目前已成为治疗冠心病患者最有效的措施之一。PCI 对局限性病变效果良好,对弥漫性病变效果有限。

6. 冠状动脉旁路移植术后　冠状动脉旁路移植术(CABG)的标准操作是应用左胸廓内动脉作为左前降支(LAD)桥,而大隐静脉作为其他部位的旁路桥。CABG 术后患者再发心绞痛主要有三个方面的原因:①原冠脉血管病变的进一步发展,桥血管的畅通使得原冠脉的病变有可能加重;②桥血管发生血管硬化或闭塞,大隐静脉桥、乳内动脉桥、桡动脉桥均可发生,尤其静脉桥显著;③CABG 本身再血管化不完全。

冠心病治疗是一个综合的干预过程,包括药物控制,并根据情况采用冠状动脉旁路移植术和血管介入术实施血运重建。尽管在心绞痛治疗上获得进展,大量的患者仍然有症状,严重影响他们的生活质量。这些患者可能受益于增强型体外反搏治疗。体外反搏被认为是一种安全、有效、成本低的无创性治疗手段。体外反搏治疗证明有更广泛的临床获益人群,其中包括严重三支病变、糖尿病、严重左室功能不全、老年人、缺血性心肌病和收缩舒张功能障碍患者。增强型体外反搏已表明可以改善难治性心绞痛患者的症状和运动负荷试验中 ST 段压低的时间。体外反搏发挥了即时的和持续的抗心绞痛效应,改善了心绞痛级别和生活质量。

（六）在急性心肌梗死治疗中的应用

急性心肌梗死是冠状动脉无复流或漫流现象的主要原因,形成持续的微循环灌注障碍,严重影响急性心肌梗死患者的预后。若存在血运重建禁忌证,或血管条件不能接受有效血运重建者,EECP 可以为患者提供有效的血流动力学支持,改善冠状动脉血运供应,通过提高冠脉灌注压或通过促进侧支循环开放,促进新生血管形成使患者获益。在这类患者中,EE-CP 无疑可以作为血运重建重要的替代治疗,帮助患者安全度过急性期,并取得良好的长期效果。

EECP 可以作为急性心肌梗死血运重建术的有益补充。在不能耐受血运重建术,或急诊 PCI 手术效果不理想,特别是出现无复流或慢血流时,EECP 可以作为重要的治疗措施。对于三支血管严重狭窄,EECP 的效果受到一定的限制,最佳的方式是先行血运重建,创造通畅的近端血管条件,再行 EECP 治疗。

（七）在心源性休克治疗中的应用

心源性休克是指各种原因所致的心脏泵功能衰竭,使心排血量显著减少,导致外周组织和器官严重灌注不足,全身微循环功能障碍的一组临床综合征。心源性休克包括:①血流动力学改变:持续性低血压,收缩压<90mmHg 或平均动脉压<30mmHg,持续 30min 以上,有创血流动力学检测心指数（CI）<2.2L/（min·m^2）,且毛细血管楔压（PCWP）>15mmHg 或左心室舒张末压（LVEDP）>20mmHg;②外周组织低灌注状态:尿量少于 0.5ml/（kg·h）、末梢皮肤发绀、四肢湿冷,甚至神志改变。

心源性休克治疗的关键在于纠正泵衰竭,增加心排血量,改善微循环,保护重要脏器功能。增强型体外反搏的作用机制:改变血流动力学状态;促进侧支循环形成;改善内皮细胞功能。EECP 床边治疗是安全、有效及可行的。

（八）在无冠脉血运重建指征患者中的治疗选择

对于冠脉血运重建指征不适宜和/或不明确的冠心病患者,可强化药物治疗,包括抗血小板、调脂、戒烟、糖尿病者控制血糖水平、高血压者控制血压水平等综合治疗。对此类患者,应用增强型体外反搏治疗可获得一定的临床效益。

（九）心功能保护

EECP 是一项用来提高心脏舒张期冠状动脉内灌注血流和压力的无创性技术,与此同时,它还能够降低中心动脉和冠状动脉收缩期压力。另外,EECP 还能改善舒张期充盈,降低左室舒张末压,提高左室峰值充盈速率,降低舒张末期容积和缩短达到峰值充盈速率的时间。事实上,最初评价 EECP 的作用就是用于心源性休克患者的治疗。在优化治疗的基础上,长期 EECP 治疗可以进一步改善左室功能正常的冠心病患者的心绞痛症状,提高患者的运动耐量和生活质量。EECP 的治疗机制与其改善血管内皮功能有关,另外,EECP 能够提高负荷运动时心肌的血流灌注,降低血浆脑钠肽水平,改善心肌局部的氧代谢。

（十）适应证和禁忌证

1. 体外反搏的适应证

（1）缺血性心血管疾病:稳定型心绞痛;不稳定型心绞痛;无症状性心肌缺血;陈旧性心肌梗死伴有心肌缺血;心内直视手术后低心排血量综合征;冠状动脉旁路移植术后;经皮腔内冠状动脉成形术（PTCA）后。

（2）缺血性脑血管病:脑动脉硬化症;短暂性脑缺血发作（TIA）;脑血栓形成;脑梗死;椎-基底动脉供血不足（包括椎动脉型颈椎病）;眩晕综合征（脑源性和颈源性）;老年性痴呆、血管性痴呆;血管性头痛。

（3）缺血性眼病:视网膜中央动脉栓塞;中心性浆液性视网膜脉络膜病变;缺血性视神经病变。

（4）缺血性耳疾病:突发性耳聋。

（5）缺血性肢体疾病:动脉硬化性血管闭塞;血栓闭塞性脉管炎;末梢循环障碍。

（6）缺血性肾脏疾病。

（7）有高血压、糖尿病、高脂血症、肥胖、心血管病家族史、吸烟、缺乏体力活动等心血管危险因素者防治心血管疾病。

（8）预防疲劳、亚健康人群和老年人的保健。

2. 体外反搏治疗的禁忌证

（1）中至重度的主动脉瓣关闭不全。

（2）夹层动脉瘤。

（3）显著的肺动脉高压。

（4）各种出血性疾病或出血倾向,或用抗凝剂,国际标准化比值(INR)>3.0。

（5）各种心瓣膜病或先天性心脏病并有心功能不全。

（6）活动性静脉炎、静脉血栓形成。

（7）反搏肢体有感染灶。

（8）未控制的过高血压(>170/110mmHg)。

（9）未控制的心律失常,包括频发期前收缩,但心房颤动患者仍可获益。

（10）严重的左心衰竭。

（11）严重的下肢动脉闭塞性病变。

（12）妊娠。

（十一）常见临床问题与处理策略

初次接受反搏治疗的患者,看到反搏治疗时的振动状态,大多存在不同程度的恐惧、紧张心理,怕反搏治疗振动对心脏不利,怕气囊压迫肢体引起一些疼痛而受不了,怕机械故障或操作不当对自己造成伤害等,不敢接受治疗。在工作中,消除患者对体外反搏的恐惧心理是非常重要的。同时,提前与患者沟通好,做体外反搏有可能出现头晕、小腿酸痛等现象,一般做完 3~5 天就会消失;若出现皮疹或水疱,需皮疹或水疱消退后再做。

随着 EECP 的应用日益普及,在临床应用中不断遇到与患者相关和/或与治疗相关的一些状况。除掌握好 EECP 适应证和禁忌证外,以下建议帮助解决临床实际问题。

1. 老年患者　在国际体外反搏患者注册研究(IEPR-1)中,大部分老年患者可完成一个疗程(35h)的治疗,治疗后心绞痛级别至少降低一级,生活治疗提高,且症状改善持续到随访 1 年后。随着年龄增加,治疗过程中心力衰竭加重及皮肤病变有增加趋势。但总体来讲,EECP 是老年、有症状冠心病患者的一种低风险、无创复制治疗。

2. 糖尿病患者　EECP 可安全、有效地治疗糖尿病患者的心绞痛,但糖尿病组患者治疗中更容易出现皮肤损坏。治疗过程中可通过在反搏裤内穿袜子来减少皮肤损坏。一旦发生皮肤损坏,可在随后的治疗中将损坏部位的袖套打开。

3. 肥胖或低体重　已有相关研究表明,不同 BMI 组间舒张期增压峰值比值、累积治疗时间、心绞痛分改变以及生活质量评分等指标差异无统计学意义。

4. 心力衰竭患者　稳定的 II～III 级缺血性心肌病心力衰竭患者,在接受适宜的药物治疗基础上,应考虑 EECP 治疗。有明确的失代偿、容量负荷增加的患者需在病情稳定后才开始 EECP 治疗。

5. 外周血管疾病患者　严重外周动脉疾病是 EECP 的禁忌证,但也有研究认为 EECP 在这类患者中是安全、有效的。外周动脉疾病患者能从 EECP 治疗中获益。腹主动脉瘤是最为常见的 EECP 禁忌证,腹部超声可作为筛选检查。对于吸烟的 65~75 岁患者,推荐 EE-CP 治疗前应常规超声检查。

6. 接受抗凝治疗者   EECP 治疗中,在接受抗凝治疗的心绞痛患者中,只要国际标准化比值(INR)<3.0,患者还是可以从 EECP 治疗中获益的。

7. 舒张期增压波/收缩波比值   EECP 实际操作中,D/S 比值>1.2 即可,患者已能从中获益。若 D/S 比值<1.2,通过选择合适袖套、重新包裹、调整充/排气时间,可达到理想效果。

8. 心房颤动患者   房颤患者若心室率控制在 50~90 次/min,大多数患者能耐受 EECP 治疗。

9. 永久埋藏式起搏器植入后的患者   植入心脏装置(起搏器和埋藏式心脏电除颤器)在 EECP 治疗中,有可能导致频率应答起搏,触发起搏器介导心动过速。这种情况下应程控关闭频率应答功能。心脏除颤器不需要重新程控。

10. EECP 疗程   方案一:每天 1 次,每次 1h,每周 6 天,共 36h 的治疗方案。方案二:每天 1 次,每次 1h,每周 5 天,共 35h 的治疗方案。

11. 体外反搏的治疗操作及注意事项

(1)操作基本技巧:①电极的位置:负极贴在左侧锁骨下附近;正极贴在 V3~V6 之间的任何位置,原则是取 R 峰值最高的位置,这样可减少干扰;第三个电极贴在右侧乳房下任意位置。安装起搏器的患者,电极应尽量远离起搏器。②包扎气囊:体外反搏的气囊包扎是获得满意临床疗效的关键。气囊要尽量往躯干方向包扎,先大腿后小腿在臀部,稍紧勿松,囊套表面勿皱褶,气囊连接管无扭曲。③充、排气时间点:囊套包扎好后,取好心电信号,然后将充气信号置于心电图 T 波(呈直立时)的顶峰;若 T 波呈倒置时,则将充气信号置于倒置 T 波的最低点;若 T 波呈正负或负正双向时,则将充气信号置于 T 波正负或负正双向的中点。将排气信号置于心电图 P 波顶峰或 P 波之前(保持时间视患者情况而定)。④调节压力将压力调至 0.030MPa,最后开启电磁阀及气泵。待患者能适应反搏治疗压力后在逐渐加大压力。常规反搏治疗的压力一般在 0.030~0.045MPa,视患者的耐受能力和反搏波形而定。应将新患者刚刚开始反搏治疗时的压力也调节到 0.030MPa,而且最好不要低于 0.025MPa。

(2)注意事项:①应严格执行体外反搏操作规范,加强治疗过程中患者的监控和设备工作状态的监视,尤其注意反搏囊套是否松弛的现象;②严禁采用反搏仪的"内触发"模式对患者进行治疗;③观察 SPO_2,治疗中血氧指数逐渐下降且<90%者,应停止反搏并查找原因予以适当处理;④随着反搏治疗次数的增加,反搏波的高度应逐渐增加。观察反搏波高度无增加(或下降)应暂停反搏,查找原因;⑤反搏治疗过程中观察心律失常:若心率过快时 HR>100 次/min,患者应用药物控制心率<100 次/min 或采用 1:2 触发模式;若心率过缓时 HR<50 次/min,气囊充气时间过长可能导致患者不适,可调整减少充气时间或临床用药调整后再进行反搏治疗;心房颤动患者,心室率控制在 50~90 次/min,大多数患者能耐受反搏治疗;偶发房性期前收缩、室性期前收缩的患者进行反搏治疗,不影响反搏治疗效果,出现频发房性期前收缩、室性期前收缩等,需临床药物控制后再进行反搏治疗。

12. 体外反搏在非心血管疾病治疗中的应用   经过多年的临床实践,体外反搏适应证在不断扩大,从原来单纯治疗缺血性心脏病发展至能治疗脑、眼、耳、肢体和其他内脏等多种缺血性疾病。特别在缺血性卒中、突发性耳聋及视网膜动脉栓塞的治疗,临床观察也有良好效果,是中国除心血管病以外应用经验最多的领域。除心血管以外的其他缺血性疾病,EE-CP 确切的治疗效果和治疗机制仍有待于大规模临床随机对照研究结果的支持。

二、体外膈肌起搏治疗

膈肌为向上膨隆呈穹窿形的扁薄阔肌,成为胸腔的底和腹腔的顶,是最主要的呼吸肌,是完成呼吸泵功能的主要动力来源,在呼吸运动中起很重要的作用。膈神经支配膈肌运动,是维持呼吸功能的主要神经,主要是维持正常通气功能。膈肌起搏包括植入式膈肌起搏(implantable diaphragm pacer,IDP)和体外膈肌起搏(external diaphragm pacer,EDP)。植入式膈肌起搏主要适用于提供长期的通气支持,而后者则多用于短期的辅助治疗。美国等发达国家主要发展体内膈肌起搏技术,取得较大的进展;但因其为侵入性,缺点较多,手术时可损伤膈神经、化学性刺激损伤膈神经、放置电极的局部组织可发生感染、瘢痕收缩压迫神经、植入的电极有移位和脱落的风险等,国内较少使用。国内应用的主要是体外膈肌起搏。体外膈肌起搏器是通过体表电极刺激膈神经,引起膈肌收缩,从而改善呼吸功能并影响机体其他功能。而 EDP 操作具备简单方便、安全无创伤、被动式肺康复、依从性好、更直接、治疗有效等特点,易于被患者接受。

(一)原理

1. 呼吸肌是呼吸动力,其中膈肌是最重要的呼吸肌。膈肌移动 1cm,肺通气量增加约350ml;占静息呼吸的 75%~80%;但耗氧量占比<20%;膈肌发生失用性萎缩的速度是其他骨骼肌的 8 倍。

2. 膈肌功能障碍是呼吸困难、咳嗽无力和运动耐量下降的重要因素。

3. 通过体表电极片对膈神经进行低频脉冲电刺激,使膈肌规律地收缩及舒张,膈肌移动度增加,进而增加通气量,促进肺内 CO_2 排出,并逐步恢复患者的膈肌功能,从而实现如图5-4-4 所示的机制及作用。

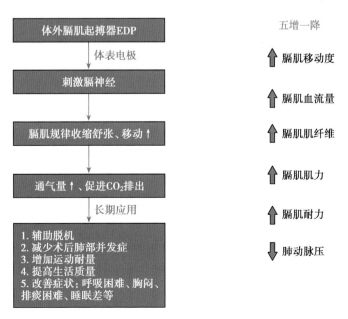

图 5-4-4　机制及作用

（二）操作规范和疗程

1. 操作规范

（1）清洁皮肤。

（2）开机、贴片、强度归零。

（3）贴片：2个小电极片：胸锁乳突肌外缘 1/3 处；2个大电极片：锁骨中线第 2 肋间。

（4）调节参数，开始治疗。一般仅建议调节"刺激强度"，从低至高调节，使患者逐步适应，避免产生紧张感。按"确认"键开始治疗并进入倒计时。

（5）当剩余时间变为"0"时，治疗结束。

2. 疗程 开始使用时，每天 1~2 次，每次 15~30min。16 周后可减至每周 2~3 次，每次 30min。

（三）适应证和禁忌证

1. 适应证

（1）阻塞性疾病：慢性阻塞性肺疾病、支气管哮喘、支气管扩张、囊性纤维病、闭塞性细支气管炎。

（2）限制性疾病：间质性肺病、间质性纤维化、职业性或环境性肺疾病、肉样瘤病（伯克氏病）、结缔组织病、过敏性肺炎、淋巴管肌瘤病、急性呼吸窘迫综合征；胸壁疾病、脊柱后侧凸、强直性脊柱炎、结核后综合征。

（3）其他疾病：肺癌、肺动脉高压；胸腹手术（术前/术后）、呼吸机依赖、脑脊髓损伤、肥胖相关的呼吸疾病。

2. 禁忌证

（1）气胸。

（2）活动性肺结核。

（3）安装心脏起搏器者。

（四）可预见的风险及应急处理预案

1. 刺激到颈动脉窦，导致血压降低、头昏等不适。对策：严格按照标准贴片，尤其是小电极片。一旦出现上述症状，马上关机，让患者躺下休息片刻即可。

2. 高血压患者产生紧张感。对策：应用前与患者充分沟通，强度从零逐渐缓慢增加，避免突然增大强度。

（五）对机体的影响

1. EDP 对膈肌的影响 膈肌起搏治疗主要通过改变膈肌的移动度来改善患者的通气功能及血气情况。而膈肌起搏可以使萎缩的膈肌运动单位重新募集，各类型纤维功能增强，同时保持肌纤维比例的相对正常，且增加膈肌的血供和能量，使得膈肌的耐受力和强度增加，改善膈肌疲劳。

2. EDP 对肺动脉压的影响 在临床应用过程中，无论是体内还是体外膈肌起搏，均发现肺动脉压降低，这也为肺动脉高压在临床的治疗中提供了一种新的方案。EDP 降低肺动脉高压有重要临床意义：重症肺部疾病如急性呼吸窘迫综合征（acute respiratory distress syndrome，ARDS）/急性肺损伤（acute lung injury，ALI）的病理生理过程都存在肺循环阻力增加，用呼吸机正压通气治疗，将加重肺循环阻力，对病情有不利影响，然而 EDP 却可以降低患者肺循环阻力，有利于 ICU 危重患者的救治。况且肺动脉高压性疾病，发病率较高，临床治疗效果欠佳，严重影响患者的生活质量，然 EDP 可降低肺动脉压力，为此类疾病提供了一种新而简便的治疗方法。

3. EDP 对 COPD 肺康复的治疗评价　COPD 是一种常见的可以预防和治疗的呼吸系统疾病,与气道和肺对有毒颗粒或气体的慢性气道炎症反应增强相关,其发病率、致残率及病死率均较高,对 COPD 肺康复和阻止其病情加重的治疗研究尤为重要。COPD 患者膈肌厚度低平、变薄、活动幅度减小并肺泡通气量下降,导致缺氧或 CO_2 潴留;而长期缺氧再次加重膈肌萎缩、膈肌肌力和耐力降低,同时气道阻力增加,使膈肌储备能力下降,进一步加重缺氧和 CO_2 潴留,形成恶性循环。因此,缓解膈肌疲劳,增强膈肌肌力,才能有效地改善肺通气功能。EDP 治疗后,吸气肌强度和吸气肌耐力有改善,胸闷、气短均有不同程度改善。患者生活质量提高,如上楼后气短症状减轻,步行距离延长,夜间憋醒次数减少,呼吸频率减慢。因此 EDP 可以提高患者膈肌的强度和耐力,改善患者肺功能及其临床症状,提高患者生活质量,促进 COPD 患者肺康复。COPD 患者的 EDP 治疗需要维持较长时间,其肺康复是一项长期坚持的工作。

4. EDP 对重症 COPD 的治疗　EDP 的治疗依靠刺激膈神经引起膈肌收缩完成,其能否有效地改善 COPD 患者的 $PaCO_2$,与膈肌有效收缩、气道阻力对吸气流速的负向影响、通气量改善所伴随的呼吸变化等相关。当 COPD 急性加重期时,气道出现严重充血、水肿以及分泌物排出不畅等,进一步加重气道阻力,使气流进受限加剧,肺泡过度充气膨胀,膈肌收缩力下降。因此,呼吸肌疲劳是导致 COPD 患者出现呼吸衰竭的重要原因,所以临床治疗方法也应以改善呼吸肌疲劳为主。EDP 辅助治疗 COPD 有利于改善患者症状、呼吸肌疲劳的康复、降低肺动脉压力及改善通气功能,值得长期推广应用。但当 COPD 患者处于急性加重期时,如何改善已存在的低氧血症和高碳酸血症仍是个难题。因高流量 O_2 吸入虽可提高 PaO_2,但可导致 $PaCO_2$ 升高,加重 CO_2 潴留。然而,若应用常规机械通气(conventional mechanical ventilation,CMV),具有创伤性、膈肌易疲劳及对肺气肿有损伤的可能。而 EDP 是一种无创伤性膈肌起搏通气方法,其优点是无创伤性地增加膈肌血流及能量,有助于减轻膈肌疲劳、增强膈肌收缩力、增加潮气量及改善肺通气功能,促使 CO_2 排出,降低高碳酸血症的危险。也就是说 EDP 可降低重症 COPD 患者氧疗的危险。同时,由于 EDP 无创伤性,相比机械通气无需气管切开或气管插管,避免感染机会,提高患者的生活质量。

5. EDP 对顽固性呃逆的治疗　呃逆是某些疾病的临床症状,是膈肌不自主的间歇性收缩运动,使空气突然被吸入呼吸道内,并伴有吸气期声门突然关闭发出的短促声响,其发作频率在 4~60min。发生机制目前亦尚未明确,常见于神经官能症,中枢神经系统、心血管系统、呼吸系统、消化道疾病,传染病和尿毒症等。顽固性呃逆的治疗方法诸多,有一般疗法、药物治疗、经穴疗法、电刺激疗法等,但疗效有限。EDP 治疗顽固性呃逆可取得显著的治疗效果,数据显示有效率高达 92%。其机制主要是体表电刺激膈神经增强膈肌收缩力,使得辅助呼吸康复膈肌功能,达到治疗效果。因此,EDP 可为顽固性呃逆患者提供一种安全有效的治疗方案。

EDP 经过几十年的临床实践和探索,技术已较成熟并大量应用于临床,有诸多治疗优点,治疗效果亦显著,适用范围也逐渐扩展,但仍需进一步进行技术方面的改进。由单一仪器研制和应用发展到多功能、多结构的综合系统,随着技术进一步提高,研制出带微电脑程控的 EDP,通过膈肌起搏微秒级刺激信号,对刺激信号波形、频率及根据患者血气进行选择,编制微电脑程控程序,观察 EDP 对膈肌及血气的影响,确定膈肌起搏最佳参数。同时,通过设备的改进,研发出简洁的 EDP 家庭版本,将其推广至社区中,协助患者长期康复治疗。相信随着科技的不断进步,新开发仪器及更加精密的起搏器问世,将会大大推广 EDP 在临床上的应用,为处于疾病痛苦中的患者提供安全有效的救治方法,提高患者生活质量,减轻社会经济负担。

三、体外心脏振波治疗

体外心脏振波(cardiac shock wave therapy,CSWT)治疗系统是通过机载实时超声心动图精确定位心肌缺血靶区,依靠实时体表心电图 R 波触发,体外振波在心电活动绝对不应期发放,可滴定式释放经过聚焦的脉冲声波能量到靶区,是从一个充满水的治疗头发出,通过柔性的膜与患者的胸部皮肤相接触。以高频机械振动为本质的超声脉冲进入靶心肌,衰减过程中产生剪切力和空穴效应,引发微气泡在组织/细胞微循环内反复形成/破裂,该过程产生超微气流和内向爆破力,可组织细胞超微结构形变,诱导缺血区心肌高表达多种促血管新生相关细胞因子及其受体,促进心肌内微血管床修复性再生,改善的心肌灌注可增强心肌收缩力,缓解心绞痛。反复释放的能量还提高内皮源性一氧化氮合酶(NOS)活性,下调肿瘤坏死因子及其他炎症因子,发挥抗炎、稳定斑块、抗心室重构等作用,目前临床应用较少。

（谭学君）

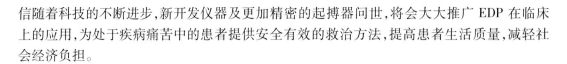

第五节　中医传统康复疗法

一、概述

中医康复学以阴阳五行学说、脏腑经络学说、病因病机学说、气血津液学说等为基础,以中医学整体观念和辨证论治为指导,在强调整体康复的同时,主张辨证康复,康复方法的选择应用均在上述理论指导下进行,创造出中药、针灸、按摩、熏洗、导引、食疗等行之有效的方法。中医康复学在观念和方法上的特点,一方面来自中医药的优势,另一方面也与中国的社会传统文化有关,这些特点也是中医康复学的优势,值得我们在康复治疗中充分利用和发挥。

二、传统运动疗法

阴阳理论是中医理论的基础,矛盾的阴阳双方共同存在于统一体中,阴阳双方交感互藏,互根互用,共同促进事物的向前发展,这也是中医康复"动静结合"方法的基础。中国传统运动形式以动静结合为理论基础。静,主要指精神上的宁静,其次包括形体活动的相对安静状态,劳逸结合,不妄作劳也属于静养的范畴。动,主要指形体上的活动,具体运动形式包括太极拳、八段锦、五禽戏等。从中医学理论来看,传统健身功法动作能够调理人体脏腑、疏通经络、调和气血、平调阴阳,从而达到人体脏腑经络、气血阴阳协调平衡的目的。

（一）太极拳

太极拳,是我国传统的保健疗法之一,是以中医阴阳学说和经络理论为基础,综合地继承和发展了明代以前流行的各家拳法,结合了吐纳导引术,形成的一套独特的健身方法。"太极"正是源于古代哲学中"太极"学说,指变化的源头、万物的本体、最高最终的存在范畴。

1. 24式简化太极拳

（1）起势：太极起势要自然,含胸拔背头顶悬。屈膝松腰向前看,松肩垂肘气沉丹田。

（2）左右野马分鬃：野马分鬃抱球起,一前一按斜上举。弓步向前似猫行,虚实转换要清晰。

（3）白鹤亮翅：白鹤亮翅展翅娇,左按右挑至眉梢。右实左虚足尖点,沉肩坠肘要记牢。

（4）左右搂膝拗步：搂膝拗步斜中行,一手按膝一手拥。坐腕舒掌朝前打,分清虚实转换灵。

（5）手挥琵琶：手挥琵琶抱在胸,左前右后身前迎。右实左虚足跟点,沉肩坠肘要记清。

（6）左右倒卷肱：坠身退步倒卷肱,撤步足尖点地行。退步之后成虚步,转腰松胯手前拥。

（7）左右揽雀尾：拥手前举要撑圆,捋手用劲在掌中。挤手着力在手背,按手劲起在腰功。

（8）单鞭：左手推出拉单鞭,右手钩子在后边。弓步足跟先着地,虚实转换记心间。

（9）左右云手、单鞭：云手三进上下翻,一左一右在面前。左步横跨数二次,再拉单鞭又一遍。

（10）高探马：高探马上拦手穿,左拦右穿马上边。足尖点地左虚步,沉肩垂肘要记全。

（11）右蹬脚：右蹬脚式腿上功,力发腰部要记清。左足站立身要稳,右脚提起向前蹬。

（12）双峰贯耳、转身左蹬脚：双峰贯耳两笔圆,二拳钳形在眼前。提膝弓步向前迈,转身左脚蹬一番。

（13）左下势独立、右下势独立：下势独立随峰连,一钩一掌往前穿。

（14）左右穿梭：摇化单臂向上送,一托一推手上功。弓步向前两斜角,左右穿梭一般同。

（15）海底针：海底金针手下插,左按右插顶勿斜。左虚右实足尖点,气沉丹田松腰胯。

（16）闪通臂：闪通臂上托架功,右架左推向前拥。提膝弓步向前迈,松胯松腰记心中。

（17）转身搬拦捶：转身搬拦捶向前,右搬左拦莫等闲。右脚外撇左脚进,弓步捶打护肘间。

（18）如封似闭：如封似庇护正中,前后仰俯不可行。向后下按足尖跷,向前双手朝前拥。

（19）十字手：十字手法变无穷,两臂环抱交在胸。右脚要向左脚靠,松腰垂肘腰要松。

（20）收势：收势下按不可匆,太极合手式完成。

2. 坐式太极拳　坐式太极拳是针对下肢功能障碍的残疾人特点,应用运动学原理,选取传统的太极拳精华套路,精心编排的一套太极拳架势。坐式太极拳是在坐姿的状态开展的徒手运动。在动作上以上肢运动为主,但每个动作通过意念活动带动下肢,从而达到全身锻炼的目的。

坐式太极拳是对传统太极拳的继承和发展。兼承传统太极拳的基本优点,在功能上侧重于强身健体,陶冶情操。

坐式太极拳共分13式:左右野马分鬃;左右搂膝拗步;单鞭;揽尾;白鹤亮翅;肘底捶;搬拦捶;如风似闭;海底针;扇通臂;左右打虎式;弯弓射虎;十字手等。全套动作设计合理,编排科学,舒展连贯,简洁精悍。

坚持练习太极拳,能调摄精神、调畅气血,改善脏腑器官功能,强身健体,对老年患者及慢性病患者有较好的康复保健作用。对高血压、冠心病、慢性心力衰竭、慢性阻塞性肺疾病、慢性支气管炎、哮喘等心肺疾患均有一定的疗效。

研究表明，太极拳可以使心肌纤维变粗，收缩力增强，心排血量增加，心肌耗氧量降低。此外，太极拳运动还可以有效改善慢性心力衰竭患者的心功能和生活质量，促进患者的康复。相关现代研究也表明，太极拳、八段锦等可以提高心脏的泵血功能，促进血管平滑肌有节律地收缩与舒张，促进血液循环，减重降脂，减轻动脉粥样硬化程度，进而有效减轻心脏前后负荷。而且，可以通过调节体内升压激素与降压激素的水平以及大脑皮层的兴奋与抑制的过程，进而促进血压下降等。可见，太极拳运动在心血管疾病的一级预防和二级预防中均可发挥重要作用。心肺康复是长期坚持性治疗，运动康复又是其核心内容，太极拳运动动作柔美，柔中有刚，以达到"练体以固精""精神乃固"的境界，比常规的康复更易于被接受和坚持。

外伤、体质过于虚弱者不宜此项运动。习练时应思想集中、呼吸自然，由意识引导动作，重心稳定，速度宜慢不宜快，始终保持匀速为最佳，整套拳法4~6min。掌握适当的运动量，因人因病制宜，循序渐进，持之以恒，方能达到良好疗效。

（二）八段锦

八段锦是我国古代的一种传统医疗保健功法，因有八节运动，称八段。八段锦融合了中医的阴阳五行和经络学说，是中国传统导引养生与保健的功法。著名国医大师邓铁涛十分推崇八段锦，认为八段锦以意为引，以气运体，不会伤气耗血，年逾百岁仍坚持每天练习。

八段锦分为坐式与站式，坐式练法恬静，运动量小，一般以习站式为多。

其八言要诀：

双手托天理三焦，如图5-5-1所示。

左右开弓似射雕，如图5-5-2、图5-5-3所示。

调理脾胃须单举，如图5-5-4所示。

五劳七伤向后瞧，如图5-5-5所示。

摇头摆尾去心火，如图5-5-6所示。

两手攀足固肾腰，如图5-5-7所示。

攒拳怒目增力气，如图5-5-8所示。

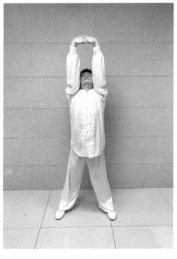

图5-5-1　双手托天理三焦

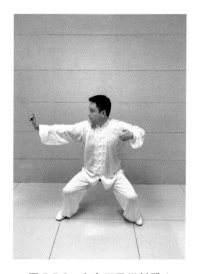

图5-5-2　左右开弓似射雕1

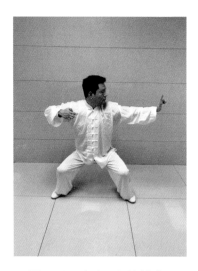

图 5-5-3 左右开弓似射雕 2

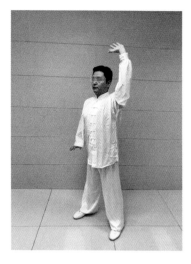

图 5-5-4 调理脾胃须单举

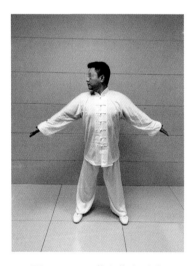

图 5-5-5 五劳七伤向后瞧

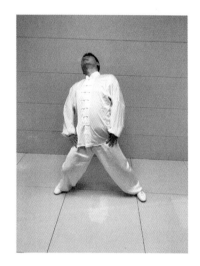

图 5-5-6 摇头摆尾去心火

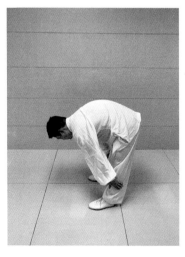

图 5-5-7 两手攀足固肾腰

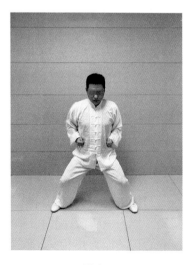

图 5-5-8 攒拳怒目增力气

背后七颠百病消,如图 5-5-9 所示。

八段锦功法能行气活血、疏通经络、调节脏腑。

现代研究证实,这套功法能加强血液循环、改善神经体液的调节功能,对冠心病、慢性支气管炎的康复尤为适用。

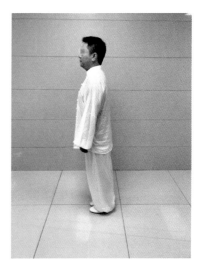

长期习练八段锦可以使老年人心肌收缩力增强,心搏血量增多,血管的弹性得到改善,提高肺循环功能,改善血流速度,使老年人心肺功能得到改善。八段锦由于动作优美,运动强度适中,适用于心血管疾病患者。研究者观察,心肌梗死后患者在西药常规治疗基础上给予中药以及每天 2 次,每次 20min 八段锦运动,3 个月后相较于单纯西药治疗组,生活质量明显提高,心绞痛发作明显减少,说明了中医的药物治疗与运动治疗相结合,可以有效缓解心绞痛。

图 5-5-9   背后七颠百病消

严重心脑血管病、重症高血压、哮喘发作期、妊娠期妇女不宜此项运动。每式动作的重复次数,应按体质强弱灵活掌握。要尽量选择强度小、持续性强的运动方式。

（三）五禽戏

相传东汉名医华佗详细研究了虎、鹿、熊、猿、鸟的行动特点,创编"五禽戏",堪称运动疗法的鼻祖,对防病健身、功能康复均有积极作用。五禽戏是以中医五行、脏腑、经络学说为指导,效仿虎之威猛、鹿之安舒、熊之沉稳、猿之灵巧、鸟(鹤)之轻盈的动作,创编的一种保健强身的功法。因为是华佗在前人的基础上创造的,故又称华佗五禽戏。

五禽戏包括虎举、虎扑、鹿抵、鹿奔、熊运、熊晃、猿提、猿摘、鸟伸、鸟飞等功法。每种功法各具不同的动静特点。五禽戏重视调息,动静结合,形神合一,意守丹田及呼吸配合,能调理阴阳、畅通气血、扶正祛邪,故能治病养生,强壮身体,增强心肺功能,不仅具强身延年之功,还有祛疾除病之效。

本功法适用于高血压、冠心病、高脂血症等心血管疾病。青光眼、严重心脑血管疾病及孕妇不宜进行此项运动。五禽戏运动量大,应当适度、量力而行,不可盲从。

（四）其他运动疗法

其他尚有易筋经等中医健身运动可以调节自主神经功能,增强心肌收缩力,改善心力衰竭患者的心功能。易筋经是一种内外兼练的医疗保健养生功法,相传为梁武帝时代天竺和尚达摩所创。易筋经就是指改变筋骨的方法,经常练习易筋经可以收到防治疾病、延年益寿的效果。近年来研究发现长期进行易筋经锻炼可以明显降低血脂。在心血管疾病患者中,中国式锻炼方式可以帮助降低患者的收缩压和舒张压。中国传统运动方式能够让心血管病患者受益,提高生活质量,对心力衰竭症状及情绪亦有改善作用。

1. 针刺疗法   目的在于使阴阳保持平衡,从而促进气血通畅,防病治病。

针刺疗法,由于经络外连肢节,内连脏腑,具有运行气血、沟通内外的作用;而针刺相应穴位,可以疏通经络,调和阴阳。目前针灸治疗心脏病的重点穴有内关、心俞、膻中,配穴则分为四类,第一类为厥阴俞、膈俞、巨阙、郄门,前三者位于心脏体表投影区,郄门为心包经郄穴,均与心和心包功能直接相关;第二类为足三里、丰隆、三阴交,用之可健脾化痰,补益心气;第三类为心经原穴神门,可养心宁神;第四类为随证加减。针灸治疗肺病的重点穴有肺俞、风门、大椎、列缺、大柱、太渊等。肺经原穴太渊,可补气养肺。针刺诸穴可改善肺气亏虚引起的咳嗽痰多、气短胸闷等症状。其疗效和作用机制已从大量临床和实验研究得到证实。

需注意,患者过于饥饿、疲劳、精神过度紧张时不宜进行针刺。身体瘦弱、气虚血亏者,针刺强度不宜过大,尽量选取卧位。皮肤有感染、溃疡、瘢痕的部位,不宜针刺。胸、胁、腰背脏腑所内局之处的腧穴,不宜直刺、深刺。

2. 灸法　艾灸能解除或缓解各种急慢性疾病的临床症状,调整脏腑功能紊乱,对于一些常见的病症有其独特的疗效。灸法具有温经通络、行气活血的功效,且简单易行,在掌握要领后可自行独立操作。

该法可治疗冠心病心绞痛、高脂血症、慢性支气管炎、慢性阻塞性肺疾病等心肺疾患。

冠心病可取艾灸心俞、厥阴俞、肝俞、脾俞、肾俞、肺俞等穴,心力衰竭可取艾灸气海、足三里、三阴交、关元、丰隆、水分等穴,慢性阻塞性肺疾病、慢性支气管炎可取大椎、大、肺俞、风门、膻中等穴。有报道证实,艾灸内关穴可改善心前区皮温,有效增强冠状动脉灌注能力;热敏灸心俞、厥阴俞、膻中、内关、三阴交可改善心绞痛症状、血脂及血液黏度等指标,并减少硝酸甘油用量。国内一项 meta 分析结果显示:艾灸在心绞痛症状改善、心电图改善及调节血脂等方面均有较好疗效。研究表明,隔生姜灸大椎到肾俞之间的督脉诸穴,可显著改善慢性阻塞性肺疾病患者的肺功能、血气分析结果及临床症状。

实施灸法时应注意,实热证、阴虚发热、邪热内炽者如高热、高血压危象、急性传染病、皮肤感染者,均不宜施灸。颜面部、颈部及大血管走行的体表区域、黏膜附近,不得施灸。空腹、过饱、极度疲劳者应谨慎施灸。

3. 穴位贴敷　穴位贴敷既有穴位刺激作用,又可通过皮肤吸收药物的有效成分,发挥其药理效应,具有双重治疗作用。经皮肤吸收的药物极少通过肝脏,也不经过消化道,一方面可避免肝脏及各种消化酶对药物成分的分解破坏,使药物保持更多的有效成分,更好地发挥治疗作用;另一方面也可避免因药物对胃肠的刺激而产生的一些不良反应。

在中医整体观念指导下,将药物疗法与经络穴位主治功能相结合,通过中医辨证,选取药物制成膏剂、丸剂或药饼,贴敷于相应穴位以治疗疾病,其作用直接,用药安全,患者易于接受。该法可治疗冠心病心绞痛、慢性支气管炎、慢性阻塞性肺疾病、支气管哮喘等心肺疾患。研究显示,运用自制的中药复方穴位贴敷治疗冠心病心绞痛,结果证实该疗法能明显改善临床症状,提高生活质量。研究者将川芎、冰片及硝酸甘油按比例制成药丸,贴敷于膻中、气海、心俞、足三里,用于治疗稳定型心绞痛,收到了良好疗效。研究表明,中药个体化膏剂敷贴肺俞、膻中、天突、丰隆等穴,可显著改善慢性阻塞性肺疾病患者的肺功能及临床症状,降低住院率。

穴位敷贴要注意,严重的皮肤病、热性疾病、阴虚火旺者不能采用,疾病发作期如发热、黄疸、咯血、糖尿病血糖控制不佳者忌用此法。久病体弱消瘦者,使用药量不宜过大,贴敷时间不宜过长。

综上所述,太极拳、八段锦、五禽戏及适宜的其他锻炼方法均有助于心肺疾患患者康复。太极拳、五禽戏等运动调形方法都是中医康复的重要组成部分。针刺疗法具有针对性强、缓解病情快、穴位能够双向治疗等特点,根据心脏病患者的实际情况,采取不同针灸处方能够协调阴阳、通畅血脉,往往能够收到很好疗效。目前已有学者运用针刺、艾灸、太极拳、八段锦等中医传统手段和方式,针对冠心病、心力衰竭、慢性阻塞性肺疾病、慢性支气管炎等病种进行了中医康复的有益探索。实践证明：传统康复疗法在缓解临床症状、改善心肺功能、提高生存质量、降低再入院率等方面具有一定的优势，中医传统手段和方式将会在心肺康复领域发挥更大的作用。

中医康复措施多，大部分项目都具有"简、便、廉、验"的特点，技术易于在基层医院、社区医院甚至家庭中推广。在家庭和社区中推广中医康复疗法，明显降低医疗成本，提高患者依从性，使更多患者能够长期坚持康复治疗，有利于言语、认知、情感和心理功能的全面康复。

（邓　坤）

参 考 文 献

[1] Pescatello LS, Franklin BA, Fagard R, et al. Exercise and hypertension[J]. Med Sci Sports Exerc, 2004, 36 (3): 533-553.

[2] Mancia G, De Backer G, Dominiczak A, et al. 2007 Guidelines for the management of arterial hypertension: The Task Force for the Management of Arterial Hypertension of the European Society of Hypertension(ESH) and of the European Society of Cardiology(ESC)[J]. Eur Heart J, 2007, 28(12): 1462-1536.

[3] Spruit MA, Singh SJ, Garvey C, et al. An official American Thoracic Society/European Respiratory Society statement: key concepts and advances in pulmonary rehabilitation[J]. Am J Respir Crit Care Med, 2013, 188: e13-e64.

[4] Gloeckl R, Marinov B, Pitta F. Practical recommendations for exercise training in patients with COPD[J]. Eur Respir Rev, 2013, 22(128): 178-186.

[5] Balady GJ, Williams MA, Ades PA, et al. AHA/AACVPR Scientific Statement: Core Components of Cardiac Rehabilitation/Secondary Prevention Programs: 2007 Update: A Scientific Statement From the American Heart Association Exercise, Cardiac Rehabilitation, and Prevention Committee, the Council on Clinical Cardiology; the Councils on Cardiovascular Nursing, Epidemiology and Prevention, and Nutrition, Physical Activity, and Metabolism; and the American Association of Cardiovascular and Pulmonary Rehabilitation[J]. Circulation, 2007, 115: 2675-2682.

[6] American Association of Cardiovascular and Pulmonary Rehabilitation. Guidelines for Cardiac Rehabilitation and Secondary Prevention Programs[M]. 4th ed. Champaign, IL: Human Kinetics, 2004.

[7] Leon AS, Franklin BA, Costa F, et al. AHA Scientific Statement: Cardiac Rehabilitation and Secondary Prevention of Coronary Heart Disease: An American Heart Association Scientific Statement From the Council on Clinical Cardiology(Subcommittee on Exercise, Cardiac Rehabilitation, and Prevention) and the Council on Nutrition, Physical Activity, and Metabolism(Subcommittee on Physical Activity), in Collaboration With the American Association of Cardiovascular and Pulmonary Rehabilitation[J]. Circulation, 2005, 111: 369-376.

[8] Lavie CJ, Thomas RJ, Squires RW, et al. Exercise training and cardiac rehabilitation in primary and secondary prevention of coronary heart disease[J]. Mayo Clin Proc, 2009, 84(4): 373-383.

[9] [美]霍利斯·兰斯·利伯曼[M]. 核心稳定性训练. 杨溪, 译. 北京: 人民邮电出版社, 2015.

[10] 王艳霞, 赵敬国. 瑞士球核心稳定性训练对心肺及其调节功能影响的实验研究[J]. 吉林体育学院学报, 2013, 29(2): 87-90.

[11] Dabhade AM, Pawar BH, Ghunage MS, et al. Effect of pranayama(breathing exercise) on arrhythmias in the human heart[J]. Explore, 2012, 8(1): 12-15.

[12] Hulzebos EH, Helders PJ, Favie NJ, et al. Preoperative intensive inspiratory muscle training to prevent postoperative pulmonary complications in high-risk patients undergoing CABG surgery: a randomized clinical trial

［J］. JAMA,2006,296(15):1851-1857.

［13］ American Thoracic Society/European Respiratory S. ATS/ERS Statement on respiratory muscle testing［J］. American Journal of Respiratory and Critical Care Medicine,2002,166(4):518-624.

［14］ Washington RL,Bricker JT,Alpert BS,et al. Guidelines for exercise testing in the pediatric age group. From the Committee on Atherosclerosis and Hypertension in Children,Council on Cardiovascular Disease in the Young,the American Heart Association［J］. Circulation,1994,90(4):2166-2179.

［15］ Hulzebos EH,van Meeteren NL,van den Buijs BJ,et al. Feasibility of preoperative inspiratory muscle training in patients undergoing coronary artery bypass surgery with a high risk of postoperative pulmonary complications:a randomized controlled pilot study［J］. Clinical Rehabilitation,2006,20(11):949-959.

［16］ Gomes Neto M,Martinez BP,Reis HF,et al. Pre-and postoperative inspiratory muscle training in patients undergoing cardiac surgery:systematic review and meta-analysis［J］. Clinical Rehabilitation,2017,31(4):454-464.

［17］ de Abreu RM,Rehder-Santos P,Minatel V,et al. Effects of inspiratory muscle training on cardiovascular autonomic control:A systematic review［J］. Auton Neurosci,2017,208:29-35.

［18］ Romer LM,Polkey MI. Exercise-induced respiratory muscle fatigue:implications for performance［J］. Journal of Applied Physiology,2008,104(3):879-888.

［19］ Volsko TA. Airway clearance therapy:finding the evidence［J］. Respir Care,2013,58(10):1669-1678.

［20］ Pryor JA. Physiotherapy for airway clearance in adults［J］. Eur Respir J,1999,14(6):1418-1424.

［21］ 普赖尔,普拉萨德. 成人和儿童呼吸与心脏问题的物理治疗［M］. 4 版. 喻鹏铭,车国卫,主译. 北京:北京大学医学出版社,2011.

［22］ 贺胜男,倪静玉,钮美娥,等. COPD 患者呼吸功能锻炼方法的研究进展［J］. 护士进修杂志,2015,30(17):1567-1570.

［23］ Becker BE,Cole AJ. 综合水疗学［M］. 北京:金盾出版社,2015.

［24］ Campion MR. Adult hydrotherapy:A practical approach［M］. Oxford:Heinemann Medical Books,1990

［25］ Garrett G. Bad Ragaz ring method［M］//Ruoti RG,Morris DM,Cole AJ. Aquatic Rehabilitation. Philadelphia:Lippincott,1997:289-292.

［26］ Sova R,Konno J. Ai Chi,balance,harmony and healing［M］. Washington:DSL,Ltd,1999.

［27］ Svedenhag J,Seger J. Running on land and in water:Comparative exercise physiology［J］. Med Sci Sports Exerc,1992,24:1155-1160.

［28］ 厉坤鹏,余波,谢湘华,等. 体外反搏在心脏康复中应用的研究进展［J］. 实用老年医学,2013,27(3):188-193.

［29］ 杨达雅,伍贵富. 增强型体外反搏治疗冠心病的新机制——血流切应力效应［J］. 心血管病学进展,2013,34(4):456-459.

［30］ 伍贵富. 冠状动脉粥样硬化性心脏病的特色治疗技术——体外反搏［J］. 中国临床医生,2012,40(2):106-109.

［31］ 柳俊,杜志民,马虹. 体外反搏在冠心病治疗中的应用及其循证医学证据［J］. 心血管病学进展,2009,30(5):731-736.

［32］ Ruiz-Garcia J,Lerman A. Cardiac Shock-Wave Therapy in the Treatment of Refractive Angina Pectoris［J］. Interv Cardiol,2011,3(2):191-201.

［33］ Di Meglio F,Nurzynska D,Castaldo C,et al. Cardiac Shock Wave Therapy:Assessment of Safety and New Insights into Mechanisms of Tissue Regeneration［J］. J Cell Mol Med,2012,16(4):936-942.

［34］ 陈石,李磊,吴刚,等. 吸入激素联合噻托溴铵治疗哮喘-慢阻肺重叠综合症的临床疗效评价［J］. 临床肺科杂志,2015,20(10):1856-1860.

［35］ 吴丹,吕志,黄勇,等. 布地奈德福莫特罗治疗慢阻肺稳定期与慢阻肺合并肺癌稳定期患者的疗效比较

［J］.临床肺科杂志,2017,22(3):534-537.

［36］ Lan C,Chen SY,Wong MK,et al. Tai chi chuan exercise for patients with cardiovascular disease［J］. Evid Based Complement Alternat Med,2013:983208.

［37］ Wieczorrek G,Weber U,Wienke A,et al. Adherence to Phase Ⅲ Cardiac Rehabilitation Programs:A Prospective,Randomized Comparison between a Conventionally Conducted Program and a Tai Chi-Based Program ［J］. Spottverletz Sports-Chaden,2016,30(2):95-100.

［38］ 陈霞,卢圣峰,朱冰梅,等.针灸治疗冠心病临床选穴规律的数据挖掘研究［J］.南京中医药大学学报,2014,30(5):417-421.

［39］ 李兆宝,吴艳艳,范久运,等.艾灸内关穴对冠心病患者心前区皮温的影响［J］.上海针灸杂志,2015,34(7):695-696.

［40］ 刘中勇,陈洪涛,伍建光,等.热敏灸治疗冠心病稳定性心绞痛的疗效分析［J］.中国中医药现代远程教育,2015,13(17):13-15.

［41］ 张泽,陈民,吴文胜,等.基于 Meta 分析的艾灸治疗冠心病心绞痛临床疗效评价［J］.南京中医药大学学报,2015,31(2):183-186.

［42］ 彭立萍,王燕霞.中药复方穴位贴敷治疗冠心病心绞痛临床观察［J］.中国中医急症,2015,24(12):2186-2188.

［43］ Wang XQ,Pi YL,Chen PJ,et al. Traditional Chinese Exercise for Cardiovascular Diseases:Systematic Review and Meta-Analysis of Randomized Controlled Trials［J］. J Am Heart Assoc,2016,5(3):e002562.

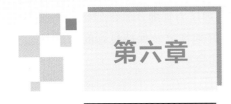

第六章

心肺疾患作业治疗与职业康复

心肺功能是人体新陈代谢的基础,是人体氧气运输、维持生命必不可少的部分。造成心血管功能障碍和肺部功能障碍的病因多种多样,临床表现却通常类似,主要包括虚弱、疲劳与呼吸困难,运动后症状加重,或反复住院,导致患者在疾病转归过程中,家庭和社会角色不良或缺失。心肺疾患的作业治疗和职业康复正是基于患者回归家庭和社会,给予的专业治疗和支持。

事实上所有的作业活动,都以适当的心肺功能为基础,因此心肺疾患的康复对于患者具有重要意义,而心肺疾患患者的日常生活活动、娱乐休闲活动和生产工作活动又是作业治疗所关注的三大领域。

心肺疾患患者的康复可以分为住院康复、门诊康复、社区康复功能维持三个时期,不同时期的康复介入重点应该有所不同,其中以日常生活活动、行为功能及休闲活动为主的作业治疗将会贯穿心肺疾患患者的整个康复过程,而对有就业或再就业需求的患者,可以在康复中后期,患者病情稳定后介入职业康复。

第一节 作业治疗

一、概述

心肺疾患的作业治疗是以个人为导向,多学科协作提供全面的心肺康复计划,从而改善患者的生理、心理和社会功能。作业治疗师作为康复团队的一员,可帮助心肺疾患患者有效改善日常生活活动能力、减轻症状并预防并发症、降低疾病相关危险因子、恢复工作能力及自信,从而提高患者的生活质量和社会参与,促进患者重返社会,重返工作岗位。

心肺疾患患者完整的作业治疗计划应包括:初期评估、制定个性化训练方案、对患者及家属进行宣教和康复计划解读、训练计划实施、中期评估、调整训练计划、末期评估、出院计划指导、后期康复跟进、职业咨询。

(一)作业治疗师在心肺疾患康复中的重要作用

可以归纳为四个方面:

1. 协助患者建立符合自身功能情况的日常作业活动模式、作业行为和作业表现。涉及的作业治疗内容包括：生活模式重整、角色及习惯重建、环境适应。

2. 使患者掌握作业活动技能以满足患者在家庭、工作、学校以及娱乐休闲中的需求。常用作业治疗方法包括：体能节省技术、躯体功能维持、心理压力管理。

3. 使患者能够从事针对性的作业活动，以促使其更好地恢复及保持良好的功能状态。涉及作业活动包括：日常生活自理、娱乐休闲、重返工作、社会参与。

4. 提升患者的健康状态。涉及的作业治疗内容包括：长期的疾病自我管理，提升良好的生活质量。

（二）心肺疾患的作业治疗理论模式

心肺疾患的作业治疗理论模式——个人、作业和环境模式（PEO model），如图 6-1-1 所示。

个人（person）：躯体结构及功能、表现技巧、运动感觉、认知、社会心理、表现模式、习惯、角色。

作业（occupation）：日常生活活动、工具性 ADL、教育、工作、休闲。

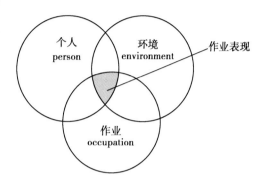

图 6-1-1　个人、作业和环境模式（PEO model）

环境（environment）：文化、家居环境、社区环境、工作环境、时间。

二、作业治疗评估

心肺疾患的评估个体差异较大，有的患者可能并无明确诊断，但在日常训练或生活中，仍提示有相关的疾病或心肺系统异常。作业治疗师需对有需要的患者进行相关功能评估，除心肺功能评估外，也需注意采用综合功能评估等手段。

总体来说，评估作为制订作业治疗计划的前提，一般包括查询病历、面谈和身体评估。心肺疾患患者的身体评估常用的有日常生活活动能力评估、心理行为评估、生存质量评估、社会能力评估等。在评估过程中，应注意与心脏功能分级和呼吸困难分级相结合，针对成年人、老年人、儿童的不同群体，采取适当的评估方法，保证评估的安全性和可操作性。

（一）日常生活活动能力评估

基础性日常生活活动（basic activities of daily living，BADL）能力常用的量表有 Barthel 指数评定表、功能独立性评定量表（function independent measure，FIM）、Katz 指数评定、PULSES 评估等，工具性日常生活活动（instrumental activities of daily living，IADL）能力常用的量表有功能活动问卷（functional activities questionnaire，FAQ）、IADL 评估量表等。

（二）心理行为评估

可采用明尼苏达多相人格调查表（Minnesota multiphase personality，MMPI）、汉密尔顿焦虑量表（Hamilton anxiety scale，HAMA）、汉密尔顿抑郁量表（Hamilton depression scale，HAMD）等进行评估。

（三）生存质量评估

常用的有健康调查量表 36（36-item short-form，SF-36）、健康生存质量表（quality of well-being scale，QWB）、生活满意度量表（satisfaction with life scale，SWLS）、WHO 的生存质量量表（WHOQOL-100）等。

（四）社会功能评估

常用的有 WHO 的功能缺陷评估量表（disability assessment schedule，DAS）、社会功能缺陷筛选量表（social disability screening schedule，SDSS）、个人和社会功能量表（personal and social performance scale，PSP）等。

此外，还可依据个人情况，进行职业性向评估、职业能力评估、辅具需求和使用评估、环境评估等。

三、作业治疗应用

心肺疾患的作业治疗目标是防止或缓解心肺功能的不断衰退，提高日常生活活动能力，改善生活质量。心肺疾患的作业治疗主要包括治疗性作业活动、体能节省技术、呼吸排痰训练、体位摆放指导等，本节主要介绍治疗性作业活动、工作简化和体能节省技术。

（一）治疗性作业活动

在为患者制定个性化的训练目标后，就需要针对性地选择作业活动进行训练，包括日常生活活动、生产性作业活动和休闲娱乐活动。对于心肺功能障碍的患者，作业治疗师可参照各作业活动所需的代谢当量（metabolic equivalent，MET），选择合适的活动进行训练，见表 6-1-1。

表 6-1-1　作业活动的代谢当量

METs	BADL	IADL	休闲娱乐	工作/学习
<2	卧床，交谈，洗漱，穿衣，坐/站位用餐，轮椅移动，<1.7km/h 的步行	打扫地面，擦桌椅，叠衣服	坐姿下棋，绘画，看电视	坐位工作，电脑办公，打字，阅读
2~3	床-马桶转移，3.2km/h 的步行，8km/h 速度骑自行车	简单烹饪，收拾屋子，洗简单衣物，洗碗	弹琴，开车	修理电器，门卫，商场售货，饭店服务
3~4	4km/h 的步行，10km/h 的速度骑自行车，沐浴	烹饪，拖地，收拾床铺	做体操	开计程车，电焊，组装机器
4~5	5km/h 的步行，13km/h 速度骑自行车，上下楼梯	少量物品购物，修理草坪	打乒乓球，简单园艺，短距游泳	做轻体力木工，刷油漆
5~6	5.5km/h 的疾步行走，17.5km/h 速度骑自行车	照顾小孩	滑冰	做木工，采煤矿
6~7	4~5km/h 的慢跑，17.5km/h 速度骑自行车	清扫积雪	打网球	伐木，修路
7~8	8km/h 的跑步，19km/h 速度骑自行车	搬运小于 36kg 的物品	打篮球，爬山，滑雪	放牧
>8	8.9km/h 速度以上的跑步，连续上 10 层楼梯	搬运 36kg 以上的物品	各种竞技性体育运动	-

在进行作业活动功能训练时应做好活动监测，在训练前评估患者的体能状况，了解患者服用的药物及禁忌，以及药物对训练中心率、血压、血氧浓度的影响，安排适当的训练时间以避免副作用的影响。

在训练时患者若有异常的生理反应需及时做出方案调整或停止训练,在训练前后进行血压、心率监测,评估自觉用力指数,保证训练安全。

1. 有以下情况时需终止心肺功能活动训练

(1) 训练中出现中度呼吸困难者。

(2) 训练中出现头晕、恶心、烦躁、大汗、颜面口唇颜色改变、心绞痛者。

(3) 训练中心律超过安全线者,即≥[(220-年龄)×70%]。

(4) 训练中 1min 出现 10 次以上的心律失常者。

(5) 训练中舒张压在 100mmHg 以上,收缩压在 150mmHg 以上者。

(6) 其他严重不适者。

2. 主观用力程度分级　主观用力程度分级(rating perceived exertion,RPE)是 1962 年瑞典科学家 Borg 提出的主观自觉用力数字量表,又称为 Borg 量表主观用力程度分级。它使用 6~20 的数字评分来代表从"休息/无任何用力"到"最大用力/费力/累"的程度分级,一般运动训练强度的 RPE 在 12~15。

(二)工作简化和体能节省技术

心肺疾患患者因慢性肺部疾病或心力衰竭导致体能下降,日常工作和生活中易出现疲劳乏力、呼吸受限、心悸等状况,以致难以完成日常生活自理活动。此时需运用工作简化和体能节省技术,降低活动时消耗的能量,帮助患者达到生活独立。

1. 工作简化的技巧　一般来说,进行工作简化时需做到五个方面,即计划、整合、调整、删除、总结。

(1) 计划:①在前一天或清晨对当日的活动进行规划;②进行优化排序,可将重要的活动优先,将轻体力和重负荷的任务穿插交替进行;③找出每个活动最适宜进行的时机。

(2) 整合:①写下每周或每天的计划及关键步骤并进行整合,预留充足的时间去完成计划,行程不宜太满,给自己缓冲和应对突发事件的时间;②养成规律的生活习惯,掌握适合自己的工作节奏。

(3) 调整:①姿势优化,利用人体工效学原理进行日常活动,例如避免弯腰、下蹲等不良工作姿势,尽量采用坐姿工作,双手作业优于单手,前臂旋后发力优于旋前,推力优于拉力,采用合适的姿势进行推拉、提举、搬抬、水平运送等工作任务,避免闭气发力,避免长时间维持同一姿势;②工具优化,利用现代科技,如扫地机器人代替传统扫把清洁,选用改良的勺子、梳子进行进食及梳洗,选择符合人体工效学的工具进行生产作业,利用叉车、手推车等代替大件搬抬,家居用品采用较轻的餐具、水壶及拖把等。

(4) 删除:①删除非必需的活动或步骤,例如让衣物自然风干,工作时减少誊写,利用办公软件来进行不必要的计算分类等任务,烹饪时可采用切好的半成品等;②将多个任务简化或整合一次完成,删除相似且不必要的任务,避免体力消耗。

(5) 总结:①根据任务完成情况,确定最适合自己的工作步骤;②总结经验,确定活动最适合进行的地方;③分析活动应完成的频率和时间。

2. 自我照顾的体能节省技术

(1) 更衣:①事先将衣物备好,放在方便拿取的地点;②尽量穿宽松的衣服;③穿衣服时可采取长坐位或端坐位;④在穿裤子和鞋袜时,应尽量避免弯腰或下蹲,可将一只腿置于另一只腿上,坐位穿脱至膝盖的位置,再站起将裤子拉好或脱下,如图 6-1-2 所示。

(2) 洗澡:①可使用冲凉椅或防滑凳坐位下洗澡,或在洗澡过程中尽量减少站立的时

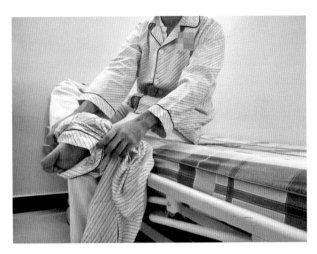

图 6-1-2　坐位下穿裤子

间,如采用坐位脱衣、穿衣等;②将衣物和毛巾、浴巾放在方便拿取的地方,采用较大面积的浴巾可减少擦干身体的时间和难度;③使用辅助的清洗用具如长柄清洁刷,以减少关节的过度屈曲和伸展;④控制洗澡时间和浴室温度,不要用力过度,如感到劳累应适当休息。

（3）洗漱修饰:①可采用坐位进行;②可采用改良后的长柄、粗柄梳子,减少肩肘关节的过度屈曲;③如需长时间的洗漱或梳妆,可将双肘支撑在水槽或者梳妆台上。

3. 工作简化和体能节省的常用技术

（1）制订计划表:①制订日常生活作息表,包括可以实际执行的行程;②给每项计划/工作预留足够的时间;③任何能量消耗大的活动（运动、洗澡、做家务等）和用餐后,应保留 30~60min 的休息时间;④计划表也应包含阅读、社交或其他放松活动的个人时间,以及日常工作时间。

（2）逐渐增加活动量:①活动时一般从低强度、简单的活动开始,中间可穿插休息时间;②当感到可以胜任或状态更佳时,可逐渐增加强度;③功能进步时,可增加一或两种新的活动;④逐渐增加活动时间,同时缩短休息时间。

（3）排除不必要的工作:①预先准备好活动所需的所有物品,以减少多余行程;②当想要节省时间和精力时,可用简易法代替部分任务,如用铺床代替叠被、用短发减少打理时间、用自然晾晒代替拧干或烘干衣物等;③如有必要,可分类办公,将部分工作任务分给他人。

（4）控制节奏:①保证充足的时间去进行每一项活动,防止仓促完成任务;②自主把握工作的节奏,依据工作量、状态、天气或整天的时间,灵活改变步调;③依据身体状况,在真正地感到疲劳之前,就要适当地进行休息;④工作时,可适当播放节奏较舒缓的音乐。

（5）坐位办公:尽量坐位办公,正面朝向自己的工作,椅子或凳子的大小足够支撑使用者的体重和腰背,保持双脚平贴地面,支撑上肢。

（6）改良工作区域:①依据自己的使用习惯布置办公空间内物品摆放,将常用的物品放在容易拿取的地方;②将容易触及的抽屉或柜子清空,仅摆置或储存易用到的物品;③保持工作区域内的适宜温度。

（7）控制饮食:①避免刺激物,如辛辣、酒精、咖啡因、尼古丁等;②注意含钠食物的食用控制,注意非处方药物的选择和服用。

（8）学会借助辅具。

（9）避免抬举动作。

（10）避免等长收缩。

（11）避免剧烈活动。

（12）避免维持同样姿势。

四、社区康复

心肺疾患多数特点为慢性病和多发病,预防和治疗难以分割,往往需要长期照料。医院康复服务难、贵、缺、远的特点,无法满足心肺疾患患者的全部需求。社区康复作为康复的一部分,扎根社区的特点使其具有就近、就地、经济简便的优势,成为心肺康复中重要的一环。

社区康复主要发挥心肺疾患患者的自我康复意识,提高家庭康复服务,将相关知识信息和康复技巧教授给患者及其家属进行自我管理,并对家居和社区环境进行改良,使心肺疾患患者具备独立生活的能力。

社区不仅指地理区域上的划分,它同时具有人文和社会属性。作业治疗师应有效利用相关社会资源和福利,注重患者的心理和社会支持,提供经济有效、及时方便的综合性服务,实现全面康复的目标。

（一）长期的疾病自我管理

自我管理是指个体管理症状、治疗、身体功能和心理社会行为,以及如何根据自身疾病来改变生活方式的能力。自我管理方案是慢性疾病治疗中行之有效的一种方法。心肺疾患患者长期的疾病自我管理包括:家庭运动指导、危险因素管理、体位摆放指导、疼痛管理、心理社会支持等。

1. 家庭运动指导　患者从医疗机构回归日常生活及工作后,仍需在家中坚持进行活动训练。活动训练的目的是改善慢性心血管疾病和肺部疾病患者的肌力和耐力,从而增强整体的身体功能,提高日常生活活动能力,同时对疾病进行主动、系统、长期的管理。

对于极度虚弱的患者(活动功能小于3METs),通常建议只在室内进行行走和活动,其余的个案可进行室内加社区内的活动训练。在制定家居活动训练方案时,可选取实用有趣的作业活动方式,同时注意社区环境的安全性,天气、空气污染指数、公共运动设施和无障碍设施都是影响室外活动的因素。

治疗性活动的类型、强度、时间、频率因人而异,需针对不同患者制定个性化的家居训练方案。一般来说,活动的类型以有氧、牵伸和抗阻为主;强度根据个人的耐受性,体能健康者以60%~80%心跳储备量的强度为宜,老年人及虚弱者以舒适耐受上限为考量;时间上体能健康者以每天30min有氧活动为宜,老年人及虚弱者可采取少量多次的方法,每次活动3~5min,便可休息1~2min,同时每人生活形态和日常活动量的不同也会影响活动训练量的制定;活动频率以每周3~5天为宜。

2. 危险因素管理　大量科学研究表明,血管的粥样硬化过程与特定的危险因子有关。对于心血管疾病的患者,降低危险因子是粥状硬化疾病预防和控制的重要内容之一。降低心血管危险因子主要包括:戒烟、运动训练、血压控制、血糖控制、饮食控制、体重控制和压力控制。

（1）戒烟:①建议并鼓励患者进行戒烟计划,并分享戒烟成功的案例和方法;②当患者有抽烟冲动时,可用运动训练方案作为代替。

（2）运动训练:运动训练经证实可有效控制血脂、游离血糖和最大运动能力,改善低落情绪。心肺疾患患者的运动训练一般分为有氧运动、牵伸运动和抗阻运动,训练时应注意运动模式、强度、频率和时间。

（3）血压控制:①每天进行血压监测,在训练前后注意测量血压,记录相关数据;②血压超出正常范围者,鼓励配合药物和运动训练进行控制。

（4）血糖控制:①制定适当的肌耐力运动训练计划;②低胆固醇、低脂饮食;③超出正常范围可在医师建议下配合药物治疗。

（5）饮食控制:根据美国心脏学会发布的健康成人预防饮食指南,健康饮食应减少反式脂肪,以低胆固醇、低饱和脂肪酸为主,食用全麦类、瘦肉鱼类、奶类和多种类的蔬果。

（6）体重控制:①限制总卡路里的摄入;②低油、低盐、低脂饮食为主,摄入多纤维食品,减轻心脏负担;③合理的运动训练。

（7）压力控制:过大的压力会给患者带来紧张和焦虑,并消耗更多的能量。对于压力的管理,常用的技术有:渐进式放松疗法、生物反馈疗法、引导式想象疗法、胸部松动术、冥想、催眠等。

3. 体位摆放指导　心肺疾患患者的体位摆位对于氧气传送有很大影响,不同的身体摆位和姿势变化,可改变通气分布,影响气体交换过程。

对于重症患者,卧床斜躺的姿势会降低体能消耗,减少肺泡容积,降低肺的顺应性,干扰气体交换和气体分布,同时增加肺部分泌物的累积。这些因素会导致机体通气能力的减弱,增加肺部并发症的危险概率。

仰躺时,靠近床面的肺部容积减少,同时通气增强,而功能性肺余量和吸气容积减少;侧躺与平躺相比氧合度会更高,单侧肺部疾病的患者,向健侧肺部侧躺一般可增进氧合度,双侧肺部病变的患者,向右侧躺卧一般可增加气体交换。

直立的姿势可使肺容积和容量扩张,使心肺的功能效率最佳;趴姿可针对急性呼吸窘迫综合征的患者和一些新生儿,使他们的通气和氧合度有所增加。

家属及患者自身在日常照料中应避免摆放具有潜在危险的体位,比如单侧肺部病患的患侧位侧卧,双侧肺部病患的左侧卧位等。有些姿势,如头低脚高位,可增进慢性阻塞性肺疾病和肺基部病变患者的呼吸机制,却会对囊状纤维化的患者造成缺氧、胃食管逆流等有害影响,使用时应谨慎评估。

4. 疼痛管理　心肺疾患的病程较长,漫长康复过程中的疼痛问题会影响心肺疾患患者的情绪和功能,导致患者活动能力下降,心理压力增加,社交受限,又可影响患者食欲,从而使免疫力降低,其他疾病的风险增加,甚至造成患者认知和感觉功能受损,出现孤独、抑郁等心理疾病。

疼痛是一种不愉快的感觉和情绪上的感受,伴随现有的或潜在的组织损伤。它具有主观性,影响疼痛的因素有躯体功能、社会环境和心理因素。现阶段并没有客观的医疗仪器可对其进行评估,主要的评估方法有疼痛史评估法和客观资料评估法,常用的量表有:口述描绘评分法（VDS）、视觉模拟评分法（VAS）、Wong-Banker 面部表情量表法（FPS-R）。进行疼痛管理的方法有:

（1）去除/减少使疼痛加重的因素:对心肺疾患患者进行疼痛知识宣教,消除患者的恐惧心理,对患者的疼痛反应保持同理心,减少疼痛刺激,为患者提供可缓解疼痛的舒适条件。

（2）解除疼痛措施:治疗师可采取适当的、无创伤性的解除疼痛措施,例如松弛法、冷热刺激法、理疗等。

（3）心理干预：协助患者减轻自己的心理压力，进行相关的心理疗法分散疼痛注意力，例如引导式想象疗法、催眠疗法、松弛疗法等。

（4）食物干预：调整饮食结构，保证营养需求，注意清淡饮食，防止刺激性食物诱发疼痛。

（5）镇痛剂：对于难以忍受的疼痛或严重影响睡眠的疼痛，应在医师指导下服用合适的镇痛剂。

5. 心理社会支持

（1）心理预防和知识普及：在社区内的宣传栏进行相关知识宣教，发放普及读物，定期在社区内开展心理健康教育和知识讲座，向患者、家属、大众普及心理健康知识，定期举行康复咨询活动。

（2）心理疏导服务：对因疾病产生相关心理问题的患者提供心理疏导服务，通过了解、分析、劝说、鼓励、指导等方法，帮助心肺疾患患者正确面对自身存在的问题及带来的限制，提供相应的疾病宣教及训练指导，使其树立康复信心。同时对患者家属亲友做好相应宣教和关系疏导，鼓励家属以正确的方式关心、理解心肺疾患患者，同时配合、支持患者的康复训练。

（二）辅助器具和环境改造

有些心肺疾患患者因肺部疾病伴呼吸功能受限或心力衰竭等慢性疾病，自身的功能训练不能达到独立完成日常生活活动的能力，此时需要依靠辅助手段的帮助，使其实现独立生活和重返社会的目标。辅助手段包括辅助器具和环境改造，前者借助辅助装置去完成作业活动，后者改良环境去配合患者现有的能力。在配置辅助器具和进行环境改造前均需进行相应的评估。

1. 辅助器具

（1）日常生活活动辅助器具：对于一些日常生活难以自理的患者，例如老年病和极度虚弱者，可针对其难以完成的自我照顾项目配置相应的辅助器具，进食类的有万能袖套、粗柄长柄餐具、防洒碗、成角勺等；穿衣类的有穿衣钩、系扣钩、穿袜器、鞋拔等；洗浴类的有洗澡椅、防滑垫、长柄刷、洗澡巾等；个人修饰类的有长柄/成角梳、省力指甲钳等。

（2）助行器具：对于心肺耐力不佳者，外出或长时步行时可配置手杖类助行器，轻便小巧，同时可增加步行的安全性。使用手杖的患者，上肢包括腕部和手部需具备一定的支撑能力，如腕手部支撑力较差，可改用肘拐、腋拐或助行架。使用手杖时可分为三点步行和两点步行，三点步行为"先伸出手杖再迈出足"的步行方式，稳定性较好；两点步行为"同时伸出手杖和一足"的步行方式，步行速度较快。两种步行时患者都应目视前方，不要紧盯地面。

（3）轮椅：步行功能减退或丧失者，以及为了减少活动时能量消耗者，在日常移动时可用轮椅作为代步工具。此外，对于患有心肺疾患的高龄老人群体，使用轮椅可以保持坐位，改善呼吸、循环系统的功能，避免因长期卧床导致的不良反应。轮椅按驱动方式分为手动轮椅和电动轮椅两种，治疗师可根据患者的年龄、疾病、移动能力等开具不同的轮椅处方。

2. 环境改造　《国际功能、残疾和健康分类》（ICF）中定义环境因素为"构成个体生活背景的外部或外在世界的所有方面，并对个体的功能发生影响"。对于心肺疾患患者的环境改造，可从家居环境和社区环境两方面入手。无障碍环境的基本要求为：可获得性、安全舒适、符合使用者特征、能够提升使用者的能力。

（1）家居环境改良：①居室内的地面应防潮防滑，楼梯、过道、杂物间等狭窄幽暗的地方应安装亮度适宜的照明设备；②空气质量对于肺病患者的健康状况关系密切，应定期保持室内通风，必要时可采用空气净化设备、抽湿或加湿设备；③居室内的家具摆放不宜经常变动，家具的高度和位置需合理安排放置，常用物品可放在方便拿取的地方；④移走可能影响活动或有摔倒风险的障碍物，除去不必要的门槛和台阶，在玻璃和台阶处贴警示线，收纳好电器电线设备；⑤在卫生间内放置防滑地垫，备好防滑拖鞋，对于蹲下-起身困难或有心脏风险的患者，家里蹲厕可置备坐便椅，马桶、浴缸等易滑倒的地方可安装扶手。

（2）社区环境改良：社区环境改良需与社区相关组织沟通合作或提交无障碍计划，由专人专业进行相关改造。社区街道和居委会应对社区公共环境安全进行评估，及时监督物业管理部门进行修整，或向当地政府部门进行危险因素的相关报告。社区内的无障碍改造措施一般包括：在有台阶的地方安装扶手，设置无障碍通道和相关警示牌，加强社区和公共楼道的清洁卫生管理，保证路灯的正常照明，雨雪天气及时清理路面，保证道路平整，地面可尽量铺设防滑地砖等。

第二节　职业康复

一、概述

心肺疾患患者因为血管功能障碍和肺部功能障碍，通常会表现为疲劳、呼吸困难和耐力不足，长期病患角色导致了他们的社会参与能力下降。对有就业需求的心肺疾患患者，疾病给他们造成身体损害和功能障碍，使其劳动能力降低或丧失，从而在劳动力市场中处于劣势，形成就业困难群体。

心肺疾患患者在病情稳定后可以适当地参与社会生活和工作活动，能够提高患者的自尊和自信，有利于患者重返社会和工作岗位。据相关文献报道，职业康复加上其他类型医疗治疗可以提高复工率1.53倍。目前，我国职业康复的发展积极与国际接轨，将现代康复技术应用于职业康复服务中，为因各种功能障碍而影响到工作能力的伤残患者提供职业评定、职业训练、再培训、职业咨询等服务，大大增强了患者的工作能力和再就业能力，疗效显著。

（一）概念

职业被定义为个人在社会中所从事的作为主要生活来源的工作，是个体在社会上生存与发展的基础。实现就业是残疾人走向社会，参与社会的重要标志。

根据1983年国际劳工组织（International Labor Organization，ILO）159号文《残疾人职业康复和就业公约》所述，职业康复（vocational rehabilitation，VR）是使残疾人保持并获得适当的职业，从而促进他们参与或重新参与社会。

（二）内容

1. 职业康复的任务　根据国际劳工组织1985年《残疾人职业康复的基本原则》中的内容，心肺疾患的职业康复可归纳为以下五个方面的任务：

（1）掌握残疾人的身体、心理和职业能力状况。

（2）提供必要的适应性训练、身心功能的调整以及正规的职业训练。

（3）对就业可能性进行指导，引导从事适当的职业。

（4）工作环境改造。

（5）就业后的跟踪及支援服务。

2. 职业康复的服务内容

（1）职业能力评估：针对疾病导致的功能障碍评估、功能性能力评估、工作需求分析、工作行为评估、就业能力评估、工作场所环境及人体工效学评估。

（2）工作重整及强化：包括职业功能训练、社会心理适应、工作重整、工作强化训练、工作行为训练、职务再设计等。

（3）职业技能培训：如电脑技能培训、手工技能培训、专业技能培训等。

（4）职业咨询、就业指导。

（三）作用

职业康复的最终目的是使病、伤、残者获得并保持适当的工作，促进其参与社会。具体作用包括：

1. 强化躯体功能　通过职业康复增强患者的躯体功能，提高肌力和耐力、改善活动能力。

2. 改善心理功能　通过职业康复可以减少心肺疾患对患者造成的心理影响，可调节情绪、增强信心、获得成就感和自我认同感。

3. 培养良好的工作行为　包括遵守工作纪律和规程、正确处理与领导和同事的关系、团结协作等。

4. 提高就业或再就业的能力　如提高职业技能、找工作技巧、面试技巧等。

5. 获得并保持工作　通过职业康复使患者就业或再就业，并能维持适当的工作。

6. 预防再次损伤　对患者进行人体工效学方面的工作环境改造指导，预防工作中受伤或再次受伤。

二、职业能力评定

与传统康复不同的是，职业康复主要通过跨学科介入的方法，如职业心理、职业安全与健康、功能能力训练方法等，协助心肺疾患患者重返工作岗位，从而提高生活质量，促进全面康复及职业发展的一种康复手段。职业康复评价是心肺疾患职业康复首先需要进行的重要步骤，这是为今后的职业康复训练、再培训及职业咨询与指导奠定基础。

（一）职业调查问卷

职业调查问卷可以被认为是职业能力评定的第一个阶段，其主要目的是为了收集患者的相关信息，包括患者的一般个人资料、工作经历及技能、就业需求、医疗历史及禁忌证等。

（二）职业能力评估

1. 在职业面谈过程中，治疗师应着手给评估者构思一个大体上的、个性化的职业能力评定计划。制订职业能力评定计划的原则应包括：

（1）注意个体差异：由于存在个体上的差异，例如不同疾患患者的病情发展、预后情况、功能受限等都有可能不同。每位心肺疾患患者伤前所从事的工作（包括工作环境、工作任务、工作流程等）都不同，从而要求治疗师在制定职业能力评估计划时必须根据评估者的实际情况进行。

（2）方法多元化：在职业能力评定过程中，主要运用到的方法包括：询问法、问卷评估法、机器评估法等。如针对慢性阻塞性肺疾病（COPD）患者来说，可通过询问的方法获知患者对自我疲劳程度的评价,如坐位耐力、站位耐力及步行能力等。可以通过机器的提拉力测试评估他/她在涉及提拉力的工作中所能从事的劳动能力强度。

(3) 内容全面:评定的内容应包括躯体功能、社会心理、智能方面的知识,对评估者作出全面的职业能力分析。

(4) 循序渐进:该原则尤其体现在躯体功能的评估过程中。例如,当我们需要测量一个评估者的最大提拉力时(从地面至腰间),起始力量可以从 2kg 开始,再在此基础上逐步增加重量,如每次可增加 1kg,如此循序进行。

2. 职业能力评估报告的书写可以是手写或电脑报告的形式。报告的框架一般包括如下几点:

(1) 一般的个人资料:如姓名、年龄、性别、临床诊断、当前身体功能状况、工作或活动受限等。

(2) 评估架构:包括描述被评估者的工作需求分析、功能能力情况、工作行为表现、临床辅助检查情况等。

(3) 评估发现:包括躯体功能的评估结果和潜在能力提升的空间;适应能力、气质特征和兴趣的结果。

(4) 结论及建议:包括工作配对结果、就业技能水平、就业期望,是否需接受进一步的临床治疗、工作强化训练等;职业康复服务计划,就业目标、注意事项。

3. 职业能力评定的注意事项　疲劳是心肺疾患患者常见的症状,尤其多见于心力衰竭患者,预计与 50% 的体能下降相关。在职业能力评定的过程中,因为涉及体力上的评估,尤其在进行功能性能力评估时,它是一个集中的,一对一的,需要 2~3h 才能完成的系统评估过程。该评估过程所需的时间有可能需要连续超过 2 天以上。所以治疗师必须仔细评估被评估者的身体状况是否适合进行全面的职业能力评定。

(1) 必须详细了解被评估者的病历记录,以便对其身体功能状况有一个详细的了解和认识,特别对其已存在的隐性危险因素,如高血压、贫血或骨质疏松等情况需要掌握了解。

(2) 测试前的风险筛查,可应用有效、简单、可靠的问卷,如美国运动医学学会(American College of Sports Medicine)设计的问卷(physical activities readiness questionnaires,PAR-Q),便能有效分辨患者适合接受体力上的评估和训练的程度,见表6-2-1。

表 6-2-1　职业康复评估前身体状况问卷

姓名:	日期:	
1	你的医师是否曾经告诉你心脏有问题?	是/否
2	你的心脏和胸部是否经常出现疼痛的症状?	是/否
3	你是否经常出现头晕的症状?	是/否
4	你的医师是否曾经告诉你血压过高?	是/否
5	你的医师是否曾经告诉你身体的某个关节出现问题而不适宜进行治疗活动?	是/否
6	除以上所提出的问题外,有没有其他身体问题限制你进行治疗活动?	是/否
7	你的年龄是否超过 65 岁及没有经常运动的习惯?	是/否

如在以上问题选择一个或以上"是"的时候,必须先向医师查询评估者的身体状况是否适宜进行评估或治疗活动;如在以上问题的答案全部是"否"时,评估者的身体状况应该是适宜进行评估或治疗活动

（3）评估者如有下列情况,必须禁止体力上的评估:有心力衰竭症状或体征、有灌注不良征象(发绀、苍白)、双重结果(心率×收缩压/100)>300、心率或血压超出医师要求的特定指标、其他病情不稳定症状等。

（4）在评估过程中,治疗师应常常检查评估者的血压和心律,尤其是有心脏病及高血压病史者。如果发现血压持续在 150/100mmHg 或以上,或心律超过安全线,即〔(220−年龄)×70%〕时,应立即停止评估,让评估者休息。

（三）工作需求分析

工作需求分析是指观察和描述工作任务和特别工作状态的一个系统过程。工作分析的目的是:逐步分解指定的工作任务;找出指定工作的主要工作要求;确定导致人体工效学方面压力的原因,其原因可能与工作方法、工作场所设置、工具使用或设备的设计有关。

治疗师必须根据所定义的工作,熟悉掌握所涉及的有关身体上、能力上、环境和性格上的要求,治疗师要成为一个真正的关于工作分析方面的专家,需要经过较多工作经验积累。以下主要介绍两种不同的工作分析方法。

1. GULHEMP 工作分析系统　该系统是由 Leon F. Koyl 博士发展起来的,GULHEMP 是英文字母的缩略词,它代表着:G 一般体格情况,U 上肢,L 下肢,H 听力,E 视力,M 智力水平,P 人格特征。

早期主要用于老年人功能能力与工作的比较。该系统将工人的功能能力和工作要求之间进行匹配,然后很方便得到结果。该系统包含 7 个部分的内容:一般体格情况、上肢功能、下肢功能、听力、视力、智力和人格特征。每一部分为一个功能区域。每部分都分级为 7 个水平上的匹配级别,从完全适合(一级)到完全不适合(七级)。评估员可以使用 GULHEMP 工作分析系统来评估工人在这七个部分的职业能力,同时获得的数据可以用来评估工作的功能要求特性。通过该方法可以很容易完成这七部分里面工人能力和工作要求之间的比较。

2. 美国职业分类大典系统　1991 年美国劳工局出版的《美国职业分类大典》(Dictionary of Occupational Titles,DOT),已设计收集好进行工作分析相关信息所需要的不同的评估表格,共收录超过 17 000 份工作相关资料。该工作分析系统是由美国劳工局人力资源管理系统而发展出的标准的工作分析方法,也是目前最常用的工作分析系统,包括躯体、适应能力、环境条件、教育和性格特征上等的工作要求,如图 6-2-1 所示。

需要说明在该工作分析系统里,任何一个包含工作特性和工人特性的组合、任何单一的工作特性或工人特性的要素都可成为工作的要求。以下"力量"为例,就使用该系统中有关身体功能评定的内涵进行说明。

力量——该因素的表达是根据极轻、轻、中度、重和极重分类,测量时涉及工人以下一项或多项的活动动作:站立、行走、坐、提举、运送、推、拉。提举和推拉主要是根据强度和持续时间来表达。关于强度的判断必须考虑所处理物体的重量、工人身体姿势或工人使用身体哪一部分来承重。承重下的关节活动度、协助人提供的辅助工具或机械设备。持续时间是指工人在完成这些活动时所花费的总时间。运送的表达是根据持续时间、运送重量和运送距离。5 种力量的定义和表达如下:

极轻(坐位工作):最大提举 4.5kg 和偶尔提举或运送,例如文件、账簿或细小工具。尽管极轻工作定义为经常坐位下的工作,但是一定程度上的步行和站立是必需的。假如一份工作只是偶然需要步行和站立,且符合其他极轻工作的条件,那该份工作可以说是极轻的工作。

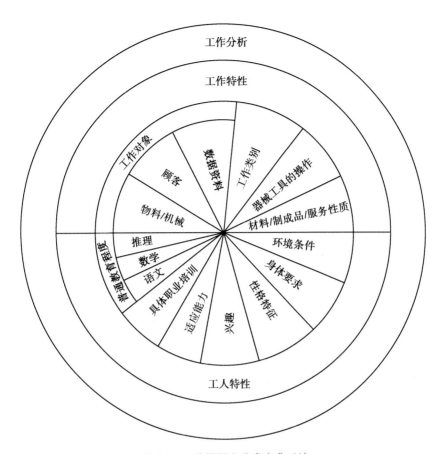

图 6-2-1 美国职业分类大典系统

轻:最大提举 9kg 和经常提举和/或运送 4.5kg 重的物体。提举的重量往往可以被忽略,轻工作分类为:①当它明显需要步行或站立,或②当它大部分的时间需要久坐但必须承担涉及手臂和/或腿推和拉的动作。

中度:提举最大 22.5kg 和经常提举和/或运送 11kg 重的物体。

重:提举最大 45kg 和经常提举和/或运送 22.5kg 重的物体。

极重:提举物体重量超过 45kg 和经常提举和/或运送 22.5kg 或以上重量的物体。

根据以上所述,Matheson 博士于 1988 年在职业能力评定中使用该系统,并命名为工作特性身体要求,见表 6-2-2。

表 6-2-2　工作特性身体要求

身体要求水平	偶尔 * /kg	经常 * /kg	常常 * /kg	典型的能量要求/METs
极轻	4.5	—	—	1.5~2.1
轻	9	4.5	—	2.2~3.5
中度	22.5	9	4.5	3.6~6.3
重	45	22.5	9	6.4~7.5
极重	超过 45	超过 22.5	超过 9	超过 7.5

* 偶尔代表少于 1/3 的工作时间;* 经常代表介乎于 1/3~2/3 的工作时间;* 常常代表大于 2/3 的工作时间
该表格因为简单实用现已在全世界使用,它在概括工作的身体要求的同时,亦相应表达了工人与工作间匹配的躯体功能

（四）功能性能力评估

功能性能力评估（functional capacity evaluation，FCE）是针对某人从事与工作任务相关的某一项工作能力而进行的一项综合及客观的测试。功能性能力评估的主要目的是基于安全及独立的原因，决定患者在工作过程中能从事哪些工作。目前，一般性功能性能力评估用于量化工人根据《美国职业分类大典》（DOT）描述的工作身体需求特性。职业治疗师成为功能性能力评估服务的最主要提供者，长期进行以功能为导向的工作能力评定。

1. 功能性能力评估的应用　功能性能力评估作为一项可以量化安全的功能活动，已经被广泛应用于以下几个方面：

（1）用于确定残疾人是否符合工作岗位要求。

（2）用于确定工作安置、工作改良的具体措施。

（3）用于残疾程度的评估。

（4）用于确定那些与工作无关的疾病及伤害对于工作表现的影响。

（5）为服务介入和治疗计划提供依据。

（6）用于个案管理及个案完结。

2. 功能性能力评估的分类　功能性能力评估的目的是明确患者在安全和可靠的基础上可以做什么工作。实际上，最少存在三种不同的功能性能力评估，他们各自有其评估方法和关注焦点。

（1）基线能力评估（baseline functional assessment）：如果没有特别指定工人会返回某一工作岗位，一个总的功能性能力评估可以在参考美国职业分类大典里已量化的工人特征的基础上进行。包括一般的身体能力测试，但不仅仅局限于这些，它们包括：坐、站、步行、平衡、攀爬、跪地、弯腰、蹲、伸手拿取、提举、运送、推、拉、运动协调、精细灵活度、中度灵活度、抓握和捏力。

（2）工作能力评估（job capacity evaluation）：如果已知某人会返回某一指定工作，已知功能上工作的描述或经过工作分析已明确了主要的工作要求，这样我们应该进行工作能力评估。与基线功能评估比较，工作能力评估的不同主要是目标不同。基线能力评估是一般的评估，而工作能力评估主要是评估个人身体功能与工作要求的间相匹配的程度。

（3）职业能力评定（work capacity evaluation）：如果需要了解个人的潜能，能够经受住竞争性职业的基本要求，例如忍受全天到工作场所工作和每天按时上下班等，职业能力评估就比较适合。在基线能力评估或工作能力评估的基础上，应用工作模拟技术，在模拟的工作环境下进行一个较长时间耐力上的评估，可以得出个人能力与竞争性职业的间相匹配的程度。职业能力评估用于决定工人能够重返竞争性工作岗位的潜能，特别是全日工作耐力和每天出勤。常见评估方法包括工作耐力测量（图6-2-2）、3分钟台阶测试。

（五）工作行为评估

心肺疾患患者重返工作岗位是受多方面因素影响的，除了身体功能障碍直接影响之外，这些可能的因素

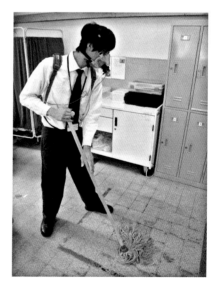

图 6-2-2　工作耐力测量

还包括社会、心理和经济等复杂因素的影响。工作行为评估是评估患者的动机,外表是否得体、出席/守时、对工作任务的注意力、自信心、监管下的反应、能否接受建设性批评、人际关系和生产能力、心理、压力和对挫折的承受力。除此以外,我们也可以利用一些自评问卷,如林氏就业准备评估量表(Lam assessment of employment readiness)来初步判断患者的就业意愿,见表 6-2-3。

表 6-2-3　林氏就业准备评估量表中文译本

姓名:　　　　性别:❑男　❑女　评估日期:　　　评估者:

此问卷可帮助我们更了解你的需要。每句话描述了一个人开始求职服务计划时的感觉。请在适当的方格用(√)号指出你对每句句子的同意程度。请依照你现在的感觉去决定你的选择,而非你过去或将来的感觉

非常不同意　不同意　不确定　同意　非常同意

1. 我觉得我或许已经准备好了重返工作岗位
2. 我正在为重返工作岗位而努力
3. 我觉得为重返工作岗位而做的努力或许是值得的
4. 我已经定好了计划,在未来数周内重返工作岗位
5. 我没有工作的能力,我不明白为什么要来这里参加职业康复训练
6. 我终于开始为重返工作而努力了
7. 我一直在想,应该是时候重返工作岗位了
8. 我正在搜寻关于工作的消息和资料
9. 我为自己重返工作岗位做准备其实是浪费时间,因为我根本不可能再工作了
10. 我知道失业是不太好的,但目前我对重返工作岗位的事情无能为力
11. 我明白应该要重返工作岗位,并且我真的觉得自己应该为此而努力
12. 我一直都在想办法重返工作岗位
13. 别人认为我应该重返工作岗位,但我不认同他们的说法
14. 每个人都只懂得说要重返工作岗位,而我现在的确实在为此而努力
15. 我正计划在未来的数周内重返工作岗位
16. 所有关于工作的话题都令我厌烦,可以不要再来烦我吗?
17. 我正在为重返工作而积极努力
18. 我为自己重返工作岗位做准备其实就是浪费时间,因为我根本不想去工作

(六)就业能力评估

职业评估是通过不同的测量工作,获取心肺疾患患者的职业兴趣和职业能力等资料,从而由咨询师在工作配对上给予患者指导和协助。

1. 兴趣测验与性向测验　兴趣测验与性向测验通常采用文本形式或在电脑互联网络平台上进行。使用较广泛的兴趣测验有:兴趣选择测验(wide range interest-opinion Test,Jastak & Jastak,1987)、史氏职业兴趣量表(Strong et al,1985)、生涯评估量表(career assessment inventory,Johansson,1986),以及职业自我探索量表(Holland,1994)等。最常用的性向测验则有通用性向测验(GATB)(U. S. Department of Labor,1970)、非阅读性向测验(U. S. Department of Labor,1971)、区分性向测验(DAT)(Bennett et al,1982)等。

2. 工作样本测验　在此测验中,工作样本可以模拟某些特定的工作职务,接受测量的心肺疾患患者被要求使用该行业工作人员所使用的工具及技巧,测量结果需参考标准值评定个案的表现。

3. 生态/情境测量　生态/情境测量是指在患者的生活、工作及学习环境中进行的现场测评。测评内容包括个人档案资料、工作、学习的情境、他人对心肺疾患患者的评价,以及日常生活中患者与他人相处方式的观察。生态/情境测量的重点,需要从测量开始直至整个过程中,告知心肺疾患患者尽最大可能的主动参与测评过程。测评完成时,患者可以收到一份摘要报告。

三、职业康复措施

(一)工作重整训练

工作重整训练是针对工作要求的身体功能而重建患者的神经、肌肉、骨骼功能(肌力、耐力、活动性、柔韧性、运动控制)和心血管耐力等功能的训练。

1. 治疗原理　心肺疾患患者在伤后出现身体功能及精神退化,原因:疾病直接影响;长久没有参加工作及社会活动,出现体能耐力下降。工作重整训练的目的是让患者参与运动,重新订立工作的习惯、能力、动力和信心。

2. 适应证和禁忌证

(1) 适应证:处于医疗稳定期,保留部分或大部分劳动能力者。

(2) 禁忌证:严重高血压、有心力衰竭症状或体征、严重呼吸功能障碍者等不适宜从事训练者。

3、设备与用具　体能训练器材、计算机或自动化的器材,模拟实际工作所需的体能要求的器材。

4. 操作方法与步骤

(1) 根据工作需求分析、功能能力评定结果选择适合的训练项目。

(2) 准备合适的场地、用具及材料。

(3) 说明活动的目的、意义、方法,演示操作方法与步骤。

(4) 热身运动。

(5) 按训练要求进行体能耐力强化训练,训练过程中治疗师进行评定、指导和反馈,必要时提供辅助器具或给予帮助。

(6) 放松运动。

(7) 进行训练反馈和总结。

(8) 每 1~2 个星期调整一次训练方案。

5. 注意事项

(1) 注意安全防护,操作应符合人体工效学要求;治疗过程中监测心率血压及观察患者行为表现,以保证训练过程安全。

(2) 治疗场所通风、光线良好,安全防护设施齐全,工作台及工具符合人体工效学要求,无障碍环境。

(3) 根据患者的身体功能恢复情况和工作需要选择合适的训练活动,运动量适中,运动不应引起疼痛不适及过度疲劳,采用主观用力程度分级(RPE)来评估患者主观疲劳程度。

(二)工作强化训练

工作强化训练是通过一系列的仿真性或真实性的工作活动来加强服务对象的工作能

力,从而协助他们重返工作岗位的训练技术。工作强化训练的目的是集中提升工作能力,以便患者能够安全重返工作岗位。

1. 治疗原理　心肺疾患的工作强化训练计划是专为个别患者及其工作的需要而设计的;改善患者的工作表现、工作适应能力和持续耐力,重建患者的工作者角色。

2. 适应证和禁忌证

(1) 适应证:由医师转介,医疗情况稳定且处于康复中后期;需就业或重新就业并有工作潜力者。

(2) 禁忌证:严重认知障碍者,严重高血压、心脏病等病情不稳定者或明显虚弱者,严重痛症者。

3. 设备与用具

(1) 运用各种不同的工作样本来模仿患者在日常工作中的实际要求。

(2) 计算机或自动化的工作模拟器。

(3) 运用各种不同的模拟工序,如电工或木工,来尽量模拟实际工作上所要求的工序。

(4) 与患者的雇主联系,安排他们到实际的工作场地及岗位进行训练。

4. 操作方法与步骤

(1) 根据职业能力评定、工作需求分析以及功能性能力评定结果选择合适的工作强化项目。

(2) 准备合适的场地、用具及材料。

(3) 说明活动的目的、意义、方法,演示操作方法与步骤。

(4) 热身运动。

(5) 按真实工作要求(体位、姿势、操作方法、活动强度等)进行工作模拟训练,训练过程中治疗师进行评定、指导和反馈,必要时提供辅助器具或给予帮助。

(6) 放松运动。

(7) 结束训练,整理场地及工具。

(8) 给予训练反馈和总结。

(9) 每两个星期调整一次训练方案,训练时间为 8~12 个星期,如果训练成绩未如理想,治疗师可根据患者情况发掘其他潜能及能力,转化成新的技能。

5. 注意事项

(1) 训练强度宜循序渐进,操作符合实际工作和人体工效学要求。

(2) 注意安全防护,治疗过程中监测心率血压,以保证训练过程安全。

(3) 观察患者行为表现,需要及时调整负荷强度,主观用力程度分级(RPE)是利用主观感觉来推算运动负荷强度的一种有效的方法,可参照 RPE 来控制运动强度。

(4) 训练环境要求:尽量接近真实环境;治疗场所通风、光线良好,安全防护设施齐全;工作台及工具符合人体工效学要求。

(5) 训练内容要求:根据服务对象的工作需要和功能情况选择合适的模拟项目,模拟尽可能接近实际工作。

(三) 工作行为训练

工作行为训练是指集中发展和培养患者在工作中应有的态度及行为所进行的训练,例如工作动力、个人仪表、遵守工作纪律、自信心、人际关系、处理压力或情绪控制能力等方面训练。训练中也会教患者一些良好的工作习惯,例如在工作中应用人体工效学原理,工作模式及程序的简化。

1. 治疗原理　提升患者的工作意识,改善工作行为,强化就业能力。

2. 适应证　工作行为习惯改变,社会参与能力下降的患者;病情稳定且准备就业的患者。

3. 设备与用具　工作行为列表项目、各类工作制度和操作规范等。

4. 操作方法与步骤

(1) 根据评定结果选择需要干预的工作行为内容。

(2) 准备合适介入方案,例如康复辅导、小组、讲座。

(3) 对工作行为中出现的或需要面对的问题进行训练,如守时性、压力处理、与领导及同事相处及沟通技巧等。

(4) 进行角色扮演或工作现场训练。

(5) 结束训练,进行训练反馈和总结。

（四）职业技能培训

围绕病伤残者所希望的职业目标,在技能、工作速度和效率、职业适应性等方面所进行的培训,以促进患者掌握必要的职业技能、建立自信、提高就业意愿、尽快融入社会。常用的培训技术有家电维修培训、文员培训、电脑培训(打字员、动漫制作、文书等)、手工艺制作培训、家政培训等。

1. 治疗原理　使患者重新获得一项适合自己体能、身体功能的职业技能,掌握新的职业技能,提升就业能力和市场竞争力,增加就业机会。

2. 适应证　处于社区康复或维持阶段的心肺疾患患者,病情稳定且需要重新再就业者。

3. 设备与用具　相应职业的设备与用具。

4. 操作方法与步骤

(1) 根据服务对象的职业兴趣、就业可能性选择合适的职业进行培训。

(2) 做好整体计划,出具具体培训课程安排。

(3) 说明培训的目的、目标、意义、前景,做好前期准备。

(4) 进行职业技能培训,可根据职业特点选择不同的培训方法,如操作法、模拟训练法、生产实习法、模块式技能培训法、以技能为基础的教育模式等。

(5) 培训过程中不断进行实践、讨论、互动、总结。

(6) 掌握基本职业技能后进行求职面试技巧培训。

(7) 进行考核和验收,达到培训目标后结束培训。

5. 注意事项

(1) 经常进行计划、学习、总结、反思以加强培训效果。

(2) 选择适于培训和操作的环境进行培训。

(3) 根据培训对象的兴趣爱好、职业特征、就业市场情况、工作前景选择合适的技能技术进行再培训。

（五）职业咨询

针对职业评定所获得的资料、心肺疾患患者的特殊情况和就业相关的问题进行综合考

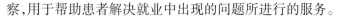

察,用于帮助患者解决就业中出现的问题所进行的服务。

1. 治疗原理　运用标准化或自我评估的测量工具,帮助患者了解自己在职业上的优势和劣势,帮助患者形成适当的就业方案。

2. 适应证　需就业或重新就业的患者。

3. 操作方法与步骤

(1) 分析:通过主客观的方法,分析患者的态度、兴趣、家庭情况、教育水平、学识、能力等。

(2) 综合:根据患者的特性和职业特长进行整理、综合、分析,获得对其职业能力发展的总体印象。

(3) 诊断:诊断和描述服务对象的特征,比较个人能力与职业要求的差别,找出职业方面存在的问题。

(4) 预测:预测对所存在问题的调整和适应的可能性,提供适当的职业计划调整方案。

(5) 讨论:与患者讨论如何才能达到所期望达到的目标。

(6) 重复:出现新的问题时,重复以上内容,进一步制订可行的计划。

（六）就业指导

根据病伤残者的职业技能和职业适应性,根据职业安置政策或市场需求情况,以帮助他们获得并保持适当的职业的过程。

1. 治疗原理　帮助患者找到符合自己兴趣和能力的工作,协助患者成功就业并维持工作的稳定性。

2. 适应证　病情稳定且准备就业的患者。

3. 操作方法与步骤

(1) 查阅职业康复档案,了解患者的基本情况、职业能力、兴趣爱好等与工作相关内容。

(2) 向患者提供劳动市场信息,并协助其了解工作岗位的性质、条件、待遇、前景等。

(3) 根据患者的个人特点和劳动市场需求提出职业选择的具体建议。

(4) 提供工作环境改造指导,包括物理工作环境改造指导和工序调整等。

(5) 提供职业性伤害(工伤)的预防指导。

(6) 随访服务。

（卢讯文）

参 考 文 献

[1] 窦祖林.作业治疗学[M].北京:人民卫生出版社,2008.

[2] 胡军.作业治疗学[M].北京:人民卫生出版社,2012.

[3] 王玉龙.康复功能评定学[M].北京:人民卫生出版社,2008.

[4] 徐艳文,欧阳亚涛,罗筱媛,等.影响工伤职工再就业的一般资料变量分析[J].中国康复医学杂志,2007,22(11):1004-1006.

[5] Watchie J. Cardiovascular and Pulmonary Physical Therapy,Second Edition[M].洪素莺,简辰霖,等,译.台北:台湾爱思唯尔有限公司,2012.

[6] Pryor JA,Prasad SA. Physiotherapy for Respiratory and Cardiac Problems[M].4th ed. Beijing:Elsevier Limit-

ed,2008.

［7］ Edward KL. ECG Diagnosis：A Self-Assessment Workbook［M］. New York：Blackwell Science,Inc. ,2000.

［8］ Rachel EH,Nancy JP,Els RN. A return to work program for injured workers：a reassignment model［J］. Work, 1999,12(2)：123-131.

［9］ Kuoppala J,Lamminpää A. Rehabilitation and work ability：a systematic literature review. J Rehabil Med, 2008,40(10)：796-804.

［10］ Lam CS,Wiley AH,Siu A,Emmett J. Assessing readiness to work from a stages of change perspective：implications for return to work［J］. Work,2010,37(3)：321-329.

［11］ Gibson L,Strong J. A conceptual framework of functional capacity evaluation for occupational therapy in work rehabilitation［J］. Australian Occupational Therapy Journal,2003,50：64-71.

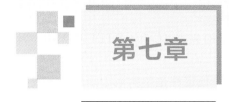

第七章

心肺疾患药物与其他干预

第一节　康复药物处方

心肺疾患康复包含了心脏康复和肺康复两个重要脏器的康复,虽然通过心肺运动测试仪可以精准判定心肺功能,由于原发心肺疾患的不同,药物治疗大不相同。所以我们在这一节分别从心脏康复和肺康复两部分来阐述心肺疾患的药物治疗。

一、心脏康复药物处方

心脏康复是综合性心血管病管理的医疗模式,不仅仅是单纯的运动治疗,而是包括运动治疗在内的心理-生物-社会综合医疗保健。涵盖发病前的预防和发病后的康复,是心血管病全程管理中的重要组成部分。心脏康复最常见的疾病是冠心病、慢性心力衰竭,两者的药物治疗有相近的方面,又各自不同。就两者不同的用药分别阐述。

(一)冠心病药物处方

冠心病的康复必须建立在药物治疗的基础上,因此根据指南循证规范用药是心脏康复的重要组成部分。药物处方是心脏康复五大处方之一,也是基本康复治疗的基础。

1. 冠心病患者的循证规范用药　有充分循证证据的二级预防用药包括:抗血小板药物、β受体阻滞剂、血管紧张素转化酶抑制剂(ACEI)/血管紧张素受体阻滞药(ARB)、他汀类药物。

(1)抗血小板药物:所有冠心病患者均应长期服用阿司匹林 80~100mg/d,CABG 后应于 6h 内开始使用阿司匹林。若不能耐受,可用氯吡格雷 75mg/d 代替。发生 ACS 或接受 PCI 治疗的患者,需联合使用阿司匹林 100mg/d 和氯吡格雷 75mg/d 治疗 12 个月。ACS 患者 PCI 术后也可口服普拉格雷 10mg/d 或替格瑞洛 90mg/d、2 次/d,代替氯吡格雷联合阿司匹林,疗程 12 个月。

(2)β受体阻滞剂:若无禁忌证,所有冠心病患者均应使用β受体阻滞剂。β受体阻滞剂可选择美托洛尔、比索洛尔和卡维地洛,个体化调整剂量,将患者清醒时静息心率控制在 55~60 次/min 为佳。β受体阻滞剂对运动康复患者肌肉耐力有相关影响,大剂量β受体阻滞剂会引起疲劳感,下肢肌群疲乏无力。在刚开始使用时对心排血量及骨骼肌供血的抑制作用,在使用初期对运动耐量会产生一定的负面影响。但长期应用可提高运动耐量。

（3）ACEI/ARB:冠心病心肌梗死后患者,若伴有心功能不全的患者,无禁忌证者均应使用 ACEI,如患者不能耐受 ACEI,可用 ARB 类药物代替。

（4）他汀类药物:若无他汀类使用禁忌证,即使入院时患者 TC 和/或 LDL-C 无明显升高,也可启动并坚持长期使用他汀类药物。

2. 冠心病的多重危险因素控制　冠心病患者的斑块稳定性是影响冠心病发生和发展的主要决定因素,而高血糖、高血脂、高血压、吸烟、心率加快、精神应激等因素均可导致斑块不稳定。大量研究证据显示,通过有效的二级预防,综合控制多种危险因素,能促使易损斑块稳定,显著降低再次心肌梗死和猝死的发生,提高冠心病患者总体生存率,减少血运重建。

（1）控制血压:目标:血压<130/80mmHg。所有患者根据需要接受健康生活方式指导:包括控制体重、增加体力活动、限量饮酒、减少钠盐摄入、增加新鲜蔬菜水果摄入,注意发现并纠正睡眠呼吸暂停;血压≥140/90mmHg 的患者开始给予降压治疗,首选 β 受体阻滞剂、ACEI 或 ARB,必要时加用其他种类降压药物。

（2）调节血脂:目标:根据《中国成人血脂异常防治指南》（2016）,高危患者 LDL-C<2.59mmol/L（100mg/dl）,极高危患者（ACS,冠心病合并糖尿病）LDL-C<1.8mmol/L（70mg/dl）。如果患者 TG≥2.26mmol/L（200mg/dl）,则高危患者的非 HDL-C<3.37mmol/L（130mg/dl）,极高危患者的非 HDL-C<2.59mmol/L（100mg/dl）。推荐措施:开始或维持健康的生活方式。如无禁忌证,即使入院时患者血脂无明显升高,启动并坚持使用他汀类药物。如使用他汀类药物没有达到目标值,或不能耐受他汀,可用依折麦布、胆酸螯合剂和/或烟酸,降低非 HDL-C 的治疗选择:适度加大他汀类药物使用剂量,或加用烟酸或贝特类药物治疗。他汀类引起的肌痛或乏力等症状,可能导致患者的运动耐量下降或对运动训练的依从性差。其原因不明,有研究认为可能与该类药物致骨骼肌细胞内线粒体受损和能量供应不足有关。

（3）控制血糖:目标是糖化血红蛋白≤7%。推荐措施:所有冠心病患者病情稳定后应注意空腹血糖检测,必要时做口服葡萄糖耐量试验。指导并监督患者改变生活方式,包括严格的饮食控制和适当运动,无效者使用降糖药物;强化其他危险因素的控制。包括控制体重、控制血压和胆固醇,必要时与内分泌科合作管理糖尿病。

（4）心率管理:心率与冠心病患者预后呈显著负相关。各国指南均强调,冠心病患者静息心率应控制在 55~60 次/min。目前控制心率的药物首选 β 受体阻滞剂,对使用最大耐受剂量 β 受体阻滞剂心率未控制,或对 β 受体阻滞剂不耐受或禁忌的患者,欧洲心脏病学学会《稳定型心绞痛治疗指南》（2006）以及美国心脏病学会基金会/美国心脏协会《稳定性缺血性心脏病诊断及治疗指南》（2012）推荐,伊伐布雷定适用于窦性心律大于 60 次/min 的慢性稳定型心绞痛患者,单独或与 β 受体阻滞剂联合应用。

（5）改善症状、减轻缺血:目前改善症状及减轻缺血的主要药物包括 3 类:β 受体阻滞剂、硝酸酯类药物和钙离子拮抗剂。曲美他嗪可作为辅助治疗或作为传统抗缺血治疗药物不能耐受时的替代治疗。有研究显示曲美他嗪可以提高运动康复的 meta 值达 25%。曲美他嗪通过优化心肌细胞能量代谢和氧利用效率的作用,改善心肌细胞代谢和抗缺血,同时改善心肌和骨骼肌的能量供给,提高运动耐量。

（二）慢性心力衰竭药物处方

心力衰竭是各种严重心脏疾病的最后阶段,具有高发病率、高病死率特点。2005 年欧洲心脏病协会心脏康复和运动生理工作组和美国心脏协会(AHA)下属运动心脏康复和预防分会的建议,运动康复是慢性心力衰竭(CHF)患者有效的二级预防措施,运动锻炼应作为心脏康复的一部分而应用于稳定的心力衰竭患者,规范的药物治疗是慢性心力衰竭的基石治疗。

1. 利尿剂 利尿剂通过抑制肾小管特定部位钠或氯的重吸收,对于有液体潴留的心力衰竭患者,利尿剂是唯一能充分控制和有效消除液体潴留的药物,常用的利尿剂有袢利尿剂和噻嗪类利尿剂。首选袢利尿剂如呋塞米或托拉塞米,特别适用于有明显液体潴留或伴有肾功能受损的患者。新型利尿剂托伐普坦是血管加压素受体拮抗剂,具有仅排水不利钠的作用,伴顽固性水肿或低钠血症者疗效更显著。

不良反应:电解质丢失较常见,如低钾血症、低镁血症、低钠血症。非甾体抗炎药吲哚美辛能抑制多数利尿剂的利钠作用,特别是袢利尿剂,并促进利尿剂的致氮质血症倾向,应避免使用,低钾血症易引起肌肉无力和心律失常,见表7-1-1。

表 7-1-1 慢性射血分数降低的心力衰竭(HF-REF)常用利尿剂及其剂量

药物	起始剂量	每天最大剂量	每天常用剂量
袢利尿剂			
呋塞米	20~40mg,1 次/d	120~160mg	20~80mg
布美他尼	0.5~1.0mg,1 次/d	6~8mg	1~4mg
托拉塞米	10mg,1 次/d	100mg	10~40mg
噻嗪类利尿剂			
氢氯噻嗪	12.5~25.0mg,1~2 次/d	100mg	25~50mg
美托拉宗	2.5mg,1 次/d	20mg	2.5~10.0mg
吲达帕胺	2.5mg,1 次/d	5mg	2.5~5.0mg
保钾利尿剂			
阿来洛利	2.5mg/5.0mg,1 次/d	20mg	5~10mg
氨苯蝶啶	25mg/50mg,1 次/d	200mg	100mg/200mg
血管加压素 V2 受体拮抗剂			
托伐普坦	7.5~15mg,1 次/d	60mg	7.5~30mg

2. 血管紧张素转换酶抑制剂(ACEI) ACEI 是被证实能降低心力衰竭患者病死率的第一类药物,也是循证医学证据积累最多的药物,是公认的治疗心力衰竭的基石和首选药物。

(1)适应证:所有 LVEF 降低的心力衰竭患者必须且终身使用,除非有禁忌证或不能耐受(Ⅰ类,A级)。阶段 A 为心力衰竭高发危险人群,应考虑用 ACEI 预防心力衰竭(Ⅱa类,A级)。

(2)禁忌证:曾发生致命性不良反应如喉头水肿,严重肾功能衰竭和妊娠妇女。以下情况慎用:双侧肾动脉狭窄,血肌酐>265.2μmol/L(3mg/dl),血钾>5.5mmol/L,伴症状性低血压(收缩压<90mmHg,1mmHg=0.133kPa),左心室流出道梗阻(如主动脉瓣狭窄、肥厚型梗阻性心肌病)等。

(3)常用的药物剂型剂量见表7-1-2。①应用方法:从小剂量开始,逐渐递增,直至达到目标剂量,一般每隔1~2 周剂量倍增 1 次。滴定剂量及过程需个体化。调整到合适剂量应终身维持使用,避免突然撤药。应监测血压、血钾和肾功能,如果肌酐增高>30%,应减量,如仍继续升高,应停用。②不良反应:常见有两类:a. 与血管紧张素Ⅱ(AngⅡ)抑制有关的,如低血压、肾功能恶化、高钾血症;b. 与缓激肽积聚有关的,如咳嗽和血管性水肿。

表 7-1-2　慢性 HF-REF 常用的 ACEI 及其剂量

药物	起始剂量	目标剂量
卡托普利	6.25mg,3 次/d	50mg,3 次/d
依那普利	2.5mg,3 次/d	10mg,2 次/d
福辛普利	5mg,1 次/d	20~30mg,1 次/d
赖诺普利	5mg,1 次/d	20~30mg,1 次/d
培哚普利	2mg,1 次/d	4~8mg,1 次/d
雷米普利	2.5mg,1 次/d	10mg,1 次/d
贝那普利	2.5mg,1 次/d	10~20mg,1 次/d

3. 血管紧张素受体阻滞药(ARB)　可阻断 AngⅡ与 AngⅡ的 1 型受体(AT1R)结合,从而阻断或改善因 AT1R 过度兴奋导致的不良作用,如血管收缩、水钠潴留、组织增生、胶原沉积、促进细胞坏死和凋亡等,这些都在心力衰竭发生发展中起作用。ARB 还可能通过加强 AngⅡ与 AngⅡ的 2 型受体结合发挥有益效应。临床试验表明,ACEI 加醛固酮受体拮抗剂能显著降低心力衰竭患者总病死率,而 ACEI 加 ARB 则不能。

(1) 适应证:基本与 ACEI 相同,推荐用于不能耐受 ACEI 的患者(Ⅰ类,A 级)。也可用于经利尿剂、ACEI 和 β 受体阻滞剂治疗后临床状况改善仍不满意,又不能耐受醛固酮受体拮抗剂的有症状心力衰竭患者(Ⅱb 类,A 级)。

(2) 应用方法:小剂量起用,逐步将剂量增至目标推荐剂,见表 7-1-3。

表 7-1-3　慢性 HF-REF 常用的 ARB 及其剂量

药物	起始剂量	目标剂量
坎地沙坦	4mg,1 次/d	32mg,1 次/d
缬沙坦	20~40mg,1 次/d	80~160mg,1 次/d
氯沙坦	25mg,1 次/d	100~150mg,1 次/d
厄贝沙坦	75mg,1 次/d	300mg,1 次/d
替米沙坦	40mg,1 次/d	80mg,1 次/d
奥美沙坦	10mg,1 次/d	20~40mg,1 次/d

4. β 受体阻滞剂　由于长期持续性交感神经系统的过度激活和刺激,慢性心力衰竭患者的心肌 β 受体下调和功能受损,β 受体阻滞剂治疗可恢复 β 受体的正常功能,使之上调。研究表明,长期应用(>3 个月时)可改善心功能,提高 LVEF;治疗 4~12 个月,还能降低心室肌重量和容量、改善心室形状,提示心肌重构延缓或逆转。β 受体阻滞剂治疗心力衰竭的独特之处就是能显著降低猝死率41%~44%。

(1) 适应证:结构性心脏病,伴 LVEF 下降的无症状心力衰竭患者,无论有无 MI,均可应用。有症状或曾经有症状的 NYHA Ⅱ~Ⅳ级、LVEF 下降、病情稳定的慢性心力衰竭患者必须终身应用，除非有禁忌证或不能耐受。NYHA Ⅳ级心力衰竭患者在严密监护和专科医师指导下也可应用。伴二度及以上房室传导阻滞、活动性哮喘和反应性呼吸道疾病患者禁用。

（2）应用方法：推荐用琥珀酸美托洛尔、比索洛尔或卡维地洛，均能改善患者预后。β受体阻滞剂治疗心力衰竭要达到目标剂量或最大可耐受剂量。起始剂量须小，递加剂量须慢。静息心率是评估心脏 β 受体有效阻滞的指标之一，通常心率降至 55~60 次/min 的剂量为 β 受体阻滞剂应用的目标剂量或最大可耐受剂量。见表 7-1-4。

表 7-1-4　慢性 HF-REF 常用的 β 受体阻滞剂及其剂量

药物	初始剂量	目标剂量
琥珀酸美托洛尔	11.875~23.750mg,1 次/d	142.5~190.0mg,1 次/d
比索洛尔	1.25mg,1 次/d	10mg,1 次/d
卡维地洛	3.125~6.250mg,2 次/d	25~50mg,2 次/d
酒石酸美托洛尔	6.25mg,2~3 次/d	50mg,2~3 次/d

（3）不良反应：应用早期如出现某些不严重的不良反应一般不需停药，可延迟加量直至不良反应消失。起始治疗时如引起液体潴留，应加大利尿剂用量，直至恢复治疗前体重，再继续加量。

1）低血压：一般出现于首剂或加量的 24~48h 内，如低血压伴有低灌注的症状，则应将 β 受体阻滞剂减量或停用，并重新评定患者的临床情况。

2）液体潴留和心力衰竭恶化：用药期间如心力衰竭有轻或中度加重，应加大利尿剂用量。如病情恶化，且与 β 受体阻滞剂应用或加量相关，宜暂时减量或退回至前一个剂量。如病情恶化与 β 受体阻滞剂应用无关，则无需停用，应积极控制使心力衰竭加重的诱因，并加强各种治疗措施。

3）心动过缓和房室传导阻滞：如心率低于 55 次/min，或伴有眩晕等症状，或出现二度或三度房室传导阻滞，应减量甚至停药。

5. 醛固酮受体拮抗剂　醛固酮对心肌重构，特别是对心肌细胞外基质促进纤维增生的不良影响独立和叠加于 Ang Ⅱ的作用。衰竭心脏心室醛固酮生成及活化增加，且与心力衰竭严重程度成正比。长期应用 ACEI 或 ARB 时，起初醛固酮降低，随后即出现"逃逸现象"。因此，加用醛固酮受体拮抗剂，可抑制醛固酮的有害作用，对心力衰竭患者有益。此类药还可能与 β 受体阻滞剂一样，可降低心力衰竭患者心脏性猝死率。

（1）适应证：LVEF≤35%、NYHA Ⅱ~Ⅳ级的患者；已使用 ACEI（或 ARB）和 β 受体阻滞剂治疗，仍持续有症状的患者（Ⅰ类，A 级）；AMI 后、LVEF≤40%，有心力衰竭症状或既往有糖尿病史者（Ⅰ类，B 级）。

（2）应用方法：从小剂量起始，逐渐加量，尤其螺内酯不推荐用大剂量：依普利酮，初始剂量 12.5mg,1 次/d，目标剂量 25~50mg、1 次/d；螺内酯，初始剂量 10~20mg,1 次/d，目标剂量 20mg,1 次/d。

（3）注意事项：血钾>5.0mmol/L、肾功能受损者 [肌酐>221μmol/L（2.5mg/dl），或 eGFR<30ml/（min·1.73m²）] 不宜应用。使用后定期监测血钾和肾功能，如血钾>5.5mmol/L，应减量或停用。避免使用非甾体抗炎药和环氧化酶-2 抑制剂，尤其是老年人。螺内酯可引起男性乳房增生症,为可逆性,停药后消失。依普利酮不良反应少见。

6. 洋地黄类药物   洋地黄类药物可以增强心肌收缩力,减慢心室率,心排血量<4L/min或心指数<2.5L/(min·m²)是应用地高辛的首选指征。适应证:适用于慢性 HF-REF 已应用利尿剂、ACEI(或 ARB)、β 受体阻滞剂和醛固酮受体拮抗剂,LVEF≤45%,仍持续有症状的患者,伴有快速心室率的心房颤动患者尤为适合(Ⅱa 类,B 级),已应用地高辛者不宜轻易停用。心功能 NYHA Ⅰ级患者不宜应用地高辛,应用方法:用维持量 0.125～0.25mg/d,老年或肾功能受损者剂量减半。

7. 伊伐布雷定   该药是心脏窦房结起搏电流(If)的一种选择性特异性抑制剂,以剂量依赖性方式抑制 If 电流,降低窦房结发放冲动的频率,从而减慢心率。由于心率减缓,舒张期延长,冠状动脉血流量增加,可产生抗心绞痛和改善心肌缺血的作用。晚近的 SHIFT 研究纳入6 588 例 NYHA Ⅱ～Ⅳ级、窦性心律>70 次/min、LVEF≤35%的心力衰竭患者,基础治疗为利尿剂、地高辛、ACEI 或 ARB、β 受体阻滞剂和醛固酮受体拮抗剂。伊伐布雷定组(逐步加量至最大剂量 7.5mg、2 次/d)较安慰剂组,主要复合终点(心血管死亡或心力衰竭住院)相对风险下降18%。此外,患者左心室功能和生活质量均显著改善。起始剂量 2.5mg、2 次/d,根据心率调整用量,最大剂量 7.5mg、2 次/d,患者静息心率宜控制在 60 次/min 左右,不宜低于 55 次/min。不良反应:心动过缓、光幻症、视力模糊、心悸、胃肠道反应等,均少见。具体见表 7-1-5。

表 7-1-5   NYHA Ⅱ～Ⅳ级慢性 HF-REF 患者明确适用的药物

药物	推荐	推荐类型	证据水平
ACEI	所有慢性 HF-REF 患者均必须使用,且需终身使用,除非有禁忌证或不能耐受	Ⅰ	A
β 受体阻滞剂	所有慢性 HF-REF,病情相对稳定,以及结构性心脏病且 LVEF≤40%者,均必须使用,且需终身使用,除非有禁忌证或不能耐受	Ⅰ	A
醛固酮受体拮抗剂	所有已用 ACEI(或 ARB)和 β 受体阻滞剂,仍持续有症状(NYHA Ⅱ～Ⅳ级)且 LVEF≤35%的患者,推荐使用	Ⅰ	A
	AM1 后 LVEF≤40%,有心力衰竭症状或有糖尿病史,推荐使用	Ⅰ	B
ARB	LVEF≤40%,不能耐受 ACEI 的患者,推荐使用	Ⅰ	A
	LVEF≤40%,尽管使用了 ACEI 或 β 受体阻滞剂仍有症状的患者,如不能耐受醛固酮受体拮抗剂,可改用 ARB	Ⅱb	A
利尿剂	有液体潴留证据的心力衰竭患者均应给予利尿剂,且应在出现水钠潴留的早期应用	Ⅰ	C
地高辛	适用于已应用 ACEI(或 ARB)、β 受体阻滞剂、醛固酮受体拮抗剂和利尿剂治疗,仍有持续症状,LVEF≤45%的患者,尤其适用于心力衰竭合并心室率快的房颤者	Ⅱa	B
	适用于窦性心律、LVEF≤45%、不能耐受 β 受体阻滞剂的患者	Ⅱb	B
依法布雷定	窦性心律、LVEF≤35%,已使用 ACEI(或 ARB)和醛固酮受体拮抗剂(或 ARB)治疗的心力衰竭患者,如果 β 受体阻滞剂已达到指南推荐剂量或最大耐受剂量,心率仍≥70 次/min,且持续有症状(NYHA Ⅱ～Ⅳ),应考虑使用	Ⅱa	B
	如不能耐受 β 受体阻滞剂,心率≥70 次/min,也可考虑使用	Ⅱb	C

心力衰竭患者可伴有频发、复杂型室性心律失常并可能与猝死危险有关,迄今尚未证实抗心律失常药物治疗可显著降低总死亡率、改善心力衰竭预后。因此对无症状、非持续性室性及室上性心律失常不主张积极抗心律失常药物治疗,但下列情况例外:

心房颤动(房颤),研究认为,纠正并维持窦性心律可显著改善心脏功能,且药物治疗的进步可避免抗心律失常的心功能抑制,故处理原则如下:①慢性房颤应尽可能复律并维持窦性心律,复律及维持窦性心律药物以胺碘酮首选,复律后继续胺碘酮维持。②对不宜复律或复律后难以维持窦性心律的患者,必须使心室率降低,建议休息状态时低于 80 次/min,中度运动时低于 110 次/min,首选 β 受体阻滞剂,因其能更好地控制运动时的心室率,也可改善HF-REF 患者预后。对 HF-PEF 患者,具有降低心率作用的非二氢吡啶类 CCB(如维拉帕米和地尔硫䓬)亦可应用。不能耐受者,推荐地高辛(Ⅰ类,B 级);以上两者均不耐受者,可以考虑胺碘酮(Ⅱb 类,C 级)

对于房颤抗凝治疗至今仅有华法林经临床试验所证实,以使国际标准化比值维持在1.5~2.5 为宜。新型口服抗凝药物仅被批准用于非瓣膜病心房颤动患者,可以选择口服抗凝药物Ⅱ因子抑制剂和 Xa 因子抑制剂,如达比加群酯、阿哌沙班和利伐沙班,可在保证抗凝效果的同时显著降低出血风险,其优势还在于无需频繁监测抗凝强度。达比加群酯一次110mg,每天 2 次的抗凝效果与华法林相似,并可降低大出血发生率。

持续性快速室性心动过速、心室颤动曾经猝死复苏或室上性心动过速伴快速室率或血流动力学不稳定者,包括药物及电器械方法,应尽量避免使用明显具有负性肌力作用的抗心律失常药。发作中止后,一般需要个体化给予预防性药物治疗,有症状性或持续性室性心动过速、心室颤动,如患者具有较好的功能状态,治疗目标为改善生存率,推荐植入 ICD。已植入 ICD 的患者,经优化治疗和程控后仍有症状或反复放电,推荐给予胺碘酮治疗。已植入ICD,仍出现引起反复放电的室性心律失常,经优化治疗、程控和胺碘酮治疗后仍不能预防者,推荐给予导管消融术。

二、肺康复药物处方

肺康复的定义及分级:新指南采用 2006 年 ATS/ERS 的定义:"肺康复是对有症状、日常生活活动能力下降的慢性呼吸系统疾病患者采取的多学科综合干预措施。综合性肺康复方案包括对患者进行评估、运动训练、宣传教育和社会心理支持等,体现多学科合作、满足个体化需求、关注身体和社会功能、优化药物治疗等特点。肺康复目的和对象:COPD 患者的肺康复已经作为该疾病标准治疗方案的内容之一。其他呼吸系统疾病的肺康复:对于支气管哮喘、支气管扩张症、囊性肺间质纤维化、限制性胸壁疾病、肺动脉高压、肥胖相关呼吸系统疾病、肺癌及神经肌肉疾病导致呼吸功能损害的患者,肺康复也可以改善其运动耐力、健康状况和生命质量。有循证医学证据的药物治疗,目前只有慢性阻塞性肺疾病(COPD)和肺动脉高压(PAH)。

(一)慢性阻塞性肺疾病药物治疗

肺康复是对有症状、日常生活活动能力下降的慢性呼吸系统疾病患者采取的多学科综合干预措施。在患者个体化治疗中加入综合性肺康复方案,方案包括对患者进行评估、运动训练、宣传教育和社会心理支持等,体现多学科合作、满足个体化需求、关注身体和社会功能、优化药物治疗等特点。鉴于目前对肺康复的药物治疗主要是治疗原发病:①针对病因的治疗;②改善症状的治疗。

1. 对慢性阻塞性肺疾病的药物治疗,急性感染加重期有症状的患者均应接受药物治疗。药物治疗可减少或消除症状、提高活动耐力、减少急性发作次数和严重程度以及改善健康状态。但至今还没有药物能够延缓肺功能的下降速度。新指南总结了目前 COPD 常用药物的临床疗效,见表 7-1-6。

表 7-1-6　COPD 常用药物临床效果评价

药物	FEV1	肺容积	呼吸困难	健康相关生活质量	急性加重
短效 β 受体激动剂	有效(A 级)	有效(B 级)	有效(A 级)	无证据	无证据
异丙托溴铵	有效(A 级)	有效(B 级)	有效(A 级)	无效(B 级)	有效(B 级)
长效 β 受体激动剂	有效(A 级)	有效(A 级)	有效(A 级)	有效(A 级)	有效(A 级)
噻托溴铵	有效(A 级)	有效(A 级)	有效(A 级)	有效(A 级)	有效(A 级)
吸入糖皮质激素	有效(A 级)	无证据	有效(B 级)	有效(A 级)	有效(A 级)
茶碱	有效(A 级)	有效(B 级)	有效(A 级)	有效(B 级)	无证据

药物	活动耐力	FEV,证实疾病好转	病死率	副作用
短效 β 受体激动剂	有效(B 级)	无证据	无证据	有一些
异丙托溴铵	有效(B 级)	无效	无证据	有一些
长效 β 受体激动剂	有效(B 级)	无效	无证据	很少
噻托溴铵	有效(B 级)	无证据	无证据	很少
吸入糖皮质激素	无证据	无效	无证据	有一些
茶碱	有效(B 级)	无证据	无证据	多

2. 吸入和口服治疗中,以吸入治疗为首选。目前常用的支气管扩张剂包括 β 受体激动剂、抗胆碱能药物和甲基黄嘌呤。支气管扩张剂最主要的作用是松弛平滑肌及改善潮式呼吸过程中的肺排空。虽然 FEV_1 升高可能并不大,但由于肺容积有明显改善,并延迟了运动过程中动态过度充气的发生,从而减轻呼吸困难。总之,COPD 越严重,肺容积的改变相对于 FEV_1 的改变越重要。吸入长效 β 受体激动剂与糖皮质激素的混合制剂能更有效地改善肺功能、减轻症状,且更方便。在 FEV_1 占预计值的百分比 50% 的患者中,合并用药改善急性发作及健康状态的效果最明显,明显优于单一用药。COPD 提出了 COPD 分级治疗,而新指南给出了一个治疗的程序图(图 7-1-1)。

(二)肺动脉高压药物治疗

肺动脉高压(pulmonary arterial hypertension,PAH)是一种由于血管异常增生、收缩、重构及血栓形成所致肺动脉压力(mPAP)和肺血管阻力(PVR)进行性升高为特征的慢性进展性疾病,其症状严重,可导致右心衰竭和死亡,预后差,死亡率高。近年来,如前列环素(PGI$_2$)及其类似物、内皮素受体拮抗剂、磷酸二酯酶(PDE)-5 抑制剂等新治疗药物不断出现,使 PAH 患者的预后明显改善,存活率显著提高,1 年、3 年、5 年存活率分别从 68%、48%、34% 提高至 86%、69%、61%。目前,尽管在 PAH 治疗方面进展较大,新型 PAH 靶向性治疗药物包括可溶性鸟苷酸环化酶激活剂、Rho 激酶抑制剂、5-羟色胺受体拮抗剂及蛋白酶激活受体 2 抑制剂等逐渐成为 PAH 领域的研究热点。

1. 前列环素(PGI$_2$)及其类似物　花生四烯酸的代谢产物 PGI$_2$ 是一种强效肺血管扩张

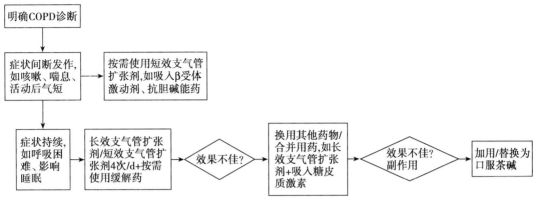

图 7-1-1　COPD 分级治疗

剂,主要由血管内皮细胞产生,在肺血管系统的血管平滑肌细胞(VSMC)层表达较高,它的主要靶点 IP 受体激活后导致 ATP 向 cAMP 转化,这会增加蛋白激酶 A 活性,导致包括血管舒张作用的下游区效应增强;PGI_2 同时发挥抗增殖、抗血栓及免疫调节作用。

(1)依前列醇:第一个用于治疗 PAH 的 PGI_2 类药物,在美国、欧洲等国家批准用来治疗 WHO FC Ⅲ~Ⅳ级对传统药物治疗没有足够效果的 PAH 患者。

(2)伊洛前列素:目前临床最常用的一种人工合成的 PGI_2 类似物,化学性质稳定,可通过吸入或静脉注射发挥作用,吸入性给药的肺血管扩张作用比同剂量静脉给药更好。吸入用伊洛前列素是我国唯一上市的 PAH 治疗药物,对肺血管扩张有良好的选择性,6~9 次/d,每次持续 30min,血管扩张作用可持续 35~40min。对于 PAH 逐步恶化的患者,口服内皮素受体(ETR)拮抗剂或 PDE-5 抑制剂不能有效控制病情者,联合应用吸入性 PGI_2 类似物可延迟临床恶化时间,提高患者生命质量。2009 年欧洲 PAH 诊疗指南将吸入性伊洛前列素作为 WHO FC Ⅲ级的 PAH 患者 Ⅰ A 级推荐用药。

(3)贝前列素:口服有效的 PGI_2 类似物,性质稳定,半衰期 35~40min,对于 PAH 早期治疗效果肯定,最初 6 分钟步行距离(6MWD)显著改善,但长期跟踪显示改善不能持久。口服制剂已在日本、韩国和其他一些东南亚国家如印度尼西亚等批准上市,用于治疗 WHO FC Ⅲ级的 PAH 患者。

(4)曲前列尼尔:一种三苯环 PGI_2 类似物,药理作用与内源性 PGI_2 相似,半衰期达 4h,可经皮下、静脉、吸入或口服等多种途径给药。美国批准皮下注射给药用于 WHO FC Ⅱ~Ⅳ级,而欧洲用于 WHO FC Ⅲ级的 PAH 患者。临床症状和呼吸困难指数明显改善。

(5)赛乐西帕(selexipag):代号 NS-304,一种 PGI_2 类高选择性前列环素受体激动剂,研究结果显示 NS-304 可改善血管内皮细胞功能、抑制肺动脉壁增厚、降低右心室收缩压及提高存活率,在疗效及安全性等方面均优于贝前列素。应用赛乐西帕治疗能明显降低发病率/死亡率事件发生的相对危险性。

2. 内皮素受体(ETR)拮抗剂　ET 是一种血管活性肽,有 3 种亚型,其中 ET-1 是最强力缩血管物质,促进肺 VSMC 增生,PAH 患者血管内皮细胞及血浆中 ET 水平均较正常人升高。ET-1 受体有 2 种:内皮素受体 A(ETAR)和内皮素受体 B(ETBR),ETAR 在 VSMC 表达较高且促进 PAH 患者 ET-1 诱导的 VSMC 收缩和增生。ETBR 与 ET-1 作用可以增加 PGI_2 和 NO 的产生及促进 ET-1 的清除引起血管舒张,但 ETBR 主要在 VSMC 表达,具有血管收缩和增生作用。

（1）波生坦：一种非选择性双重 ETR 拮抗剂，能不可逆地阻断 ET-1 与 ETR（ETAR 和 ETBR）的结合，使肺血管舒张，口服有效，是目前临床上最常用的靶向药物。但在 BREATHE-1 研究中波生坦组转氨酶较安慰剂组显著升高，因此，患者服用波生坦期间需每个月监测肝功能

（2）安立生坦：一种选择性 ETAR 拮抗剂，口服有效，半衰期较波生坦长（分别是 9h 和 5.4h），与 ETAR 和 ETBR 的亲和力之比为 100∶1。2011 年 7 月在我国上市。与波生坦不同，安立生坦无肝毒性，但与安慰剂比较，周围性水肿发生率升高。

（3）马西替坦：一种非选择性双重 ETR 拮抗剂，也称 ACT-064992，口服制剂，安全性及耐受性良好，药物-药物相互作用的风险较小，有良好的组织渗透性，且组织靶向性优于其他 ETR 拮抗剂，无肝毒性。Ⅲ期临床试验，显示马西替坦组（10mg 剂量）PAH 患者疾病恶化的可能性较安慰剂组降低 45%。

3. 5 型磷酸二酯酶（PDE-5）抑制剂　PDE-5 是 PDE 超家族成员之一，广泛分布于人体各组织，以肺部及阴茎海绵体部最丰富，其功能为使环磷酸鸟苷（cGMP）水解成 GMP 而失活。cGMP 是体内 NO 信号通路的第二信使，细胞内 cGMP 浓度升高可抑制细胞外钙离子内流，发挥血管舒张作用。目前西地那非和他达那非已在多个国家上市用于治疗 PAH，对于 WHO FC 为Ⅱ～Ⅲ级的 PAH 患者，PDE-5 抑制剂被推荐为一线治疗药物。

（1）西地那非：治疗 PAH 的首个 PDE-5 抑制剂，半衰期约 4h，扩张血管作用的达峰时间为 60min，且应用不受患者 WHO FC 的限制。研究表明西地那非可提高患者的运动耐量，改善患者症状和血流动力学指标，并显示出良好的耐受性。成年 PAH 患者口服西地那非 1 年疗效确切，6MWD、WHO FC、血流动力学指标和血氧饱和度明显改善，且无严重不良反应，生存率（94.7%）明显高于预期（63.3%）。

（2）他达那非：一种长效选择性 PDE-5 抑制剂，耐受性好，可显著改善症状，提高运动耐量，半衰期长达 17.5h，服约后扩张血管作用的达峰时间为 75～90min，在肝脏代谢为无活性形式，美国 FDA 批准剂量 40mg，1 次/d 治疗 PAH。他达那非安全性和耐受性好，6MWD 明显改善持续达 1 年以上，且随药物呈剂量依赖型。

（3）伐地那非：一种半衰期更长的 PDE-5 抑制剂，起效快，效果确切，其作用是西地那非的 10 倍。长期口服伐地那非能降低 PAH 患者的 PVR，改善运动耐量。一项随机双盲安慰剂对照临床研究显示，伐地那非可显著改善 PAH 患者的运动耐量、WHO FC 和肺血流动力学指标，6MWD 改善持续 24 周，该药仅有轻微和暂时的不良反应。

PAH 的药物联合治疗包括初始联合治疗和序贯联合治疗两种方式。初始联合治疗指一开始就使用一种以上的血管扩张剂，即以最大的效应开始使用；序贯联合治疗是指当单个药物无法有效改善症状和/或血流动力学时，建议加用另一种药物，即启动联合治疗。目前，尚无资料表明哪一种联合治疗方案最优，尚需进一步循证医学证据的积累。

（张云霞）

第二节　戒烟处方

戒烟可降低心血管疾病发病和死亡风险。戒烟的长期获益至少等同于目前常用的冠心

病二级预防药物如阿司匹林和他汀类药物,戒烟也是挽救生命最经济有效的干预手段。作为冠心病一级预防和二级预防的最重要措施之一,戒烟具有优良的成本-效益比。

一、烟草依赖患者识别

1998 年世界卫生组织正式将烟草依赖作为一种慢性高复发性疾病列入国际疾病分类(ICD-10)(F17.2)。按照世界卫生组织国际疾病分类 ICD-10 诊断标准,在过去 1 年内体验过或表现出下列 6 条中的至少 3 条可确诊烟草依赖综合征:①对吸烟的强烈渴望或冲动感;②对吸烟行为的开始、结束及剂量难以控制;③当吸烟被终止或减少时出现生理戒断状态;④耐受性增加,必须使用较高剂量的烟草才能获得过去较低剂量的效应;⑤因吸烟逐渐忽视其他的快乐或兴趣,在获取、使用烟草或从其作用中恢复过来所花费的时间逐渐增加;⑥坚持吸烟不顾其明显的危害性后果,如过度吸烟引起相关疾病后仍然继续吸烟。核心特征是患者明确知道自己的行为有害但却无法自控。

复吸的患者或已经患有心血管疾病的患者,经过吸烟危害教育,仍然吸烟,提示存在烟草依赖。烟草依赖程度可根据国际通用的尼古丁依赖量表(Fagerström test for nicotine dependence,FTND)得分来确定(表 7-2-1)。该量表分值范围 0~10 分。不同分值代表依赖程度分别是:0~3 分为轻度依赖;4~6 分为中度依赖;≥7 分提示高度依赖。其中"晨起后 5min 内吸第一支烟"是烟草依赖最有效的判断方法。当 FTND≥4 分时,提示戒烟过程中容易出现戒断症状,并且容易复吸,强烈提示需要戒烟药物辅助治疗及持续心理支持治疗。

表 7-2-1　尼古丁依赖程度评估表

评估内容	0分	1分	2分	3分
晨起后多长时间吸第一支烟	>60min	31~60min	6~30min	≤5min
在禁烟场所是否很难控制吸烟需求	否	是		
哪一支烟最不愿放弃	其他时间	晨起第一支		
每天吸多少支	≤10 支	11~20 支	21~30 支	>30 支
晨起第一 1h 是否比其他时间吸烟多	否	是		
卧病在床时仍吸烟吗	否	是		

注:积分 0~3 分为轻度依赖;4~6 分为中度依赖;≥7 分提示高度依赖

二、烟草依赖干预

(一)非药物干预:心理支持治疗和行为指导

大多数吸烟者认为自己想戒烟就能戒烟。实际上,这种戒烟持续 1 年以上的成功率不到 5%,戒烟需要临床医师指导。戒烟的通常模式如表 7-2-2 所示。进行戒烟治疗之前,医师应首先了解戒烟者的戒烟模式,在不同阶段吸烟者对问题的看法和认识不同。对尚未准备戒烟者和准备戒烟者需要给予不同的戒烟指导。

1. 戒烟干预模式　根据世界卫生组织的建议,对愿意戒烟者采用 5A 法帮助患者戒烟,对不愿意戒烟者采用 5R 法增强吸烟者戒烟动机。

2. 戒断症状的识别和处理　戒断症状是烟草依赖的主要表现。表现为戒烟后出现烦

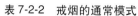

表 7-2-2 戒烟的通常模式

尚未准备戒烟期	在未来的 6 个月内尚未打算戒烟	戒烟行动期	已经戒烟,但时间少于 6 个月
戒烟思考期	打算在未来的 6 个月内开始戒烟	戒断维持期	保持无烟状态达 6 个月以上
戒烟准备期	打算在未来 1 个月内开始戒烟	复吸期	保持无烟状态一段时间后重新再吸

躁不安、易怒、焦虑、情绪低落、注意力不集中、失眠、心率降低、食欲增加、体重增加、口腔溃疡、咳嗽流涕等。一般停止吸烟后一天内出现戒断症状,在戒烟前 14 天最为强烈,并在戒烟大约 1 个月后减弱,可能持续长达 6 个月。不同国家对戒断症状发生率的文献报道显示,大约 50% 的戒烟者会出现戒断症状。一项研究评价戒断症状的危害,结果表明有戒断症状的患者心境状态量表(production and operations management society,POMS)评分近似精神科门诊患者的水平,并与戒烟后患者体内激素分泌异常相关,包括促肾上腺皮质激素、皮质醇及催乳素水平升高。精神应激和激素分泌异常是急性心血管事件发生的重要危险因子,强烈建议接受冠状动脉介入治疗、冠状动脉旁路移植术以及发生心肌梗死的吸烟患者使用戒烟药物戒烟,以减弱神经内分泌紊乱导致的心血管系统损害。

(1)戒断症状的识别:对于门诊患者,注意询问是否有戒烟史,筛选出曾经戒烟但复吸的患者,"曾干戒失败"这一特征提示该患者具备戒烟意愿,但存在生理依赖或心理依赖,需要接受戒烟药物治疗;对于住院患者,应注意观察患者住院期间是否仍在吸烟、是否因不能吸烟而发生烦躁/抑郁情绪、失眠、易激惹、挫折感、愤怒、焦虑、难于集中注意力、坐立不安等不良反应,以筛选出有潜在戒断症状的患者,及时予以戒烟药物帮助。

(2)戒断症状的处理建议:戒烟前应该给吸烟者的一些忠告包括:不要存留卷烟、打火机和其他吸烟用具;在过去总是吸烟的地方和场合放置一些警示牌,例如"起床时不要吸烟""饭后不要吸烟"等。增加不能吸烟的时间和场所;当特别想吸烟时,试着忍耐几分钟不吸烟。对那些迫不及待要吸烟的人也可以试试想象训练,做一些事情分散注意力,如刷牙、织毛衣、运动、种花、嘴里嚼些东西等替代行为;用烟草替代物来释放压力,因为以往吸烟者的手和嘴每天都会很多次重复吸烟的动作,戒烟之后一般不会立即改掉这个习惯性动作,所以可选择一些替代品来帮助克服,如口香糖、牙签等可针对嘴上的习惯,铅笔、勺子、咖啡搅拌棒等可针对手上的习惯。建立一整套的健康的生活方式,饮食清淡,多吃水果蔬菜;保证睡眠;增加体育锻炼等;戒烟期间应避免酒、浓茶等刺激性饮料与食物。使用辅助戒烟药物,有助于缓解戒断症状。

3. 戒烟后体重增加的处理 戒烟后体重增加是导致戒烟失败的重要原因。其机制包括心理因素和生物学因素。一般戒烟过程中体重会增加 3～4kg。在患者开始戒烟时,要提醒患者注意控制饮食,增加运动量,尽可能避免用食物取代对烟草的渴望。戒烟药物的使用有助于延缓体重增加。

（二）药物干预

世界卫生组织和 2008 年美国戒烟指南建议,治疗烟草依赖,除存在禁忌证或缺乏有效性充分证据的某些人群[如妊娠女性、无烟烟草使用者、轻度吸烟者(每天吸烟量少于 10支)、青少年]以外,临床医师应鼓励所有尝试戒烟的患者使用戒烟药物。

目前,许多欧美和亚太国家和地区都将烟草依赖作为一个独立的疾病,并将戒烟药物纳入医保报销目录,如澳大利亚、爱尔兰、英国、日本、比利时、西班牙、加拿大、美国、韩国、法国等。这些国家的实践表明:将戒烟服务作为公共补偿的一部分,对降低与烟草有关的疾病负担能起到积极和促进的作用。

一线戒烟药物包括伐尼克兰、尼古丁替代治疗（NRT）相关制剂、安非他酮。具体使用方法如下。

1. 伐尼克兰 伐尼克兰是非尼古丁类药物，也是一种高选择性 $\alpha_4\beta_2$ 乙酰胆碱受体部分激动剂，对该受体有独特的双向调节作用。其激动剂作用可缓解吸烟者对尼古丁的渴求和戒断症状，而同时其拮抗剂作用又能阻止尼古丁与大脑内受体的结合，从而减少吸烟的快感，降低对吸烟的期待，减少复吸的可能性。在合并心血管疾病吸烟者中的疗效和安全性已经得到证实。与安慰剂相比，其 6 个月持续戒烟率为 33.2%（95% CI 28.9~37.8）。随机对照研究显示，伐尼克兰治疗 1 年持续戒烟率分别为 NRT 和安非他酮的 1.31 倍和 1.52 倍。

2. 尼古丁替代治疗（NRT） 制剂中的尼古丁递送至大脑的速度比吸烟时慢且剂量小，从而使吸烟者大脑中烟碱乙酰胆碱受体（nicotinic acetylcholine receptors, nAChRs）产生"脱敏作用"，使用一段时间后，戒烟者对尼古丁摄取量逐渐降低，进而戒除烟瘾。多项临床试验证实，与安慰剂相比，尼古丁吸入剂、贴剂和口香糖持续 6 个月或更长时间的戒断率分别为 24.8%（95% CI 19.1~31.6）、23.4%（95% CI 21.3~25.8）和19%（95% CI 16.5~21.9）。目前有关 NRT 对心血管疾病患者安全性研究数据，包括随机对照研究、实效研究和观察性研究均一致证实 NRT 无安全性问题。即使使用高剂量 NRT 药物的患者同时吸烟，短期也未发现心血管系统不良反应。

3. 安非他酮 安非他酮是一种氨基酮，增加伏隔核和蓝斑部位的神经突触间隙的去甲肾上腺素（NE）、5-羟色胺（5-HT）及多巴胺（DA）的浓度，降低吸烟者对尼古丁的渴求，同时不引起戒断症状。与安慰剂相比，使用安非他酮 6 个月的持续戒断率为 24.2%（95% CI 22.2~26.4）。到目前为止，没有研究显示安非他酮用于戒烟治疗时增加心血管事件的发生率。

4. 联合治疗 单用一种戒烟药物疗效不佳时，长效制剂和短效制剂可以联合应用。包括①长程尼古丁贴片（>14 周）+其他 NRT 类药物（如咀嚼胶和鼻喷剂）；②尼古丁贴片+尼古丁吸入剂；③尼古丁贴片+盐酸安非他酮（证据等级为 A）。尼古丁替代治疗药物和伐尼克兰是否能够联用存争议，主要是疗效不明确，但安全性已得到证实。

三、随访和复吸处理

研究显示，我国急性冠脉综合征患者 6 个月持续戒烟率为 64.6%，复吸率为 38.1%，与国外相关研究结果相似。复吸主要原因是：渴求占 90.32%；其他原因占 9.68%。尼古丁依赖评分 4 分以上是预测患者复吸的独立危险因素。出院后 2 个月内是患者复吸的高发时间。因此，随访是戒烟干预的重要内容。

1. 随访建议

（1）随访时间：至少 6 个月。

（2）随访频率：在戒烟日之后的第 1 个星期、第 2 个星期和第 1 个月、第 3 个月和第 6 个月，总共随访次数不少于 6 次。

2. 随访形式 戒烟者到戒烟门诊复诊、电话、短信或邮件形式。

3. 随访内容 了解戒烟情况，就以下问题进行讨论：①戒烟者是否从戒烟中获得了益处；获得了什么益处，如咳嗽症状减轻、形象改善、自信心增强等；②在戒烟方面取得了哪些成绩，如从戒烟日起完全没有吸烟、戒断症状明显减轻、自己总结的一些戒烟经验，等等；

③在戒烟过程中遇到了哪些困难,如烦躁、精神不集中、体重增加等;如何解决这些困难;④戒烟药物的效果和存在的问题;⑤在今后可能遇到的困难,如不可避免的吸烟诱惑、戒烟意识的松懈等。

四、戒烟处方流程

1. 第一步(询问)　每次就诊询问患者烟草使用情况及被动吸烟情况;

2. 第二步(建议)　使用清晰强烈的个性化语言,积极劝说每一位吸烟患者戒烟,如:戒烟是保护身体健康最重要的事情;

3. 第三步(评估)　评估尝试戒烟的意愿,评估烟草依赖程度。戒烟动机和决心大小对戒烟成败至关重要,只有在吸烟者确实想戒烟的前提下才能够成功戒烟。对于那些还没有决定戒烟的吸烟者,不能强迫他们戒烟,而是提供动机干预。

4. 第四步　针对有戒烟意愿的患者措施:重点放在帮助制订戒烟计划、处理出现的戒断症状、指导使用辅助戒烟药物、监测戒烟药物治疗效果和不良反应、咨询指导服务、提供给患者戒烟药物资料和戒烟自助资料等,并安排随访。

5. 第五步　针对没有戒烟意愿的患者,采用"5R"法进行干预:包括强调健康相关性(relevance)、风险(risk)、获益(rewards)、障碍(roadblocks)和重复(repetition)。

(1)相关性:将戒烟的理由个性化(例如:自身健康状况,影响疾病预后等),使吸烟者明白戒烟是与个人密切相关的事。

(2)风险:与吸烟者分析吸烟的短期、长期危害及被动吸烟的危害,强调与其个人关系最大的危险;所谓的"淡烟""低焦油"烟并不能避免吸烟的危害。

(3)获益:帮助吸烟者充分认识戒烟能带来的切身益处。

(4)障碍:引导吸烟者了解戒烟过程中可能遇到的各种障碍,并教授处理技巧。例如:信心不足、缺乏支持、体重增加、出现戒断症状等。

(5)重复:在每次接触中反复重申建议,不断鼓励吸烟者积极尝试戒烟。促使患者进入戒烟思考期和准备期,开始给予患者戒烟行为指导。

五、吸烟患者分层管理建议

见表 7-2-3。

表 7-2-3　吸烟患者分层管理建议

危险因素	戒烟史	
	不曾戒过	无任何帮助手段的戒烟(有干戒)干戒史复吸状态
合并 1 个心血管危险因素	健康教育 行为指导	戒烟药物治疗 行为指导
合并 2 个以上心血管危险因素,或合并冠心病,冠心病等危症	戒烟药物治疗 行为指导	戒烟药物治疗 行为指导 密切观察

注:除吸烟外的心血管危险因素包括:高脂血症、高血压、糖尿病、肥胖、代谢综合征;冠心病等危症包括:脑卒中、糖尿病、腹主动脉瘤、下肢动脉狭窄、颈动脉狭窄、肾动脉狭窄等

(张啸飞)

第三节　营 养 管 理

营养管理和干预是影响心血管疾病进展的重要因素之一。对于心血管疾病患者康复管理,饮食建议是管理心血管疾病患者的一个关键因素。越来越多的研究提示一些特殊饮食模式可改变肥胖、血脂异常、高血压而影响心血管健康,饮食与营养管理甚至还与全身炎症、胰岛素敏感性、氧化应激、血管内皮功能、血栓形成和心脏节律等有关。医学营养治疗和/或生活方式治疗可减少低密度脂蛋白胆固醇和其他心血管疾病危险因素;作为心血管疾病二级预防的措施之一,能降低冠心病发病率和死亡率,且经济、简单、有效、副作用少或无。

一、心血管疾病与饮食

(一)饱和脂肪酸

饱和脂肪酸主要是存在于畜、禽肉和奶制品中的豆蔻酸(十四碳酸甘油酯 C14:0)、棕榈酸(十六碳酸甘油酯 C16:0)和月桂酸(十二碳酸甘油酯 C12:0)。脂肪摄入量过高,尤其是饱和脂肪酸摄入增多可升高血甘油三酯、总胆固醇和低密度脂蛋白胆固醇(LDL-C)水平,这些大量的随机临床研究显示,用亚油酸或不饱和植物油代替饱和脂肪酸和反式脂肪酸可显著降低冠心病风险。

(二)反式脂肪酸

反式脂肪酸主要存在于氢化植物油(如起酥油、人造奶油)及其制品如酥皮糕点、人造奶油蛋糕、植脂末、各类油炸油煎食品等、高温精炼的植物油和反复煎炸的植物油。植物油部分氢化过程中产生大量反式脂肪酸。代谢研究和人群研究证明反式脂肪酸摄入过多不仅升高血 LDL-C,而且还降低高密度脂蛋白胆固醇(HDL-C),易诱发动脉粥样硬化,增加冠心病风险。

(三)不饱和脂肪酸

油酸是唯一的单不饱和脂肪酸,主要存在于茶油、橄榄油、菜籽油和坚果。多不饱和脂肪酸包括 n-6 和 n-3 多不饱和脂肪酸。n-6 多不饱和脂肪酸主要是亚油酸,豆油和葵花籽油中含量丰富。n-3 多不饱和脂肪酸包括来自植物油的-亚麻酸和鱼及鱼油中的 EPA 和 DHA。代谢研究证明,用单不饱和脂肪酸和 n-6 多不饱和脂肪酸代替饱和脂肪酸可以降低血浆总胆固醇和 LDL-C 水平,其中多不饱和脂肪酸比单不饱和脂肪酸降脂效果更好。n-3 多不饱和脂肪酸具有广泛的生物学作用,对血脂和脂蛋白、血压、心脏功能、动脉顺应性、内分泌功能、血管反应性和心脏电生理均具有良好的作用,并有抗血小板聚集和抗炎作用。EPA 和 DHA 有较强的降低血清甘油三酯、升高 HDL-C,对预防冠心病有一定的作用。

(四)胆固醇

血胆固醇主要来自膳食胆固醇和内源性合成的胆固醇。动物食品如肉、内脏、皮、脑、奶油和蛋黄是主要的膳食来源。膳食胆固醇摄入过多升高血浆胆固醇水平,因此应尽可能少膳食胆固醇的摄入。蛋黄富含胆固醇,但蛋黄不含饱和脂肪酸,如果肉类等富含胆固醇的食物摄入量得到控制,就不需要非常严格地限制蛋黄的摄入。研究显示,每天不超过 1 个蛋黄,对健康有益,但冠心病患者应减少摄入量。对于血液胆固醇水平正常的患者,推荐每天摄入的胆固醇总量在 300mg 以下,对于血胆固醇水平已经升高的患者,建议每天摄入的胆固醇总量控制在 200mg 以下。

(五)植物甾醇

植物甾醇广泛存在于油脂和植物性食物中例如米糠油、玉米油、芝麻油、蔬菜、水果、豆类、坚果及谷物。临床试验和 meta 分析证实,植物甾醇通过抑制胆固醇的吸收可降低血清胆固醇,每天摄入 1.5~2.4g 的植物甾醇可减少膳食中胆固醇吸收 30%~60%,平均降低血液 LDL-C 水平 10%~11%。

(六)膳食纤维

膳食纤维是植物细胞壁的主要组成成分,包括纤维素、半纤维素、果胶等,不能被人体消化酶水解为单糖而利用,但是对人体健康具有重要的作用。纤维素包括水溶性纤维素和非水溶性纤维素。水溶性膳食纤维包括果胶、树脂、植物黏液和一些半纤维素;非水溶性膳食纤维包括纤维素和半纤维素。许多研究显示,绝大多数膳食纤维可降低血浆胆固醇和 LDL-C,高膳食纤维以及富含全谷类的食物、豆类、蔬菜、水果的膳食可降低冠心病风险。

(七)钠和钾

动物实验、流行病学调查和临床研究均证明,钠摄入量与血压直接相关。据估计,每天的钠摄入量减少 50mmol 可以使需要降压治疗的人数减少 50%,使因脑卒中而死亡的人减少 22%,使冠心病的死亡人数减少 16%。前瞻性研究显示 24h 尿钠排泄量与急性冠心病呈正相关,尤其是超重男性。

随机对照研究的 meta 分析证明,提高钾摄入量可使正常人收缩压/舒张压分别下降 1.8/1.0mmHg,使高血压患者血压下降 4.4/2.5mmHg。大样本人群研究发现,钾摄入量与脑卒中呈负相关。建议多摄入蔬菜和水果保障足够钾的摄入。

二、心脏康复中营养管理

(一)热量限制

越来越多的实验室动物研究证据证明,随着年龄增长和寿命的显著延长,限制热量可明显影响包括哺乳动物等多个物种的生理和病理生理改变。虽然仍无法证明限制热量可延长人类寿命,但是目前认为限制热量可能会减少内脏脂肪堆积及抵消肥胖的不利方面。短期限制热量的心脏保护作用可能与分泌脂肪连接蛋白数量增加及相关 AMP 蛋白酶的激活有关。

(二)地中海饮食

通过营养素预防心血管疾病的概念已经从关注饮食中的单个成分转移至强调一种膳食结构。地中海饮食的特点为富含大量蔬菜、豆类、水果和谷物(主要是未加工谷物),经常摄入鱼类,较少摄入乳制品,很少摄入肉类,餐中摄入适量酒精饮料(如葡萄酒),以及少量饱和脂肪酸,但摄入不饱和脂肪酸尤其橄榄油的比例较高。地中海饮食已被证实可促进长寿和心血管健康。

（三）膳食结构

健康膳食的选择应注重于全谷类、谷物食品、豆类、蔬菜、水果、瘦肉、家禽、鱼和脱脂乳制品。减少动物性食物的摄入量,避免高脂食物,可以选择低脂食物。乳制品也同样如此,推荐选择脱脂的乳制品。瘦肉富含蛋白质、锌和铁。因此,在限制其他饱和脂肪酸的条件下,每天摄入瘦肉不超过 75g;鸡蛋的摄入量每周不超过 4 个。推荐食用海鱼、淡水鱼,每周至少摄入 2 次,每次 150～200g,见表 7-3-1。

表 7-3-1　高血脂/动脉粥样硬化/冠心病膳食营养方案

食物类别	摄入量	选择品种	减少、避免的膳食品种
谷类	250～400g/d	标准粉(米、面)、杂粮	精粉(米、面)、糕点甜食、油炸油煎食品
肉类	75g/d	瘦猪、牛、羊肉,去皮禽肉、鱼类	肥肉、加工肉制品(肉肠类)、鱼籽、虾蟹黄、鱿鱼、动物内脏
蛋类	3～4 个/w	鸡蛋、鸭蛋、蛋清	蛋黄
奶类	250g/d	脱脂/低脂鲜牛奶、酸奶	全脂牛奶、奶粉、乳酪等奶制品
大豆(黄豆)	30～50g/d	黄豆、豆制品(豆腐 150g、豆腐干 45g)	油豆腐、豆腐泡、素什锦等
新鲜蔬菜	400～500g/d	深绿叶菜、红黄色蔬菜、紫色蔬菜	
新鲜水果	200g/d	各种新鲜水果	加工果汁、加糖果味饮料
食用油	20g/d(2 平勺)	橄榄油、茶油、低芥酸菜籽油、豆油、花生油、葵花籽油、芝麻油、亚麻籽油	棕榈油、椰子油、奶油、黄油、猪油、牛羊油、其他动物油
添加糖类	<10g/d(平勺)	白砂糖、红糖	
盐	<6g/d(平勺)	高钾低钠盐	酱类、腐乳、咸菜等腌制品

（四）健康与肠道菌群

肠道是人体最大的微生态环境,肠内菌群起着重要的消化吸收调节功能;肠道内的黏膜皱襞中,存在 400 种以上、总数量达 100 万亿以上的常驻细菌,对肠道的环境影响可分为:益生菌 20%,致病菌 10%,条件致病菌 70%。维持肠道菌群的平衡性,增加益生菌比例的食物摄取是维护肠道菌群平衡的关注点。肠内菌群还可以增强人体的免疫功能,机体 60% 免疫功能位于肠道,可以排除或中和食物中混杂细菌、病毒微生物及异物的作用,如肠道免疫功能低下,由外部入侵肠道的病源微生物或异物可能致病。

小肠生成的免疫球蛋白 A 是全身免疫抗体的 60%,与进入食管的病原微生物、异物发生抗原抗体反应。外界的病原微生物侵入机体,通过肠道黏膜,只要没有进入血液循环,对机体而言并不危险,维护好这一作用,需要有良好的肠道免疫功能。废物潴留在肠内,腐败性使肠内致病菌增殖,发生的所谓"肠漏"现象,导致多种疾病,因此,规律的排泄作用是十分需要的。

人体肠道菌群组成并不是一成不变的,它随着人的年龄的变化而变化:婴儿期:肠道内益生菌占优势,数目较多;成年期:开始食用杂食类食物,偏食、新陈代谢不佳、体内酸碱不平衡、严重感染、服用抗生素等,益生菌数目减少;老年期:身体整体功能自然老化,肠道活力也自然衰退。最显著的变化是老年人肠道中益生菌的数量显著下降。益生菌包括双歧杆菌、乳酸杆菌等;致病菌有梭状芽孢杆菌、葡萄球菌、铜绿假单胞菌等。益生菌能产生乳酸、醋酸等酸性物质,抑制肠内腐败菌的生长。通过营养物质的竞争使得有害菌的生存和繁殖产生困难;通过占据肠道壁的良好黏附,竞争性排除有害细菌;平衡肠道的 pH;与天然免疫系统相关的肠道内优化菌群的平衡。

益生菌可通过激活免疫细胞,增强人体免疫力,益生菌生成维生素,益生菌通过吸附分解某些致癌物质,降低某些癌酶的活性;益生菌通过吸附胆固醇并将其变成不易被肠道吸收的粪烷固醇而降低胆固醇,见图 7-3-1。

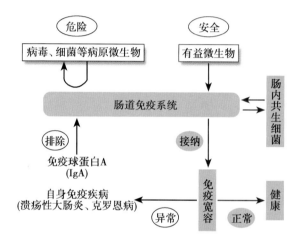

图 7-3-1　肠道免疫功能机制

（五）腹型肥胖与减重

腹围增加已被认为可能是心血管疾病的另一独立危险因素,并且 BMI 在正常时也可能存在。女性腰围大于 80cm、男性腰围大于 94cm,可使患代谢性疾病的风险增加,腹型肥胖者对炎症、糖尿病和血栓形成易感。内脏脂肪组织被认为是活跃的内分泌器官,产生大量的激素和细胞因子参与代谢综合征、糖尿病和血管疾病,而减轻体重及增加体力活动可改善脂肪组织功能。通过饮食控制,在某种程度上可能逆转动脉粥样硬化进展,建议每天热量摄入应减少 2 000~3 200kJ,并增加体力活动。

总之,改变生活方式并对患者进行饮食和营养指导,保持合适的体重,选择含脂肪、盐和胆固醇少的健康食物,调节血脂血糖,控制体重,保持肠道有益菌群,多摄入蔬菜、坚果、单不饱和脂肪酸、地中海饮食,有强有力的证据支持具有心血管保护作用。

（孙　燕）

第四节　心理干预

随着医学模式的转变,心血管疾病有关的社会心理问题得到重视,双心医学逐渐得到重视和发展。在心内科就诊的患者中,心理或者精神问题明显影响了其预后,如果不及时干预,会使相应症状加重,导致恶性循环。荷兰有一项持续 10 年的随访研究提示,抑郁和焦虑可以作为冠心病死亡率的预测因子。因此国内外的学术组织,纷纷倡导和建议,对心血管疾病中的社会心理问题应进行积极识别与干预。

一、常见心理问题

（一）情绪问题

1. 抑郁情绪　抑郁是一种低落的心境,可以从闷闷不乐、高兴不起来到悲观绝望、自伤自杀等,同时伴有思维迟缓,行动减少,快感缺乏等。

2. 焦虑情绪　焦虑情绪的核心是紧张担心,通常伴有躯体不适,如肌肉紧张、震颤、皮肤的异常感觉,自主神经功能紊乱的情况多见,如心慌、口干、出汗以及大小便异常;急性的焦虑发作,又称为惊恐发作,突然感到头昏、现实不真实感或者失控、濒死感。

3. 易激惹　一种容易发怒生气的状态,常常由于外界轻微的刺激而引起愤怒反应。

（二）精神病性症状

1. 幻觉　是一种虚幻的知觉体验,也就是没有现实刺激作用于感觉器官而出现的一种体验,如幻听、幻视、幻嗅等,心血管疾病患者多见于高龄、术后、感染等诱发,疾病的加重或者急性期。

2. 妄想　病态的信念,属于思维内容障碍,患者往往坚信不疑。心血管疾病患者较少见,谵妄状态下可以出现片段的妄想。

（三）其他心理问题

1. 睡眠紊乱　心血管疾病患者常见的睡眠紊乱包括入睡困难、睡眠维持困难（易醒）、早醒、多梦等。

2. 内感性不适　属于感觉障碍,体内产生某种不舒服的感觉,难以忍受,并且难以描述,如有的患者感到腹部一股气,从下往上冲;有的自诉胸部不舒服,具体如何不舒服,难以描述。

3. A 型人格　与心血管疾病常见的人格如 A 型人格,行为特征有争强好胜,苛求自己,力争做得更好;D 型人格,消极情感和社交抑制,往往忧虑,对生活抱有悲观想法,在社会交往中压抑自己对情感和行为的表达。

二、常见心理问题的识别

心理问题明显影响患者的预后,对于心理问题应当早期识别、早期处理,患者获益会更多,对心血管患者的治疗效果会更加理想。筛查方法如下:

（一）问诊法

在进行临床诊疗的过程中,采用简单的询问:①睡眠如何,如回答不好,应询问如何不好;②容易心烦生气吗;③有没有闷闷不乐,高兴不起来,等等。如果有两项回答是的话,患者有心理问题的可能性较大,建议患者行心理测试。而对于精神病性症状,如幻觉、妄想等,从患者的自发言语、面部表情及行为表现等较容易获得。

（二）心理测试

在综合性医院诊疗中,焦虑和抑郁情绪比较常见,往往推荐患者健康问卷-9 项（PHQ-9）

（表7-4-1）、广泛焦虑问卷7项（GAD-7）（表7-4-2）这两个自评量表,这两个测试题目简单,项目较少,耗时较短,可以在诊室中,进行如果量表得分较高（具有自己的评分标准及常模）,强烈提示患者存在焦虑抑郁情绪。对于配备心理测量室的医院,建议行症状自评量表（SCL-90）（表7-4-3）、汉密尔顿抑郁量表（HDS）（表7-4-4）及汉密尔顿焦虑量表（HAS）（表7-4-5）等。

表7-4-1　患者健康问卷-9项（PHQ-9）

评定者　　　　　　　　　　　评定时间

指导语:在过去2周内,下列情况是否困惑过您以及有过几次:

		无(0)	数天(1)	一半以上天数(2)	几乎每天(3)
1	做事兴趣下降	□	□	□	□
2	感觉沮丧,忧郁,感觉不到希望	□	□	□	□
3	晚上无法入睡或睡眠过多	□	□	□	□
4	感觉疲惫,精力减退	□	□	□	□
5	胃口很差,或者吃得过多	□	□	□	□
6	自我感觉很差,觉得自己很失败或者连累了家人	□	□	□	□
7	难以集中注意力,如阅读报纸、看电视等	□	□	□	□
8	走路或者说话尽量放慢速度以引起他人注意,或者相反,烦躁不安、活动量超出平常	□	□	□	□
9	有死了或自我伤害以后会更舒服的想法	□	□	□	□

总分:

参考标准:计算总分　0~4　没有抑郁症　　（注意自我保重）　5~9　可能有轻微抑郁症　　（建议咨询心理医师或心理医学工作者）　10~14　可能有中度抑郁症,（最好咨询心理医师或心理医学工作者）　15~19　可能有中重度抑郁症,（建议咨询心理医师或精神科医师）　20~27　可能有重度抑郁症　（一定看心理医师或精神科医师）

请核对上述问题,请问他们给您的生活带来了多大的困难,包括完成工作,照顾家庭以及与他人相处,并选择:

一点也不(0)	有一些困难(1)	很困难(2)	极度困难(3)
□	□	□	□

表7-4-2　广泛焦虑问卷7项（GAD-7）

		无(0)	数天(1)	一半以上天数(2)	几乎每天(3)
1	紧张、焦虑或愤怒				
2	易被激怒				
3	害怕什么可怕的事情发生				
4	担心很多事情				
5	疲劳,坐不住				
6	不能停止或不能控制的担心				
7	很难放松				

参考标准:0~5分为轻度;6~10分为中度;11~15分为重度

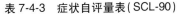

表 7-4-3 症状自评量表(SCL-90)

症状自评量表(self-reporting inventory),又名 90 项症状清单(SCL-90),也叫 Hopkin 症状清单,该量表适用对象为 16 岁以上的人群,可以用来进行心理健康状况的诊断,也可以做精神病学的研究;可以用于他评,也可以用于自评。

SCL-90 共有 90 个项目,从感觉、情感、思维、意识、行为直到生活习惯、人际关系、饮食睡眠等多种角度评定一个人是否有某种心理症状及其严重程度。该量表评定的时间范围是"现在"或者"最近一个星期"的实际感觉,10 个因子分别为躯体化、强迫症状、人际关系敏感、抑郁、焦虑、敌对、恐怖、偏执、精神病性及其他(包含睡眠等)。它采取 5 级评分方式,1 分(没有):自觉并无该项问题(症状);2 分(很轻):自觉有该问题,但发生得并不频繁、严重;3 分(中等):自觉有该项症状,其严重程度为轻到中度;4 分(偏重):自觉常有该项症状,其程度为中到严重;5 分(严重):自觉该症状的频度和强度都十分严重。

由于自评量表是测量被试在一段时间内症状的存在与否及严重程度,所以在量表分数的解释上应该慎重,并不是得分高就一定说明被试者出现了很严重的心理问题,某些分量表上的得分较高有可能只是被试者当时遇到了一些生活事件如失恋、应激性事件、家庭问题等,此时应对症状作进一步的了解与检查。

由于该量表条目、因子分较多,计分方式相对较为复杂,故一般采用电脑程序评分。

	没有	很轻	中等	偏重	严重
1. 头痛					
2. 严重神经过敏,心神不定					
3. 头脑中有不必要的想法或字句盘旋					
4. 头晕或昏倒					
5. 对异性的兴趣减退					
6. 对旁人责备求全					
7. 感到别人能控制你的思想					
8. 责怪别人制造麻烦					
9. 忘记性大					
10. 担心自己的衣饰整齐及仪态的端庄					
11. 容易烦恼和激动					
12. 胸痛					
13. 害怕空旷的场所或街道					
14. 感到自己精力下降,活动减慢					
15. 想结束自己的生命					
16. 听到旁人听不到声音					
17. 发抖					
18. 感到大多数人都不可信任					
19. 胃口不好					
20. 容易哭泣					
21. 同异性相处时感到害羞、不自在					
22. 感到受骗、中了圈套或有人想抓你					
23. 无缘无故地感觉到害怕					
24. 自己不能控制的大发脾气					
25. 怕单独出门					
26. 经常责怪自己					

续表

	没有	很轻	中等	偏重	严重
27. 腰痛					
28. 感到难以完成任务					
29. 感到孤独					
30. 感到苦闷					
31. 过分担忧					
32. 对事物不感兴趣					
33. 感到害怕					
34. 你的感情容易受到伤害					
35. 旁人能知道你的私下想法					
36. 感到别人不理解你、不同情你					
37. 感到人们对你不友好,不喜欢你					
38. 做事情必须做得很慢以保证做正确					
39. 心跳得厉害					
40. 恶心或胃不舒服					
41. 感到比不上别人					
42. 肌肉酸痛					
43. 感到有人在监视你谈论你					
44. 难以入睡					
45. 做事必须反复检查					
46. 难以做出决定					
47. 怕乘电车、公共汽车、地铁或火车					
48. 呼吸困难					
49. 一阵阵发冷或发热					
50. 因为感到害怕而避开某些东西、场合或活动					
51. 脑子变空了					
52. 身体发麻或刺痛					
53. 喉咙有梗塞感					
54. 感到前途没有希望					
55. 不能集中注意力					
56. 感到身体的某一部分软弱无力					
57. 感到紧张或容易紧张					
58. 感到手或脚发重					
59. 想到死亡的事					
60. 吃得太多					
61. 当别人看着你或谈论你时感到不自在					
62. 有一些属于你自己的看法					
63. 有想打人或伤害他人的冲动					

续表

	没有	很轻	中等	偏重	严重
64. 醒得太早					
65. 必须反复洗手、点数目或触摸某些东西					
66. 睡得不稳、不深					
67. 有想摔坏或破坏东西的冲动					
68. 有一些别人没有的想法或念头					
69. 感到对别人神经过敏					
70. 在商场或电影院等人多的地方感到不自在					
71. 感到任何事情都很困难					
72. 一阵阵恐惧或惊恐					
73. 感到在公共场合吃东西很不舒服					
74. 经常与人争论					
75. 单独一个人时神经很紧张					
76. 别人对你的成绩没有做出恰当的评论					
77. 即使和别人在一起也感到孤独					
78. 感到坐立不安心神不定					
79. 感到自己没有什么价值					
80. 感到熟悉的东西变得陌生或不像真的					
81. 大叫或摔东西					
82. 害怕会在公共场合昏倒					
83. 感到别人想占你便宜					
84. 为一些有关"性"的想法而苦恼					
85. 你认为应该因为自己的过错而受惩罚					
86. 感到要赶快把事情做完					
87. 感到自己的身体有严重问题					
88. 从未感到和其他人亲近					
89. 感到自己有罪					
90. 感到自己的脑子有毛病					

表 7-4-4　汉密尔顿抑郁量表(HAMD-17)

指导语:采用交谈与观察相结合的方式,评定当时或前一周的情况。0 分表示无症状;1 分代表轻度;2 分提示中度,有肯定症状;3 代表重度;4 分带代表极重度。

项目	评分标准	分值
1　抑郁情绪	0=没有 1=在问到时才诉说 2=在访谈中自发地表达 3=不用言语也可以从表情-姿势-声音或欲哭中流露出这种情绪 4=患者的自发言语和非语言表达几乎完全表现为这种情绪	

续表

项目	评分标准	分值
2　有罪感	0=没有 1=责备自己,感到自己已连累他人 2=认为自己犯了罪,或反复思考以往的过失和错误 3=认为目前的疾病,是对自己错误的惩罚,或有罪恶妄想 4=罪恶妄想伴有指责或威胁性幻觉	
3　自杀	0=没有 1=觉得活着没有意义 2=希望自己已经死去,或常想到与死有关的事 3=消极观念自杀念头 4=有严重自杀行为	
4　入睡困难(初段失眠)	0=没有 1=主诉有入睡困难,上床半小时后仍不能入睡(要注意平时患者入睡的时间) 2=主诉每晚均有入睡困难	
5　睡眠不深(中段失眠)	0=没有 1=睡眠浅,多噩梦 2=半夜(晚12点钟以前)曾醒来(不包括上厕所)	
6　早醒(末段失眠)	0=没有 1=有早醒,比平时早醒1h,但能重新入睡,应排除平时习惯 2=早醒后无法重新入睡	
7　工作和兴趣	0=没有 1=提问时才诉说 2=自发地直接或间接表达对活动-工作或学习失去兴趣,如感到无精打采-犹豫不决-不能坚持或需强迫自己去工作或活动 3=活动时间减少或成效下降,住院患者每天参加病房劳动或娱乐不满3h 4=因目前的疾病而停止工作,住院者不参加任何活动或者没有他人帮助便不能完成病室日常事务——注意不能凡住院就打4分	
8　阻滞(指思维和言语缓慢,注意力难以集中,主动性减退)	0=没有 1=精神检查中发现轻度阻滞 2=精神检查中发现明显阻滞 3=精神检查进行困难 4=完全不能回答问题,木僵	
9　激越	0=没有 1=检查时有些心神不定 2=明显心神不定或小动作多 3=不能静坐,检查中曾起立 4=搓手、咬手指、扯头发、咬嘴唇	

续表

项目	评分标准	分值
10　精神性焦虑	0＝没有 1＝问及时诉说 2＝自发地表达 3＝表情和言谈流露出明显忧虑 4＝明显惊恐	
11　躯体性焦虑(指焦虑的生理症状,包括:口干、腹胀、腹泻、打呃、腹绞痛、心悸、头痛、过度换气和叹气,以及尿频和出汗)	0＝没有 1＝轻度 2＝中度,有肯定的上述症状 3＝重度,上述症状严重,影响生活或需要处理 4＝严重影响生活和活动	
12　胃肠道症状	0＝没有 1＝食欲减退,但不需他人鼓励便自行进食 2＝进食需他人催促或请求和需要应用泻药或助消化药	
13　全身症状	0＝没有 1＝四肢,背部或颈部沉重感,背痛、头痛、肌肉疼痛、全身乏力或疲倦 2＝症状明显	
14　性症状(指性欲减退,月经紊乱等)	0＝没有 1＝轻度 2＝重度 3＝不能肯定,或该项对被评者不适合(不计入总分)	
15　疑病	0＝没有 1＝对身体过分关注 2＝反复考虑健康问题 3＝有疑病妄想 4＝伴幻觉的疑病妄想	
16　体重减轻:按病史评定	0＝没有 1＝患者诉说可能有体重减轻 2＝肯定体重减轻。按体重记录评定 1＝一周内体重减轻超过 0.5kg 2＝一周内体重减轻超过 1kg	
17　自知力	0＝知道自己有病,表现为抑郁 1＝知道自己有病,但归咎伙食太差,环境问题,工作过忙,病毒感染或需要休息 2＝完全否认有病	
总分		

计分方式:所有分数相加得出总分,分数越高,抑郁程度越重。对于 17 项的版本,总分小于 7 分时表示无抑郁症状,超过 8 分可能存在抑郁,超过 17 分可能为中度抑郁,超过 24 分可能为严重抑郁

表 7-4-5   汉密尔顿焦虑量表(HAMA)

指导语:采用交谈与观察相结合的方式,评定当时或前一周的情况。0分无症状;1分症状轻微;2分有肯定的症状,但不影响生活与活动;3症状重,需加处理,或已影响生活和活动;4分症状极重,严重影响其生活

评定项目	评定内容	得 分				
		无	轻	中	重	严重
1. 焦虑心境	担心、担忧,感到有最坏的事情将要发生,容易激惹	0	1	2	3	4
2. 紧张	紧张感、易疲劳、不能放松,情绪反应,易哭、颤抖、感到不安	0	1	2	3	4
3. 害怕	害怕黑暗、陌生人、一人独处、动物、乘车或旅行及人多的场合	0	1	2	3	4
4. 失眠	难以入睡、易醒、睡得不深、多梦、夜惊、醒后感疲倦	0	1	2	3	4
5. 认知功能	注意力不能集中,记忆力差	0	1	2	3	4
6. 抑郁心境	丧失兴趣、对以往爱好缺乏快感、忧郁、早醒、昼重夜轻	0	1	2	3	4
7. 肌肉系统症状	肌肉酸痛、活动不灵活、肌肉抽动、肢体抽动、牙齿打战、声音发抖	0	1	2	3	4
8. 感觉系统症状	视物模糊、发冷发热、软弱无力感、浑身刺痛	0	1	2	3	4
9. 心血管系统症状	心动过速、心悸、胸痛、血管跳动感、昏倒感、心搏脱漏	0	1	2	3	4
10. 呼吸系统症状	胸闷、窒息感、叹息、呼吸困难	0	1	2	3	4
11. 胃肠道症状	吞咽困难、嗳气、消化不良(进食后腹痛、腹胀、恶心、胃部饱感)、肠鸣、腹泻、体重减轻、便秘	0	1	2	3	4
12. 生殖泌尿系统症状	尿意频数、尿急、停经、性冷淡、早泄、阳痿	0	1	2	3	4
13. 自主神经系统症状	口干、潮红、苍白、易出汗、易起"鸡皮疙瘩"、紧张性头痛、毛发竖起	0	1	2	3	4
14. 会谈时行为表现	(1) 一般表现:紧张、不能松弛、忐忑不安、咬手指、紧紧握拳、摸弄手帕、面肌抽动、不停顿足、手发抖、皱眉、表情僵硬、肌张力高、叹息样呼吸、面色苍白 (2) 生理表现:吞咽、打嗝、安静时心率快、呼吸快(20次/min以上)、腱反射亢进、震颤、瞳孔放大、眼睑跳动、易出汗、眼球突出	0	1	2	3	4
总分						

计分方式:HAMA将焦虑因子分为精神性和躯体性两大类。精神性焦虑因子包括第1~6项和第14项,躯体性焦虑因子包括第7~13项。所有分数相加得出总分,分数越高,焦虑程度越重。小于6分提示没有焦虑症状;超过14分,肯定有焦虑症状;超过21分,肯定有明显焦虑症状;超过29分,可能有严重焦虑症状

(三)专科会诊

如果怀疑患者有心理问题,而这种心理问题已经影响到患者的社会功能,或者患者心血管方面的主诉与心理问题密切相关,建议请专科医师会诊,进行专业的评估与干预。

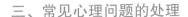

三、常见心理问题的处理

如前所述,对于非精神专科的医务人员,面对有心理问题的心血管患者,虽然不能像专科医师那样进行专业的心理治疗,如精神分析、认知行为治疗等,但必须要能全面评估患者,重视心理问题,也可以利用自己的专业知识,加上一些沟通技巧,缓解患者的焦虑和抑郁情绪。

（一）沟通技巧

1. 倾听　这是临床实践中最基本,也是最重要的一项技术,然而,由于各种原因,容易被忽视。倾听是获得信息的基础,听得越多,信息量就越大,更容易诊断,同时,耐心的倾听,是向患者表达关心、赢得患者信任,建立良好医患关系的途径,经常会听到患者抱怨:"排队2小时,看病5分钟,话还没有说完,药已经开好了",认为医师不负责任,往往也是医患产生矛盾的一个原因。在心脏康复诊疗中,同时要善于倾听,允许患者充分表达自己,对接收信息进行积极的思考和分析。

2. 询问　谈话刚开始时,应营造一个轻松自然的氛围,启发患者谈出内心体验,应当避免刚刚开始或者患者还没有准备时就询问患者的症状,尽可能多使用过渡性言语。善于应用开放性交谈与封闭式交谈。

3. 躯体语言　包括眼神、首饰、身体的姿势等,医师要以端庄的仪态,温和的态度,诚恳的言语对待患者。交谈中的细节也可以向患者表达关切,如身体前倾,点头微笑,一些身体的接触可以缩短医患距离。同时避免一些可能会引起患者误解甚至反感的行为,如接听电话,借故离开等。

（二）支持性帮助

1. 正确认识疾病　焦虑产生的原因很大一部分是恐惧,对自身疾病缺乏正确认知,对疾病造成的后果的过度担心等。就像"小马过河的故事"一样,对于心血管病患者来说,尤其刚诊断明确的患者,他有很多疑问,如对家庭和工作影响等一些问题都会困扰,如果这些问题没有及时处理,患者就会焦虑、抑郁甚至恐惧等。

所以,医护人员需要利用自己的专业知识,对患者就行科学的宣传教育。可以一对一地进行交流,也可以就一个专题,组织一些患者以上课的形式进行健康宣教,让患者了解疾病怎么来的,怎么治疗的,预后又是如何等。

2. 情感支持　具有心理问题的患者,不仅对躯体的变化比较敏感,而且对于人与人之间的交往都比较敏感。在漫长的就医过程中,做了很多检查,服用许多药物,但是病情仍然得不到很好的缓解,常常感到自己得不到家人的理解和医师的重视,往往有很多怨言。因此对于这类患者,更要对他们心存理解和同情,耐心倾听他们的描述,肯定他们躯体不适的感觉,接受他们表达的痛苦,进行合理的安慰、适当的保证,打消其顾虑,使其恢复战胜疾病的勇气和信心。

3. 合理的解释和引导　临床上经常碰到这种病例,当医师告知患者得了冠心病,需要血管再通,经过处理,术后评估患者的指标明显好起来,但患者仍然主诉胸部不适、乏力明显,术前可以走路、爬楼梯等能够做的事情反而不能完成。对于这类患者,医护人员应提前给予合理解释和引导,术后进行心肺功能的评估,制定运动处方,进行心电、血氧等生命体征的监护,有效解除患者顾虑。

（三）运动处方制定和执行

适当的运动不仅可以改善心血管病患者的预后，提高其生活质量，同时可以改善情绪，而对于有精神病性症状的患者，运动可以改善其睡眠，对其生活节律的改善同样起到较好的作用。具体的运动处方的制定和实施，可以参考其他章节。

（四）放松训练

放松训练可以缓解患者的焦虑抑郁情绪，降低应激水平，同时对精神病性症状的控制也有帮助，减少心血管事件的发生，促进病情的恢复。放松治疗在医务人员协助下进行，让患者掌握放松要领并达到放松要求，帮助患者学会对自身情绪及生理活动的自我调节，改善身心状态。比较简单易行的主要有倾听音乐法、腹式呼吸及渐进松弛法。教会患者，让其反复练习。

（五）其他

如上述方法不能完全缓解其异常的心理问题，需要专科医师进行介入，给予专门的治疗方案。

（吴万振）

第五节　健 康 教 育

健康教育旨在帮助对象人群或个人改善健康相关行为的系统社会活动，是在调查研究的基础上，通过信息传播和行为干预，帮助个体和群体掌握卫生保健相关知识，树立健康概念，自愿采取有利于健康的行为和生活方式，其目的是减轻或消除影响健康的危险因素，预防疾病，促进健康和提高生活质量。2018 年美国心脏病学会提出教育管理可促进患者生活方式的改变，增加患者的依从性，改善临床症状。

一、依据

多项研究表明，对于心肺疾患患者的健康教育，如运动习惯、营养管理、生活压力管理等生活习惯正确的实施，减少和避免心肺疾患危险因素，可抑制心肺疾患事件发生。对冠心病患者进行运动习惯、饮食指导、生活方式、禁烟等行为的教育，5 年后冠状动脉疾病事件发生率有显著降低，再发心肌梗死、再住院等心血管事件发生率可下降 50%。此外，对缺血性心脏病的患者康复治疗后，进行持续 4 年的电话指导及健康教育，这些患者的总胆固醇、低密度脂蛋白、血压等都得到了显著的改善。一项在欧洲的心肺疾患患者的研究显示：接受健康教育后的患者通过运动、戒烟、限酒及综合饮食疗法，有 60%～70% 的预后得到改善。因此，通过健康教育，使患者对运动习惯、戒烟、限酒、饮食控制等必要性充分认识，使患者生活行为和方式得到改善，医师提出的教育及康复指导方案得到患者及其家属的理解，对患者远期康复及提高生活质量有重要意义。根据心血管疾病康复相关指南，运动疗法后预后改善效果如下：

Ⅰ级

1. 冠状动脉疾病的整体死亡率降低（证据 A 级）。

2. 冠状动脉疾病的心血管事件死亡率降低（证据 A 级）。

3. 致死性心肌梗死再发率降低（证据 A 级）。

Ⅱa 级

副交感神经活动的增加,心率反应的耐受性增大;交感神经活动减少及心率下降(证据 B 级)。

Ⅱa 级

1. 冠状动脉粥样硬化斑块的稳定性及防止破裂(证据 C 级)。

2. 减缓冠状动脉粥样硬化的进展,如抑制炎症反应(证据 C 级)。

二、分期

以循证医学为基础制定的美国心脏康复指南指出,以患者为中心的治疗目标就是提供住院、过渡场所及院外持续性心脏康复。因此,心肺疾患健康教育宜分三期。第一期:院内早期康复教育;第二期:院外康复期或早期康复门诊健康教育,疗程一般为 3~6 个月,进一步连续至 9~12 个月;第三期:院外长期康复期,即社区家庭预防康复的健康教育。

1. 院内早期康复教育 住院期间的患者最容易接受健康教育,因此是最佳的教育时机。当患者身体情况稳定、有足够的精力和敏捷度、对疾病有理解能力并且知晓自己的心肺疾患问题时,即可开始下列教育及管理:

(1)危险因素通常可分为不可改变的危险因素(包括年龄、性别及阳性家族史)、行为性的危险因素或生理性的危险因素。行为性危险因素是患者矫正的目标或靶点,通过生活方式改变和人群环境改变可达到预期的目标,而生理性危险因素则是在临床中经常需要测量的异常指标(如血压、血糖、血脂等),通过医护人员的药物干预指导和患者的行为方式改变可使危险因素达标。在危险因素管理中,对患者及家庭成员的教育是一个整体。

(2)为患者分析发病诱因,从而避免再次发病;让患者了解心脏病相关知识,避免不必要的焦虑、紧张情绪;使患者了解心脏病危险因素及控制危险因素的方法,可以提高患者的依从性。

(3)开展生存教育,旨在帮助患者及家属了解并处理心肺疾患突发问题,并能采取有效的应急措施,必要时就近就医。

(4)心脏事件发生后及肺部疾病的患者戒烟干预成功率高,引导患者明白吸烟的不良后果,让患者知晓戒烟的益处,并使患者知道戒烟可能会遇到的障碍:如体重增加、抑郁、戒断症状等,各专业人员共同参与提高戒烟的成功率。

2. 院外康复期或早期康复门诊健康教育

(1)康复门诊教育干预有利于心肺康复项目的实施,门诊医师需要制订标准的心脏教育计划,概括出相关的内容和主题;选择合适的、可读性强的宣传材料来加强教育效果;在开始宣教前应评估患者的学习准备情况;应对教育环节进行评估,必要时适当调整;患者及家属共同参与门诊宣教有助于提高患者依从性。

(2)教育的内容应包括降低心肺疾患风险、管理心肺疾患急症、理解疾病进程、保持心理健康、适应由疾病所带来的限制。

(3)典型的综合性二级预防项目以医务人员主办的课程或团队支持作为危险因素干预的核心,并通过单独面谈咨询及运动期间非正式的咨询和教育来加以补充。

(4)为达到终身的行为改变,项目必须包括可以增强自信心的内容,以证明患者自己有能力解决问题,以避免患者养成对工作人员的依赖。

3. 院外长期康复期健康教育 这个时期是院外早期康复的延续,部分患者已恢复到可重新工作和恢复日常活动。为减少心肺疾患再发及加重风险,此期的关键是维持已形成的健康生活方式和运动习惯,纠正危险因素和心理社会支持仍需继续。社区提供相应的医学教育、运动康复场所有助于提高心肺康复依从性,为患者量身定制自身管理计划,着重自我监测、提高自我管理的能力。

三、常见心血管疾病健康教育要点

1. 心肌梗死

(1) 以紧急处理及预防再发为目的。

(2) 胸痛发生时紧急处理方法及电话联系急救机构。

(3) 硝酸甘油片及喷雾剂的使用方法。

(4) 家庭全员的心肺复苏的学习。

(5) 患者的冠心病危险因素的讲解。

(6) 心血管疾病患者的康复治疗及生活习惯的改善以预防再发心肌梗死。

(7) 持续的戒烟。

(8) 恢复期及维持期的再发预防,营养及服药指导,咨询服务及出院后生活指导等。

(9) 维持期时自我运动康复及定期康复门诊就诊,以防止再发心肌梗死。

2. 慢性心功能不全

(1) 对于心功能不全疾病认识的教育,如:心功能不全的发病机制、急性期致病诱因、急性期的初期症状、冠心病的危险因素等。

(2) 改善生活习惯、预防再发等对策的制定,如饮食疗法、药物处方、急性期诱因的预防等。

(3) 在日常生活允许范围内,对患者及家属进行关于疾病的相关教育。

(4) 每天测量体重并予以记录。

3. 大血管疾病(腹主动脉瘤及主动脉夹层)

(1) 再次发病时的症状的处理,紧急就诊时诊治的流程。

(2) 日常生活的注意要点,如血压、排便时的控制、限盐、胸骨的保护(术后初期患者)。

(3) 术后的并发症,如人造血管的感染、创面感染、输血的副作用等。

(4) 收缩压控制目标值,血压测定方法、时间、如何记录的相关指导。

四、自我管理计划

在心功能允许的范围内进行自我管理,考虑如何维持日常生活及尽快回归社会。

1. 自我管理小结

(1) 对来自于医师的诊断的理解,对疾病症状、可能会出现的需要急诊就诊的危险症状、对应处理的自我了解。

(2) 牢记治疗药物的服用时间,如有临时服用的药物需要做好记录。

(3) 了解自己服用药物的副作用,出现了副作用的症状要了解对应的处理方法(如洋地黄中毒),多吃些含钾的食品(如服用利尿剂患者)。

(4) 应该在每天的同一时间进行体重测量。

(5) 每天正确的测量血压、心率,应该根据疾病明确控制血压的目标值。

(6) 应该明确血脂及血糖的目标值。

（7）应该严格按照标准执行每天食盐及饮水量。

（8）根据前一日饮食的记录，来决定当日饮食的范围（如饮酒、嗜好食物等）。

（9）应该牢记室内温度、排便、洗浴的注意事项。

（10）如有心理压力的时候，应该及时自我调节。

（11）结合自己的身体状况，对工作量及时间进行调整。

2. 提倡自我监测

（1）自我监测（血压、脉率、体重、血糖、每天步数），记录并做出相关总结。

（2）要有意识地总结生理方面的数值变化（如体重的减轻、腰围的变化等）。

（3）维持持续的自信，降低负担感，对毫无意义的目标进行改正。

（4）每次检查的数值，要与之前的自我数值进行比较。

（5）医师的诊疗计划及检查结果进行复印，自己对相关文件做出简单的整理。

3. 挫折的预防 由于各种原因心肺康复训练失败也是很常见的，面对这种情况患者如何自我约束，并能对出现的下列心理情绪及时察觉，及时与家人及医师沟通，建立自信促进恢复健康。

（1）负担感：没有开心的事情，日常生活过于单调，看他人的眼色行事，时常有孤独感，焦虑等。

（2）罪恶感：对难以坚持康复训练的失败感觉深刻，罪恶感、自责感增加，自尊心低下等发生。

（3）强迫观念：过于追求完美主义，简单的规则很容易遵守，极端的节食减肥等危险。

4. 自我管理能力提高的流程 见图 7-5-1、图 7-5-2。

医生和合作者关系的确立
家庭等支持者的确认及康复计划的学习

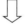

目前患者的症状、行动等的评估及必要时的案例管理
（疾病严重程度、等级，生活行动，社会技能，抑郁症，认知能力等）

目标的设定（长期目标＞6个月及短期目标＜6个月的设定）

自我监督
血压、体重等测定，并以图表等方式记录，疾病症状出现时处理的方法

图 7-5-1 慢性心肺疾患患者自我管理能力提高的流程（首次和第二次）

文本资料使用教育： （康复运动训练相关书籍） 教育内容：饮食疗法、运动疗法、心理干预等方法	日常生活管理： 记录笔记的使用，对于日常生活的相关指标反复记录对于设定的目标值达标程度的记录并及时做出目标值的修改

图 7-5-2 慢性心肺疾患患者自我管理能力提高的流程（第二次以后）

（裴作为）

参 考 文 献

［1］国家卫生计生委合理用药专家委员会,中国药师协会.心力衰竭合理用药指南［J］.中国医学前沿杂志（电子版）,2016,8（9）:19-66.

［2］中华医学会心血管病学分会,中国康复医学会心血管病专业委员会,中国老年学学会心脑血管病专业委员会.冠心病康复与二级预防中国专家共识［J］.中华全科医师杂志,2014,3（5）:340-348.

［3］中华医学会心血管病学分会,中华心血管病杂志编辑委员会.中国心力衰竭诊断和治疗指南 2014［J］.中华心血管杂志,2014,42（2）:98-118.

［4］Ries AL,Bauldoff GS,Carlin BW,et al.Pulmonary rehabilitation:joint ACCP/AACVPR evidence-based clinical practice guidelines［J］.Chest,2007,131（5）:4-42.

［5］孟申.从肺康复指南的更新看肺康复研究的进展［J］.中华结核与呼吸杂志,2010,33（3）:216-218.

［6］彭敏,蔡柏蔷.美国胸科协会和欧洲呼吸协会对慢性阻塞性肺疾病诊治指南的修订［J］.中华内科杂志,2005,44（5）:394-397.

［7］荆志成.2010 年中国肺高血压诊治指南［J］.中国医学前沿杂志（电子版）,2011,3（2）:62-78.

［8］中华医学会心血管病学分会,中华心血管病杂志编辑委员会.肺动脉高压筛查诊断与治疗专家共识［J］.中华心血管病杂志,2007,35（11）:979-986.

［9］常忠路,毕研文.肺动脉高压药物治疗的研究进展［J］.心血管外科杂志（电子版）,2016,5（2）:86-90.

［10］武阳丰.我国心脑血管病流行病学研究的主要进展［M］//高润霖,胡大一.心血管病学.武汉:华中科技大学出版社,2008:9-11.

［11］Hughes JR.Effects of abstinence from tobacco:etiology,animal models,epidemiology,and significance:a subjective review［J］.Nicotine Tob Res,2007,9（3）:329-339.

［12］Tonstad S,Farsang C,Klaene G,et al.Bupropion SR for smoking cessation in smokers with cardiovascular disease:a multicentre,randomised study［J］.Eur Heart J,2003,24（10）:946-955.

［13］丁荣晶,傅媛媛,干桂莲,等.急性冠脉综合征患者吸烟现状及简短干预效果评价［J］.中华内科杂志,2010,1（49）:32-34.

［14］Oomen CM,Ocké MC,Feskens EJ.Association between trans fatty acid intake and 10-year risk of coronary heart disease in the Zutphen Eldedy Study:a prospective population-based study［J］.Lancet,2001,357（9258）:746-751.

［15］Kris-Etherton PM.AHA Science Advisory.Monounsaturated fatty acids and risk of cardiovascular disease［J］.J Nutr,1999,129（12）:2280-2284.

［16］Wu T,Fu J,Yang Y.The effects of phytosterols/stanols on blood lipid profiles:a systematic review with meta-analysis［J］.Asia Pac J Clin Nutr,2009,18（2）:179-186.

［17］Demonty I,Ras RT,van der Knaap HC.The effect of plant sterols on serum triglyceride concentrations is dependent on baseline concentrations:a pooled analysis of 12 randomised controlled trials［J］.Eur J Nutr,2013,52（1）:153-160.

［18］Brighenti F.Dietary fructans and serum triacylglycerols:a metaanalysis of randomized controlled trials［J］.J Nutr,2007,137（11 Suppl）:2552S-2556S.

［19］Tiwari U,Cummins E.Meta-analysis of the effect of β-glucan intake on blood cholesterol and glucose levels［J］.Nutrition,2011,27（10）:1008-1016.

［20］Vivekananthan DP,Penn MS,Sapp SK,et al.Use of antioxidant vitamins for the prevention of cardiovascular disease:meta analysis of randomised trials［J］.Lancet,2003,361（9374）:2017-2023.

［21］Shinmura K,Tamaki K,Saito K,et al.Cartioprotective effects of shortterm caloric restriction are mediated by adiponectin via activation of AMP-activated protein kinase［J］.Circulation,2007,116:2809-2817.

［22］ Dambekodi Pc, Gilliland SE. Incorporation of cholesterol into the cellular membrane of Bifidobactrium longum ［J］. J Dairy Sci,1998,81(7):1818-1824.

［23］ Pischon T, Boeing H, Hoffmann K, et al. General and abdominal adiposity and risk of death in Europe［J］. N Engl J Med,2008,359:2105-2120.

［24］ JCS Joint Working Group. Guidelines for rehabilitation in patients with cardiovascular disease(JCS 2012) ［J］. Circ J,2014,78(8):2022-2093.

［25］ Silva AK, Barbosa MP1, Bernardo AF, et al. Cardiac risk stratification in cardiac rehabilitation programs:a review of protocols［J］. Rev Bras Cir Cardiovas,2014,29(2):255-265.

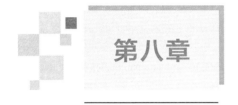

第八章

心肺康复治疗安全管理

心肺康复治疗过程中有很多潜在的风险,特别是在运动康复中,如何识别危险信号,对于高危患者加强运动监护,在遇到突发心血管事件时,如何启动急救流程,都是心肺康复的重要内容,以确保在康复过程中的安全。

第一节 心肺康复危险信号识别

心肺康复治疗危险信号是患者在康复运动中的风险和心肺疾患本身进展过程中的风险外在表现,这些信号往往成为心肺疾患康复运动的禁忌证,需要密切观察。患者如果出现绝对或相对禁忌证,则应暂停或延缓实行运动治疗,危险信号往往是疾病急性发作的先兆。

一、危险信号

临床医师根据不同的心脏病患者所表现的相应的危险信号,进行充分的临床评估,尽早识别出高危患者,预见潜在风险,制定合理的康复运动方案,必要时进行团队病例讨论,最大限度减少风险,促进患者健康,以免意外发生。具体包括:

1. 不稳定型心绞痛、急性心肌梗死后病情不稳定、心力衰竭未控制、严重房性或室性心律失常(未控制的房颤、室上性心动过速、多源、频发性室性期前收缩)、慢性阻塞性肺疾病急性发作期。

2. 确诊或疑似的假性动脉瘤、动脉夹层术前、感染性休克及脓毒血症、重度瓣膜病变手术前或心肌病心力衰竭的急性期、临床医师认为运动可导致的恶化的神经系统、运动系统疾病或风湿性疾病。

3. 安静时心率>120次/min、安静时呼吸频率>30次/min、血氧饱和度(SPO_2)≤90%、运动前评估收缩压(SBP)>180mmHg 或舒张压(DBP)>110mmHg、72h 内体重变化±1.8kg 以上、随机血糖>18mmol/L。

4. 安静时心电图上可以明确观察到有心肌缺血的证据。

二、危险信号识别及对策

（一）急性心肌梗死患者的康复风险及对策

对于急性心肌梗死患者的康复，可分为急性期、恢复期和维持期。

1. 急性期　急性期是指从心肌梗死发作被送入冠心病重症监护室（CCU）开始，直到出院为止。此期间康复要点主要有：①介绍心脏康复锻炼的重要性，与患者建立信任关系。②告知心肌梗死发生的原因症状和使用药物的剂量及效果。③急性期的康复运动由于可发生心肌再梗死和心功能不全，因而要慎重。运动最好在床边进行，并由治疗师指导患者掌握自我管理的方法，护士严密监护。住院后 1~2 周内病情允许，尽早鼓励患者下床活动，根据 1 周康复程序，给予运动康复指导，但必须有医师、护士和康复治疗师参与。

患者在做运动时，要严密观察警惕以下 5 个项目危险信号：①自觉症状方面，有无胸痛、呼吸困难、眩晕发生。②心率超过 120 次/min 或基础心率增加 40 次/min 以上。③收缩期血压上升大于 30mmHg 以上或降低 10mmHg 以上。④心电图 ST 段降低>0.2mV 或心肌梗死部位 ST 段显著上升。⑤严重心律失常。运动负荷时心电图变化由医师观察，但无论患者有无自觉症状都应行心电图监测。护理工作的重点是观察患者有无胸痛、心慌、呼吸困难、出冷汗和疲劳等。有上述症状应立即停止运动，并做 12 导联心电图。另外在运动前后护士应监测患者的生命体征。

2. 恢复期　从出院后门诊康复或社区康复 1~3 个月为恢复期，部分会延长到 6 个月。出院时患者最担心的是心肌再发生梗死和心力衰竭。此阶段康复运动的要点是：①指导患者制订日常生活计划，掌握运动程度，注意有无胸痛、心悸、出冷汗等症状。②注意饮食，禁烟。③告知易引起心肌梗死的危险因素，并加以预防。④告诉患者按医嘱服药，并说明口服药的作用。⑤讲解出院后日常生活中应注意的事项等。患者在这一时期，要注意活动时是否有胸闷、气短症状，胸闷、气短症状往往是发生再次心肌梗死或发生心力衰竭的危险信号。

3. 维持期　从回归正常生活和工作到精神、身体都保持良好状态的过程称为维持时期。这一时期主要是提高患者自我管理能力，指导患者进行规律的康复运动。此期应消除冠心病的危险因素，特别是告知患者依据自我监测脉搏和疲劳程度来指导运动量。

由于心肌梗死疾病的本身特点，无论在哪个时期，倘若在体位变化或运动时出现下述危险信号时，应立即减缓活动强度或停止目前的活动，包括胸痛、呼吸困难、呼吸过快、头晕目眩、头重脚轻、步伐不稳、恶心、呕吐、脸色发白、冒冷汗、发绀、末梢循环不良、自觉很累无法再运动、心律失常（心悸感）、脉搏过速、脉搏过慢（小于休息时 10 次以上）、收缩压下降超过 10mmHg。

（二）心功能不全患者的康复风险及对策

心功能不全患者按美国纽约心脏病协会（NYHA）的功能分级法，心功能 Ⅰ 级是最佳适应证，Ⅱ、Ⅲ 级可适当锻炼，安静时也表现有心力衰竭症状的 Ⅳ 级属于禁忌证，有可能发生急性心力衰竭的危险。根据最新 CPET 测试结果量化指标进行危险分层，对临床康复更有指导意义，参考第四章。

1. 心脏功能和形态学检查　危险信号不仅通过患者主观感觉或医师问诊得知，另一些危险信号是需要借助仪器客观检查得知，心功能不全的患者主要要识别以下危险信号：

（1）临床症状和体征：如呼吸困难、疲乏和虚弱、头痛、失眠、记忆减退、焦虑、精力不集中等体征则因心脏病的种类不同而异，出现心力衰竭时，一般参照美国纽约心脏病协会（NYHA）的功能分级法和治疗分级法。

（2）心脏超声检查：直接观察心脏和大血管的形态结构，还可以推算心脏的泵功能、收缩功能和舒张功能：如左室每搏排出量（SV）、射血分数（EF）、左室短轴缩短率、左室局部收缩功能、左室舒张功能等。多普勒超声心动图和运动超声心动图则可进一步记录多普勒超声频谱和运动状态下的心脏形态改变，食管超声了解心房内血栓形成。

（3）心导管检查：可选择性左心室造影、稀释法测心脏功能。

（4）CT 和磁共振检查：可以清楚地观察心脏的形态学改变。

（5）CPET 检查：可以测定 VO_2、无氧阈及通气指标，评价心肺运动功能。

如果有多重危险信号，必然增加了心脏疾病进展的风险，在开展和实施心脏康复时，必须充分评估运动的风险和获益比，权衡利弊，以确保安全性和有效性。

2. 康复运动禁忌证

（1）不稳定型心绞痛或心肌梗死发病重症阶段。

（2）不易控制的高血压（收缩压 220mmHg 以上或舒张压 120mmHg 以上）。

（3）中度以上主动脉瓣狭窄。

（4）淤血性心功能不全。

（5）严重心律失常（不易控制的期前收缩、室上性心动过速、三度房室传导阻滞）。

（6）心率过快（100 次/min 以上）。

（7）活动性心肌炎、心内膜炎、心包炎。

（8）有新的栓塞和血栓性静脉炎。

（9）不易控制的糖尿病。

（10）急性全身性疾病和发热。

（11）主动脉夹层分离。

对于有以上危险信号的患者要及时检查识别。

3. 运动强度　在实施康复运动时，控制运动强度是核心。强度过小，效果不好；强度过大，可引起心功能不全恶化。在欧美运动强度是根据运动心肺功能测试的氧最大消耗量施行。通常耗氧量在 60%~70%，但也有报道耗氧量在 50% 以下的低强度运动也可取得较好效果。还有的报道用无氧阈（anaerobic threshold，AT）来决定慢性心功能不全者的运动疗法强度，此法具有安全和疗效好的双重优点，不但可以达到运动康复的目的，又可以及时识别出危险信号。

4. 运动指导方法　运动可达到提高有氧运动能力的目的，可行的运动方式主要为医疗步行、踏车、腹式呼吸、太极拳、放松疗法、医疗体操等，每次 30min 左右，并行局部的低强度肌力伸展强化运动。训练过程应循序渐进，避免训练过度，应根据患者的病情和功能情况选定运动方式和运动量。运动时观察指标有：心率、血压、心电、有无心律失常、自觉症状等，其中最主要的是监测脉搏。按无氧阈运动可减轻心脏负担，但要注意有无心肌局部缺血和严重心律失常。心功能不全患者医师应根据病情、身体状况和运动能力，因人而异地指导康复锻炼。

（三）心脏术后患者的康复风险及对策

心脏术后一般是严重多支冠脉病变患者、心脏瓣膜病发展到一定阶段需手术患者、心脏移植等开胸手术后患者，在心脏康复锻炼过程中，不但要关注患者胸部切口情况，更重要的是观察病患者在心脏康复过程中是否出现心脏原发疾病加重的危险信号。表现为：

（1）在运动和锻炼的过程中，如果出现胸痛加重、气短、哮喘和疲劳等，都是心脏病情加重的危险信号，应立刻停止运动，待症状消失后，再以较慢的速度继续活动，循序渐进，逐日增加,如感到心脏突然失控或心率过快、头晕、乏力、脉搏不规则等症状时,应及时和医师联系。

(2)康复运动从床旁开始锻炼,术后3天可围床行走,4~6天可在缓慢步行,从室内步行逐渐过渡到室外步行,早期可使用助行器,开始行走的速度、步速以感觉舒适为标准,逐渐加快步伐,以增加心率和呼吸频率。

(3)在病房内或走廊步行时,应教会患者监测脉搏的方法,并指导其在步行前后测量,如果运动时出现脉搏增加20次/min以上,是心脏病的可能恶化的危险信号。

(4)运动量根据患者状况而定,如病情允许,可在走廊行走一圈(75m),大约用1min完成,逐渐步行距离增加到每天5圈(375m),然后指导患者结合体操,必要时边吸氧边轻度运动。

虽然心脏康复锻炼已取得一些成就,但需要强调的是心脏康复运动应根据每个患者的具体特点,因人而异设计个体化的锻炼计划,循序渐进、严密观察,及时识别出患者康复过程中出现的危险信号,及时发现并做出正确的抉择,才能取得良好的效果。

第二节　运动监护

随着心肺疾患发病率的逐年上升,心肺疾患患者的生活质量及二级预防日益引起整个社会的关注,传统的心肺康复治疗是在医院或者健康管理中心,在物理治疗师或者健康管理专业人员的密切监督下进行运动和监护,监护主要包括临床监护和心电监护,近年来,远程康复(telerehabilitation,TR)作为一项健康服务项目备受关注,能够让更多的患者接受健康监测,且不受地域的限制。TR需要远程监护(telemonitoring),远程监护能够监测患者运动训练时候的生命体征,同时提高训练安全性。

一、临床监护

密切临床监护对于保证患者安全,可能比心电监护更加重要,是心脏康复最重要的安全因素。加强与患者沟通,持续评价,同时促进患者对运动处方的适应,提高患者对战胜疾病的信心。

二、心电监护

心电监护意义在于确定康复过程中有无心律失常或其他重要的心电图异常,评价患者对运动处方的适应性,特别是心率水平,增加康复运动的安全性。

心电监护主要有以下种类:

(一)动态心电图监护系统

也称Holter,是可随身携带的记录器。记录仪通过胸部皮肤电极,记录(24~48h)休息、劳动或日常活动的心电变化。分析仪再进行识别,或者人工观察,动态观察患者全天的心电图改变。临床上主要用来判断原因不明的心悸、胸痛、晕厥等是否与心律失常有关,鉴别心绞痛类型等。

(二)心电监护系统和多功能床旁监护仪

心电监护系统多配置于重症监护室内,由一台中央监测仪和多台床旁监护仪组成。多功能床旁监护仪可持续显示心电波形、心率、呼吸、血压、体温和血氧饱和度等多参数监测数据。通过心电监护,可以对所监测的各参数进行24h实时显示和记录。

（三）远程监护

利用现代通信技术将患者监护范围从医院内扩展到通信网络可以达到的任何地方,可以实现患者与诊所、诊所与医院或医院间医疗信息的传送。远程监护(telemonitoring)提供了一种通过对被监护者生理参数进行连续监测来研究远地对象生理功能的方法,它缩短了医师和患者之间的距离,医师可以根据这些远地传来的生理信息为患者提供及时的医疗服务。例如:遥测心电监测仪、电话传输心电监护系统、心血管可植入式电子装置(CIEDs)等电子设备。

1. 远程监护系统组成　一个远程监护系统结构包括监测中心、监测终端和联系两者的监测服务器(图8-2-1)。各医疗单位和医学专家在开展远程心电监测时,应根据不同的应用场合、服务对象选择合适的仪器设备。

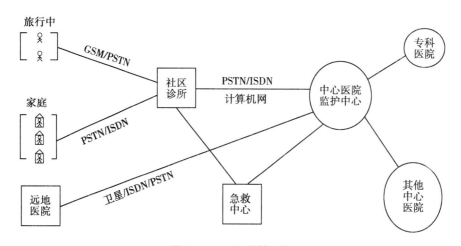

图 8-2-1　远程监护网络

GSM:全球移动通信系统;PSTN:公共交换电话网;ISDN:综合业务数字网

（1）监测中心:监测中心是远程心电监测系统的数据"处理中心",是监测服务的提供者,监测中心通常由各种心电分析工作站、监护工作站等组成,借助计算机软件,心电分析师和专家实现对心电数据的测量、分析、监护、统计、报告生成与下发等。

（2）监测终端:监测终端是远程心电监护系统的"感应器",服务的信息提供者,选择监测终端时应重点关注:设备功能、导联数量、监测电极、存储时间、传输方式。目前国内常见的设备有心电检测终端(又称心电图机)、动态心电图监护系统(Holter)、实时心电监护仪等。

（3）监测服务器:监测服务器是远程心电监护系统的"通信枢纽"和"数据中心",是提供监测服务的桥梁。监测服务器一般由通信服务器、数据处理服务器、Web服务器、数据库、文件服务器等组成。

2. 远程心电监测流程和方法　远程心电监测需要建立远程心电监测中心、安置心电监测系统、铺设多个心电监测终端,各部门协调运作。

（1）远程心电监测中心:有24h值班医师、护士或技师,保证实时接收心电信息、及时做出结果判断并回传诊断给患者和主管医师;有明确的规章制度保证安全和质量;有优良的设

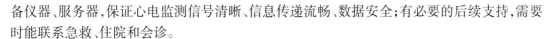

备仪器、服务器,保证心电监测信号清晰、信息传递流畅、数据安全;有必要的后续支持,需要时能联系急救、住院和会诊。

(2) 心电监测终端:有主管医师评估病情、做出申请并进行后续管理。

(3) 心电结果描述及诊断:同心电图诊断标准。

(4) 远程传输可用设备:有线电话、无线手机、公共宽带网络、专用局域网和无线wifi 等。

(5) 远程心电监护的危急值报告:急性心肌梗死;窦性停搏;室性心动过速、室颤、室扑;肺栓塞;三度房室传导阻滞。

3. 远程心电监护的特点

(1) 智能化程度进一步提高,系统不仅具有生理参数监测、数据分析和传送功能,还能在紧急情况下自动报警。

(2) 具有多媒体数据获取功能。患者数据不再是单词的数据或波动,还包括患者当时的视频图像和音频信号。这些数据能保存在患者数据库中以便在需要时调用。

(3) 家庭健康技术的发展使得越来越多的患者在家中能接受监护和治疗,与家庭监护相互配合的健康教育是一个发展趋势。

(4) 远程监护技术和网络的发展为医疗机构的分级管理提供了可能。未来的医疗模式可以是,社区诊所/医院完成面对家庭和个体的健康检查、监护、跟踪、管理和教育,专科医院和大型综合医院主要针对疑难病症和大病进行诊断和治疗,危急情况下社区医院、急救中心。专科医院的紧急治疗,以及相互联系的健康网络系统。

4. 远程监护技术的目的与意义

(1) 缩短医师与患者之间的距离,为患者提供及时救援,减少患者或医务人员的路途奔波,对患者重要生理参数实施远程监护,不仅可以辅助治疗,还能在患者病情突然恶化时报警。

(2) 对自理能力较差的老年人和残疾人的日常生活状态实施远程监护,不仅能提高医护人员的护理水平和患者的生活质量,还可以评估监护对象的独立生活能力和健康状况。对健康人群的远程监护,可以发现疾病的早期症状,从而达到保健和预防疾病的目的。

5. 远程心电监测临床应用

(1) 心血管相关症状的监测,发现心电异常。

(2) 慢性病、冠心病、高血压治疗过程中的心电变化观察。

(3) 危及生命的晕厥、猝死长时间监测,急救过程中连续监测。

(4) 康复过程心电监测和定期检查。

(5) 其他累及心脏功能的疾病需要进行心电监测。

6. 相关临床进展

(1) 遥测心电监测仪:目前美国某公司通过运动型无线心电遥测技术,研制了先进的心脏康复管理系统,该系统综合了心功能运动康复监护和数据采集分析管理功能,为心脏康复的临床实践提供了新的监测手段和管理与报告工具(图 8-2-2)。该系统适用于心脏功能康复管理,包括:心脏手术的术后康复、介入治疗的功能评估和康复、药物治疗的疗效跟踪和恢复、肺功能康复监测和管理、心力衰竭患者康复。

(2) 智能数字高频运动型遥测系统(图 8-2-3)

1) 自动频率扫描,自动寻找无干扰频段用于设置遥测通信信道。

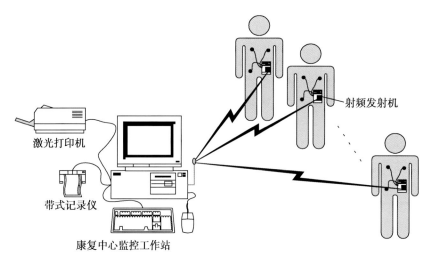

图 8-2-2 先进的心脏康复管理系统

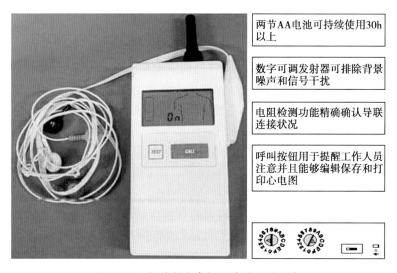

图 8-2-3 智能数字高频运动型遥测系统

2）设计小巧、功能先进的遥测记录盒,屏幕显示导联状况,显示心电波形。

3）专有的抗干扰设计用于强噪声的运动康复监测环境。

4）使用数字自适应基线稳定和抗干扰技术。

5）全配置报警用来提醒心律异常事件。

6）全息回顾,自动记录。

7）临床应用多样性,适用于心脏病、糖尿病心脏病、肺功能异常、心力衰竭等多种患者。

（3）心血管可植入型电子器械远程监护功能的应用(图 8-2-4):心血管可植入式电子装置(cardiovascular implantable electronic devces,CIEDs)主要包括植入式心脏起搏器(IPGs)、植入式心律转复除颤仪(ICDs)、带或不带自动除颤功能的心脏再同步治疗装置(CRT/CRTD)、植入式环路记录仪(ILR)、血流动力学监测装置等。

2014 年 2 月 19 日,美国某公司发布消息称美国和欧洲监管机构明确表明允许使用其生产的微型可插入式心脏监测器(ICM)系统,并宣称这是目前世界上最小的可移植心脏监测

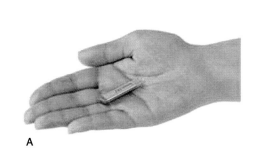
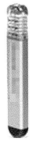
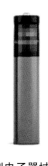
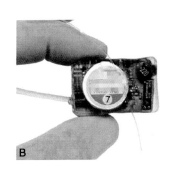

图 8-2-4　心血管可植入型电子器械

设备。该设备可持续监测心脏活动长达 3 年,向患者监护仪无线传输数据,较先前的系统数据存储容量多 20%。该设备除了连续和无线监测功能,还可以通过网络进行远程监控。通过该网络,如果患者有心脏事件发生,临床医师可以及时获知,并帮助患者解决问题。该系统大小是一块 AAA 电池体积的 1/3,比其他的 ICM 小 80%。植入该系统的患者可以进行 MRI 检查。

Israel C 等人应用具有房颤检测功能的植入式环路记录仪(implantable loop recorders, ILR)前瞻性评估和预测未明确血栓来源的栓塞性卒中患者(embolic stroke of undetermined source, ESUS)中无症状性阵发房颤的发生率,为 ESUS 患者尽早应用抗凝治疗预防卒中提供依据。实验中 123 名 ESUS 患者在卒中发生 20 天后植入了 ILR,进行(12.7±5.5)个月的跟踪随访,结果有 25% 的患者发现了无症状性阵发房颤发生。

Gerhard Hindricks 博士研究的关于植入式设备远程监测对心力衰竭患者的预后影响,试验纳入了 58.7% 的心脏再同步除颤器(CRT-D)患者,以及 41.3% 植入型心律转复除颤器(ICD)患者。远程监测组的患者还会同时在家中安装患者终端系统,该系统能自动将植入设备的数据转发至中心监测站。主要终点指标定义为不断降低的量表评分,由死亡率、因心力衰竭恶化而急诊住院的发生率和 NYHA 分级自我评价组成。在试验进行到 12 个月时,远程监测组($n=333$)达到主要终点指标的患者比常规护理组($n=331$)明显减少(18.9% vs 27.2%)。此外,远程监测组患者在试验全程的全因死亡率也更低(10 例 vs 27 例)。在死亡患者中,远程监测组有 8 人死于心血管原因,其中 6 人死于心力衰竭恶化;而对照组则有 21 人死于心血管原因,其中 15 人死于心力衰竭恶化。

第三节　急救流程

一、心跳呼吸骤停

如果患者运动时突发意识丧失,立即判读患者反应性,呼叫患者,轻拍患者肩部,没有反应,启动应急反应系统;同时判断患者呼吸和颈动脉搏动(5～10s),确定患者意识丧失,颈动脉搏动和呼吸丧失,立即呼救,呼叫急诊抢救小组带上除颤仪、抢救车,呼叫心内科专科医师到场。通知家属到场。

安置患者体位:去枕仰卧位,硬板床或垫板,立即行 CPR,直到除颤仪到达,用力按压,深度胸骨至少下陷 5cm,但不超过 6cm,每分钟 100~120 次的速率,按压要让胸廓充分回弹,按压中断小于 10s,清理口鼻分泌物,开放气道;如 2 人操作每个循环用简易呼吸球囊给予 2 次呼吸,胸部按压与人工呼吸的比例为 30:2,避免过度通气;单人操作用口对口或口对面罩做人工呼吸。

当协助抢救人员携除颤仪、抢救车到位后,立即将患者置于除颤仪监测器上评估心脏节律,根据除颤仪指令进行除颤或不除颤。符合指征者给予除颤,然后继续按压,完成 5 个循环后再次判断患者颈动脉搏动或呼吸,恢复后进行高级生命支持,建立静脉通道、呼吸机机械通气、纠正心律失常及药物治疗。如果无需除颤,要立即胸外按压,直至高级生命支持团队到达。给予气管插管,静脉通路等。怀疑是心血管病变请心内科会诊。

二、胸痛

如果患者发生胸痛,应立即停止运动,坐下或躺下。注意症状发生时有无头晕、出汗、血压降低,及体征或症状发生时的运动负荷和心率血压乘积。立即检查脉搏、心率、血压、氧饱和度,如无心电监测,立即安装心电监护。若患者有发绀或呼吸窘迫,应予以吸氧,保证血氧饱和度(SaO_2)>90%,如休息 1~3min 后无缓解,舌下含服硝酸甘油 0.5mg 或硝酸异山梨酯片。立即行 18 导联心电图检查,急诊心肌酶、肌钙蛋白、凝血功能、电解质、生化、血常规等,并呼叫心内科医师。

心绞痛发作时心电图 ST 段抬高和压低的动态变化最具诊断价值,应及时记录发作时和症状缓解后的心电图,动态 ST 段水平型或下斜型压低≥1mm 或 ST 段一过性抬高(肢体导联≥1mm,胸导联≥2mm)有诊断意义。若发作时倒的 T 波呈伪性改变(假正常化),发作后 T 波恢复原倒置状态;或以前心电图正常者近期内出现心前区多导联 T 波深倒,在排除急性非 ST 段抬高心肌梗死后结合临床也应考虑不稳定型心绞痛的诊断。当发作时心电图显示 ST 段压低≥0.5mm 但<1mm 时,仍需高度怀疑患本病。

胸痛经休息或含服硝酸酯类后好转,心电图未提示 ST 段抬高,如患者非慢性稳定型心绞痛,立即进行不稳定型心绞痛/急性 ST 段抬高心肌梗死危险分层。由心内科医师根据心绞痛危险分层决定下一步策略:药物保守治疗或尽快行冠脉介入治疗。患者如胸痛无好转呈持续不缓解,心电图提示 ST 段抬高,立即启动急性 ST 段抬高心肌梗死绿色通道抢救流程。将患者转运至急诊室、导管室或冠心病监护病房进行评价与治疗。

三、急性左心衰竭

对于有慢性心力衰竭病史或器质性心脏病史患者有突发急性左心衰竭风险,最常见事件是运动后低血压、房性和室性心律失常、心力衰竭恶化症状。如果患者突然发生呼吸困难,咳白色或粉红色泡沫痰,气急、咳嗽、喘息、大汗、颜面发绀,应立即停止运动,让患者取端坐位,双腿下垂,

急性左心衰竭抢救流程

1. 患者取坐位,双腿下垂,以减少静脉回流。

2. 吸氧立即高流量鼻管给氧,对病情严重者应给以储氧面罩给氧,如氧合难以维持,必要时予无创或有创呼吸机辅助通气。

3. 吗啡 5~10mg 静脉缓注不仅可以使患者镇静,减少躁动所带来的额外的心脏负担,同时也具有小血管舒张的功能而减轻心脏的负荷。必要时每间隔 15min 重复一次,共 2~3 次,

老年患者可酌减剂量或改为肌内注射。

4. 快速利尿,呋塞米针 20~40mg 静注,于 2min 泵入,10min 内起效,可持续 3~4h,4h 后可重复一次。

5. 血管扩张以硝普钠、硝酸甘油静脉滴注。

（1）硝普钠:为动、静脉血管扩张剂,静注后 2~5min 起效,一般剂量为 12.5~25μg/min 滴入,根据血压调整用量,维持收缩压在 100mmHg 左右;用药时间不宜连续超过 24h。

（2）硝酸甘油:扩张小静脉,降低回心血量,可先以 10μg/min 开始,然后每 10min 调整一次,每次增加 5~10μg,以血压达到上述水平为度。

6. 洋地黄类药物可考虑用毛花苷丙静脉给药,最适合用于心房颤动伴有快速心室率并已知有心室扩大伴左心室收缩功能不全。首剂可给 0.4~0.8mg,2h 后可酌情再给 0.2~0.4mg。

7. 氨茶碱可解除支气管痉挛,并有一定的正性肌力及扩血管利尿作用,可起辅助作用。

四、高血压及高血压急症

如患者在运动过程中血压监测提示血压进行性升高达 170/100mmHg,需暂停运动,让患者坐下,5min 后重新检查血压,如患者血压持续较高,停止运动,通知心内科医师做进一步评估及处理。

如患者突然出现剧烈头痛、头晕、恶心、呕吐、心悸、烦躁不安、视力模糊、皮肤潮红等症状甚至昏迷、抽搐,或出现胸闷、呼吸困难、心绞痛、急性左心衰竭、半身麻木、偏瘫、失语等症状。血压急剧上升,收缩压超过 200mmHg 或舒张压超过 130mmHg,需考虑出现高血压急症,立即采取急救措施:吸氧、卧床休息,检查并持续监测意识、瞳孔、血压、脉搏、心电等。必要时查头颅 CT。建静脉通道,遵医嘱用镇静、降压、脱水药。控制血压:血压降低不宜过快,使血压逐渐降低至 160/90mmHg。可选择硝苯地平片舌下含服,或用硝酸甘油针、压宁定针、硝普钠针静脉微泵。降低颅内压:伴脑水肿者,可用 20% 甘露醇静脉滴注,或呋塞米针静注,以上药物可配合使用。控制抽搐等症状,可选用地西泮等。

五、心律失常

如患者在运动中出现心悸、无力、头晕、晕厥时心电监护提示心律失常,立即终止运动,完善 12 导联心电图快速诊断心律失常类型。检查并持续监测意识、血压、脉搏、血氧饱和度等。如无心电监测的立即连接心电监护,需起搏者尽早转送专科病房治疗。吸氧,保持呼吸道通畅,建立静脉通道。

注意观察有无血流动力学恶化表现,立即通知心内科医师指导处理。如患者为室性恶性心律失常伴血流动力学恶化需立即电复律。

如患者经终止运动心律失常终止可继续观察,联系主管医师寻找病因。如患者心律失常呈持续性需立即判断血流动力学变化。

（一）血流动力学稳定的快速心律失常处理

1. 阵发性室上性心动过速

（1）首选兴奋迷走神经,如深吸气后屏气、颈动脉窦按摩等。

（2）普罗帕酮 35~70mg 或维拉帕米 5mg 稀释后静脉缓慢推注(5min)。

（3）预激综合征合并房颤,部分或全部经房室旁路下传心室。禁用毛花苷丙、维拉帕米、β 受体阻断剂等,因可能恶化为心室颤动。

2. 心房颤动/扑动 血流动力学稳定时减慢心室率治疗,毛花苷丙 0.2~0.4mg 稀释后缓慢静脉注射,如毛花苷丙无效可用地尔硫䓬 5~10mg,缓慢静脉注射,之后 5~10mg/h 静脉滴注。对于大多数心房扑动,毛花苷丙无效,需用地尔硫䓬。

3. 血流动力学稳定的室性心动过速 胺碘酮 150mg,10min 以上静脉注射,然后以 1mg/min 维持静脉点滴 6h,再以 0.5mg/min 维持静脉点滴。若无效,必要时再以 150mg 静脉注射 1 次,1 日内最大剂量不超过 2g。有器质性心脏病或心功能不全者不宜用利多卡因、普罗帕酮、维拉帕米、地尔硫䓬。

（二）血流动力学不稳定的快速心律失常处理

1. 血流动力学不稳定室性心动过速 立即同步电复律,能量为 200J。若为无脉室性心动过速可非同步 300J 电击复律。

2. 心室颤动/心室扑动 立即非同步直流电除颤复律,200~360J。查找并纠正病因或诱因,如电解质紊乱(低钾血症/低镁血症)、心肌缺血,洋地黄中毒或致心律失常抗心律失常药。

3. 室上性心律失常 血流动力学不稳定时,同步直流电复律。房颤 100~200J,心房扑动 50~100J。

（三）缓慢心率性心律失常

心电监护提示无症状的窦性心动过缓,心率≥45 次/min,无需治疗。Ⅰ度和Ⅱ度文氏阻滞可观察,查找与纠正病因,一般不需急诊处理。

如患者缓慢心律失常如显著性窦性心动过缓、窦性停搏、莫氏Ⅱ型或完全性房室传导阻滞,伴头晕、黑矇、晕厥等立即使用阿托品或异丙肾上腺素提升心率、改善传导,同时通知心内科医师评估行起搏器安装指征。

六、呼吸困难

患者如有引起呼吸衰竭的原发疾病,在运动中突然出现呼吸困难、发绀等,立即停止运动,让患者坐下、吸氧、检查并监测生命体征(意识、血压、脉搏、血氧饱和度、心肺体征等),如果血氧饱和度<94%,2~4L 给氧,建静脉通道,急查血气、电解质、血常规、心电图、胸片等,给予改善通气、氧疗、纠正水电酸碱紊乱、抗感染等治疗,如氧合难以维持,必要时上呼吸机给予机械通气。如动脉血气分析提示呼吸衰竭,立即通知主管医师、呼吸科医师、ICU 医师评估治疗方案。

七、低血压

部分患者在运动中会出现血压下降,出现头晕、乏力、胸闷等不适,如出现上述情况,需终止运动,采取平卧位,抬高双下肢,检查并监测生命体征(意识、血压、脉搏、血氧饱和度、心电监测),如患者改变体位后血压无升高,收缩压<90mHg 和/或血压持续下降,开始补液、升压对症处理,警惕休克,同时通知心内科医师到场评估进行下一步处理方案。

如患者经改变体位好转,血压逐渐升高,收缩压>90mmHg,逐渐改变为坐位,继续监测血压、脉搏、心律,鼓励适当增加饮水,并记录此次低血压事件,与主管医师共同讨论引起低血压的原因,如有无心功能不全、容量不足、合并心律失常、冠脉缺血相关事件等。

八、低血糖

对于糖尿病或空腹患者运动过程中需严密观察有无低血糖的症状,如头晕、心悸、出汗、发抖、视物模糊、步态不稳、面色苍白、抽搐或意识改变。

如患者出现上述任何症状,检查并监测生命体征(意识、血压、脉搏、血氧饱和度、心电监测)需立即行指尖快速血糖监测,如空腹血糖(FBG)<3.9mmol/L,或者患者持续有症状,给以口服含糖食品或口服葡萄糖。15min内重新测试血糖仍<5mmol/L,15min内再给予15g碳水化合物并复查指尖快速血糖监测。如患者无好转并出现意识改变立即建立静脉通路,给予50%葡萄糖溶液静滴安排转运急诊室,联系内分泌科医师评估下一步治疗方案。

(潘轶斌)

参 考 文 献

[1] 贾丽晔,郭琪,王鹏程,等.运动疗法对心血管疾病患者的影响和作用机理研究进展[J].中国康复理论与实践,2016,53(9):34-35.

[2] de Melo Ghisi GL,Grace SL,Thomas S,et al. Healthcare providers awareness of the information needs of their cardiac rehabilitation patients throughout the program continuum[J]. Patient Education and Counseling,2014,60(1):34-36.

[3] 郭媛,杨天,许丹焰,等.心脏康复措施的现状及研究进展[J].中国动脉硬化杂志,2013,6(17):75-78.

[4] 闫睿.心脏康复治疗远期获益存量效关系[J].中国循证心血管医学杂志,2012,13(6):60-61.

[5] Bellet RN,Adams L,Morris NR. The 6-minute walk test in outpatient cardiac rehabilitation:validity,reliability and responsiveness--a systematic review[J].Physiotherapy. 2012,16(4):126.

[6] 郭媛,彭然,许丹焰,等.心脏康复的适宜人群及其获益证据[J].中国动脉硬化杂志,2014,78(7):58-60.

[7] 刘艳玲,孙兴国,高华.心肺运动指导个体化心衰患者康复的初步总结报告[J].中国应用生理学杂志,2015,69(4):60-61.

[8] 宁清秀,李烨,李冰.个体化康复运动对心肌梗死患者预后的影响[J].中华保健医学杂志 2012,33(3):68-71.

[9] Gupta A,Ghimire G,Hage FG. Guidelines in review:2013 ACCF/AHA Guideline for the Management of Heart Failure[J]. Journal of Nuclear Cardiology,2014,57(2):88-90.

[10] 王志禄,王世霞.简明心电图工作指南[M].兰州:甘肃科学技术出版社,2010.

[11] 雷国.计算机辅助医学技术导论[M].北京:石油大学出版社,2011.

[12] 张喜雨,张连霞.实用远程医学[M].济南:济南出版社,2006.

[13] Spruit MA,Singh SJ,Garvey C,et al. An official American Thoracic Society/European Respiratory Society statement:key concepts and advances in pulmonary rehabilitation[J]. Am J Respir Crit Care Med,2013,188(8):113-164.

[14] Brooks D. Teleheasth technology:an emerging method of delivering pulmonary rehabilitation to patiens with chronic obstructive pulmonary pulmonary disease[J]. Can Respir,2011,18(4):196.

[15] Dubner S,Auricchio A,steinberg JS,et al. ISHNE/EHRA expert consensus on remote Monitoring of cardio-vascular implantable electronic device(CIEDs)[J]. Europace,2012,14(2):278-293.

[16] Slotwiner D,Varma N,Akar JG,et al. HRS Expert Consensus Statement on remote interrogation and monito-ring for cardiovascular implantable electronic devices[J]. Heart Rhy Thm,2015,12(7)69-100.

[17] Israel C,Kitsiou A,Kalyani M,et al. Detection of atrial fibrillation in patients with embolic stroke of undeter-

mined source by prolonged monitoring with in plantable loop recorders［J］. Haemodt, 2017, 117（10）: 1962-1969.

［18］中国远程心电监测专家建议［J］.实用心电学杂志,2015,24(5):305-308.

［19］刘西花,毕鸿雁,林远.心肺康复治疗对冠心病患者心肺功能及生活质量的影响［J］.中国康复,2014, 29(02):93-95.

［20］张振英,孙兴国,席家宁,等.心肺运动试验制定运动强度对慢性心力衰竭患者心脏运动康复治疗效果影响的临床研究［J］.中国全科医学,2016,19(35):4302-4309.

［21］葛万刚,孙兴国,刘艳玲,等.心肺运动试验精准制定个体化适度强度运动康复处方治疗高血压的疗效研究［J］.中国全科医学,2016,19(35):4316-4322.

［22］施祖芬,王昭昭.心脏康复治疗对心力衰竭患者运动心肺功能的临床影响［J］.中国老年保健医学, 2017,15(03):97-98.

［23］秦历杰.《2015年美国心脏协会心肺复苏及心血管急救指南更新》解读［J］.中华实用诊断与治疗杂志,2017,31(10):937-939.

［24］郑杨,赵巍.2015年AHA心肺复苏及心血管急救指南更新解读［J］.中国实用内科杂志,2016,36 (04):292-294.

［25］范小强,李忠义.微泵注射硝普钠在急性左心衰治疗中的效果观察［J］.临床医学研究与实践,2017,2 (15):19-20.

［26］郑刚.2015年最新发表的高血压相关指南及研究进展解读［J］.世界临床药物,2016,37(11):721-724.

［27］Guio BM,Gomes CP,Costa FBD,et al. Beneficial effects of intradialytic cardio-pulmonary rehabilitation［J］. J Bras Nefrol,2017,39(3):275-282.

［28］Temporelli PL. Cardiopulmonary rehabilitation in patiens with heart failure and chronic pulmonary disease ［J］. Monaldi Arch Chest Dis,2016,84(1-2):739-746.

［29］Waked WJ,Gordon RM,Whiteson JH,et al. Recognizing encephalopathy and delirium in the cardiopulmonary rehabilitation setting［J］. Rehabil Psychol,2015,60(2):201-210.

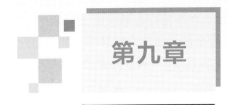

第九章

心血管疾病康复治疗

第一节 慢性稳定性冠心病康复治疗

一、概述

1. 慢性稳定性冠心病的定义及变迁 冠心病的传统概念是指因为动脉粥样硬化而发生的心外膜冠状动脉狭窄,导致的心肌缺血缺氧而引起的临床症状,全称为冠状动脉粥样硬化性心脏病。我国 2007 年《慢性稳定型心绞痛诊断与治疗指南》中将慢性稳定型心绞痛定义为数周内心绞痛发作的程度、频度性质及诱发因素无显著变化。由于冠状动脉狭窄程度与心肌缺血程度并不总是一致的,即冠状动脉狭窄并不一定引起心肌缺血,而且,冠状动脉造影正常的心肌缺血患者在临床上也相当常见,后来冠心病概念被推广到因为冠状动脉结构和功能上的原因而导致的心肌缺血缺氧,称为冠状动脉性心脏病。2013 年欧洲心脏病学会(European Society of Cardiology,ESC)稳定性冠状动脉疾病诊疗指南把冠心病范畴扩展为各种原因所致的冠脉结构和功能异常,包括冠脉痉挛和冠脉微血管病变所致的心肌缺血。上述概念变迁导致对冠心病本质认识的变革,治疗目标也从冠状动脉病变的治疗转移到心肌缺血的管理。各国指南也更多使用"缺血性心脏病"这一名称以取代"冠状动脉性心脏病"。

近年来以缺血性心脏病单一发病机制为特征的"狭窄斑块中心说"受到挑战,其原因是单纯解除冠状动脉狭窄并未降低冠状动脉事件的发病率和病死率,且随着冠状动脉 CT、冠状动脉造影等先进诊疗技术的不断进展,临床中常见冠状动脉造影正常,却存在心肌缺血现象,表现为"冠状动脉正常的心绞痛"和"冠状动脉慢血流"现象。建立一个新的整合缺血性心脏病多元发病机制的"心肌细胞中心说"是必然趋势。意大利学者 Mario Marzill 等 2012年从冠状动脉微循环障碍角度提出"心肌缺血太阳系"(图 9-1-1)新概念,强调缺血性心脏病的诊断与治疗应从"狭窄斑块"为中心逐渐转向以"心肌缺血"为中心,尤其要关注冠状动脉微血管障碍和内皮功能异常。

2. 冠心病的分型 从病理生理学角度,冠心病可以分为稳定性冠心病和不稳定性冠心病,前者包括慢性稳定型心绞痛,无症状心肌缺血,陈旧性心肌梗死和血运重建后的冠心病;

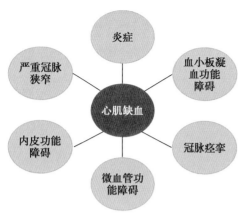

图 9-1-1　缺血性心脏病发病机制新观点："太阳系"学说

后者包括急性 ST 段抬高心肌梗死,非 ST 段抬高心肌梗死和不稳定型心绞痛,统称为急性冠脉综合征(acute coronary syndrome,ACS)。稳定性冠心病的治疗重点在于治疗心肌缺血,改善生活质量,预防心血管事件。而急性冠脉综合征的治疗重点则是治疗血栓事件,保护缺血心肌,减少心源性死亡。

2013 年 ESC 稳定性冠状动脉疾病诊疗指南相比其 2006 年版的指南,其关注的重点除了冠状动脉狭窄,更加重要的是微血管功能障碍和冠状动脉痉挛。指南将稳定性冠心病(stable coronary heart disease,SCAD)划分为 4 种临床类型:①心外膜冠状动脉狭窄导致的典型慢性稳定型心绞痛;②微血管功能失常导致的心绞痛;③血管痉挛导致的心绞痛;④缺血性心肌病。强调 SCAD 不仅要关注既往所指的稳定型心绞痛,同时也包括 ACS 稳定后无症状,或症状稳定的情况,以及痉挛导致的静息发作的心绞痛。指南指出:尽管心外膜冠状动脉大血管的血运重建使冠心病能改善心肌缺血,但仍需关注冠状动脉微循环及心肌细胞水平的再灌注,并探索有效治疗途径。

二、临床表现

稳定型心绞痛是冠心病最常见的症状,表现为在相同程度的诱因条件下,心绞痛的性质、程度、持续时间和缓解方式都相对恒定。部分患者老年糖尿病患者因痛觉敏感性下降,而表现为无症状的心肌缺血。陈旧性心肌梗死患者如果没有梗死区外的心肌缺血,通常没有症状,但也可以出现心律失常,或慢性心力衰竭的表现。

判断胸痛的性质是否为心绞痛应详细了解以下三方面特征:

(1) 引起心绞痛的诱因:心绞痛的发作多与劳累或情绪激动有关,如快步行走、爬坡、劳动时诱发,饱食、受寒、阴雨天气、急性循环衰竭等也是常见诱因。

(2) 胸痛的部位,性质和持续时间:①部位:典型的心绞痛部位是在胸骨后或左前胸,范围常不局限,可以放射到颈部、咽部、颌部、上腹部、肩背部、左臂及左手指内侧,也可以放射至其他部位,心绞痛还可以发生在胸部以外如上腹部、咽部、颈部等。每次心绞痛发作部位往往是相似的。②性质:常呈紧缩感、绞榨感、压迫感、烧灼感、喘憋、胸闷或有窒息感、沉重感,有的患者只表述为胸部不适,主观感觉个体差异较大,但一般不会是针刺样疼痛,有的表现为乏力、气短。③持续时间:呈阵发性发作,持续数分钟,一般不会超过 10min,也不会转瞬即逝或持续数小时。

(3) 缓解方式:停下休息即可缓解,多发生在劳累当时而不是之后。舌下含服硝酸甘油可在 2~5min 内迅速缓解症状。

如果三个方面均符合心绞痛的临床特点,可定义为典型心绞痛。如果仅有两条符合上述特征则定义为不典型(可疑的)心绞痛。如果仅符合一条,或者完全不符合者为非心源性胸痛,见表 9-1-1。胸痛的性质对于诊断冠心病是非常重要的。

表 9-1-1　胸痛的临床分类

分类	特征
典型心绞痛	满足以下三个特征： • 性质和持续时间典型的胸骨后不适感； • 劳累或情绪激动可以诱发； • 休息或含服硝酸甘油片后可以缓解
不典型（可疑的）心绞痛	具备上述特征中的两项
非心源性心绞痛	仅具备上述特征中的一项或没有

心绞痛严重度的分级参照加拿大心血管学会（Canadian Cardiovascular Society，CCS）心绞痛严重度分级（见表 3-1-4）。

三、诊断

稳定性冠心病诊断的核心是心肌缺血的确立。寻找可靠的心肌缺血证据是诊断的前提。

1. 根据症状,评估"验前概率"　2013 年 ESC 稳定性冠状动脉疾病诊疗指南及 2012 年美国心脏协会（American Heart Association，AHA）稳定性缺血性心脏病诊治指南建议在 SCAD 诊治之前应依据患者的临床表现、性别、年龄及合并的危险因素等进行"验前概率"（pre-test probabilities，PTP）评估,即预测 SCAD 的可能性,进而完善相关的检测和评估。PTP 不仅可以减少高危患者的漏诊,更可减少罹患率极低的患者接受不必要的检查。

2013 年 ESC 指南中 PTP 表格中相应年龄、性别和胸痛特征情况下 PTP 值在 15% 以下,可不行进一步检查,基本排除 SCAD（表 9-1-2）。PTP 值在 15%~65%,可做运动心电图检查,若情况允许,可行非侵入性的心肌缺血检查以协助诊断 SCAD。PTP 值在 66%~85%,应行非侵入性成像功能检查用于诊断 SCAD。PTP 值在 85% 以上,可基本确定诊断 SCAD。2012 年 AHA 指南中 PTP 表格中每个值代表可能患有稳定性冠心病的百分比。表 9-1-3 中数值代表相应年龄、性别和胸痛特征情况下评估患有 SCAD 的百分比;表 9-1-4 中第一个数值表示相应的年龄、性别和胸痛特征的条件下低危患者,即无糖尿病、吸烟或高脂血症的中年患者的患病概率;而第二个数值表示相同条件下高危患者,即伴有糖尿病,吸烟和高脂血症的相同年龄的患病概率。高危和低危患者都有正常的静息心电图。如果心电图有 ST-T 段发生变化或 Q 波异常,患有慢性冠心病的可能性会更高（欧洲指南见表 9-1-2,美国指南见表 9-1-3、表 9-1-4）。

表 9-1-2　2013 年欧洲指南验前概率

年龄/岁	非心源性心绞痛		不典型心绞痛		典型心绞痛	
	男	女	男	女	男	女
30~39	18	5	29	10	59	28
40~49	25	8	38	14	69	37
50~59	34	12	49	20	77	47
60~69	44	17	59	28	84	58
70~79	54	24	69	37	89	69
>80	65	32	78	47	93	76

注:表中每个值代表相应的年龄（岁）、性别和胸痛特征的条件下可能患有 SCAD 的百分比（%）

表 9-1-3　2012 年美国指南验前概率

年龄/岁	非心源性心绞痛		不典型心绞痛		典型心绞痛	
	男	女	男	女	男	女
30~39	4	2	34	12	76	26
40~49	13	3	51	22	87	55
50~59	20	7	65	31	93	73
60~69	27	14	72	51	94	86

注:表中每个值代表相应的年龄(岁)、性别和胸痛特征的条件下可能有稳定性冠心病的百分比(%)

表 9-1-4　2012 年美国指南验前概率

年龄/岁	非心源性心绞痛		不典型心绞痛		典型心绞痛	
	男	女	男	女	男	女
35	3~35	1~19	8~59	2~39	30~88	10~78
45	9~47	2~22	21~70	5~43	51~92	20~79
55	23~59	4~21	45~79	10~47	80~95	38~82
65	49~69	9~29	71~86	20~51	93~97	56~84

注:表中第一个数值表示相应的年龄(岁)、性别和胸痛特征的条件下低危患者,即无糖尿病、吸烟或高脂血症的中年患者的患病概率(%);而第二个数值表示相同条件下高危患者,即伴有糖尿病、吸烟和高脂血症的相同年龄的患病概率(%)

2. 进一步检查

(1) 心脏负荷试验:心脏负荷试验是指患者在运动或药物负荷状态下诱发心肌缺血,同时应用心电图、超声心动图或核素心肌灌注显像等方法观察和记录的系列检查。负荷试验能直接检出心肌缺血,并间接提示血供区冠状动脉有严重的狭窄和病变存在,临床上主要用于 SCAD 的常规筛查诊断,准确性在 70%~90%,主要包括运动心电图、负荷超声心动图和负荷核素心肌灌注显像。

1) 心电图运动试验或运动心肺功能测试:是用以发现早期冠心病的一种诊断方法,由于其安全、方便、无创伤,被公认为一项重要的检查手段,临床上已常规用于冠心病筛查。包括平板或踏车运动试验。平板运动试验为目前最理想的运动试验方法,根据患者年龄及病情确定试验方案和运动强度。平板运动试验的阳性标准:①运动中出现典型心绞痛;②运动试验中心电图 ST 段呈下垂型或水平型下降≥1mm 持续 2min 或运动前有 ST 段下降,在原有基础上再下降 1mm 持续 2min,至少连续 3 次心搏 ST 段凸面向上抬高≥1mm;③运动中出现血压下降;④出现严重心律失常,如室性心动过速、多源性室性期前收缩、心房颤动、房室传导阻滞等。踏车运动试验是让患者在一装有功率计的踏车上作踏车运动,以速度和阻力调节负荷大小,负荷量分级递增,直至受检者心率达到次极量或极量水平,观察运动时和运动后心电图改变,其结果判断可参照平板运动试验的阳性标准。通过观察患者在运动负荷下心电图的变化,检测是否诱发出心肌缺血,从而诊断冠心病,诊断准确性约 70%。然而,心电图运动试验有一定的假阳性率和假阴性率,而低于 70% 的冠状动脉狭窄很难早期发现。运动心肺功能测试评估详见第四章。

2）负荷超声心动图：主要是依据负荷状态下诱发心肌缺血时表现的室壁运动异常来诊断冠心病，通常包括运动、起搏、药物负荷，临床应用较为广泛的是运动与药物负荷。运动负荷常用活动平板及踏车运动试验，简单方便，耐受性好，而且心血管负荷更高，运动后立即采集图像。药物负荷常用多巴酚丁胺负荷，结合超声造影剂提高对室壁运动变化的分辨率，以了解受检者心血管系统对负荷的反应状况。负荷超声心动图主要适用于冠心病的诊断、已知或怀疑冠心病患者的危险度分层、缺血的定位等。诊断准确性约80%，但不如运动心电图简便易行，临床上并未常规应用。

3）负荷核素心肌灌注显像：是利用正常或有功能的心肌细胞选择性摄取核素标记化合物的作用，将显像剂静脉注射后，随着心肌血流灌注而被心肌所摄取，应用 γ 照相机或 SPECT 进行心肌平面或断层显像，可使正常或有功能的心肌显像，而坏死的心肌以及缺血心肌则不显像（缺损）或影像变淡（稀疏），从而达到诊断心肌疾病和了解心肌供血情况的目的。诊断准确性为90%，临床上是诊断 SCAD 最准确的无创方法。美国指南明确推荐负荷核素心肌灌注显像作为冠状动脉造影特别是介入治疗的"把门人"，国外应用较为广泛，药物负荷与运动负荷心肌灌注显像诊断冠心病的敏感性和特异性无显著差异。但其检查价格较贵，且同位素供应不方便，有放射性，国内应用较为受限，多数只在省级以上医疗机构才常规应用。

（2）无创冠状动脉影像学检查——多层螺旋 CT（multi-slice spiral CT，MSCT）：MSCT 冠状动脉成像能通过造影剂直接显示冠状动脉病变部位、狭窄程度，甚至性质，是目前诊断冠状动脉狭窄和斑块最新的无创影像方法，对于直径≥1.5mm 的冠状动脉节段，诊断冠状动脉狭窄（>50%）的敏感性为 83%~93%，特异性为 82%~97%，阳性预测值为 71%~83%，阴性预测值为 92%~98%。可以帮助临床排除冠状动脉狭窄，降低误诊率。通过 CT 值，MSCT 还能够判定冠状动脉斑块的大体组织成分和性质，从而能够初步评估斑块的危险性。另外，MSCT 冠状动脉成像能够显示支架植入术或冠状动脉旁路移植术后管腔状态、支架形态的位置、桥血管情况，可用于术后随访。

（3）有创冠脉影像及功能学检查

1）冠状动脉造影：冠状动脉造影是通过选择性冠状动脉内注入造影剂而使冠状动脉显影的有创技术，可直接显示冠状动脉解剖以及冠状动脉病变的部位、狭窄程度和基本性质，至今仍是诊断冠心病及其他冠状动脉疾病最准确的检查方法和金标准。可以明确诊断，决定治疗策略；还能评价和预测患者的长期预后。冠脉造影阳性诊断标准为：至少有 1 支主要冠脉或其主要分支内径狭窄≥50%，否则为阴性。

2）血管内超声和光学相干断层扫描：血管内超声（intravascular ultrasound，IVUS）是无创性的超声技术和有创性的导管技术相结合的一种新的诊断方法。能实时显示冠状动脉的横断面图像，可以准确掌握血管的管壁形态及狭窄程度，在诊断冠状动脉病变程度、指导支架植入，以及植入后对冠状动脉的评价发挥着重要的作用。当决定有无血管化的必要时，不推荐使用 IVUS 来评估非左主干病变的严重性。而 IVUS 仅用单一的狭窄处最小管腔面积值来指导临界病变的介入治疗可能会增加介入治疗患者比例，如能进一步结合病变部位、管径、病变长度、斑块负荷、虚拟组织学相关结果等情况综合评价病变以决定介入治疗策略可进一步改善其临床结果。

光学相干断层扫描(optical coherence mography,OCT)是一种利用近红外线及光学干涉原理对生物组织进行成像的技术,具有较高的空间分辨率,但穿透力和成像范围较小。OCT凭借更高的分辨率,在评价易损斑块,判断经皮冠状动脉介入治疗(PCI)术后即刻并发症以及评价支架内膜覆盖程度等方面有更好的效果。可进一步提高血管的可视化程度不推荐OCT评估冠脉狭窄的功能意义,尚无研究评估过使用OCT是否可以改善患者的预后。

3)冠状动脉血流储备/冠脉动脉血流储备分数/微循环阻力指数:冠状动脉血流储备(coronary flow reserve,CFR)是反映冠状动脉血流动力学的重要指标,是指冠状动脉处于最大扩张状态下冠状动脉血流量与基础状态下冠状动脉血流量的比值,它反映了冠状动脉循环潜在的供血能力。CFR的主要局限是无法区别究竟是心外膜大血管狭窄还是微循环异常对冠状动脉血流的影响,且易受到血流动力学的影响,重复性较差,这就严重限制了CFR在临床上的推广应用。

冠脉动脉血流储备分数(fractional flow reserve,FFR)评估是一种侵入性技术,可识别重要冠状动脉病变功能上的意义。FFR是指在冠脉存在狭窄病变的情况下,该血管所供心肌区域能获得的最大血流与同一区域理论上正常情况下所能获得的最大血流之比。FFR不受心率、血压、既往心肌梗死的影响,并把侧支循环的因素考虑在内。因此,FFR是反映狭窄血管对心肌灌注影响的特异性指标,从敏感性、特异性、结果的准确性方面而言,FFR在检测缺血心肌优于其他无创检查手段。当FFR<0.75时,非侵入性的检查如常规的运动心电图试验,同位素或负荷超声心动图会检测到心肌缺血的存在。FFR≥0.80,则非侵入性的检查则不能提供心肌缺血的证据。对于FFR在0.75~0.80,是一个灰色地带,需要根据患者的实际情况,综合评估考虑。研究表明,一些冠脉造影显示存在明显狭窄的病变,经FFR测量后,却没有明显的功能性意义。相反,一些冠脉造影未见明显狭窄的病变,却明显影响了冠脉血流。因为血管功能性狭窄和病变处各种特异性因素密切相关,而冠脉造影术或血管内超声检查并不能识别这些影响因素,单纯的病变结构性评价并不能准确反映狭窄血管的功能性意义。因此,心脏介入专家应常规进行FFR测定,尤其是对于SCAD患者,从而更好地指导血运重建治疗策略。

微循环阻力指数(index of microcirculatory resistance,IMR)是2003年由Fearon等提出的一种新颖、操作相对简单、有创评估微循环状况的功能学指标。微循环阻力等于微循环两端的压力差除以微循环的血流速度。IMR的正常值是<25U,>30U视为异常,25~30U为灰色地带。2013年ESC稳定性冠心病诊疗指南指出微血管功能障碍是SCAD的基本发病机制之一。然而,常规冠脉造影只能检测到5%的冠脉树,95%的冠脉微血管肉眼上不可见。IMR的临床应用主要包括两方面:①用于评估患者的微循环状态与临床症状之间的关系,评价治疗策略包括对药物疗效的。IMR在评估患者是否存在微循环功能障碍方面具有指导意义。②还可用于评估微循环状态与急性心肌梗死患者预后的关系。

综上所述,CFR可以告诉我们包括心外膜血管和微循环整个冠脉系统的功能信息,FFR提供的是心外膜段血管信息,而IMR则是反映冠脉微循环功能状态。三者相互补充,可以为我们提供一个完整的冠脉循环信息。充分使用好上述客观检测指标,将有助于临床医师详细了解患者的冠脉功能状态,明晰罪犯血管及罪犯病变并优化介入策略,评估微循环功能状态并指导药物治疗,并且对PCI患者的预后提供更为准确的预测。

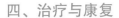

四、治疗与康复

冠心病的治疗目标是减少死亡,改善患者生存质量,预防心脑血管事件的发生。除了药物治疗和血运重建治疗用以缓解症状和改善预后,患者生活方式的改变也是至关重要的,包括戒烟,改善饮食习惯,控制体重、血压、血糖、血脂,以及适当运动。美国与欧洲的心血管病的二级预防指南均肯定了身体运动或活动的价值,并建议临床医师给患者提供药物处方的同时也应给出运动处方。冠心病治疗包括以下方面:

1. 动脉粥样硬化的二级预防　二级预防的目标是:控制或延缓冠心病进展,预防心肌梗死和死亡以延长寿命;控制和缓解心肌缺血、心绞痛症状和降低发作频率以改善生活质量,控制动脉粥样硬化的各种危险因素,预防心脑血管事件。其主要措施可归纳为 ABCDE 五个英文字母,每个字母都分别代表两种干预措施。A 代表抗血栓治疗(anti-thrombosis)和抗肾素-血管紧张素系统的治疗,如血管紧张素转化酶抑制剂(angiotensin converting enzyme inhibitors,ACEI)。B 代表应用 β 肾上腺素能受体阻滞剂(β-blocker)和控制血压(BP)。C 代表降低胆固醇(cholesterol)和戒烟(cigarettes)。D 代表控制饮食(diet)和糖尿病(diabetes)治疗。E 代表教育(education)和体育锻炼(exercise)。扩展的 ABCDE 则包括三重意义,在传统的意义之外,还表示 A:血管紧张素受体阻滞药(ARB),用于对 ACEI 治疗有禁忌证或不能耐受。B:体重指数控制(BMI control),即保持或减轻体重。C:中医药(Chinese medicine),中医药预防冠心病有确切的临床效果。D:复合维生素(decavitamin),主要为 B 类维生素。E:情绪(emotion):抑郁、易怒紧张等情绪的预防。早发现、早诊断、早治疗,对冠心病患者做出早期检出和诊断,并采用药物和非药物的手段,即可有效预防病情发展以及并发症的发生。ESC 指南中患者用于改善预后的药物包括阿司匹林、ACEI、β 受体阻滞剂和他汀类。

2. 改善心肌缺血　心肌缺血与冠心病预后密切相关,改善心肌缺血是改善心绞痛症状、提高生活质量的重要环节,主要包括:如有心绞痛症状则积极使用抗心肌缺血药物。2013 年 ESC 指南中对抗心绞痛药物推荐的一线药物是 β 受体阻滞剂和钙离子拮抗剂(Ⅰ,A),短效硝酸酯类药物也被推荐(Ⅰ,B),作为二线治疗,建议将联合作用的硝酸盐(长效透皮或口服)或伊伐布雷定或尼可地尔或雷诺拉嗪,取决于心率、血压,以及各种药品的耐受性(Ⅱ,B)。在血管痉挛性心绞痛患者中,推荐使用钙通道阻滞剂或硝酸盐,并避免使用 β 受体阻滞剂(Ⅱa,B)。2007 年我国《慢性稳定型心绞痛诊断与治疗指南》指出,对于相对高危险与多支血管病变患者,PCI 缓解症状更为显著,但生存率获益尚不明确。同时,血运重建治疗应建立在最佳药物治疗基础之上,主要适用于药物治疗不能满意控制症状、无创检查提示较大面积心肌存在风险的患者。对于高危多支病变患者,由于 PCI 难以达到完全血管重建以及再狭窄率高等原因,长期预后仍不及冠状动脉旁路移植术(coronary artery bypass grafting,CABG)。只有在药物治疗效果不佳或患者发生缺血事件风险较大时方考虑血运重建措施。指南导向的药物治疗(guideline directed medical therapy,GDMT)是 SCAD 治疗的基础,是否选择血运重建应根据危险评估而定,对不引起心肌缺血(无功能意义)的病变不进行血运重建。冠状动脉功能学研究及血运重建新技术的快速进展有望改变稳定性冠心病的治疗策略。

GDMT 是稳定性冠心病患者治疗的基础和首选。稳定性冠心病的最佳治疗策略是"最优化综合治疗+必要时 PCI",包括:①积极生活方式改良:所有患者均应戒烟、低脂饮食、控制体重、加强运动;②全面控制危险因素并达标:控制血压:靶标 BP<140/90mmHg;血糖:糖化血红蛋白<6.5%;③所有患者均应使用抗血小板治疗:血栓形成和出血风险之间实现谨慎的平衡;加强调脂治疗:LDL-C 目标为 1.82mmol/L(70mg/dl),或者至少降低 50%;积极使用阿司匹林、他汀、β 受体阻滞剂(静息心率应控制为 55~60 次/min)、ACEI 等。

3. 冠脉血运重建(包括 PCI、CABG)

(1) PCI:FFR 指导的 PCI 较常规 PCI 更能改善患者预后,并允许医师决定 PCI 或安全地延迟。血管内超声(IVUS)与 FFR 不同,IVUS 是一种成像诊断工具,虽然不提供狭窄功能严重程度的评估,但它提供了解剖特征的病变在血管大小和斑块组成方面并可以控制支架扩张和植入。当缺乏缺血证据时,可以 FFR 检查建立冠状动脉病变的血流动力学意义,如 FFR<0.8,则应对靶血管进行血运重建。对于无缺血证据或 FFR≥0.8 的中度狭窄病变不建议进行血运重建。PCI 能改善患者的心绞痛症状而未能改善 SCAD 患者的生存率。同时,PCI 会增加短期心肌梗死的发生率,且并未降低长期心肌梗死的发生率。

(2) CABG:CABG 治疗较药物治疗显著降低死亡率,尤其对于高危、中危的稳定性冠心病患者可延长生存期。2011 年 ACCF/AHA PCI 和 CABG 新版指南均建议采用由 SYNTAX 试验衍生出的 SYNTAX 积分量化每个患者冠状动脉病变复杂程度并进行风险评估,作为血运重建方式选择的依据。对于左主干病变、三支病变、含前降支近段的双支病变、疑为缺血诱发的室性心动过速所致猝死患者复苏成功后,CABG 能改善患者的生存率(Ⅰ);对于有大面积心肌缺血的双支病变、前降支近段的单支病变及合并心功能不全(射血分数 35%~50%)的冠心病,CABG 可能改善患者生存率。

对于累及前降支近段的单支或双支血管病变、SYNTAX 积分≤22 的左主干或三支病变,血运重建策略选择 CABG 和 PCI 均列为Ⅰ类推荐;SYNTAX 积分在 23~32 分的左主干病变行 PCI 也不再是禁忌(Ⅱa,B);SYNTAX 积分≥33 分的左主干病变和 SYNTAX 积分≥23 分的三支病变仍然建议行 CABG(Ⅰ),而不适宜 PCI(Ⅲ,B)。

五、康复目的、意义和内容

1. 康复目的　冠心病是一种生活方式病,其治疗策略应药物治疗和生活方式改善并重,以期有效预防心血管事件再发和猝死,提高生活质量,减少反复住院和不必要的血运重建,合理控制医疗费用,使患者恢复最佳体力、精神状态及社会功能。康复的目的是最大限度地控制冠心病的危险因素,改善症状,改善生活质量,提高患者运动能力,回归家庭,回归社会,降低总死亡率。近 50 年的临床实践证明,心脏康复是冠心病稳定期治疗的最佳管理模式。

2. 康复的意义　通过运动康复、生活方式的改良、危险因素的处理、心理社会康复、职业康复、中医特色康复等康复治疗,可增强患者体质,提高生活质量,还可促使阻塞的冠状动脉侧支循环形成,以增加缺血区的血液供应,可以增强心脏的工作效率,改善心肌的收缩功能,提高心肌对氧的利用率,增加心肌对缺氧的耐受性,改善患者预后,使 SCAD 患者总病死率下降,并且使许多心血管危险因素得到控制,改善心肺功能;减轻抑郁焦虑;而且成本效益好,使患者早日回归家庭和社会。

3. 康复内容

(1) 康复教育:注重对患者进行康复教育:①开始运动康复前患者详细介绍运动处方内容,指导患者回顾心血管事件发生时的症状与征兆,识别在运动过程中的身体警告信号如

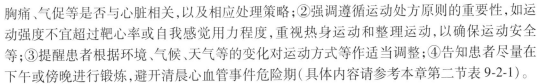

胸痛、气促等是否与心脏相关,以及相应处理策略;②强调遵循运动处方原则的重要性,如运动强度不宜超过靶心率或自我感觉用力程度,重视热身运动和整理运动,以确保运动安全等;③提醒患者根据环境、气候、天气等的变化对运动方式等作适当调整;④告知患者尽量在下午或傍晚进行锻炼,避开清晨心血管事件危险期(具体内容请参考本章第二节表9-2-1)。

(2) 康复评估及危险分层:慢性 SCAD 患者进行适当的运动能够改善预后,但什么样的运动对患者而言是"适当"的,是安全且有效的,这就需要患者在进行运动康复治疗前,首先进行全面的临床评估和危险分层,并以此为依据来评价患者的运动风险,把握运动治疗"度"的问题和指导制定个体化运动处方。

1) 临床评估:评估的主要内容包括:①心血管病史及其他器官疾病病史;②体格检查,重点检查心肺和肌肉骨骼系统;③了解近期各辅助检查的结果,尤其是心血管方面的检查结果,如血液生化、12 导联心电图、超声心动图、运动负荷试验、冠状动脉造影、血运重建效果、起搏器或埋藏式心脏复律除颤器功能;④目前的用药情况:如是否服用 β 受体阻滞剂等;⑤心血管病危险因素的控制是否达标;⑥日常饮食习惯和运动习惯;⑦心理评估:了解其运动康复治疗的意愿及有无心理障碍。

在 2016 年中国《经皮冠状动脉介入治疗术后运动康复专家共识》中,对 PCI 术后运动康复的评估项目和内容做了补充,如增加了美国纽约心脏病协会(NYHA)心功能分级、加拿大心血管学会(CCS)心绞痛分级、骨骼肌力量、柔韧性、协调性、平衡能力等方面的评估。

高龄(年龄大于 75 岁)慢性稳定性冠心病 SCAD 患者在进行综合评估时应更为详细,除了运动耐量的评估,还要注意患者健康状况的评估。因为高龄患者运动负荷试验风险较大,宜慎用。亦可通过简单地询问其运动状况间接评估运动耐量。其综合评估内容还包括:一般状态评估(如营养、衰弱、跌倒风险、焦虑抑郁状态),功能障碍评估(如心功能评估、心绞痛状态、呼吸功能、认知功能),日常活动功能评估(如日常生活活动能力评估、工具性日常生活活动能力评估)。

运动负荷试验:运动负荷试验是运动风险评估的重要内容,它是指导运动处方制定的重要检测指标。根据医院设备条件不同,可选择心电图运动平板负荷试验、运动心肺功能测试(cardiopulmonary exercise test,CPET)、6 分钟步行试验(6MWT)。运动心肺功能测试检测指标更加详细和精确,有条件的医院可首选。各种检测方法均有一定的风险,需严格把握适应证、禁忌证、终止指标,以确保安全。

2) 危险分层:根据以上评估内容,可进行危险分层,进而对患者进行运动风险的评估。目前普遍使用的危险分层可参考《冠心病康复/二级预防中国专家共识》中冠心病患者的危险分层,见表9-1-5。该方法是由美国医师学会卫生及公共政策专业委员会于 1988 年颁布,目前 AHA、美国运动医学学会(American College of Sports Medicine,ACMS)和美国心肺康复协会(American Association of Cardiovascular and Pulmonary Rehabilitation,AACVPR)都参考此方法制定运动处方。该共识认为低危患者可以像大多数成年人一样在无医学监护条件下进行锻炼,而中、高度危者则需要推迟进行运动康复,或在医师/康复治疗师监护下进行运动康复。《经皮冠状动脉介入治疗术后运动康复专家共识》中建议,PCI 术后患者,其运动康复危险分层在此基础上还需综合评价峰值摄氧量、峰值摄氧量百分预计值、无氧阈(anaerobic threshold,AT)等经 CEPT 检测得出的指标,以及 PCI 时期、冠脉造影结果评价指标。高龄稳定性冠心病患者的危险分层可对照《75 岁及以上稳定性冠心病患者运动康复中国专家共识》中的综合评估简表进行,被评为高风险的高龄冠心病患者不建议体力活动,中危患者体力活动时应严密监测。

表 9-1-5 冠心病患者的危险分层

危险分层	低危	中危	高危
运动或恢复期症状以及心电图改变	运动或恢复期无心绞痛症状或心电图缺血改变	中度运动(5~6.9METs)或恢复期出现心绞痛的症状或心电图缺血改变	低水平运运(<5METs)恢复期出现心绞痛的症状或心电图缺血改变
心律失常	无休息或运动引起的复杂心律失常	休息或运动时未出现的复杂室性心律失常	休息或运动时出现的复杂室性心律失常
再血管化后并发症	AMI 溶栓血管再通 PCI 或 GABG 后血管再通且无合并症	AMI、PCI 或 CABG 后无合并心源性休克或心力衰竭	AMI、PCI 或 CABG 后合并心源性休克或心力衰竭
心理障碍	无心理障碍(抑郁、焦虑等)	无严重心理障碍(抑郁、焦虑等)	严重心理障碍
左心室射血分数	>50%	40%~49%	<40%
功能储备	≥7METs	5.0~7.0METs	≤5METs
血肌钙蛋白浓度	正常	正常	升高

注:危险分层中每一项都存在时为低危;不符合典型高危或低危者为中危;存在任何一项为高危

（3）运动康复:运动疗法是慢性 SCAD 心脏康复的核心,可明显改善冠心病的预后,提高生活质量,达到回归社会的目的。其作用机制为:①提高患者的运动能力:使患者的最大运动负荷、总运动时间、最大运动代谢当量有明显的提高,且患者的心率收缩压乘积(心率×收缩压,rate-pressure product,RPP)有明显升高。RPP 是心肌氧耗量的良好间接指标,它的升高提示患者的冠脉血流有明显的改善,可使患者更好地完成日常生活及工作。②改善心功能:适当的运动能使心肌收缩协调性增加,增加心肌收缩力,提高患者的左室射血分数。③提高患者的心功能储备及生活质量。康复运动后患者的最大耗氧量(VO₂)有明显提高,基础心率明显减低,心率峰值升高,运动储存能力明显改善。④可改善心脏自主神经功能,降低患者的死亡率:康复运动训练能改善动脉压力感受器功能,调节心脏交感神经及迷走神经活性,恢复心脏自主神经平衡,康复运动训练可提高患者心率变异性(heart rate variability,HRV),增加患者发生恶性心律失常的阈值,减低患者死亡率。

1）运动处方的制定

A. 运动处方制定的基本原则:运动治疗需遵循安全性,科学性,有效性,个体化,循序渐进、良好的依从性原则,其内容可概括为 FITT,即包括运动频率(frequency,每周进行多少次)、运动强度(intensity,费力程度)、运动形式(type,模式或类型)和运动时间(time,持续时间或总时间)。

B. 运动形式:一般结合患者的运动习惯和喜好以及生活环境、社区运动条件等,选择适合个体的运动方式。主要包括有氧运动和抗阻运动。有氧运动如快步走、慢跑、登山、游泳、骑自行车等。抗阻运动即肌肉力量运动,方式有如弹力带、哑铃、器械训练等。其他还包括柔韧性训练、平衡协调训练,如瑜伽、伸展性的体操等。

高龄患者其运动形式的制定要更为细化,一般根据其危险分层的不同,结合老年人运动习惯,选择合适的运动形式。低危患者其运动方式的限制相对较少,有氧训练可选择平板、踏车、划船、游泳等项目,还可选择老年医疗体操、门球等对抗不激烈的活动;抗阻训练可选择弹力带,适当的或自制简易的器械训练等;推荐利用器械等进行核心稳定的训练,可降低运动意外的发生。中高危患者的运动形式则应选择相对舒缓的手摇车、踏车或卧位踏车、老年有氧操等;抗阻训练可选择弹力带、橡皮球等;视情况安排低强度或悬吊装置下的核心稳定训练。

C. 运动强度:运动强度是运动处方定量化和科学性的核心,也是决定运动治疗是否安全有效的最重要因素。心脏康复中的运动并非运动强度越大效果越好,过大的强度会造成乳酸释放到血液,增加心脏负荷,不仅降低运动效果且增加运动损伤风险。因此运动强度的确定应遵循个体化原则,常用来确定有氧运动强度的方法包括:无氧阈法、代谢当量法、最大/峰值摄氧量百分法、心率储备法、目标心率法、峰值心率法,Borg 量表主观用力程度分级。前 6 种方法需要根据患者运动心肺功能测试或心电图运动试验检测所得的客观指标来确定,而主观用力程度分级是主观指标,建议以上方法联合应用以确保运动的安全性。阻抗运动其强度常以负荷量最大重复次数(repetition maximum,RM)值,同时结合主观用力程度分级表示。1RM 代表采用一个重量在完成 1 次动作之后就再也无法完成第 2 次这个重量。运动强度确定方法具体如下:

a. 无氧阈法:根据患者运动心肺功能测试或检测血液乳酸阈值获得该患者的无氧阈水平,其相当于最大摄氧量的 60% 左右,当运动负荷在无氧阈水平以下时,人体可耐受较长时间的运动而无不良影响,Barry 等指出无氧阈水平的运动强度是冠心病最佳的安全有氧运动强度。

b. 代谢当量(metabolite equivalents,METs)法:以每分钟氧的代谢状况表示,1MET = 3.5ml/(kg·min)(表 9-1-6),具有一定的危险性;但小于 50% 最大摄氧量常常较难起到运动康复的效果。

表 9-1-6 运动当量简明判断表

范围	强度	运动
>7METs	生活基本不受影响	登山、跑步、攀岩、足球、干农活、林业工作、较重的挖掘工作
5~7METs	可进行社交活动	快走、慢跑、爬楼、搬运重物、铲土、锯木、羽毛球、滑雪、旅游
3~5METs	维持基本日常活动	正常步行、慢速爬楼、普通家务、太极拳、交谊舞、乒乓球
<3METs	基本生活自理	吃饭、穿衣、洗漱、剃须、轻家务、伏案工作、站立、缓慢步行

c. 心率储备法:目标心率=(最大实测心率−静息心率)×期望强度%+静息心率。例如,患者运动时达到的最大心率 170 次/min,静息心率 60 次/min,选择的运动强度为 60%~70%,则目标心率=(170−60)×(60%~70%)+60 次/min=126~137 次/min。此方法不受 β 受体阻滞剂等药物的影响,临床上较为常用。

d. 峰值心率法:目标心率=最大预计心率(220−年龄)×期望强度%,当无法直接从运动测试中得到更准确的数据时,可用此公式计算运动强度。传统观点认为运动强度应为最大预测心率 50%~85%,但车琳等指出急性心肌梗死后患者以最大预测心率的 65%~75% 作为运动处方强度存在较大安全隐患。并且该方法受到 β 受体阻滞剂等药物的影响,临床应用受到限制。

e. 目标心率法:在静息心率的基础上按体能状况增加 20~30 次/min,对于运动中有心肌缺血的患者,运动目标心率应设定为比诱发心肌缺血的心率少 10 次/min。此方法虽简单方便且相对安全,但不够精确。

f. 主观用力程度分级(rate of perceived exertion,RPE):多采用 Borg 量表(表 9-1-7),通常建议患者的运动强度在 11~16 分范围内运动。这种方法可在不影响运动的同时进行准确有效的评估,适用于没有条件接受运动负荷测试,或心律失常(心房颤动/扑动)患者,或正在使用 β 受体阻滞剂治疗,或植入双腔起搏器和频率应答起搏器的患者。

表 9-1-7 Borg 量表主观用力程度分级(RPE)

计分	自觉的用力程度
6	
7	非常非常轻松
8	
9	很轻
10	
11	轻
12	
13	稍稍用力
14	
15	用力
16	
17	很用力
18	
19	非常非常用力
20	

自我感觉用力评分(RPE)与最大预计心率的关系:

RPE<12(轻度)≈40%~60%最大预计心率
RPE=12~13(中度)≈60%~75%最大预计心率
RPE=14~16(重度)≈75%~90%最大预计心率

不同患者其运动强度不同。通常建议患者运动强度在无氧阈水平、达到峰值摄氧量的 50%~80%、达到峰值心率的 50%~85%,RPE 在 11~16 分范围内。PCI 术后患者有氧训练可在 CPET 指导下进行高强度自行车运动,一般以 Δ50%功率的强度进行;或者先从低于无氧阈起步后渐增,然后视患者个体情况逐步达到超过无氧阈 20%~50%功率;或者以峰值功率的 60%~80%进行。如果用代谢当量法计算,低风险患者其运动强度以最大代谢当量 55%~70%为宜,中高风险者建议运动平板指导下以<50%代谢当量的强度进行。如果以 RPE 分级法,低风险患者建议运动强度达到 RPE 12~13 分,中高风险则以 10~11 分为宜。抗阻训练的运动强度,低风险患者建议达到 40%~80% 1RM 或达到 RPE 分级 11~16 分,中高风险者建议达 20~30% 1RM 或达到 RPE 分级 10~11 分。

对于高龄 SCAD 患者,低危患者有氧训练推荐逐步达到最大摄氧量的 60%~70%,不宜超过 80%,起始强度约 50%,RPE 在 11~13 分范围内运动;中高危患者则应逐步达到最大摄氧量的 40%~60%,不宜超过 70%,起始强度低于 50%,RPE 在 11~13 分范围内运动。肌力训练低危患者可选择 60%~80% 1RM 或达到 RPE 分级 13~16 分,中高危患者则选择 40~60% 1RM 或达到 RPE 分级 11~13 分。

D. 运动时间:一般有氧训练刚开始时,时间可较短,后逐渐增加至 30~60min 为最佳。运动中靶心率保持时间必须达到 10~30min。有研究表明,30min 持续的有氧运动和 3 次 10min 短间歇分次运动的训练效果相同。运动前需要热身 5~10min,运动结束后还需要放松 5~10min。低危患者可从 15~30min 起始,其后逐步延长至 30~60min。中高危患者 5~10min 起始,视情况逐渐延长 30~60min。抗组训练建议 10~15 个/组,1~3 组/(肌群·次),不同人群可依具体情况调整。

E. 运动频率:有氧运动每周 3~5 天,一般认为单次的运动效果可持续 12~72h。运动治疗每周少于 3 天,训练效果的累积效应不明显,而每周运动超过 3 天时,心肺耐力的提高趋于减缓,超过 5 天就会进入一个平台期,且超过 5 天的较大强度的锻炼发生肌肉骨骼损伤的可能性会增加。但也有观点认为每天运动则有利于运动习惯的养成和坚持。抗阻运动、柔韧性运动每周 2~3 天,至少间隔 1 天。而高龄老年患者,一般隔天一次较为合适,2 次间隔不超过 3 天,一周运动不低于 3 次。PCI 术后患者有氧运动每周至少 3 次,抗阻训练从每周 1 次开始,逐渐调整。

2）运动处方的实施:运动康复过程主要包括热身运动,运动训练和放松运动三个部分。

A. 热身运动:也称为准备活动。多采用低水平的有氧运动或静力拉伸,持续 5~10min,可达到拉伸肌肉,提高心血管的适应性等目的,预防出现运动损伤和不良心血管事件。

B. 运动训练:根据患者选择的运动方式,结合其运动心肺功能测试评估后确定的个体化的运动强度,先后进行有氧训练、抗阻训练、柔韧性训练等,其中有氧运动是运动康复的基础。抗阻运动训练过程中注意不要憋气,避免 Valsalva 动作(详细内容请参考本章第二节相关内容)。

C. 放松运动:也称为整理运动,是运动康复训练不可缺少的部分。主要作用是避免静脉回流突然减少,造成运动后低血压或晕厥等的发生。放松运动一般进行 5~10min,方式可以选择低强度的有氧运动或柔韧性训练如步行、放松体操等。

(4)运动康复实施的注意事项:注重对患者的医学监护。

1）在运动前全面评估患者最近身体健康状况、用药情况以及必要的检查如血压、心电图等。

2）根据运动前的临床状态调整运动处方的强度和持续时间等。

3）根据危险分层决定运动中的心电及血压等医学监护程度。建议患者出院后应先参加院内的门诊心脏康复项目,在有医师参与、心电监护下进行康复训练,持续 36 次或更长时间。患者在院外可采用心率表等相应设备,进行自我监督运动强度以保证安全性,即便无需监护的低危患者也应学会应用测量脉搏。

4）在医院运动场所内必须备有心电监护及心肺复苏设备和抢救药物,所有参加心脏康复的医务人员需熟悉心脏急救应急预案和熟练掌握抢救措施。

冠心病患者可能还合并有高血压、糖尿病等其他方面疾病,因此这类患者在运动康复时还应注意一些特殊要求。如合并高血压需注意运动前后血压的监测,尽量避免选择体位变化大的运动方式;如合并糖尿病患者注意避免出现运动中低血糖及告知低血糖的紧急处理方式等。同时也应需注意药物对心率的影响。

(5)器械康复:增强型体外反搏(EECP)是一种无创性辅助循环装置,通过分别包裹在患者小腿、大腿及臀部的气囊,在心电图 R 波的同步触发下,于心脏舒张期自下而上对气囊进行序贯充气加压,提高舒张期冠状动脉灌注压,改善冠状动脉供血;同时因下肢静脉系统受压增加回心血流,提高心排血量;于心脏收缩期全部气囊同时放气,降低心脏收缩期射血阻抗,减轻心肌耗氧。

1）EECP 作用机制:增加心脑等内脏器官的血流灌注,同时提高血流速度,增加血管内皮血流切应力。与运动对血管的作用相似,但其过程并不需要患者做出肌肉主动收缩的动作,因此有学者又将 EECP 称为被动的"运动"。同时由于 EECP 不增加心率、不显著影响收缩压、不显著增加心肌氧耗,故而安全性较运动更高。与运动相比,EECP 期间,患者骨关节承重明显减少,特别是膝关节。因此,EECP 非常适用于运动风险高或有运动禁忌的心血管患者。

2）临床意义:EECP 改善血管内皮的功能和形态,降低血浆中的炎症因子和黏附分子,促进血管新生和增加循环内皮祖细胞,改善血管舒张和动脉弹性,能增加冠脉血流,促进冠状动脉侧支循环的形成,提高运动耐量。EECP 在保护心脏,提高运动耐量的同时,提高了治疗的安全性。同时 EECP 治疗通过改善心脏功能以及全身的病理生理环境,使体验过 EECP 一系列治疗的患者能积极参与运动康复训练,极大地提高了心血管康复的依从性和临床获益。

3）EECP 适应证、禁忌证:详见第八章内容。

4）注意事项:以下情况需要谨慎,包括①严重下肢动脉阻塞性疾病;②血压高于 180/110mmHg;③心动过速的患者,应在 EECP 治疗之前将心率控制到 100 次/min 以下;④应当慎重选择因静脉回流增加可能引发并发症的患者,尤其是严重心脏瓣膜疾病,如显著的主动脉瓣关闭不全,或严重的二尖瓣或主动脉瓣狭窄患者;⑤下肢静脉血栓形成者;⑥下肢外伤及皮肤炎症感染者。EECP 治疗没有年龄限制,可安全用于肥胖、糖尿病、心室率控制于 50~100 次/min 的心房颤动患者;安装有起搏器和除颤器的患者。

（6）积极的生活方式改良:积极的生活方式改良适用于所有慢性 SCAD 患者。大量的循证医学证据已经证实生活方式改良可以显著改善预后。

（7）危险因素的处理:注意患者的教育。当前,医务人员倾向于将重点放在诊断及治疗方面,而忽视了对患者的教育。有效的教育可以使患者全身心参与治疗和预防,并减轻对病情的担心与焦虑,协调患者理解其治疗方案,更好地依从治疗方案和控制危险因素,从而改善和提高患者的生活质量,降低死亡率。

1）戒烟:临床研究显示,吸烟能增加患者心血管疾病死亡率 50%,心血管死亡的风险与吸烟量直接相关。吸烟还与血栓形成、斑块不稳定及心律失常相关。对于所有冠心病患者,均需详细询问吸烟史。资料显示,戒烟能降低心血管事件的风险。医务工作者应向患者讲明吸烟的危害,动员并协助患者完全戒烟并且避免被动吸烟。目前,已有一些行为及药物治疗措施,如尼古丁替代治疗等,可以协助患者戒烟,提高戒烟的成功率。

2）控制血压:通过生活方式改变及使用降压药物,将血压控制于 140/90mmHg 以下,对于糖尿病及慢性肾病患者,应控制在 130/80mmHg 以下。选择降压药物时,应优先考虑β受体阻滞剂和/或血管紧张素转化酶抑制剂。

3）调脂治疗:脂代谢紊乱是冠心病的重要危险因素。冠心病患者应积极纠正脂代谢紊乱。治疗药物应他汀类降脂药为主,若调脂不达标时联用伊折麦布。

4）糖尿病:糖尿病合并冠心病慢性稳定型心绞痛患者应立即开始纠正不良习惯及使用降糖药物治疗,使糖化血红蛋白（HbA_{1c}）正常范围（≤6.5%）,同时应对合并存在的其他危险因素进行积极干预。

5）代谢综合征:越来越多的证据表明除降低 LDL-C 以外,将纠正代谢综合征作为一个特定的二级治疗目标,可以减少未来冠心病事件的危险。

（8）心理康复:现代医学认为医疗工作必须包括解除躯体疾病和心理行为两个内容,两者紧密相连而不能分割。慢性 SCAD 是目前公认的心身疾病,心理社会因素在其发生、发展、治疗、康复的全过程中起重要作用。而进展到心力衰竭的患者,因症状重、病程长,反复发作,经常住院,不但增加了百姓和社会的负担,而且许多患者出现不同程度的抑郁症状,严重影响身心健康。据国内外大量研究资料报道,心理行为治疗对冠心病患者的康复是肯定的,经心理康复治疗者抑郁、焦虑情绪及自我效能感都明显进步,有效改善心功能、控制心率、降低外周阻力和减少心脏并发症。对冠心病患者进行系统的心理护理干预是有效康复措施,患者间互相沟通也可以减轻心理症状,而心脏康复提供了一个相互支持、鼓励和沟通的平台。心理干预包括常规护理、教育讲解、行为疗法、认知疗法、放松训练、支持疗法和集体疗法等。

（9）职业康复：职业康复是协助患者最大限度地达到功能恢复，重返工作岗位的多程序的医疗手段，内容包括评估患者心功能级别、病情预后，观察患者学习新技术和对新生活方式的适应能力，帮助患者恢复工作和掌握就业前的必要技巧。冠心病患者的社会回归是冠心病患者经过康复医疗后恢复病前的生活，包括家庭回归和恢复工作。恢复工作是康复效果的重要指标之一。冠心病患者经过康复医疗恢复工作将产生明显的经济、生活效益和心理效应。冠心病患者职业康复，职业回归受到病情、心理因素、社会因素、包括年龄、性别、职业种类、教育水平、家庭成员的态度及医师和雇主态度等一系列因素影响。冠心病患者经过康复医疗能恢复工作将产生明显的经济、生活效益和心理效应。现有资料的统计学分析，接受心脏康复治疗的冠心病患者一年内猝死的概率明显降低45%，工作能力有显著提高，行为受限的比例大大减低。

（10）中医特色康复：具有中国特色的医疗模式。

1）中药治疗：目前，中药治疗冠心病的疗效可靠，其作用机制包括调脂、抗炎、抗血小板聚集、保护血管内皮、改善血液流变学方面。中药成分复杂，其治疗疾病是通过多途径、多靶点的作用而起效。

2）针灸治疗：针灸具有活血化瘀的作用，已有大量的临床和实验研究证实了针灸疗法在心脏疾病中的治疗作用。而针灸作为心脏康复的有效手段之一，具有针对性强、起效快等优点，已经越来越受到临床工作者的重视。针刺内关、间使、神门等穴位可促进缺血性心脏功能活动的恢复；针刺内关、神门后发现，其血小板膜表面 α 颗粒蛋白（GMP-140）分子数明显下降，而血小板数量则无明显变化，表明针刺可明显抑制血小板活性，且能防止高凝状态及易栓倾向。同时在针灸的过程中，反复宣教、心理疏导、解释病情和症状，体现了人文关怀。

【病例分析】

1. 病史　患者，男性，58 岁，以"反复胸闷、胸痛 3 天，加重 3h"为主诉入院。心电图：Ⅱ、Ⅲ、aVF 导联 ST 段抬高 T 波倒置，Ⅰ、aVL、V2 ~V5 导联 ST 段明显压低，不完全性左束支传导阻滞"。既往有外伤史，高血压 5 年，规律服用"络活喜"（苯磺酸氨氯地平），血压控制稳定。4 年前体检发现"双肾结石"，无腰痛、尿痛血尿等不适，未予重视，未诊治。无吸烟史，既往饮酒史 30 年，每天 1.5kg 白酒。无心理障碍，无运动习惯。

2. 体格检查　心率 90 次/min，血压 100/68mmHg，体重 78kg，身高 1.74m，双肺呼吸音清，未闻及干湿啰音，心界无扩大，心律齐，未闻及病理性杂音，双下肢无水肿。

3. 辅助检查　血糖 7.80mmol/L。血钠：145.7mmol/L。血脂：总胆固醇 3.11mmol/L，低密度脂蛋白 1.87mmol/L，高密度脂蛋白 0.24mmol/L，甘油三酯 1.43mmol/L，心彩超：左房增大，左室内径正常上限，左室壁节段性运动异常；左室舒张功能减退，充盈压增高，整体 LVEF 值正常下限。

4. 诊断　①急性 ST 段抬高型心肌梗死；②电解质代谢紊乱（高钠血症）；③高血压。

5. 治疗　入科后立即予氯吡格雷 600mg、阿司匹林肠溶片 300mg 抗血小板。急诊行 PCI：左主干未见狭窄，右冠脉后降支 80% 狭窄。右冠脉近端 60% 狭窄，右冠脉远端闭塞。左前降支及回旋支多处长节段病变，狭窄程度 80%~99%。于右冠脉闭塞处植入一枚支架。术后无残余狭窄，心肌梗死溶栓试验（TIMI）血流 3 级。

6. Ⅰ期康复　患者术后胸闷较前缓解，无新发或再发胸痛，复查心肌酶谱无进一步升高,没有新发严重心律失常或心电图改变,没有康复禁忌。在优化药物治疗的同时给予康复教育和Ⅰ期康复治疗。经治疗后患者无胸闷、胸痛等症状发作。PCI术后1个月余,院外期间胸闷、胸痛症状无再发作。行左冠状动脉PCI,植入支架3枚。术后患者无诉特殊不适,一般情况良好。转入门诊Ⅱ期康复。

7. **Ⅱ期康复**　术后患者规律服药,每周坚持快速步行36次,每次45min～1h,自觉轻度疲劳,无胸闷。术后6个月可进行活动平板试验:患者根据Bruce方案运动,可达到最大工作级别,为最大METs:10～20。静息心率76次可升至最大心率值169次。此值代表根据年龄预测的最大心率的104%(建议强度为85%或症状限制),心电图各导联ST段无明显变化。由于已达到目标心率,终止运动试验。心电图运动负荷试验阴性,运动过程中患者无胸闷、胸痛,无心律失常发生。复查心脏彩超、血糖血脂均正常。鉴于患者一般状况良好,无自发及诱发的心肌缺血,病情稳定,二级预防指标均在达标范围内。患者已掌握运动强度控制方法、训练程序及注意事项,进入Ⅲ期康复,继续进行家庭运动训练。现患者已完全恢复正常工作和生活,实现社会角色回归。

(苏津自)

第二节　急性心肌梗死经皮冠状动脉介入治疗术后康复治疗

一、概述

(一)定义和分类

急性心肌梗死(acute myocardial infarction,AMI)是冠状动脉急性、持续性缺血缺氧所引起的心肌坏死。我国推荐使用2012年发布的第3版"心肌梗死全球通用定义",将心肌梗死分为5型:1型自发性心肌梗死:由于冠状动脉粥样斑块破裂、溃疡、裂隙、糜烂或夹层,引起一支或多支冠状动脉血栓形成,导致心肌血流减少或远端血小板栓塞伴心肌坏死;2型继发于心肌氧供需失衡的心肌梗死:除冠状动脉病变外的其他情形引起心肌需氧与供氧失平衡,导致心肌损伤和坏死,例如冠状动脉内皮功能异常、冠状动脉痉挛或栓塞、心动过速/过缓性心律失常、贫血、呼吸衰竭、低血压、高血压伴或不伴左心室肥厚;3型心脏性猝死:心源性死亡伴心肌缺血症状和新发的缺血性心电图改变或新发的左束支传导阻滞,但无心肌损伤标志物检测结果;4a型经皮冠状动脉介入治疗(PCI)相关心肌梗死:基线心脏肌钙蛋白(cardiac troponin,cTn)正常的患者在PCI后cTn升高超过正常上限5倍;或基线cTn增高或稳定下降的患者,PCI术后cTn升高≥20%;4b型与支架内血栓形成相关的心肌梗死:通过冠脉造影或尸检证实的伴发于支架血栓形成的心肌梗死;5型外科冠状动脉旁路移植术(CABG)相关心肌梗死:基线cTn正常患者,CABG后cTn升高超过正常上限10倍。我们这里主要讲的心肌梗死是指狭义的心肌梗死,即1型心肌梗死。

(二)临床表现

心肌梗死的临床表现与梗死的面积大小、部位、侧支循环情况密切相关。

1. **先兆**　大多数患者在发病前数日有乏力,胸部不适,活动时心悸、气急、烦躁、心绞痛等前驱症状,其中以新发生心绞痛(初发型心绞痛)或原有心绞痛加重(恶化型心绞痛)为最突出。

2. **症状**

(1)疼痛:是最先出现的症状,疼痛部位和性质与心绞痛相同,但程度较重,持续时间较长,可达数小时或更长,休息和含用硝酸甘油片多不能缓解。患者常烦躁不安、出汗、恐惧、胸闷或有濒死感。少数患者无疼痛,一开始即表现为休克或急性心力衰竭。

（2）全身症状:有发热、心动过速、白细胞增高和红细胞沉降率增快等,由坏死物质被吸收所引起。

（3）胃肠道症状:疼痛剧烈时常伴有频繁的恶心、呕吐和上腹胀痛,与迷走神经受坏死心肌刺激和心排血量降低组织灌注不足等有关。

（4）心律失常:各种心律失常中以室性心律失常最多,尤其是室性期前收缩,如室性期前收缩频发(每分钟 5 次以上),成对出现或呈短阵室性心动过速,多源性或落在前一心搏的易损期时(R 在 T 波上),常为心室颤动的先兆。室颤是 AMI 早期,特别是入院前主要的死因。房室传导阻滞和束支传导阻滞也较多见。

（5）低血压和休克:患者有烦躁不安、面色苍白、皮肤湿冷、脉细而快、大汗淋漓、尿量减少(<20ml/h),神志迟钝,甚至晕厥等表现,为心肌广泛(40%以上)坏死,心排血量急剧下降所致,有些患者尚有血容量不足的因素参与。

（6）心力衰竭:主要是急性左心衰竭,可在起病最初几天内发生,或在疼痛、休克好转阶段出现,为梗死后心脏收缩力显著减弱或不协调所致,出现呼吸困难、咳嗽、发绀、烦躁等症状,严重者可发生肺水肿,随后可有颈静脉怒张、肝大、水肿等右心衰竭表现。右心室心肌梗死者可一开始即出现右心衰竭表现,伴血压下降。

3. 体征

（1）心脏体征:心脏浊音界可正常也可轻度至中度增大;心率多增快,少数也可减慢;心尖区第一心音减弱;可出现第四心音(心房性)奔马律,少数有第三心音(心室性)奔马律;少数患者在起病第 2~3 天出现心包摩擦音,为反应性纤维性心包炎所致;心尖区可出现粗糙的收缩期杂音或伴收缩中晚期喀喇音,为二尖瓣乳头肌功能失调或断裂所致;可有各种心律失常。

（2）血压:除早期血压可增高外,几乎所有患者都有血压降低。起病前有高血压者,血压可降至正常,且可能不再恢复到起病前的水平。

（3）其他:可有与心律失常、休克或心力衰竭相关的其他体征。

（三）实验室检查

1. 心电图

（1）特征性改变:ST 段抬高心肌梗死(ST-segment elevation myocardial infarction, STE-MI)其心电图表现特点为:①ST 段抬高呈弓背向上型,在面向坏死区周围心肌损伤区的导联上出现;②宽而深的 Q 波(病理性 Q 波),在面向透壁心肌坏死区的导联上出现;③T 波倒置,在面向损伤区周围心肌缺血区的导联上出现。在背向心肌梗死区的导联则出现相反的改变,即 R 波增高、ST 段压低和 T 波直立并增高。

非 ST 段抬高心肌梗死(non-ST-segment elevation myocardial infarction, NSTEMI)心电图有 2 种类型:①无病理性 Q 波,有普遍性 ST 段压低≥0.1mV,但 aVR 导联(有时还有 V1 导联) ST 段抬高,或有对称性 T 波倒置为心内膜下心肌梗死所致;②无病理性 Q 波,也无 ST 段变化,仅有 T 波倒置改变。

（2）动态性改变:STEMI:①起病数小时内,可尚无异常或出现异常高大两肢不对称的 T 波,为超急性期改变;②数小时后,ST 段明显抬高,弓背向上,与直立的 T 波连接,形成单相曲线。数小时~2 日内出现病理性 Q 波,同时 R 波减低,是为急性期改变。Q 波在 3~4 天内稳定不变,以后 70%~80%永久存在;③在早期如不进行治疗干预,ST 段抬高持续数日至 2

周左右,逐渐回到基线水平,T波则变为平坦或倒置,是为亚急性期改变;④数周至数月后,T波呈V形倒置,两肢对称,波谷尖锐,是为慢性期改变。T波倒置可永久存在,也可在数月至数年内逐渐恢复。

NSTEMI:上述的类型①先是ST段普遍压低(除aVR,有时V1导联外),继而T波倒置加深呈对称型。ST段和T波的改变持续数日或数周后恢复。类型②T波改变在1~6个月内恢复。

（3）定位和定范围:STEMI的定位和定范围可根据出现特征性改变的导联数来判断。

2. 血清心肌损伤标志物　cTn是诊断心肌坏死最特异和敏感的首选心肌损伤标志物,通常在AMI症状发生后2~4h开始升高,10~24h达到峰值,并可持续升高7~14天。肌酸激酶同工酶(creatine kinase-MB isoenzyme,CK-MB)对判断心肌坏死的临床特异性较高,心肌梗死时其测值超过正常上限并有动态变化。溶栓治疗后梗死相关动脉开通时CK-MB峰值前移(14h以内)。CK-MB测定也适于诊断再发心肌梗死。肌红蛋白测定有助于心肌梗死早期诊断,但特异性较差。

3. 影像学检查　超声心动图等影像学检查有助于对急性胸痛患者的鉴别诊断和危险分层。必须指出,症状和心电图能够明确诊断STEMI的患者不需等待心肌损伤标志物和/或影像学检查结果,而应尽早给予再灌注及其他相关治疗。

（四）诊断

诊断心肌梗死至少有以下诊断依据中的两项:即典型的临床表现、特征性的心电图改变以及典型的心肌损伤标志物的动态变化。对老年患者,突然发生严重心律失常、休克、心力衰竭而原因未明,或突然发生较重而持久的胸闷或胸痛者,都应考虑本病的可能。宜先按AMI来处理,并短期内进行心电图、血清心肌酶测定和肌钙蛋白测定等的动态观察以确定诊断。对非ST段抬高心肌梗死,血清肌钙蛋白测定的诊断价值更大。

心肌梗死应与主动脉夹层、急性心包炎、急性肺动脉栓塞、气胸和消化道疾病(如反流性食管炎)等引起的胸痛相鉴别。向背部放射的严重撕裂样疼痛伴有呼吸困难或晕厥,但无典型的心肌梗死心电图变化者,应警惕主动脉夹层。急性心包炎表现为发热、胸膜刺激性疼痛,向肩部放射,前倾坐位时减轻,部分患者可闻及心包摩擦音,心电图表现PR段压低、ST段呈弓背向下型抬高,无镜像改变。肺栓塞常表现为呼吸困难,血压降低,低氧血症。气胸可以表现为急性呼吸困难、胸痛和患侧呼吸音减弱。消化性溃疡可有胸部或上腹部疼痛,有时向后背放射,可伴晕厥、呕血或黑便。急性胆囊炎可有类似急性心肌梗死症状,但有右上腹触痛。这些疾病均不出现急性心肌梗死的心电图特点和演变过程。

（五）治疗

对AMI,强调及早发现、及早住院,并加强住院前的就地处理。治疗原则是尽快恢复心肌的血液灌注以挽救濒死的心肌、防止梗死扩大或缩小心肌缺血范围,保护和维持心脏功能,及时处理严重心律失常、泵衰竭和各种并发症,防止猝死,使患者不但能度过急性期,且康复后还能保持尽可能多的有功能的心肌。

1. 入院后一般处理　所有AMI患者应立即给予心电、血压和血氧饱和度监测,及时发现和处理心律失常、血流动力学异常和低氧血症。合并左心衰竭(肺水肿)和/或机械并发症的患者常伴严重低氧血症,需面罩加压给氧或气管插管并机械通气。AMI伴剧烈胸痛患者可给予静脉注射吗啡镇痛,但要注意吗啡可引起低血压和呼吸抑制,并降低P2Y12受体拮抗剂的抗血小板作用。注意保持患者大便通畅,必要时使用缓泻剂,避免用力排便导致心脏破裂、心律失常或心力衰竭。

2. 再灌注心肌治疗 尽快使闭塞的冠状动脉再通、心肌得到再灌注、濒临坏死的心肌可能得以存活或使坏死范围缩小、减轻梗死后心肌重塑、预后改善，是一种积极的治疗措施。再灌注治疗包括介入治疗、溶栓治疗和冠状动脉旁路移植术，这里主要介绍介入治疗。

根据《中国经皮冠状动脉介入治疗指南（2016）》推荐：

（1）非 ST 段抬高急性冠脉综合征（non-ST-segment elevation acute coronary syndrome, NSTE-ACS）：指南推荐极高危 NSTE-ACS 患者进行紧急冠状动脉造影（<2h）（Ⅰ，C），极高危因素包括：①血流动力学不稳定或心源性休克；②顽固性心绞痛；③危及生命的心律失常或心脏骤停；④心肌梗死机械性并发症；⑤急性心力衰竭伴难治性心绞痛和 ST 段改变；⑥再发心电图 ST-T 动态演变，尤其是伴有间歇性 ST 段抬高。高危患者推荐早期行冠状动脉造影，根据病变情况决定是否行侵入策略（<24h）（Ⅰ，A），高危因素包括：①肌钙蛋白升高；②心电图 ST 段或 T 波动态演变（有或无症状）；③全球急性冠状动脉事件注册（global registry of acute coronary events, GRACE）评分>140 分。中危患者推荐行侵入策略（<72h）（Ⅰ，A），低危患者先行非侵入性检查，寻找缺血证据，再决定是否采用侵入策略（Ⅰ，A）。

（2）STEMI：减少时间延误是 STEMI 实施再灌注治疗的关键，应尽量缩短首次医疗接触（first medical contact, FMC）至 PCI 的时间和 FMC 到医院转出时间，以降低院内死亡。对于首诊可开展急诊 PCI 的医院，要求 FMC 至 PCI 时间<90min（Ⅰ，A）。对于发病>12h 仍有缺血性胸痛或致命性心律失常的 STEMI 患者推荐直接 PCI（Ⅰ，C）。如预计 FMC 至 PCI 的时间延迟>120min，对有适应证的患者，应于 30min 内尽早启动溶栓治疗（Ⅰ，A）。建议溶栓成功 24h 内行冠状动脉造影并根据需要对梗死相关动脉（infarct related arteries, IRA）行血运重建，溶栓后出现心源性休克或急性严重心力衰竭时建议行急诊冠脉造影并对 IRA 行血运重建，建议溶栓失败者行急诊补救性 PCI。

3. 抗栓治疗 STEMI 的主要原因是冠状动脉内斑块破裂诱发血栓性阻塞。因此，抗栓治疗（包括抗血小板和抗凝）十分必要。

（1）抗血小板治疗：①阿司匹林：所有无禁忌证的心肌梗死患者均应立即嚼服阿司匹林 300mg，继以 75~100mg/d 长期维持；②P2Y 受体抑制剂：替格瑞洛负荷剂量为 180mg，氯吡格雷负荷剂量为 300mg 或 600mg（视是否行急诊 PCI）。所有的急性心肌梗死患者都推荐使用双联抗血小板治疗至少 1 年；③血小板糖蛋白（glycoprotein, GP）Ⅱb/Ⅲa 受体拮抗剂：在有效的双联抗血小板及抗凝治疗情况下，不推荐 STEMI 患者造影前常规应用 GP Ⅱb/Ⅲa 受体拮抗剂。高危患者或造影提示血栓负荷重、未给予适当负荷量 P2Y 受体抑制剂的患者可静脉使用替罗非班或依替巴肽。直接 PCI 时，冠状动脉脉内注射替罗非班有助于减少无复流、改善心肌微循环灌注。

（2）抗凝治疗：所有心肌梗死患者都建议抗凝治疗，除非有禁忌证，可以使用普通肝素或低分子肝素，新型的抗凝药物有比伐卢定、磺达肝癸钠。抗凝治疗一般不超过 8 天。合并无症状左心室附壁血栓患者应用华法林抗凝治疗是合理的。DES 后接受双联抗血小板治疗的患者如加用华法林时应控制 INR 在 2.0~2.5。出血风险大的患者可应用华法林加氯吡格雷治疗。

4. 其他药物治疗 参见前面稳定性冠心病章节。

5. 并发症的处理

（1）心力衰竭：轻度心力衰竭（Killip Ⅱ级）时，可给予利尿剂治疗。无低血压患者可静脉应用硝酸酯类药物。无低血压、低血容量或明显肾功能衰竭的患者应在 24h 内开始应用

ACEI,不能耐受时可改用ARB。严重心力衰竭(Killip Ⅲ级)或急性肺水肿患者应尽早使用机械辅助通气,适量应用利尿剂。无低血压者应给予静脉滴注硝酸酯类。急性肺水肿合并高血压者适宜硝普钠静脉滴注。当血压明显降低时,可静脉滴注多巴胺和/或多巴酚丁胺。STEMI发病24h内不主张使用洋地黄制剂,以免增加室性心律失常危险。合并快速房颤时可选用胺碘酮治疗。

(2) 心源性休克:根据休克的性质不同而分别处理:①补充血容量:右心肌梗死通常存在血容量不足的问题,或中心静脉压和肺动脉楔压低者,予补液治疗。②应用升压药:补充血容量后血压仍不升,而肺毛细血管楔压和心排血量正常时,提示周围血管张力不足,可用多巴胺[起始剂量3~5μg/(kg·min)],或去甲肾上腺素2~8μg/min,亦可选用多巴酚丁胺[起始剂量3~10μg/(kg·min)]静脉滴注。③其他:治疗休克的其他措施包括纠正酸中毒、避免脑缺血、保护肾功能等。为了降低心源性休克的病死率,有条件的医院考虑用主动脉内球囊反搏术或经皮左心室辅助装置进行辅助循环,然后作选择性冠状动脉造影,随即施行介入治疗或主动脉-冠状动脉旁路移植手术。

(3) 心律失常:心律失常必须及时消除,以免演变为严重心律失常甚至猝死。①发生心室颤动或持续多形性室性心动过速时,尽快采用非同步直流电除颤或同步直流电复律。单形性室性心动过速药物疗效不满意时也应及早用同步直流电复律。室性心动过速经电复律后仍反复发作的患者建议静脉应用胺碘酮联合β受体阻滞剂治疗。室性心律失常处理成功后不需长期应用抗心律失常药物,但长期口服β受体阻滞剂将提高STEMI患者远期生存率。对无症状的室性期前收缩、非持续性室性心动过速(持续时间<30s)和加速性室性自主心律不需要预防性使用抗心律失常药物;②STEMI时房颤发生率为10%~20%,可诱发或加重心力衰竭,应尽快控制心室率或恢复窦性心律。但禁用ⅠC类抗心律失常药物转复房颤。房颤的转复和心室率控制过程中应充分重视抗凝治疗;③STEMI急性期发生影响血流动力学的房室传导阻滞时应立即行临时起搏术。

(4) 其他并发症的处理:心脏破裂、室间隔穿孔和乳头肌功能严重失调都可考虑手术治疗,但手术死亡率高。心室壁瘤如影响心功能或引起严重心律失常,宜手术切除或同时作主动脉-冠状动脉旁路移植手术。心肌梗死后综合征可用糖皮质激素或阿司匹林、吲哚美辛等治疗。

(六) PCI术后心脏康复的目的和意义

随着冠心病发病率的逐年增加,以及我国冠心病介入治疗技术的不断完善,我国冠心病介入治疗的数量也在逐年增加,根据2017年公布的2016年中国大陆地区冠心病介入治疗数据显示,我国近几年(2014—2016年)PCI病例数增长率持续上升,大陆地区2016年冠心病介入病例数增长速度较快,达到了17.4%。但即使在接受了PCI及最佳药物治疗后1年,仍有34%的患者有心绞痛发作,10年死亡风险仍超过30%。患者出院后有18%的患者步行100m的距离受限,28%的患者爬一层楼受限,还有38%的患者步行1 000m受限,41%的患者活动时感觉肌肉无力,61%的患者活动时有疲劳感,严重影响了患者的生活质量。所以我们不仅要降低冠心病的发病率和死亡率,也要重视如何提高患者的术后生活质量,这一切都可以通过心脏康复来实现。

国外的心脏康复经过70多年的发展,已形成完善的理论和实践体系。美国国家心血管注册数据库风险评分体系(NCDRCathPCI)注册研究资料显示:美国PCI术后参与心脏康复的比例约为60%。日本、英国等参加心脏康复的比例也达21%~30%。人们逐渐认识到心脏康复不仅可以预防 AMI 后长期卧床引起的并发症、改善症状及提高各方面功能水平,还可以减缓或抑制动脉粥样硬化进展、减少心脏事件的发生,最终降低冠心病再发和死亡、延长患者寿命和提高运动耐量和生存质量。可以说,心脏康复已演变为一种将康复与二级预防相结合,将个体化运动训练与慢性病管理相结合的综合长期干预措施。欧洲心脏康复和二级预防指南、美国心脏康复和二级预防项目指南》和英国心血管病康复和预防指南都把心脏康复作为了ⅠA 类推荐。

我国也认识到了心脏康复的重要性,目前我国的《冠心病康复与二级预防中国专家共识》已经将心脏康复列为ⅠA 类推荐,并且也已发布了《经皮冠状动脉介入治疗术后运动康复专家共识》。近几十年,欧美发达国家在进行一系列的风险因素干预和心脏康复后,才促使了心血管疾病的发生率、再次入院率、再次心血管事件发生率都出现了拐点。希望在我们的努力下,在积极进行心脏康复及风险因素干预后,我们也能看到我国的心血管疾病的发生率、再次入院率、再次心血管事件发生率出现类似的拐点。

（七）PCI 术后心脏康复的流程和分期

PCI 术后的心脏康复广义上包括 5 个方面:用药管理、运动康复、合理营养、戒烟以及心理管理。PCI 术后心脏康复的流程,如图 9-2-1 所示。

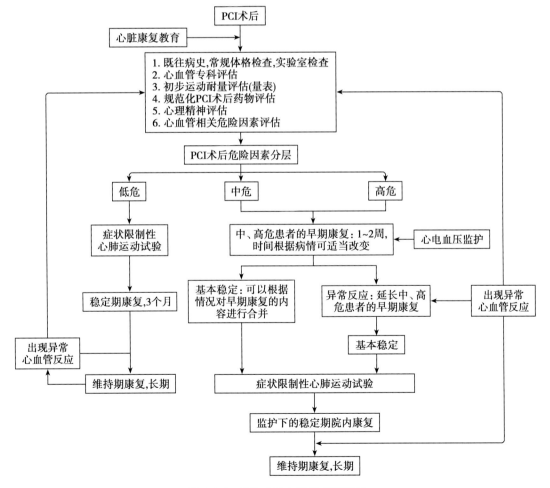

图 9-2-1　PCI 术后心脏康复流程图

PCI 术后的心脏康复分为Ⅲ期,即Ⅰ期(院内康复期)、Ⅱ期(院外早期或门诊康复期)、Ⅲ期(院外长期康复期)。

1. 第Ⅰ期(院内康复期)   为住院期的冠心病患者提供康复和预防服务。病情稳定者从术后 24h 内开始,病情不稳定者酌情从术后 3~7 天后开始。本期康复目标是缩短住院时间,促进日常生活活动能力及运动能力的恢复,增加患者自信,减少心理痛苦,减少再住院,避免卧床带来的不利影响,(如运动耐量减退、低血容量、血栓栓塞性并发症),并为Ⅱ期康复提供全面完整的病情信息和准备。

主要内容包括:

(1)患者早期病情评估:进一步证实冠心病的诊断,了解患者目前的症状及药物治疗情况;明确冠心病的危险因素,以便制订干预计划。

(2)患者教育:心脏康复教育是心脏康复干预中重要的组成部分之一,甚至很多专家认为"心脏康复教育"是心脏康复中最重要的第一步。通过心脏康复的过程分阶段分层次反复向患者灌输,才能让患者真正理解心脏康复,最大限度地提高患者心脏康复的依从性。见表9-2-1。

表 9-2-1   心脏康复教育

项目	内容
不良生活方式纠正	饮食与营养
	戒烟
	运动不足与心血管疾病的关系
	心理及情绪应激
	睡眠
疾病基础知识	疾病认知
	用药知识
	心血管功能的基本检测
运动康复知识	益处
	实施方法
	注意事项
	强度调整

这期的患者最容易接受健康教育,因此是最佳的患者教育时期。本期宣传教育重点是生存教育和戒烟。

生存教育的目的是帮助患者在家处理心脏突发问题。具体步骤如下:①请患者回顾心脏病发作时的症状和征兆;②关注胸痛或不适特征,告诉患者如何识别胸痛等不适症状是否与心脏病相关;③告诉患者如果采取有效治疗与康复,可使心脏事件再发可能性减小,但一旦发生应积极处理,步骤如下:首先停止正在从事的任何事情;其次马上坐下或躺下;然后如果症状 1~2min 后没有缓解,有短效硝酸甘油(0.5mg/片)者立即舌下含服一片;若 3~5min 后不缓解或加重,再舌下含服一片;必要时 5min 后再含服一片;如果经上述处理仍不缓解或无硝酸甘油应马上呼叫急救电话,并就近就医。

戒烟:心脏事件发生后的患者戒烟干预成功率高。引导患者明确吸烟的不良后果,让患者知晓戒烟的益处,明确戒烟可能遇到的障碍,如体重增加、抑郁、戒断症状等。

（3）运动康复及日常生活指导：目的是帮助患者恢复体力及日常生活活动能力，出院时达到生活基本自理运动康复计划因人而异，病情重、预后差的患者运动康复的进展宜缓慢。详见本节"三、运动处方制定和实施"。

（4）出院计划：给予出院后的日常生活及运动康复的指导，告诉患者出院后应该做什么和不应该做什么；评估出院前功能状态，如病情允许，建议出院前行心电图运动试验或6分钟步行试验，客观评估患者运动能力，为指导日常生活或进一步运动康复计划提供客观依据；并告知患者复诊时间，重点推荐患者参加院外早期心脏康复计划（Ⅱ期康复）。

2. 第Ⅱ期（院外早期康复或门诊康复期） 一般在出院后1~6个月进行。PCI、CABG术后常规2~5周进行。目的是最大限度恢复或提高患者日常生活及运动功能，综合措施控制危险因素，促进患者回归社会。与Ⅰ期康复不同，除了患者评估、患者教育、日常活动指导、心理支持外，这期康复计划增加了每周3~5次心电、血压监护下的中等强度运动，包括有氧运动、抗阻运动、柔韧性训练等。每次持续30~90min，共3个月左右。推荐运动康复次数为36次，不低于25次。每1~3个月复查心肺运动功能，判断患者预后，并据此调整运动处方。因目前我国冠心病患者住院时间控制在平均7天左右，因此Ⅰ期康复时间有限，Ⅱ期康复为冠心病康复的核心阶段，既是Ⅰ期康复的延续，也是Ⅲ期康复的基础。

主要内容包括：

（1）一般临床评估：综合患者既往史、本次发病情况、冠心病的危险因素、平常的生活方式和运动习惯以及常规辅助检查，以及心理评估等对患者进行评定。

（2）运动心肺功能测试和危险分层：详见相关章节。

（3）纠正不良的生活方式：改变不良的生活方式并对患者和家属进行健康教育，包括饮食和营养指导，改变不良生活习惯（戒烟、限酒），以及如何控制体重等。

（4）用药管理：用药管理是运动康复的基础和前提，不同药物对患者的运动耐量可能产生不同的作用，在运动康复过程中需要加以注意。

β受体阻滞剂使用早期显著降低患者的运动耐量，主要不良反应包括乏力、运动不耐受、精力不济等，这些不良反应可能影响患者对运动康复的参与。钙通道阻滞药可分为二氢吡啶类与非二氢吡啶类，都有抗心绞痛的作用，但长期使用能否提高运动耐量尚不明确。硝酸酯类药物短期可以发挥抗心绞痛作用，提高运动耐量，但头痛与低血压是此类药物的常见不良反应。硝酸酯类药物和钙通道阻滞药都具有外周血管扩张作用，在运动康复时需注意低血压和体位性低血压的发生。他汀类药物具有较好的降脂和稳定斑块的作用，但会导致运动耐量下降，长期使用时应该关注肝毒性、乏力、骨骼肌不良反应等。曲美他嗪和雷诺嗪具有改善心肌细胞代谢和抗缺血的作用。有研究显示，曲美他嗪与其他抗心绞痛药物联合，可进一步增强患者的运动耐量，改善患者生活质量。用药管理的具体内容请参见相关章节。

（5）常规运动康复程序：根据患者的评估及危险分层，给予个体化的运动指导，包括有氧训练、抗阻训练、柔韧性训练、协调训练、平衡训练等。详见运动处方制定章节。

（6）日常生活指导：指导患者尽早恢复日常活动，是心脏康复的主要任务之一。应根据运动负荷试验测得患者的最大运动能力，以最大代谢当量（metabolic equivalent of energy，MET_{max}）表示。将目标活动时的METs值与患者测得的MET_{max}比较，评估进行该活动的安全性。

开车:一般而言,病情稳定 1 周后可以开始尝试驾驶活动。但心脏事件后患者如果伴有以下情况之一者,即心肺复苏、低血压、严重心律失常、重度传导阻滞或心力衰竭,应延缓驾驶时间 3 周以上。

乘坐飞机:心脏事件后 2 周内乘坐飞机的患者应具备:静息状态下无心绞痛发作、无呼吸困难及低氧血症,并且对乘坐飞机无恐惧心理。同时必须有伴同行,并携带硝酸甘油备用。

患者心脏病发作后的性生活:在一般情况下,建议患者出院 2~4 周后可以重新开始性生活,其中 PCI 术后患者出院后 1 周,CABG 术后 6~8 周。如果患者能够在 10~15s 之内爬完 20 步楼梯未感呼吸急促、胸痛等症状,每分钟心跳与安静时相比增加不超过 20~30 次或进行心脏负荷试验,最大心脏负荷大于 5METs,患者进行性生活是安全的。如果患者在性生活时出现心绞痛或者其他相关不适,应及时停止并就医。同时应提醒患者随时携带硝酸甘油备用。要特别提醒患者的是:西地那非类药物与硝酸甘油严禁同时使用,以避免出现血压明显下降,甚至导致生命危险。

(7)恢复工作等能力指导:详见第六章内容。

(8)其他康复方法:太极拳、八段锦等中医传统康复方法也有利于冠心病患者康复。此外,体外反搏疗法也可应用于冠心病患者的康复(详见《中国体外反搏临床应用专家共识》)。

3. 第Ⅲ期(院外长期康复)   也称社区或家庭康复期,为心血管事件 1 年后的院外患者提供预防和康复服务,为Ⅱ期康复的延续。这个时期,部分患者已经恢复到可以重新工作和恢复日常活动,为了减少心脏病发作或其他心血管疾病的风险,强化生活方式的改变,进一步的运动康复是必要的。因此此期的关键是维持已形成的健康生活方式和运动习惯。

二、术后心脏康复评估及危险分层

心脏康复讲究个体化,重视患者的需求,因此所有 PCI 术后的冠心病患者在实施心脏康复前都需要进行一般功能评估、运动风险评估、运动耐量评估、心理评估,并对每位患者进行危险分层。评估内容包括:

(一)详尽的病史

包括心血管疾病史,目前的临床状况,相关合并症和治疗情况,其他慢性病史,个人史,职业现状,存在的危险因素,酒精或药物滥用等不良嗜好史等。

(二)一般功能评估

筛查心血管危险因素,常规辅助检查如心电图、心肌损伤标志物、超声心动图等,NYHA 心功能分级和心绞痛 CCS 分级等,检查运动系统、神经系统等影响运动的因素,身体其他重要脏器的功能,患者日常活动水平和运动习惯。

(三)有氧运动能力评估

有氧运动能力反映了人体的心肺功能和运动耐量,我们要认识到这一指标的重要性。在今年年初,美国心脏协会发表了一份名为《"有氧能力"应被划为"临床生命体征"》的科学声明。声明中指出大量的科学研究证明低下的有氧能力会导致患心血管疾病的风险增加,使全因死亡以及各种癌症导致死亡率的增加。越来越多的流行病学及临床证据表明,有氧能力相较于其他危险因素如抽烟、高血压、高血脂、2 型糖尿病是更强的死亡预测因子,有氧能力联合传统危险因素指标能帮助医务人员更准确的对患者发生不良预后的风险进行分级。

有氧运动能力的检测方法有很多,如 6 分钟步行试验、平板运动试验、运动心肺功能测试等。详见第四章内容。

对于冠心病危险分层属于中高危的患者,运动负荷试验可在 PCI 术后 1~2 周内进行,需要根据患者的具体情况由临床医师决定;对于低危患者,少数比较轻的心肌梗死患者,血运完全重建后可根据患者当时的情况适当提前进行评估。如果未能完成运动负荷试验,可酌情使用 6 分钟步行试验、代谢当量活动问卷等替代的方法。

（四）PCI 术后危险分层

如何保证运动的安全性,降低或避免运动中的风险,我们需要对患者进行危险分层,根据不同的危险分层级别对患者进行合适的运动监督,见表 9-2-2。对于低危患者,运动过程中可以无需监护,中、高危患者运动过程中需要心电监护,特别是高危患者运动全程均需严密监护。

表 9-2-2　PCI 术后运动康复的危险分层

项目	低危	中危	高危
运动或恢复期症状及心电图改变	运动或恢复期无心绞痛症状或心电图缺血改变	中度运动（5.0~6.9METs）或恢复期出现心绞痛症状或心肌缺血改变	低水平运动（<5.0METs）或恢复期出现心绞痛症状或心肌缺血改变
心律失常	无休息或运动引起的复杂心律失常	休息或运动时未出现复杂室性心律失常	休息或运动时出现的复杂室性心律失常
再血管化后并发症	AMI 溶栓血管再通或 CABG 后血管再通且无合并症	AMI、PCI 或 CABG 后无合并心源性休克或心力衰竭	AMI、PCI 或 CABG 后合并心源性休克或心力衰竭
心理障碍	无心理障碍（抑郁、焦虑等）	无严重心理障碍（抑郁、焦虑等）	严重心理障碍
左心室射血分数	≥50%	40%~49%	<40%
峰值摄氧量 [ml/(kg·min)]	≥20	15~19	<15
峰值摄氧量百分预计值（%pred）	≥80	65~79	<65
AT[ml/(kg·min)]	≥15	12~14	<12
心肌钙蛋白浓度	正常	正常	升高
PCI	择期 PCI,单支病变	急诊 PCI、部分重建 PCI、多支病变	

注:低危,指每一项都存在时为低危;高危,指存在任何一项为高危;在没有运动心肺功能测试,不测定具体耗氧量时,可用半定量推算的运动代谢当量进行分层,即低危>7.0METs、中危 5~7METs、高危<5.0METs

（五）骨骼肌力量评估

最大力量的评估,即 1RM 或 10RM 值的测定,或等速肌力测试。

（六）柔韧性、协调性、平衡能力评估

柔韧性评估:坐椅前伸实验、抓背实验、改良的转体实验等。

协调性评估:指鼻试验、指-指试验、握拳试验、拍地实验、跟-膝-胫试验和轮替试验等。

平衡能力评估:Borg 量表、单腿直立试验、功能性前伸试验、2.4m 起身行走试验等。

（七）心理评估

参见"第七章第四节心理干预"。

三、运动处方制定和实施

运动疗法是心脏康复的核心内容,关键是在基本原则的基础上根据之前综合评估的结果、康复分期及危险分层制订个体化的运动康复计划,这里主要介绍 PCI 术后院内康复(Ⅰ期)及门诊早期康复(Ⅱ期)。

（一）住院早期康复（Ⅰ期）常规运动康复程序

通常康复干预于入院 24h 内开始,如果病情不稳定,应延迟至 3~7 天以后进行。参考标准如下:①过去 8h 内没有新发或再发胸痛;②心肌损伤标志物水平(CK-MB 和肌钙蛋白)没有进一步升高;③无明显心力衰竭失代偿征兆(静息时呼吸困难伴湿啰音);④过去 48h 内没有新发严重心律失常或心电图改变。

运动康复应循序渐进,从被动运动开始,逐步过渡到坐位、脚悬挂在床边、床旁站立、床旁行走,病室内步行以及上 1 层楼梯或固定踏车训练。这个时期的患者运动康复和恢复日常活动的指导必须在心电、血压监护下进行,运动量宜控制在静息心率增加 20 次左右,同时患者感觉不大费力(Borg 量表评分<12 分)。如果运动或日常活动后心率增加大于 20 次,觉得费力,宜减少运动量或日常活动。

住院期早期康复根据危险分层及急诊 PCI 和择期 PCI 不同的住院特点,可以选择不同的康复程序。

1. 中、高危患者(急诊 PCI,多支病变或未完全血运重建)术后早期康复　可参照 1 周康复程序,见表 9-2-3,包括患者能量消耗、日常生活、康复运动、宣教、注意事项等。

这个程序实施要个体化,根据患者的情况选择从某一个阶段开始,并根据患者每一个阶段的实施情况决定下一步的康复程序,每一阶段均可以缩短或延长。对于经股动脉穿刺的患者 1 周内应避免下肢的大幅度运动,可代之以上肢运动。当活动中出现下列情况时应立即停止运动,并视情况延长康复程序:①心率≥110 次/min;②出现心绞痛、胸闷、气短、心悸、眩晕、晕厥、面色苍白、大汗等表现;③活动时 ST 段下移≥0.1mV,或上移≥0.2mV;④收缩压上升 20mmHg 或以上,或收缩压不升高反而降低;⑤出现严重心律失常;⑥运动试验可在 PCI 术后 1~2 周内进行,需要根据患者的具体情况由临床医师决定。

2. 低危患者(择期 PCI)的早期康复　此类患者由于无急性心肌损伤,心功能及体力无急速下降,危险程度相对较低,住院时间短。急性心肌梗死后的患者大多属于高危人群,对此程序并不适用。但可用于低危的择期 PCI 患者,见表 9-2-4。

表 9-2-3　中、高危患者(急诊 PCI,多支病变或未完全血运重建)后的 1 周康复程序

项目	第一阶段	第二阶段	第三阶段	第四阶段	第五阶段	第六阶段
时间	第 1 天	第 2 天	第 3 天	第 4 天	第 5 天	第 6~7 天
能量消耗	1~2METs	1~2METs	2~3METs	3~4METs	3~4METs	4~5METs
日常生活	绝对卧床,在护理人员帮助下进食	卧床,床上自己进食,在护理人员协助下洗脸、洗澡、穿衣	大部分生活自理,可坐椅子,坐轮椅进行转移	生活全部自理,在监护下,可自行下床,房内步行	生活全部自理,可步行至病房外,在走廊上散步	继续前述活动,强度可稍强于原来的活动
康复运动	穿刺部位制动 12h,在床上进行被动关节活动,踝背屈、趾屈 1 次/h	床边坐,练习坐椅子;在床上做主动/被动关节活动	床边站立,热身活动,病房内慢速走动 15~25m,2 次/d	房内活动和做体操,中速步行 25~50m,2 次/d	中速步行 100~150m,或踏车 20~40W,可上、下一层楼,2 次/d	中速步行 200~400m,2 次/d,上下 2 层楼
宣传教育	介绍病房情况,解除顾虑	介绍康复小组,康复程序,戒烟,给宣教材料	介绍心脏解剖及冠心病发病机制	冠心病危险因素及其控制的宣教	讲解药物、饮食、运动与心率监测及生活指导	讲解随访事项,心理咨询及注意事项
注意事项	紧急情况时的处置	每次活动后休息 15~30min	每次活动后休息 15~30min	各种活动都要在可耐受的情况下进行	各种活动都要在可耐受的情况下进行	准备安排出院

表 9-2-4　择期 PCI 后(1~3 天)康复程序

项目	第 1 天	第 2 天	第 3 天
能量消耗	2~3METs	3~5METs	6~7METs
日常生活	经桡动脉穿刺的患者可下床、上厕所、洗澡、进食等简单生活活动(避免使用穿刺侧上肢),经股动脉穿刺的患者需卧床至少 12h	生活可完全自理,自己进食及进行洗漱和擦身等活动	可生活完全自理,可从事病房中各种活动
康复运动	穿刺部位加压包扎 12h,经桡动脉穿刺患者术后即可床边坐位及床旁轻微活动	经股动脉穿刺患者下床站立及慢步行走,经桡动脉穿刺患者可床旁站立,走动 5~10min,2~3 次/d	床旁站立,走廊行走 5~10min,3~4 次/d,上 1~2 层楼梯或固定踏车训练
宣传教育	介绍病房情况,解除顾虑	介绍冠心病危险因素(高血压、吸烟等),矫正不良生活习惯	出院前教育,包括随访事项,脉率等简易运动指标的自测,用药注意事项等
其他注意事项	紧急情况的处置	运动时间以 10~30min 为宜,运动强度在 RPE 11~13 级(稍轻~稍累),靶心率以休息心率增加 20~30 次为宜	准备出院

（二）PCI 术后门诊早期康复（Ⅱ期）常规运动康复程序

1. 运动处方的制定原则　心血管疾病患者的运动讲究科学性、有效性,要做到因人而异、循序渐进、持之以恒。

运动处方要因人而异,要个体化,不仅要考虑到患者的心肺功能、运动能力,还要考虑到患者的年龄、性别、生活习惯和爱好。运动处方内容主要包括:运动强度、运动方式、运动时间、运动频率和注意事项。其中最重要的是运动强度,美国心脏协会发表的声明《"有氧能力"应被划为"临床生命体征"》中指出中等强度的运动就可以使患者得到明显的获益,运动的中等强度相当于心率储备的 40%~60%、最大摄氧量的 46%~64%,或最大心率的 64%~76%,或代谢当量 3~6METs,或 Borg 量表评分 12~13 分。对于心血管病患者及老年患者推荐进行中低强度的运动。运动形式以有氧训练为主,力量训练为辅。

运动训练要循序渐进,从中低强度开始,根据患者情况逐渐增加运动强度,特别是对于中高危的患者、有氧能力差以及既往缺乏运动的患者,建议从低强度短时间的运动开始,在数周到 1 个月的周期运动后逐渐增加运动频率、时间和强度。

运动要持之以恒,运动间隔时间不宜超过 3 天,心血管病患者每周至少进行中等强度的有氧活动 150min,对于无禁忌证的心血管病患者,鼓励每周进行 2~3 次的力量训练。另外运动方式应根据患者的自身实际情况和喜好选择,比如患者有腰椎膝关节的问题,就可多采用踏车或游泳的方式以减少对关节的损害,这样才能有利于患者对运动治疗的实施和长期坚持。

2. 运动处方的内容

（1）运动方式:包括有氧运动,抗阻运动,柔韧性训练和平衡训练。有氧训练是基础,抗阻训练、柔韧性训练等是补充。有氧运动包括走路、慢跑、快跑、自行车、游泳等。抗阻运动有弹力带训练、哑铃及利用自身重力的训练等。运动方式的选择取决于患者的健康程度、平时的运动习惯以及周围可使用的运动设施。

抗阻运动的时期选择：①PCI 后至少 3 周，且应在连续 2 周有医学监护的有氧训练之后进行；②心肌梗死或 CABG 后至少 5 周，且应在连续 4 周有医学监护的有氧训练之后进行；③CABG 后 3 个月内不应进行中到高强度上肢力量训练，以免影响胸骨的稳定性和胸骨伤口的愈合。

（2）运动强度：运动强度是运动处方中最重要的组成部分，应根据患者的目标和患者的心肺运动能力评估结果制定，通常以心率来表示。常用的确定运动强度的方法包括心率储备法、无氧阈法、目标心率法、缺血阈法及自我感知劳累程度分级法，其中，前四种方法需心电图运动试验或运动心肺功能测试获得相关参数。推荐联合应用上述方法，尤其是应结合自我感知劳累程度分级法。

1）心率储备法：此法临床上最常用，方法如下：目标心率＝（最大心率-静息心率）×运动强度%+静息心率，预计最大心率＝220-年龄，如果患者服用了 β 受体阻滞剂，则最大心率取 80% 的预计最大心率。运动强度一般为 60%～80%，一般根据患者的情况从更低强度40%～50% 开始。需要注意的是，有些患者在运动评估中还没有达到目标心率，就已经出现症状或缺血，或是出现其他需要终止运动的异常反应，这时候公式中的最大心率就应该取运动评估中所能达到的最大心率。一般从低强度开始，逐渐提高强度。

2）无氧阈法：以运动心肺功能测试测定的无氧阈（anaerobic threshold，AT）时的心率作为运动靶心率，来制定运动处方。无氧阈水平相当于最大摄氧量的 50% 左右，心血管病患者的无氧阈有可能会低于最大氧耗量的 40%，这时候用无氧阈法来确定运动强度对心血管患者更合适。

3）目标心率法：在静息心率基础上增加 20～30 次/min，相对比较粗略，适用于运动能力差，心肺功能不好，平时不太运动，I 期康复的患者，为下一步行运动评估做准备。

4）缺血阈法：以运动评估中出现缺血阈、心绞痛以及其他显著心电图异常时的心率减去 10 次/min 作为运动训练的靶心率。如果以前 3 种方法制定的靶心率高于缺血阈时的心率，则靶心率应以缺血阈法为准。事实上，如果患者在低于无氧阈的心率下就出现缺血阈，提示冠脉存在严重问题，属于运动训练的高危人群，建议进一步行造影或介入治疗后再行运动训练。

5）主观用力程度分级：多采用 Borg 量表评分，建议在 11～13 分的范围内运动，相当于最大心率的 50%～70%，也就是中等强度的运动。自我感知疲劳程度分级法是非常实用的工具，特别是对于心律失常（如房颤患者）以及安装起搏器的患者。

另外，要注意的是，无论采用哪种方法制定靶心率，都要和 Borg 量表评分结合起来实施，最大不要超过 14 分，并注意不要超过会引起患者症状的最大强度。

对于抗阻运动的强度，推荐强度为：上肢为 1RM 的 30%～40%，下肢为 50%～60%，Borg量表评分 11～16 分。建议都从<30%1RM 开始。

（3）运动时间：低强度、长时间的运动计划可以收到与高强度、短时间一样的效果，对于心血管疾病患者更适合。建议每次达到靶心率的有氧运动时间为 20～60min，不包括热身和整理运动的时间，可分次进行，建议每周运动总时间大于 150min。抗阻训练每次 15～20min。

（4）运动频率：有氧运动每周不少于 3 次，抗阻训练从每周 1 次开始，逐渐增加到每周

2~3次或隔天1次。

（5）注意事项：运动过程中注意呼吸的调整，用力时呼气，放松时吸气，不要憋气，避免Valsalva动作。严格掌握适应证和禁忌证，避免因不恰当的运动形式或强度造成心血管事件、代谢紊乱以及骨关节韧带损伤，保证运动过程的安全。运动的动作要规范，指导患者器械的正确使用方法，注意保护PCI穿刺部位，注意可能存在的出血倾向以及存在PCI并发症时的要求。同时应密切观察患者运动中表现，在患者出现不适反应时能正确判断并及时处理，并教会患者识别可能的危险信号。

运动中有如下症状时，如胸痛，有放射至臂部、耳部、颌部、背部的疼痛；头昏目眩；过度劳累；气短；出汗过多；恶心、呕吐；脉搏不规则，应马上停止运动，停止运动上述症状仍持续，特别是停止运动5~6min后，心率仍增加，应进一步观察和处理。

如果感觉到有任何关节或肌肉不寻常疼痛，可能存在骨骼、肌肉的损伤，也应立即停止运动。

3. 运动处方的实施　每次运动训练前后都要评估患者的临床症状及生命体征，有糖尿病的患者还应监测运动前后的血糖。安全的运动康复除制定正确的运动处方和医务人员指导外，还需运动中心电及血压等的监护。低危患者运动康复时无需医学监护，中危者可间断医学监护，高危患者需严格连续医学监护。对于部分低、中危患者，可酌情使用心率表监护心率。

门诊Ⅱ期康复常规运动康复程序一般包括三步：

第一步：准备活动，即热身运动。多采用低水平的有氧运动或伸展性体操，如关节活动操等。目的是放松和伸展肌肉、提高关节活动度和心血管的适应性，预防运动诱发的不良心血管事件及运动性损伤。开始锻炼的早期阶段，准备活动可以长一些，为10~15min，锻炼的后期，准备活动可减少为5~10min。

第二步：运动训练，下面就有氧训练，抗阻训练和柔韧性训练分别说明。

有氧训练：对于低风险患者，可采取中高强度的运动，从50%的峰值功率或无氧阈时的心率开始，逐渐增大为峰值功率的60%~80%，或55%~70%代谢当量（METs），RPE分级12~13分。从15~30min/次起始视情况延长至30~60min/次。中/高风险患者应从低强度运动训练开始，一般从低于无氧阈时的强度开始，或<50%代谢当量（METs），RPE分级10~11分，运动时间从5~10min/次起始视情况延长至30~60min/次，可以分次进行，使总运动时间达到至少20min。有氧运动的强度分级见表9-2-5。

表9-2-5　有氧运动的强度分级

强度	占最大氧耗量百分比	心率储备法的运动强度	Borg量表评分	持续时间/min	每天次数	每周次数
低强度	20%~40%	0.3~0.4	10~12	5~10	1~3	3~5
中等强度	40%~60%	0.4~0.6	12~13	15~30	1~3	3~5
高强度	60%~70%	0.6~0.7	13	20~60	1~2	3~7

抗阻训练：常用的方法有利用自身体重、哑铃或杠铃、运动器械以及弹力带。其中弹力带具有易于携带、不受场地及天气的影响、能模仿日常动作等优点，特别适合基层应用。应注意训练前必须有5~10min的有氧运动热身或单纯的抗阻训练热身运动，强调学习正确的

操作动作,切记运动过程中用力时呼气,放松时吸气,不要憋气,避免 Valsalva 动作。躯体上部和下部肌群可交替训练,抗阻运动的强度分级见表 9-2-6。

表 9-2-6 抗阻运动强度分级

强度	占 1RM 的百分数	Borg 量表评分	每个动作次数	组数	每周次数
低强度	20%~30%	10~11	8~15	1~3	2~3
中等强度	40%~60%	11~13	8~15	1~3	2~3
高强度	80%	13~16	8~15	1	2~3

对于心血管病患者推荐低中强度重复多次的抗阻训练,在开始抗阻训练的初期,所有患者都需要在低强度(<30%1RM)下进行,以学习和练习正确的动作。随着肌肉耐力的提高,逐渐把强度从 30% 增加到 50% 的 1RM,对于肌肉耐力比较好的患者可以进一步提高到 60% 的 1RM。

柔韧性训练:以肩部、腰部和腿部为主,以缓慢、可控制的方式进行,逐渐加大活动范围。方法为每部位拉伸时间 6~15s,逐渐增至 30~90s,其间正常呼吸。强度为有牵拉感觉同时不感觉疼痛,每个动作重复 3~5 次,总时间 10min 左右,3~5 次/周,可适当融入部分协调及平衡训练动作。

第三步:放松运动,有利于运动系统的血液缓慢回到心脏,避免心脏负荷突然增加诱发心脏事件。老年患者及平时没有运动习惯的患者很容易出现运动后低血压的情况,这可能是因为外周血管扩张导致回心血量减少所致。因此,放松运动是运动训练必不可少的一部分。放松方式可以是慢节奏有氧运动的延续或是柔韧性训练,根据患者病情轻重可持续 5~10min,老年人、平时没有运动习惯的患者及病情越重放松运动的持续时间就越长。

4. 运动处方的调整 一般 1 个月调整一次,调整的原则一般是先增加运动时间和频率,后增加运动强度。当患者运动时 Borg 量表评分<12 并能不间断运动 20min 以上时,我们就可以考虑提高运动强度了。以跑台举例,当患者运动时心率达不到目标靶心率,并且运动时感觉很轻松,就可以提高速度,方式如下:先热身 3~5min,然后以原来的速度运动 5min,在 3~5min 内加快速度至靶心率,还可以增加跑台的坡度以增加强度,幅度为 2.5°/次,最大不超过 15°。

（三）PCI 术后常见并发症的康复

PCI 术后各种并发症的出现(特别是经股动脉径路的并发症发生概率较经桡动脉径路要高)会给患者参与运动康复带来不同程度的影响,应有针对性地实施不同的康复策略。

1. 血管径路并发症 如皮下出血瘀斑、皮下血肿、感染、假性动脉瘤、腹膜后血肿、夹层、血栓形成、动静脉瘘等。康复时应当注意严格按照临床要求给予加压包扎和穿刺侧肢体制动,解除制动后的 1 周内仍应避免穿刺侧肢体的剧烈运动。当出现并发症时,除了常规的临床处理以外,还可采用一些物理治疗辅助。另外,如病情允许,应鼓励患者活动其他肢体,避免完全卧床制动,即便是患肢,也可以做一些静力收缩训练或非牵连关节的活动。对于腹膜下血肿患者,应当避免腹部剧烈运动和易引起腹压增高的活动。

2. 冠状动脉及循环并发症 如冠状动脉痉挛、夹层、穿孔、无复流现象、支架脱载、心脏压塞、各种心律失常、气栓、急性肺栓塞等。出现这类并发症时,应当暂停康复训练,先做临床抢救处理。

3. 非血管并发症　如拔管综合征、脑卒中、心功能损伤、头痛、腰痛、胸痛、肢体痛、失眠等。运动康复可以部分恢复受损的心功能，也可以部分有效治疗失眠。拔管综合征是较常见并发症，以经股动脉入路发生为多，拔管后 30min，患者应避免剧烈活动，并密切观察血压、心率、心电图的变化、面色及表情，询问有无头晕及恶心的感觉，以减少或避免拔管综合征的发生。对于患者术后的疼痛，可以采用低、中频电疗法及针灸等给予康复治疗，植入起搏器患者的心区禁忌采用电疗法。

4. 对于需要长期住院卧床的患者　对四肢等肌肉采用神经肌肉电刺激疗法可以预防肌肉萎缩；翻身训练可以预防压疮；呼吸训练可以促进患者肺功能恢复、帮助排痰、预防肺部感染；床上自行车或弹力带等训练可以保持或提高患者机体储备，为尽快恢复打好基础。总之，除非病情不允许，否则不主张患者完全卧床制动休息，应尽一切可能给予早期康复干预。

【病例分析】

1. 病史　患者，男性，1949 年 3 月出生，因"左胸痛伴大汗 3h"入院。心电图：窦性心律，急性前壁 ST 段抬高心肌梗死（STEMI）。急诊给予"阿司匹林肠溶片 300mg，氯吡格雷片 600mg"，并行急诊 PCI：前降支开口闭塞，回旋支远段 70% 狭窄，右冠未见明显狭窄，左冠优势型。予前降支闭塞处植入一枚支架。过程顺利，患者安返病房。患者既往有"高血压"病史 40 年，长期服用"硝苯地平控释片及美托洛尔缓释片"治疗，血压控制一般。有"高脂血症"病史，未服用降脂药物。有"痛风"病史 10 年。否认吸烟饮酒史。无心理障碍，无运动习惯。

2. 体格检查　心率 79 次/min，血压 133/95mmHg，体重 55kg，身高 1.7m，BMI 19.03kg/m²，双肺未及干湿啰音，心界无扩大，心律齐，未及病理性杂音，双下肢无水肿。

3. 辅助检查　心肌肌钙蛋白 I 最高 >100ng/ml，之后逐渐下降，术后 1 周心肌肌钙蛋白为 1.2ng/ml；空腹血糖 5.13mmol/L；血脂：总胆固醇 3.02mmol/L，低密度脂蛋白 1.53mmol/L，高密度脂蛋白 1.01mmol/L，甘油三酯 1.06mmol/L；心脏超声：左室壁增厚（室间隔厚度 14mm，左室后壁厚度 13mm），左房内径 36mm，左室舒张末期内径 48mm，左室射血分数 61%，左室舒张功能减低；血管 B 超：未见异常。

4. 诊断　①冠状动脉粥样硬化性心脏病，急性前壁 STEMI，Killip Ⅰ级；②高血压；③痛风。

5. Ⅰ期康复　患者术后病情稳定，没有新发或再发胸痛，心肌酶谱没有进一步升高，没有心力衰竭症状，没有新发严重心律失常或心电图改变，没有康复禁忌证，但危险分层属于高危人群，康复训练中仍需全程监护，于术后第 2 天开始心肌梗死后 1 周康复程序（见前述），1 周后患者病情稳定，于术后第 6 天进行了 6 分钟步行试验：总步行距离 450m，运动前心率 69 次/min，血压 129/80mmHg，运动后心率 68 次/min，血压 137/78mmHg，运动中最大心率 85 次/min，运动中无胸闷胸痛等不适，心电图无动态缺血改变及心律失常。同意患者出院，转入门诊Ⅱ期康复。

6. Ⅱ期康复

（1）术后 2 周进行第一次运动心肺功能测试：运动方案：RAMP 10W/min；终止原因：达到次极量运动试验目标心率（表 9-2-7）。

表 9-2-7　第一次运动心肺功能测试

	静息	无氧阈	运动峰值
心率/次·min^{-1}	83	110	120
血压/mmHg	117/83	127/82	164/81
千克氧耗量/ml·kg^{-1}·min^{-1}		10.3	12.9
运动负荷/W		53	73

结果:静态肺通气功能正常,心电图运动负荷试验阴性,运动过程中患者无胸闷胸痛,无心律失常发生。

患者静息心率偏快,予增加美托洛尔缓释片剂量为 71.25mg/d。

(2) 第一次运动处方

1) 运动方式:快步走、功率自行车、上肢液阻训练器。

2) 运动强度:靶心率(无氧阈法)105~115 次/min,Borg 量表评分 11~13 分,步行速度 3.5km/h,踏车阻力 1~2 级。

3) 运动频率:3 次/周。

4) 运动时间:热身操:5min;康复运动:功率自行车 15min,上肢液阻训练器 10min,跑台 15min;整理运动:柔韧操 10min。

5) 注意事项:仍需进行运动中的心电监护,注意运动前后及运动中的心率血压变化,注意运动中有无胸闷胸痛、气急心慌等不适现象。

运动治疗记录(表 9-2-8):

表 9-2-8　第一次运动治疗记录

	运动前	运动中	运动后
心率/次·min^{-1}	87	111	92
血压/mmHg	114/82	119/73	109/80
心电异常	无	无	无
症状	无	无	无

(3) 术后 2 个月随访行第二次运动心肺功能测试:运动方案:RAMP 11W/min;终止原因:患者感乏力,Borg 量表评分达 17 分(表 9-2-9)。

表 9-2-9　第二次运动心肺功能测试

	静息	无氧阈	运动峰值
心率/次·min^{-1}	66	96	122
血压/mmHg	127/86	120/84	156/89
千克氧耗量/ml·kg^{-1}·min^{-1}		11.4	16.9
运动负荷/W		65	101

结果:静态肺通气功能正常,心电图运动负荷试验阴性,运动过程中患者无胸闷胸痛,无

心律失常发生。

（4）第二次运动处方：患者已进行 1 个月余的有氧训练，可开始抗阻训练。

1）运动方式：快步走、功率自行车、上肢液阻训练器、增加抗阻训练（弹力带操）。

2）运动强度：靶心率（心率储备法 50%~60% 强度）95~100 次/min，Borg 量表评分 11~13 分，步行速度 4.5km/h，踏车阻力 3 级，黄色弹力带。

3）运动频率：3 次/周。

4）运动时间：热身操：5min；康复运动：功率自行车 20min，上肢液阻训练器 15min，跑台 20min；弹力带操（黄色）：10min；整理运动：柔韧操 10min。

5）注意事项：逐渐减少运动中的心电监护，注意运动前后及运动中的心率血压变化，注意运动中有无胸闷胸痛、气急心慌等不适现象。

运动治疗记录（表 9-2-10）：

表 9-2-10　第二次运动治疗记录

	运动前	运动中	运动后
心率/次·min⁻¹	70	100	77
血压/mmHg	117/75	133/75	125/69
心电异常	无	无	无
症状	无	无	无

（5）术后 5 个月随访行第三次运动心肺功能测试：运动方案：RAMP 13W/min；终止原因：患者感乏力，Borg 量表评分 17 分（表 9-2-11）。

表 9-2-11　第三次运动心肺功能测试

	静息	无氧阈	运动峰值
心率/次·min⁻¹	65	95	120
血压/mmHg	109/74	120/89	134/85
千克氧耗量/ml·kg⁻¹·min⁻¹		12.7	20.4
运动负荷/W		68	109

结果：静态肺通气功能正常，心电图运动负荷试验阴性，运动过程中患者无胸闷胸痛，无心律失常发生。

（6）第三次运动处方

1）运动方式：快步走、功率自行车、上肢液阻训练器、弹力带操。

2）运动强度：靶心率（心率储备法 60%~70% 强度）100~105 次/min，Borg 量表评分 11~13 分，步行速度 5.5km/h，踏车阻力 5 级，红色弹力带。

3）运动频率：3 次/周。

4）运动时间：热身操：5min；康复运动：功率自行车 25min，上肢液阻训练器 15min，跑台 20min；弹力带操（红色）：10min；整理运动：柔韧操 10min。

5）注意事项：逐渐减少运动中的心电监护，注意运动前后及运动中的心率血压变化，注意运动中有无胸闷胸痛、气急心慌等不适现象。

运动治疗记录（表9-2-12）：

表9-2-12　第三次运动治疗记录

	运动前	运动中	运动后
心率/次·min^{-1}	67	103	76
血压/mmHg	121/76	125/73	111/75
心电异常	无	无	无
症状	无	无	无

复查心脏超声,血糖、血脂均正常。

目前患者状况良好,病情稳定,二级预防指标均在达标范围内,已掌握运动强度控制方法、训练程序及注意事项,进入Ⅲ期康复,继续进行家庭运动训练。

（冯蓓莉）

第三节　冠状动脉旁路移植术后康复治疗

一、概述

冠状动脉粥样硬化性心脏病（冠心病）是目前威胁人类健康、最常见的后天性心脏病;在中国,其发病率自20世纪80年代以来呈明显上升趋势。20世纪30年代,人们就尝试用外科手术方法来治疗冠心病,但效果不明显。自1966年Kolessov用乳内动脉,其后Favaloro等用大隐静脉,跨过严重狭窄冠状动脉病变部位,将其吻合到管腔远端冠状动脉上,冠状动脉旁路移植术（CABG,或称冠状动脉搭桥术）取得成功以来,冠状动脉外科取得了重大进展。40多年临床实践证明,冠状动脉旁路移植术能有效地缓解患者心绞痛,改善心肌供血,避免心肌梗死发生,提高生活质量和延长寿命,并且手术并发症和死亡率都很低,是一种公认安全有效的治疗方法。

冠状动脉旁路移植术是指采用患者自身大隐静脉或胸廓内动脉连接于升主动脉和狭窄远端冠状动脉之间,使足够氧合血跨过狭窄部位直接流入狭窄远端冠状动脉,以供给缺血心肌,从而缓解症状,改善心脏功能,如图9-3-1所示。

冠状动脉术后心脏康复是指通过综合康复医疗,包括采用主动积极的身体、心理、行为和社会活动训练与再训练,改善心血管功能,在生理、心理、社会、职业和娱乐等方面达到较佳功能状态,使患者身体、精神、职业和社会活动等方面恢复正常和接近正常。同时强调积极干预心脏病危险因素,阻止或延缓疾病发展过程,减轻残疾和再次发作。

二、血管的选择

冠状动脉旁路移植术为冠心病手术治疗主要方法,在体外循环下进行CABG。搭桥血管选择如下：

1. 乳内动脉　乳内动脉广泛应用于CABG,远期效果明显改善。左乳内动脉吻合前降支,1年通畅率达95.7%,10年通畅率90%以上,明显优于大隐静脉,已被全世界所公认。左乳内动脉或右乳内动脉吻合在对角支或回旋支上效果均略差。如用右乳内动脉,应有足够

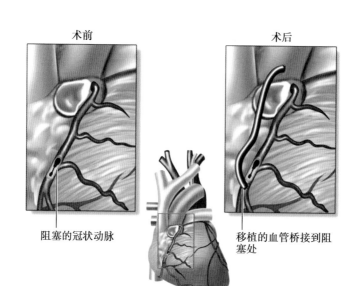

术前

术后

阻塞的冠状动脉

移植的血管桥接到阻塞处

图 9-3-1 冠状动脉旁路移植术

长度才可能吻合到后降支上,如与右冠状动脉主干吻合,则此血管偏细。用右乳内动脉应注意如从心脏表面吻合到左冠状动脉上,可能引起手术损伤,因此作为游离血管桥(Free graft)可能更好。游离乳内动脉桥血管 1 年通畅率可达 90% 以上,5%~10% 血管桥晚期可能发生狭窄,但这种狭窄可能并不发展为完全堵塞。乳内动脉桥缺点为壁薄、腔细、质脆、容易痉挛、分支多、容易出血、长度有限,需要较高的吻合技术,最好在体外循环下用静脉进行CABG。乳内动脉之所以通畅率高,可能与其内皮功能及所分泌某些因子、前列腺素有关。乳内动脉搭桥能否成功除了动脉本身有无硬化、狭窄以及口径大小等情况外,更主要决定与手术技术。如果吻合不好、不通畅、扭曲、长度不够或剥离过程中造成损伤,形成夹层、腔内血栓等,均可产生致命并发症,此种情况是导致患者死亡很重要的原因。特别是做"游离血管桥",主动脉近端吻合口要格外小心,不能成角或出现狭窄,吻合应一次成功,避免吻合口出血。无论远端还是近端,出血后修补过程中均可能导致管腔不通,有时不得不再次手术。如术中发现可疑情况,术后患者发生严重低心排,心电图和心肌酶谱有无明显变化,都应积极到手术室开胸探查,必要时重新吻合。

 2. 静脉 大隐静脉是最常用和易取材血管,口径较大,长度一般均够用。大隐静脉由于内膜损伤、过分牵拉及其他原因容易出现内膜增厚和血管硬化,一年内可能发生静脉吻合口近端狭窄、血栓形成,10 年通畅率 50% 左右,长期效果不如乳内动脉。静脉桥常用的是小腿大隐静脉,其次为大腿大隐静脉;另外,需要特别是二次手术,小隐静脉和上肢头静脉亦可使用。如将静脉桥吻合在前降支,其通畅率会高于吻合到小的冠状动脉和瘢痕区内靶血管。小隐静脉通畅率和大隐静脉相似,上肢静脉通畅率最低。

 3. 桡动脉 桡动脉 20 世纪 70 年代是 Carpentier 首先应用于临床,后来因为容易痉挛等因素而被逐渐放弃。1989 年以来,有些医师认识到此种痉挛可用钙离子拮抗剂等控制,且远期通畅率高,1 年通畅率为 90%,5 年通畅率为 84%,因此桡动脉又引起心外科医师重视,越来越多地被用来代替大隐静脉。当患者年龄不高(<50 岁),常选用桡动脉行完全动脉化CABG。一般多用左侧桡动脉,并发症少,但有极少数患者术后感到拇指小范围麻木,可能和取动脉时损伤相应神经分支有关,如图 9-3-2 所示。

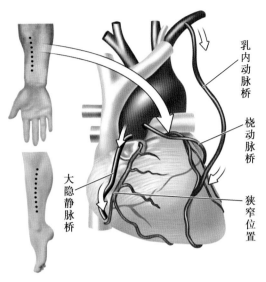

乳内动脉桥

桡动脉桥

大隐静脉桥

狭窄位置

图 9-3-2 冠状动脉旁路移植术血管的选择

4. 胃网膜动脉及腹壁下动脉 由于其更容易痉挛等原因临床应用较少,中期和远期通畅率不明确。

三、术后严重并发症预防和处理

冠状动脉旁路移植术是一种要求高度精确手术,术中需要准确决断,如主动脉插管位置、心肌保护方法选择,冠状动脉吻合口位置、大小、血管数目,移植血管材料和长度等。手术操作要轻巧、快捷,吻合要精确、严密。同时,手术中还可能遇到各种各样困难,如处理得好,绝大多数患者可顺利康复;如缺乏认识、经验,或处理失当,将会导致严重甚至致命并发症。关键在于积极预防和处理。

(一)术后出血

术后出血并不常见,发生率<1%。乳内动脉血管床或心包、胸膜、膈肌、胸壁组织止血不彻底,乳内动脉或静脉分支出血,吻合口缝合不严密或合并感染,主动脉壁组织薄弱,缝线切割,肝素中和不够、反跳,停用阿司匹林时间过短,凝血机制紊乱等,均可造成术后出血。如系远端吻合口出血,常需在体外循环下缝合止血。特别是左边缘支吻合口出血,探测时需抬起心脏,注意血压和心率变化,以免发生室颤;另外,此处出血抬起心脏后可能看不见,放下方见心包后迅速积血,应在肝素化、体外循环下修补止血。

(二)心脏压塞

如患者术后出血,引流不畅,引流液 100ml 以上突然减少,同时患者低心排血量征象,临床表现为心率快、烦躁、血压低、尿少、四肢湿冷、中心静脉压(CVP)高等,应高度怀疑心脏压塞可能,尽早通过超声心动图检查确诊,积极开胸探测,排除对心脏或冠状动脉移植血管压迫,彻底止血。

(三)低心排血量综合征

由于患者术前心功能差,合并肺动脉高压,术中同时需进行其他手术,如瓣膜置换等而致手术时间过长,或因手术者技术欠佳,心肌保护不好,主动脉阻断时间过长,均可导致术后心排血量下降,表现为低血压、心率快、尿少或无尿、四肢潮冷、代谢性酸中毒等;Swan-Ganz 导管可发现 CO 下降。CL<2.0L/(min·m²),PCWP 升高,SvO₂ 降低。此时应静脉加用多巴胺、多巴酚丁胺或肾上腺素等治疗;心率慢者需用起搏器,以使心率维持在 80~100 次/min,必要时可用 IABP 或左室辅助设施治疗。

(四)心肌梗死

由于患者血管条件差、手术失误和术后循环维持不满意,可引起围术期心肌梗死,发生率 2.5%~5%。心电图为:ST 段弓背上升、单向曲线,出现新的 Q 波;结合 CPK 或 CPK-MB、LDH、GOT 等血清酶谱检查,可以确诊。如梗死面积小,程度轻,对血流动力学影响不大,可继续观察和静脉输入硝酸甘油、肝素等治疗;如对心功能造成明显影响,引起血压下降,则应给予多巴胺等正性肌力药物,必要时加用 IABP,一般多可度过术后危险期;如患者术后早期血压平稳,突然出现心率快、血压下降、心律失常,伴有心电图 ST 段升高,通过积极处理如输血、应用升压药后仍无改善,应高度怀疑围术期心肌梗死,多数因心肌缺血所致,需积极手术探测,必要时重做手术。

（五）心律失常

冠状动脉旁路移植术后心律失常较常见,多为室上性心动过速或心房颤动,也可见室性期前收缩,患者术前病变范围和程度、术中心肌保护、心功能状态、术后血气及电解质改变有关,应尽早排除病因。静脉注射胺碘酮可有效地控制心律失常,如系室性期前收缩,则给予盐酸利多卡因等治疗。

（六）呼吸系统并发症

患者年龄大,术前肺功能差,既往有吸烟史、支气管扩张史,手术中有膈神经损伤,膈肌抬高,伤口疼痛,咳嗽无力,排痰困难,手术时间长,均可使患者术后呼吸功能不全、肺不张或合并感染;应加强体疗和呼吸道护理,必要时可借助支气管镜、呼吸机进行治疗。术前加强呼吸训练,术中避免损伤膈神经,多可预防呼吸系统并发症。

（七）脑血管意外

患者高龄、脑动脉硬化或狭窄,或高血压、脑梗死病史,手术肝素化和体外循环对动脉压力和血流量的影响,都可加重脑组织损害;术中循环系统气栓以及各种原因脑血栓、栓塞或脑出血,均可引起术后患者昏迷,应对症处理。个别患者存在精神症状,如烦躁、谵妄等,口服奋乃静治疗,一般 3 天内均可恢复。良好麻醉和体外循环技术避免脑并发症关键。

四、术后康复评估

（一）身体成分评估

内容包括:体重、身高、体重指数(BMI)、腰围、臀围、腰臀比。

评估患者营养状况主要指标:体重和身高,BMI 能准确反映身体所含脂肪含量。体质标准因人而异,我国 BMI 标准详见表 9-3-1。计算公式为:BMI = 体重(kg)/身高(m)^2。

表 9-3-1   我国成年人营养状态分级 BMI 标准

成年人	体重指数(BMI)/ kg · m^{-2}	成年人	体重指数(BMI)/ kg · m^{-2}
体重过轻	BMI 小于 18.5	超重	24.0 小于等于 BMI 小于 28.0
体重正常	18.5 小于等于 BMI 小于 24.0	肥胖	BMI 大于等于 28.0

腹部脂肪堆积过多是心血管疾病发病危险因素之一。腰围能反映腹部内脏脂肪含量,而臀围可以反映身体皮下脂肪含量,腰臀比能更好地反映中心性肥胖状况,中国人腰围参照亚洲标准,男性腰围不超过 90cm,女性不超过 85cm,男性腰围超过 94cm,患糖尿病和心脏病风险会增高,腰围超过 102cm 被视为高风险。女性腰围 81cm 为危险临界点,89cm 为高风险临界值。腰臀比正常值男性小于 1.0,女性小于 0.8。计算公式为:腰臀比 = 腰围/臀围。

（二）心肺功能评估

请参照第四章。

（三）肌肉体适能评估

请参照第三章。

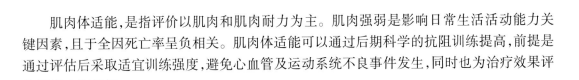

肌肉体适能,是指评价以肌肉和肌肉耐力为主。肌肉强弱是影响日常生活活动能力关键因素,且于全因死亡率呈负相关。肌肉体适能可以通过后期科学的抗阻训练提高,前提是通过评估后采取适宜训练强度,避免心血管及运动系统不良事件发生,同时也为治疗效果评估提供主要指标。

（四）柔韧性评估

请参照第三章。

柔韧性是指身体关节处于不同方向上运动能力,以及肌肉、韧带伸展能力,可分为绝对柔韧性和相对柔韧性两类,绝对柔韧性是指反映受试者本身或某部位所具有柔韧性;相对柔韧性是指受试者某一部位柔韧性和另一部位(肢体)之比的一个相对值。

肌肉功能正常的前提与关节活动的弧度保持范围有很大关系。老年人或神经损伤患者,因年龄及疾病的原因缺乏运动存在柔韧性降低的问题,影响日常生活活动能力,同时会增加相关部位慢性疼痛发生风险。

（五）平衡性评估

请参照第三章。

平衡是指身体处在一种姿势或稳定状态下以及无论处于何种位置,当运动或外力作用,能自动地调整并维持姿势能力。

1. 身体平衡维持与以下几个方面密切相关

（1）正常的肌张力。能支撑自己并能抗重力运动,但却不会阻碍运动。

（2）正常的感觉输入。特别是躯体、前庭和视觉信息对平衡维持和调节具有前馈和反馈的作用。

（3）交互支配或交互抑制。使身体能保持身体某些部位稳定,同时选择性运动身体其他部位。

（4）大脑整合作用对所收到的信息进行加工,并形成产生运动方案。

（5）骨骼肌系统。能产生适宜运动,完成大脑所制定的运动方案。

以上各方面综合作用,使身体重心落在支撑面内,身体就保持平衡,否则,身体就失去平衡,产生平衡功能障碍。缺乏运动者或者老年人运动系统功能退化,平衡能力也相应减退,约1/3的65岁以上老年人每年发生至少一次跌倒。平衡能力评定是对身体平衡能力进行定量或定性描述和分析过程,分为仪器评估法和徒手评估法,无论采用哪一种方法,都要遵循由易到难原则:睁眼→闭眼,大支撑面→小支撑面,坚韧接触面→柔软接触面,静态→动态。

2. 具体评估方法

（1）仪器评估法:采用平衡测试仪。仪器通过检测身体处在静态或动态、坐位或站位等情况下向各个方向摇摆,所得数据经计算机分析可得到量化测试结果。平衡测试仪测试结果能较好地反映受损平衡强弱。

（2）观察法:通过观察患者静态睁眼、闭眼下坐、站、双脚并立、脚跟接触脚尖一字站立、单脚站立和患者动态座位和站立移动、走直线、脚尖步行、绕过障碍物行走等观察,评估患者平衡状态,因此种方法比较主观,缺乏量化,只可用于平衡功能障碍患者初筛。

（3）量表评定法:属于主观评定法,包括 Berg 平衡量表、Tinetti 平衡和步态量表。徒手评定法可量化评估,也可以做治疗前后结果对比。

（六）日常生活活动能力评估

日常生活活动（activities of daily living，ADL）是指人们每天生活中，为了照料自己的衣、食、住、行，保持个人卫生、整洁和进行独立的社区活动一系列基本活动。人们为了维持生存及环境而每天反复进行的、最基本的、最具有共性一项活动。日常生活活动包括运动、自理、交流及家务活动。运动方面：床上运动、轮椅上运动和转移、室内或室外行走、公共或私人交通工具使用。自理方面：更衣、进食、如厕、洗漱、修饰（梳头、刮脸、化妆）。交流方面打电话、阅读、书写、使用电脑、识别环境标志。家务劳动方面：购物、做饭、洗衣、使用家具及环境控制器（电源开关、水龙头、钥匙等）。日常生活活动能力评定目的对确定患者能否独立及独立的程度、判定预后、制订和修订治疗计划、评定治疗效果、回归家庭或回归岗位都十分重要。

1. 日常生活活动分类

（1）基础性日常生活活动能力：基础性日常生活活动（BADL）是指每天生活中和穿衣、进食、保持个人卫生等自理活动和坐、站、行走等身体活动有关基本活动。

（2）工具性日常生活活动能力：工具性日常生活活动（IADL）是指人们社区中独立生活所需关键性较高级技能，如家务杂事、炊事、采购、骑车或驾车、处理个人事务等，大多需借助工具进行。

2. 日常生活活动方法　常用标准化 BADL 评定方法有 Barthel 指数、Katz 指数、PULS-ES、修订 Kenny 自理评定等。常用 LADL 评定包括功能活动问卷（FAQ）、快速残疾评定量表（rapid disability rating scale，RDRS）。Barthel 指数评定是美国 Florence Mahoney 和 Dorothy Barthel 设计并应用于临床，是国际康复医学界的常用方法。具体内容详见表 9-3-2。Barthel 指数评定简单，可信度高，灵敏度也高，使用广泛，而且可用于预测治疗效果、住院时间和预后。

表 9-3-2　Barthel 指数评定

ADL 项目	自理	较小依赖	较大依赖	完全依赖
进食	10	5	0	0
洗澡	5	0	0	0
修饰（洗脸、梳头、刷牙、刮脸）	5	0	0	0
穿衣（包括系带）	10	5	0	0
控制大便	10	5	0	0
控制小便	10	5	0	0
上厕所	10	5	0	0
轮椅转移	15	10	5	0
行走（平地 45m）	15	10	5	0
上下楼梯	10	5	0	0

总分：　　　评估日期：

Barthel 指数评分结果：正常总分 100 分，60 分以上为良，生活基本自理；60~40 分为中度功能障碍，生活明显依赖；20 分以下者为完全残疾，生活完全不能自理。Barthel 指数 40 分以上者康复治疗效益最大

（七）评估的注意事项

和患者充分沟通，取得患者同意、理解，并让患者明确评定目的及评定方法的注意事项，

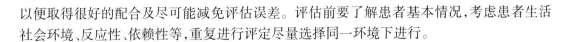

以便取得很好的配合及尽可能减免评估误差。评估前要了解患者基本情况,考虑患者生活社会环境、反应性、依赖性等,重复进行评定尽量选择同一环境下进行。

五、术后分期康复治疗

(一)围术期康复(康复周期1~3天)

1. 围术期康复适应证 冠状动脉旁路移植术后无心肌缺血、患者主动配合。

2. 围术期康复禁忌证 冠状动脉旁路移植术后严重的肺部感染、体温超过38℃、心肌缺血表现、重度乏力,小量运动就引起面色苍白,大汗淋漓,胸痛,憋闷,甚至出现晕厥等现象、患者拒绝康复。

3. 围术期康复监测内容 以心电图监测为主:它反映心脏兴奋产生、传导和恢复过程中电位变化,当心脏发生异位节律、传导阻滞、心房或心室肥大、心肌缺血、心肌梗死,心电图就会发生变化。康复需密切监测心电图变化。

4. 运动处方 以小强度有氧运动为主,结合呼吸训练。如床上卧位踏车,被动模式,每天1~2次,10min/次,1~2次/d。呼吸训练以腹式呼吸为主,每天1次,5~10min/次。结合踝泵运动和关节活动度活动。康复目标:通过被动及主动运动达到提高患者肢体运动功能,训练咳嗽排痰,降低肺部感染概率,也为Ⅰ期康复做好准备。

5. 操作要点 注意呼吸训练中患者的状态,患者在放松体位下进行,以便达较好的效果。

6. 注意事项 手法轻柔,避免扩展胸部运动,有心脏起搏器的患者禁用物理因子治疗,密切观察患者状态及心电监护仪变化。

(二)Ⅰ期康复(康复周期4~14天)

1. Ⅰ期康复禁忌证 危重抢救患者;不稳定型或进行性心绞痛;休息时舒张压>120mmHg或收缩压>200mmHg;直立或运动引起血压明显变化并伴有症状;严重的房性或室性心律失常(未控制的房颤,阵发性室上性心动过速,多源、频发性室性期前收缩);二度或三度房室传导阻滞;近期发生体循环或肺循环栓塞;血栓性静脉炎;动脉瘤(夹层);发热>38℃以上;心力衰竭未控制;活动性心包炎或心肌炎;严重肺动脉高压;肝、肾功能不全;急性全身疾病。

2. Ⅰ期康复评估 包括伤口评估、日常生活活动能力评估、关节及肌力评估、平衡评估、心理评估等(详见第四章)。

3. Ⅰ期康复运动处方 运动方式:床上徒手运动、小负荷的哑铃;弹力带;花生球(瑜伽球);踏车;握力圈、慢走、爬楼等;运动强度:心率=(220-年龄)×(40%~60%);运动时间:15~20min/次,酌情1~2次/d;运动频率:3~5d/w。

4. 康复运动具体方法

(1)第1~2日:肢体功能训练:第一步:床上肢体徒手运动(图9-3-3),以下肢大肌群训练为主,8~10个/组,2组/次,2次/d。第二步:握力圈训练(图9-3-4),15~20个/组,2组/次,2次/d。第三步:小哑铃训练(图9-3-5),以上肢大肌群训练为主,8~10个/组,2组/次,2次/d。第四步:弹力带训练(图9-3-6),以下肢大肌群训练为主,10~15个/组,2组/次,2次/d。第五步:巴氏球或花生球训练(图9-3-7),以下肢大肌群训练为主,15~30个/组,2组/次,2次/d。第六步:踏车训练(图9-3-8),根据患者情况选择主动或被动模式,以下肢大肌群训练为主,15~20min/次,2次/d。第七步:呼吸、咳嗽排痰训练(图9-3-9)。

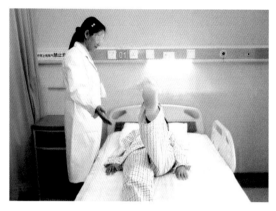

图 9-3-3 床上肢体徒手

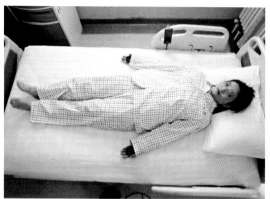

图 9-3-4 握力圈训练

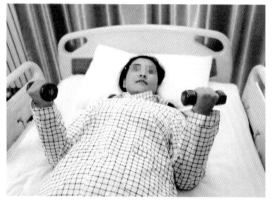

图 9-3-5 小哑铃训练

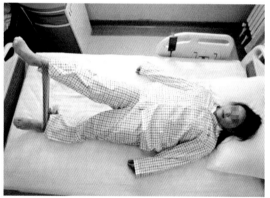

图 9-3-6 弹力带训练

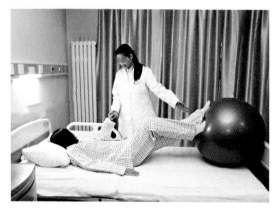

图 9-3-7 巴氏球或花生球训练

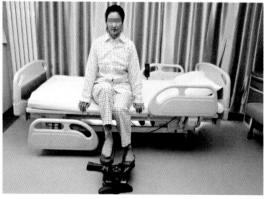

图 9-3-8 踏车训练

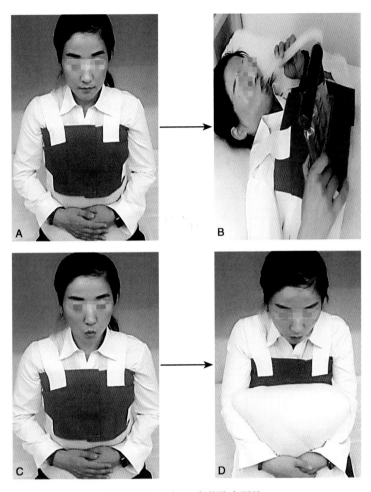

图 9-3-9　呼吸、咳嗽排痰训练

（2）第 3 日：室内康复训练，患者室内步行 15~20m/次，酌情 1~2 次/d。

（3）第 4 日：走廊康复训练，患者走廊步行 20~30m/次，酌情 1~2 次/d。

（4）第 5 日：患者走廊步行 60~90m/次，酌情 1~2 次/d。

（5）第 6 日：患者走廊步行 90~120m/次，2 次/d。

（6）第 7 日：患者走廊步行 120m 以上/次，2 次/d。

（7）第 8 日：楼梯康复训练，患者楼梯训练，蹬 6 个台阶/次，1 次/d。

（8）第 14 日：患者楼梯训练，蹬 12 台阶/次，1~2 次/d。

5. 康复治疗注意事项

（1）胸骨伤口的愈合情况。

（2）心率异常。

（3）肥胖，术后最初几周不适合限制饮食摄入去控制体重。

（4）踝关节水肿，建议患者白天穿弹力袜。

（5）低血压。

（6）术后周围神经病变，如术后有无出现臂丛神经根（尺神经）或者腓神经损伤表现，若有臂丛神经损伤则需要理疗，恢复时间需要 3 周到 1 年，腓神经损伤的预后相对比较良好。

（7）贫血（中度）。

（8）中度到重度的肺部疾病。

（9）重度吸烟；发作性头晕，特别与用力有关。

（10）长期激素治疗。

（11）目前使用下列药物：洋地黄、奎尼丁、β受体阻滞剂和一些抗心律失常药物、神经节阻滞剂、血管扩张药物、治疗精神病药物、胰岛素、利尿剂等。

（12）避免做任何扩胸动作，防止胸骨劈开。

（13）避免运动强度过大及训练时间过长。

（三）Ⅱ期康复（康复周期14~90天）

1. Ⅱ期康复评估   FIM步行能力评估（表9-3-3）、6分钟步行试验、最大肌力评估（表9-3-4）、平衡评估、柔韧性评估、心理评估等（详见第三章、第四章）。

表9-3-3   FIM步行能力评估

	分值	治疗前	治疗后	锻炼内容
完全独立	7分			
步行中需要辅助设备	6分			
需监护和准备，或可独立步行	5分			
75%独立，需要25%帮助	4分			
50%~75%独立，需要中度帮助	3分			
步行15m，25%以上独立	2分			
步行不足15m，25%以下独立	1分			

表9-3-4   最大肌力评估（抗阻训练负荷与重复次数之间的关系）

次数	1RM/%	次数	1RM/%
1	100%	10	80%
3	95%	12	75%
5	90%	15	70%
7	85%		

2. Ⅱ期康复运动处方   运动方式：徒手医疗体操、监测下功率自行车、卧式功率自行车、跑步机、下肢抗阻运动、呼吸训练等。运动强度：心率=（220-年龄）×（50%~70%）；运动时间：30~60min/次，酌情1~2次/d；运动频率：有氧运动5d/w；抗阻训练2~3次/周。注意事项：康复治疗的过程中密切监测患者的心率、心电图变化、患者主观感受及运动时的状态，如有异常停止康复运动及时做好相关处理；冠状动脉旁路移植术患者3个月以内不做上肢中高强度的抗阻力量训练，以免影响胸骨的稳定性和胸骨伤口的愈合；平衡训练和柔韧性训练需医务人员在旁指导与保护，预防跌倒事件发生。

3. 康复运动具体方法

（1）监测下功率自行车肢体徒手运动，起始功率15W，转速50~60转时间15~20min/次，1次/d。

（2）卧式功率自行车，起始时功率 15W，转速 50~60 转，时间 15~20min/次，1 次/d。

（3）跑步机，起始步速 1.7km/h，坡度 0°，时间 15~20min/次，1 次/d。

（4）下肢康复训练，以下肢大肌群训练为主，最大肌力的 50% 训练，10~15 个/组，2 组/次，1~2 次/d。

（5）呼吸器训练包括呼气和吸气练习，将呼吸训练器顶部的吹起训练阀门调制适宜患者的气体阻力，通过观察三个球的上升来判断是否达到适宜患者的气体阻力，然后进行训练，5~10min/次，12 次/d。

（四）Ⅲ期康复（康复周期 90 天以上）

1. 康复评估　以运动心肺功能测试为主进行心肺运动功能评估。

2. 康复运动处方　根据运动处方执行。具体运动方式：步行、太极拳、八段锦、游泳等；运动强度：心率储备 70%~80%；运动时间：45~60min/次；运动频率：有氧运动 3~5d/w；抗阻训练 2~3 次/周；注意事项：运动强度不可过大，会刺激机体的应激反应，导致交感神经兴奋程度过高，儿茶酚胺等激素分泌增多，心率加快、血压升高。甚至诱发心绞痛或其他急性心血管事件，如果运动中出现心率和血压下降，疲劳感明显，应停止活动，选择就近医院诊疗。

3. 康复内容　肢体功能训练：以有氧运动为主结合抗阻训练，如太极拳、八段锦、步行、慢跑、游泳、交谊舞及上肢阻抗练习、下肢抗阻练习均可。

【病例分析】

1. 病史　杨某，65 岁，老年男性，诊断：冠心病，CABG 术后，糖尿病，高血脂，父、母亲有心脏病史，PTCA 示：三支重要血管近端堵塞 80%，术前 6 周戒烟，四肢 8~10 组肌群抗阻练习每周 3 次，连续 4 周；有氧运动每周 5 次，至少坚持 3 周。术后患者 ICU 转入病房后，血压 100/70mmHg，心率 100 次/min，呼吸 18~24 次/min，血氧：95% 以上，静息 RPE：9~11，运动中后：13~15，体温 38℃，无心律失常，无明显异常体征。床边评估患者呼吸并进行训练，每天 2 次，5~20min/次；评估患者肢体功能；评估 ADL 分数，然后进行床边等长训练，踝泵运动，循序渐进，直到患者独立步行 400m，无异常指征，各项医学指标均已在运动范围之内，酌情进行 CPX 试验，根据相关测试数值，制定运动处方，更改方案可进行二期心脏康复，行功率车，平板运动，体外反搏，有氧医疗体操，心脏宣教。

2. 康复疗效评估　通过 4 周康复训练，ADL 能力 40 分提高到 80 分，METs 值：从 4METs 提高到 6.5METs。

3. 康复效果　可以有效缩短住院日，患者最终运动能力提升、血脂血糖控制良好，最后回归家庭。心脏康复带给患者益处：通过科学性良好的评估、适当运动可以有效提高冠状动脉旁路移植术后患者的生活质量，改善症状，提高心肌缺血阈值，缓解心绞痛发作，缓解心力衰竭症状，减少最大同等负荷强度下心率和心排血量，抑制左心室重构和左心功能收缩恶化，改善左心室扩张功能和心肌代谢，抑制冠状动脉狭窄进展，改善心肌灌注，减少安静和运动中的总末梢血管抵抗，改善末梢动脉血管内皮功能，较少 CPR、炎症因子，减少血小板凝集，降低血液凝固性，从而降低冠状动脉事件发生，有效降低全因死亡率和猝死，改善生活质量。

（白丽霞　朱利月）

第四节 心脏瓣膜置换术后康复治疗

一、概述

心脏瓣膜的功能是维持心内血液的正确方向,由心房流入心室及由心室流进大动脉。一旦瓣膜发生病变(纤维化增生、钙化以及粘连等),并发狭窄或闭锁不全,不但心肌逐渐代偿增生肥厚,而且可以引发血流动力学方面的变化。

心脏是人体最重要的器官之一,也是血液循环动力环节!有人把它比喻"水泵",这个泵内有四扇"门",随着心跳不停开启闭合。但是,这四扇"门",受到感染、风湿、先天因素、黏液病变等,导致瓣膜形态和功能异常,达到一定程度,就会出现狭窄、钙化、撕裂、脱垂等病变。根据最新的数据统计,我国目前约有 400 万心脏瓣膜病患者。如果心脏四扇"门"任意一扇坏了,都将使心脏无法正常工作,甚至危及生命。目前对于中重度瓣膜病变唯一有效的方法是通过外科手术修复或是置换这扇"门",这种手术,就是心脏瓣膜置换术,也可以通俗说成是心脏外科医师"换瓣术"。

心脏瓣膜置换术是采用由合成材料制成的人工机械瓣膜或用生物组织制成的人工生物瓣膜替换的手术,简称换瓣。生物瓣中心血流,具有良好的血流动力学特性,血栓发生率低,不必终身抗凝,但其寿命问题至今未获得满意解决,多数患者面临二次手术;机械瓣具有较高的耐力和持久性等特性,临床应用广泛,但机械瓣最大的难题是患者必须终身抗凝且潜在易发血栓栓塞和出血的可能,给患者的工作、生活带来诸多不便。故出院后患者是否能做好自我管理,对提升生活质量以及预防术后并发症有着重要的意义。

二、心脏瓣膜病变的临床表现及手术方法

瓣膜性心脏病是二尖瓣、三尖瓣、主动脉瓣和肺动脉瓣的瓣膜因风湿热、黏液变形、退行性改变、先天性畸形、缺血性坏死、感染或创伤等出现了病变,影响血液的正常流动,从而造成心脏功能的异常,最终导致心力衰竭的单瓣膜或多瓣膜病变。此病呈现慢性发展的过程,在瓣膜病变早期可无临床症状,当出现心律失常、心力衰竭,或发生血栓栓塞事件才会出现相应的临床症状。患者常表现为活动后心慌、气短、疲乏和倦怠,活动耐力明显减低稍做运动便会出现呼吸困难(即劳力性呼吸困难),重者出现夜间阵发性呼吸困难甚至无法平卧休息。也有部分可因急性缺血坏死、急性感染性心内膜炎等发生,表现出急性心力衰竭的症状如急性肺水肿。部分二尖瓣狭窄的患者可出现痰中带有血丝及咯出大量新鲜血液。在急性左心衰竭时出现大量粉红色泡沫痰。

三、心脏瓣膜病变分型

(一)二尖瓣狭窄

二尖瓣狭窄(mitral stenosis,MS)是由各种原因使心脏二尖瓣瓣叶、瓣环等结构出现异常,造成功能障碍,造成二尖瓣开放受限,引起血流动力学发生改变(如左心室回心血量减少,左心房压力增高等),从而影响正常心脏功能而出现一系列症状。其中,由于风湿热导致的二尖瓣狭窄最为常见。风湿性瓣膜病中大约有 40% 为不合并其他类型单纯性二尖瓣狭窄。

正常二尖瓣口面积为 4~6cm² 当瓣口狭窄至 2cm²，左房压增高，左心房增大，肌束肥厚，患者出现疲劳后呼吸困难、心悸、休息症状不明显，当瓣膜病变进一步加重狭窄至 1cm² 左右，左房扩大超过代偿极限，肺循环淤血。患者低于正常活动感到明显呼吸困难、心悸、咳嗽。可出现咯血、表现为痰中带血或大量咯血。当瓣膜狭窄至 0.8cm² 左右，长期肺循环压力增高。超过右心室可代偿能力，继发右心衰竭，表现为肝大、腹水、颈静脉怒张、下肢水肿等。此时，患者除典型二尖瓣面容（口唇发绀，面颊潮红）外，面部、乳晕等部位也可以出现色素沉着。瓣膜病症状明显，造成血流动力学改变尽早手术。单纯狭窄，瓣膜成分好者可行闭式二尖瓣交界分离术或球囊扩张术。伴左房血栓、瓣膜钙化等，需要直视下行血栓清除及人工心脏瓣膜置换术。

（二）二尖瓣关闭不全

任何二尖瓣装置自身各组织结构异常或功能障碍使瓣膜在心室射血期闭合不完全，主要病因中，风湿性病变、退行性病变和缺血性病变等较多见。50% 以上病例合并二尖瓣狭窄。左心室收缩，由于二尖瓣两个瓣叶闭合不全，一部分血液由心室通过二尖瓣逆向流入左心房，使排入体循环血流量减少，左心房血流量增多，压力升高，左心房前负荷增加，左心房扩大，左心室也逐渐扩大和肥厚，同时二尖瓣环也扩大，使二尖瓣关闭不全（mitral regurgitation or mitral insufficiency）加重，左心室长期负荷加重，最终产生左心衰竭，表现为咳嗽频繁，端坐呼吸，咳白色或粉红色泡沫样痰。同时导致肺循环压力增高，最后可引起右心衰竭。表现为颈静脉怒张，肝大，腹水，下肢水肿。二尖瓣关闭不全症状明显，心功能受影响，心脏扩大应及时行手术治疗。

手术方法：二尖瓣成形术，包括瓣环重建或缩小，腱索和乳头修复及人工腱索和人工瓣环植入。此技术可以保存自身瓣膜功能，对患者术后恢复及远期预后有重大意义。腱索、乳头肌等结构和功能病变较轻。随着手术发展，经皮介入二尖瓣成形术也逐渐成为治疗瓣膜严重增厚、钙化、腱索、乳头肌严重粘连伴或不伴二尖瓣狭窄，不适于实施瓣膜成形的患者需行二尖瓣置换术。二尖瓣置换术后效果较好，但需要严格抗凝及保护心脏功能治疗。临床常使用的人工瓣膜包含机械瓣膜、生物瓣膜两类，各有优缺点，需根据实际情况选用。

（三）主动脉瓣狭窄

主动脉瓣狭窄（aortic stenosis，AS）是指由于各种因素所使主动脉瓣膜和附属结构病变，致使主动脉瓣开放受限，主动脉瓣狭窄。单纯的主动脉瓣狭窄病例较少，常伴有主动脉瓣关闭不全及二尖瓣病变。正常成人主动脉瓣口面积约为 3.0cm²，按照狭窄的程度可将主动脉瓣狭窄分为轻度狭窄、中度狭窄和重度狭窄。由于左心室收缩力强，代偿功能好，轻度狭窄并不产生明显血流动力学改变。但瓣膜口面积小于 1.0cm²，左心室射血受阻，左室后负荷增加，长期病变结果是左心室代偿性肥厚，单纯的狭窄左室腔常呈向心性肥厚。早期临床表现常不明显，病情加重后常出现心悸、气短、头晕、心绞痛。心肌肥厚劳损后心肌供血不足更加明显，常呈劳力性心绞痛。心力衰竭后左室扩大，舒张末压增高，使左心房和肺毛细血管压力也明显升高，患者出现咳嗽，呼吸困难等症状。主动脉区可闻及 3~4 级粗糙收缩期杂音，向颈部传导，伴或不伴有震颤。严重狭窄，出现肝大、腹水、全身水肿表现。重症者可因心肌供血不足发生猝死。主动脉瓣狭窄早期没有临床症状，部分重度主动脉瓣狭窄患者也没有明显症状，但是有猝死和晕厥潜在的风险。临床上出现心绞痛、晕厥和心力衰竭患者，病情往往迅速发展恶化，所以应该尽早实施手术治疗，切除病变瓣膜，进行瓣膜置换术，也有少部分报道用球囊扩张术,但效果差,容易造成瓣膜关闭不全和钙化赘生物脱落,导致栓塞并发症。

（四）主动脉瓣关闭不全

主动脉瓣关闭不全(aortic insufficiency or aortic regurgitation)是指瓣叶变形、增厚、钙化、活动受限不能严密闭合,主动脉瓣关闭不全不常单独存在,常合并主动脉瓣狭窄。一般可由风湿热、细菌性心内膜炎、马方综合征(Marfan syndrome)、先天性动脉畸形、主动脉夹层动脉瘤等引起,如图9-4-1所示。

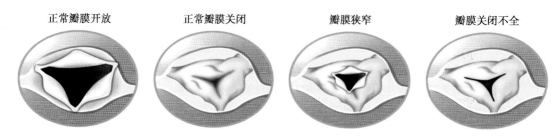

| 正常瓣膜开放 | 正常瓣膜关闭 | 瓣膜狭窄 | 瓣膜关闭不全 |

图 9-4-1　主动脉瓣关闭不全

主动脉瓣关闭不全左心室舒张期同时接受来自左心房和经主动脉瓣逆向回流血液,收缩力增强,并逐渐扩大、肥厚。当病变过重,超过了左室代偿能力,则出现呼吸困难、心脏跳动剧烈、颈动脉波动加强等症状。由于舒张压降低,冠脉供血减少,加上左心室高度肥厚,耗氧量加大,心肌缺血明显,心前区疼痛也逐渐加重,最后出现心力衰竭。听诊可在胸骨左缘第三肋间闻及舒张期泼水样杂音,脉压增大,如图9-4-1所示。

人工瓣膜置换术是治疗主动脉瓣关闭不全主要手段,应在心力衰竭症状出现前实施。风湿热和绝大多数其他病因引起主动脉瓣关闭不全都应该实施瓣膜置换术。常用瓣膜为机械瓣膜和生物瓣膜。瓣膜修复术较少使用,不能完全消除主动脉瓣的反流。由于升主动脉动脉瘤使瓣环扩张所致主动脉瓣关闭不全,可行瓣环紧缩成形术。

四、心脏瓣膜疾病治疗

1. 外科手术　包括各瓣膜置换和成形术等。
2. 药物治疗　需长期抗凝药物治疗和基础疾病药物治疗。

五、术后并发症

1. 出血　术后36h内,主要原因两点:一是凝血机制紊乱,二是止血不彻底。
2. 心律失常　心房颤动最常见。早期室上性心动过速,房性或室性期前收缩,可因创伤、应激、水、电解质紊乱所致。因此一旦出现心律失常,应该明确病因及时进行处理。可进行临时起搏器或电复律等,包括给抗心律失常药物如盐酸利多卡因、维拉帕米、毛花苷丙等,根据检验结果及时补钾。
3. 低心排综合征　是心脏瓣膜置换术后常见严重的并发症之一,术后造成死亡最常见因素。心排血量下降,低至心指数 $2.5L/(min \cdot m^2)$ 才出现一些临床症状,如心率增快、脉压变小、血压下降(收缩压低于12kPa,足动脉脉搏细弱,中心静脉压上升,四肢末梢发冷苍白或者发绀。尿量每小时较少至 $0.5 \sim 1ml$ 以下,发生原因一般有心脏压塞、有效血容量不足、心功能不全所致。补充血容量是维持患者因术中失血、体外循环稀释血液、术后尿量增多、血管扩张药物的应用等造成术后血容量不足,应及时给和有效循环血量。中心静脉压和血压结合的临床意义,见表9-4-1。

表 9-4-1 心静脉压和血压结合临床意义

中心静脉压	血压	意义	处理原则
低	低	血容量严重不足	扩容
低	正常	血容量不足	扩容
高	低	心功能不全	强心,缓慢输液
高	正常	容量血管收缩强烈	适当选择血管扩张剂
正常	低	心功能不全或血容量不足	补液实验

4. 感染 心脏瓣膜置换术后较少见并发症。术前潜在性感染来源或菌血症,如皮肤或鼻咽部金黄色葡萄球菌感染、牙龈炎、尿路感染等,查明并做相应处理。

六、术后康复治疗

心脏康复运动可有效提高患者的心功能,术后循序渐进运动不仅能提高心功能某些指标,如左室射血分数提高,还可以改善脑血流量、冠状动脉血管流量,增加心率和心排血量,提高心脏储备能力、心血管工作效率,恢复心功能,促进机体康复。

1. 强调早期运动 由于术后患者身体上留置多条管道以及体力不足,切口疼痛,使其不敢翻身、不愿活动。术后1~2天实施"一对一"运动为核心的心脏康复指导,可有效消除患者紧张、恐惧心理,提高其情绪,比简单的健康教育更有利于患者接受和配合,对于改善患者心功能很大帮助。术后活动量根据患者心功能评定来制定。

(1)住院期康复(3~7天)

1)康复目标:减少或消除绝对卧床的不利影响;运动能力达1~2METs;步行50~150m;使患者了解换瓣术后的危险因素及注意事项。

2)康复训练项目:床上活动;呼吸训练;排痰训练;坐位训练;步行训练;大便指导;健康宣教等。

(2)恢复期康复(出院回家或去专门的康复机构)

1)康复目标:逐步恢复一般日常生活活动能力,包括轻度家务劳动及娱乐等;稳定情绪,减少术后焦虑抑郁情绪;恢复伤口及心脏功能,使运动能力达到3~4METs。

2)康复内容逐渐增加体力活动,心脏手术后体力恢复大约4~6周,6周内不宜提重物,胸骨愈合大约3个月拔除气管插管后协助床上肢体被动运动,比如放松肌肉的运动,慢慢抬胳臂高于头部,耸双肩再放松。或者指导床旁站立、床旁活动、离床活动,每次5~10min,每天活动4~6次。根据患者活动后的感觉,无不气短、心悸等心脏不适可适当增加活动量,活动时心率是静息时心率的1.2~1.5倍。

(3)监护阶段康复

1)康复目标:心脏功能≥5METs。

2)康复内容:步行锻炼>150m;间歇踏车训练;循环训练如踏车、二阶梯、跑台等。

(4)非监护阶段康复

1)康复目标:巩固康复成果;控制危险因素;改善、提高体力活动能力、恢复病前的生活及工作。

2）康复内容:有氧运动,步行、慢跑;下肢抗阻训练如踏步器、股四头肌训练椅、功率车等;上肢尽量避免做扩胸等不利于伤口恢复的动作。

2. 术后康复注意事项   预防肺部并发症和严重的心律失常,预防呼吸道和泌尿系统的感染等,一旦发现要及时就医控制病情。人工瓣膜置换术后患者胃肠道水肿,食欲减退,可吃一些喜欢的可口、有营养的食物,以蛋白质为主,少食多餐,多吃香蕉、橙子等含钾高的水果。根据患者的情况给予静脉高营养配制,或者流质饮食,逐渐过渡到软食和硬食。注意增加营养摄入,补充维生素和粗纤维,防止便秘。不可过多或长期食用含维生素 K 丰富的食物:菠菜、胡萝卜、猪肝、番茄、菜花、鲜豌豆等,限制饮酒,不酗酒。术后患者非常想喝水,过量饮水又会增加心脏负担,尤其是心功能较差的患者,应控制饮水量,限制液体总量 1.5 ~ 2ml/(kg·h),每天均匀分次少量饮入,注意稀饭和汤类的摄入比例。术后 3~6 个月容易发生栓塞,应规范治疗和复查。术后 6 个月逐步改善到基本正常的体力和活动,恢复工作和日常生活。心理支持参考相关章节。

3. 有以下情况应及时到医院复查

（1）胸痛而不是切口痛。

（2）心率低于 60 次/min 或高于 120 次/min。

（3）出现心律失常,如频发室性期前收缩（早搏）,阵发性室上性心动过速,心跳或脉搏不规则。

（4）持续高热 38℃ 以上,或感染。

（5）下肢出现水肿,体重突然增加,呼吸短促,心慌,气短,咳泡沫痰。

（6）无明显诱因恶心、呕吐,巩膜及皮肤黄染。

（7）突然晕厥,昏迷,偏瘫,失语或下肢疼痛,发凉,苍白。

（8）皮下出血、血尿和黑便等出血现象。

（9）其他明显病症。

4. 预后及预防   有效的康复治疗可使死亡率降低,积极参加康复锻炼者比不运动者的死亡率可以降低 29%,一般而言,只要患者在术后护理得当,坚持抗凝治疗,患者的寿命基本可以和常人无异。更换瓣膜的患者,其预后情况主要取决于下列这些方面:

（1）心功能等级:心功能等级是评测患者心脏功能的一个重要指标,分为四级。级别越高,心功能情况越差。在瓣膜置换术后,患者应定期前往医院检查心功能,并根据检查结果,调整护理方案和服药策略。

（2）是否出现并发症:一些更换了心脏瓣膜的患者,可能会出现心脏扩大、心力衰竭等的并发症,这会严重影响患者的寿命。患者术后应避免劳累,注意营养的补充,预防呼吸道感染,记得要定期回医院复查。

（3）手术的复杂程度:虽然瓣膜替换术在治疗心脏瓣膜病的领域里,是一个非常有效的方法,也是医学史上的一大成就。但是,更换瓣膜毫无疑问会带给患者创伤,尤其是在进行一些非常复杂的瓣膜手术时,需要在心脏停跳环境下才能进行,而心脏长时间停止跳动,会给全身的脏器组织带来影响。

（4）更换瓣膜次数:我们经常可以看到这样的病例,一些年纪较轻的患者,在手术时选择了生物瓣,而生物瓣寿命到期后,患者又不得不再次更换瓣膜。提醒反复多次的更换瓣膜,会给患者的身体功能带来严重的影响,也增大了出现并发症的可能。所以患者在选择瓣膜的问题上一定要谨慎。

（白丽霞）

第五节　慢性稳定性心力衰竭康复治疗

一、概述

心力衰竭（heart failure）是各种心脏结构或功能性疾病导致心室充盈和/或射血能力受损而引起的一组综合征。由于心排血量不能满足机体代谢的需要，器官、组织血液灌注不足，出现肺循环和/或体循环淤血。其主要临床表现为呼吸困难和乏力（活动耐量受限），以及液体潴留（肺淤血和外周水肿）。心力衰竭为各种心脏疾病的严重和终末阶段，发病率高，是当今最重要的心血管病之一。

（一）流行病学和常见病因

慢性心力衰竭（chronic heart failure，CHF）是大多数心血管疾病的最终归宿，也是最主要的死亡原因。据美国心脏协会（AHA）最新统计报告，美国有超过 570 万心力衰竭患者，每年新发患者 67 万，而且每年超过 99 万患者因心力衰竭住院，50%诊断为心力衰竭的患者 5 年内死亡，其主要死亡原因依次为左心功能衰竭（59%）、心律失常（13%）和猝死（13%）。我国抽样统计成人心力衰竭患病率为 0.9%；引起 CHF 的基础心脏病的构成比，我国过去以风湿性心脏病为主，但近年来其所占比例下降而高血压、冠心病的比例明显上升。我国住院心力衰竭患者死亡率为 5.3%，心力衰竭患者的年龄要低于欧美及日本等发达国家，这可能与我国心力衰竭危险因素控制较差、诊断不及时或心力衰竭患者药物应用依从性不佳有关。

（二）病理生理变化

心力衰竭是一种不断发展的疾病，当基础心脏病损及心功能时，机体首先发生多种代偿机制：回心血量增多，心室舒张末期容积增加，从而增加心排血量及提高心脏做功量，即 Frank-Starling 机制；心肌出现代偿性肥厚，心肌收缩力增强；交感神经兴奋性增强、肾素-血管紧张素-醛固酮系统（RAAS）激活；体内各种体液因子改变，包括心钠肽（ANP）和脑钠肽（BNP）、精氨酸加压素、内皮素等水平变化。

这些机制可使心功能在一定的时间内维持在相对正常的水平，但这些代偿机制也均有其负性的效应，心室扩张，心肌顺应性下降，舒张功能降低，心房压、静脉压升高，心肌细胞凋亡和重塑，胞外基质、胶原纤维网等亦有相应变化，也就是心室重塑过程。心力衰竭发生发展的基本机制是心室重塑。如基础心脏疾病病因不能解除，即使没有新的心肌损害，随着时间的推移，心室重塑的病理变化仍可不断发展，心力衰竭必然会出现，终至不可逆转的终末阶段。

（三）类型和分期、分级

依据左心室射血分数（LVEF），心力衰竭可分为 LVEF 降低的心力衰竭（HF-REF）和 LVEF 保留的心力衰竭（HF-PEF）。LVEF 是心力衰竭患者分类的重要指标，也与预后及治疗反应相关。根据心力衰竭发生的时间、速度、严重程度可分为慢性心力衰竭和急性心力衰竭。在原有慢性心脏疾病基础上逐渐出现心力衰竭症状、体征的为慢性心力衰竭。慢性稳定性心力衰竭恶化称为失代偿性心力衰竭，如失代偿突然发生则称为急性心力衰竭。急性心力衰竭的另一种形式为心脏急性病变导致的新发心力衰竭。慢性心力衰竭症状、体征稳定1个月以上称为稳定性心力衰竭。

根据心力衰竭发生发展的过程,从心力衰竭的危险因素进展成结构性心脏病,出现心力衰竭症状,直至难治性终末期心力衰竭,可分成前心力衰竭(A)、前临床心力衰竭(B)、临床心力衰竭(C)和难治性终末期心力衰竭(D)4个阶段,见表9-5-1。心力衰竭的分期对每一个患者而言只能是停留在某一期或向前进展而不可能逆转。

表 9-5-1 心力衰竭发生发展的各阶段

阶段	定义	患病人群
A(前心力衰竭阶段)	患者为心力衰竭高危人群,尚无心脏结构功能异常,无心力衰竭症状、体征	高血压、冠心病、糖尿病、肥胖患者,有应用心脏毒性药物、酗酒、风湿热史或心肌病家族史者
B(前临床心力衰竭阶段)	患者无心力衰竭症状、体征但已发展成结构性心脏病	左心室肥厚、无症状瓣膜病、既往心肌梗死患者
C(临床心力衰竭阶段)	患者有结构性心脏病,既往或目前有心力衰竭症状	有结构性心脏病伴气短、乏力、运动耐量下降者
D(难治性终末期心力衰竭阶段)	患者有结构性心脏病,需要特殊干预治疗的难治性心力衰竭	心力衰竭反复住院,且不能安全出院者,需长期静脉用药者,等待心脏移植者,应用心脏机械辅助装置者

NYHA分级是按诱发心力衰竭症状的活动程度将心功能的受损状况分为四级。上述的心力衰竭分期不能取代这一分级而只是对它的补充。实际上NYHA分级是对C期和D期患者症状严重程度的分级。这种分级方案简便易行,但是仅凭患者的主观陈述,有时症状与客观检查有很大差距,同时患者个体之间的差异也较大。

心力衰竭的NYHA分级:

Ⅰ级:患者患有心脏病,但日常活动量不受限制,一般活动不引起疲乏、心悸、呼吸困难或心绞痛。

Ⅱ级:体力活动受到轻度的限制,休息时无自觉症状,但平时一般活动可出现疲乏、心悸、呼吸困难或心绞痛。

Ⅲ级:体力活动明显受限,小于平时一般活动即引起上述的症状。

Ⅳ级:不能从事任何体力活动。休息状态下也出现心力衰竭的症状,体力活动后加重。如无需静脉给药,可在室内或床边活动者为Ⅳa级,不能下床并需静脉给药支持者为Ⅳb级。

(四)慢性心力衰竭的治疗

心力衰竭的治疗应包括防止和延缓心力衰竭的发生,缓解临床心力衰竭患者的症状,改善其长期预后和降低死亡率。包括对各种可导致心功能受损的危险因素如冠心病、高血压、糖尿病的早期治疗;调节心力衰竭的代偿机制,拮抗神经体液因子的过分激活,阻止心肌重塑的进展;对临床心力衰竭患者,除缓解症状外,还应达到以下目的:提高运动耐量,改善生活质量;阻止或延缓心肌损害进一步加重;降低死亡率。当前针对心力衰竭患者病理生理变化的药物治疗通常包括联合使用β受体阻滞剂、ACEI或ARB类药物,必要时使用利尿剂和洋地黄。对高度顽固水肿也可使用血液滤过或超滤,有适应证者实施心脏再同步化治疗和

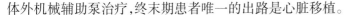

体外机械辅助泵治疗,终末期患者唯一的出路是心脏移植。

心力衰竭患者出院后 30 天所有原因的再次住院率仍非常高(达 25%),同时伴随运动耐量和生活质量的严重问题,美国每年处理心力衰竭的花费超过 390 亿美元。所以,为减少心力衰竭的临床症状和相关的活动能力下降而进行心力衰竭患者心脏康复治疗,成为指南的Ⅰ类推荐。

二、康复的意义和安全性

(一)康复的临床意义

国际上慢性心力衰竭运动康复始于 20 世纪 70 年代末。在过去的近 30 年,运动训练已发展成为心力衰竭患者有预后意义的明确的治疗策略。运动训练改善高血压、高血脂、肥胖等心血管疾病危险因素,改善动脉内皮功能,延缓冠心病等心血管疾病进展,避免外周骨骼肌萎缩,预防运动能力进一步丧失,降低交感神经及 RAAS 系统的活性,减少心肌肥大,逆转心室重构,减少心室舒张末期容量,改进收缩和舒张功能,改善呼吸功能。循证医学证据证明了其安全性和有效性,运动康复可降低慢性心力衰竭患者的病死率,减少反复住院次数,改善患者运动耐力及生活质量,合理控制医疗成本。

最近的 meta 分析显示心力衰竭患者心脏康复训练使死亡风险相对减少 39%,心力衰竭住院下降 28%。另有研究显示,进行 36 个心脏康复训练阶段比 12 个阶段的心力衰竭患者相对死亡率和心肌梗死减少将近 19% 和 18%。

HF-ACTION 是目前最大的一项慢性心力衰竭康复治疗的多中心前瞻性临床研究,入组了 2 331 例的心力衰竭患者[NYHA 分级Ⅱ~Ⅳ级,左心室射血分数(LVEF)<35%],平均随访时间 30 个月。结果显示,运动组主要终点(全因死亡率和全因住院率的复合终点)下降 7%($P=0.13$);校正运动心肺功能测试时间、左室射血分数(LVEF)、贝克忧郁量表分数等 20 余项预后指标后,运动组主要终点事件发生率较对照组显著降低 11%($P=0.03$),次要终点(心血管病死亡率和心力衰竭相关住院率复合终点)显著降低 15%。在 3 个月、1 年时,运动组心肺运动时间均增加了 90s,峰值耗氧量分别增加了 0.6ml/(kg·min)和 0.7ml/(kg·min)($P<0.001$)。3 个月时运动组的堪萨斯城心肌病生存质量量表(KCCQ)平均分值与对照组比较有明显差异($P<0.001$)。

2005 年欧洲心脏病协会心脏康复和运动生理工作组和美国心脏病学会下属运动心脏康复和预防分会建议,运动康复是慢性心力衰竭患者有效的二级预防措施,运动训练应作为心脏康复的一部分应用于稳定性心力衰竭患者。2013 美国心脏病学会基金会/美国心脏病学会心力衰竭管理指南把运动康复列为慢性稳定性心力衰竭患者Ⅰ A 类推荐。我国 2014 年心力衰竭诊断和治疗指南提出心力衰竭患者应规律的进行有氧运动,以改善心功能和症状(Ⅰ类,A 级),临床稳定的心力衰竭患者进行心脏康复治疗是有益的(Ⅱa 类,B 级)。

(二)安全性

2007 年 AHA 发布,进行 60 000~80 000h 的运动训练,发生运动康复严重不良事件(急性心肌梗死、心脏骤停、猝死)者仅 1 例。HF-ACTION 研究及国内研究同样证实慢性稳定性心力衰竭患者进行运动心肺功能测试(CPET)和有氧运动康复是安全的。患者在运动康复治疗之前,药物治疗应达到最佳化,病情需达到稳定状态并需要进行运动训练前患者身体状态的评估,检查包括心电图、基础运动应激测试、最大耗氧量(VO_{2max})及短时间内最大运动量,确定患者能够耐受心脏康复治疗的训练强度,保证患者的人身安全。虽然 Smart 等报道运动康复训练对于心功能Ⅳ级的患者仍是有效的,但不建议对这部分患者进行运动训练。慢性稳定性心力衰竭患者的心脏康复治疗除包括专门为心力衰竭患者设计的以运动为基础的康复治疗计划,还要有仔细的监督观察,以保证患者病情稳定,安全进行,预防和及时发现、处理可能发生的情况等。

三、运动康复评估

当患者进行运动康复或需要临床评估病情变化时,首先必须确定患者进行活动时的安全性。在心脏康复之前、之中和之后对功能状态和运动耐力进行评估,应在患者接受了最佳药物治疗,即在他们最好的状态下进行,避免低估患者能力和高估了危险性。常常通过 6 分钟步行试验、常规运动试验检测运动持续时限,运动心肺功能测试测量 VO_2 峰值。其他参数还包括在标准或运动负荷中心率或收缩压变化,次级量和极量运动时的症状变化(如呼吸困难、心绞痛)。

(一)运动康复的适应证和禁忌证

和欧洲心血管预防与康复学会和心力衰竭协会共同发布的共识一样,我国专家共识指出,NYHA 心功能分级Ⅰ~Ⅲ级的稳定性心力衰竭患者均应考虑接受运动康复。对于符合运动康复标准的患者必须按 2013 年美国心脏协会运动试验和训练标准进行危险分层(表 9-5-2),以判断运动中是否需要心电图、血压监测及监测次数,争取最小风险最大获益。慢性心力衰竭运动试验与训练禁忌证(表 9-5-3)。

表 9-5-2   美国心脏协会危险分层标准

危险级别	NHYA 心功能分级	运动能力	临床特征	监管及心电图血压监护
A	Ⅰ级	>6MET	无症状	无需监管及心电图血压监护
B	Ⅰ或Ⅱ级	>6MET	无心力衰竭表现,静息状态或运动试验≤6MET 时无心肌缺血或心绞痛,运动时收缩压适度升高,静息或运动时出现阵发性或持续性室性心动过速,具有自我调节运动强度能力	只需在运动初期监管及心电图血压监护
C	Ⅲ或Ⅳ级	<6MET	运动负荷<6MET 时有心绞痛或缺血性 ST 段压低,收缩运动时低于静息状态,运动时非持续性室性心动过速,有心脏骤停史,有可能危及生命	整个运动过程需要医疗监管指导和心电图血压监护直至确立安全性
D	Ⅲ或Ⅳ级	<6MET	失代偿心力衰竭,未控制的心律失常,可因运动而加剧病情	不推荐以增强适应为目的的活动,应重点恢复到 C 级或更高级,日常活动需根据患者评估情况由医师决定

表 9-5-3 慢性心力衰竭运动试验与训练禁忌证

运动试验与训练禁忌证	运动训练禁忌证	运动训练可增加风险
急性冠脉综合征早期(2d 内)	近 3~5d 静息状态进行性呼吸困难加重或运动耐力减退	过去 1~3d 内体重增加>1.8kg
致命性心律失常	低功率运动负荷出现严重的心肌缺血[<2MET,或<50W]	正接受间断或持续的多巴酚丁胺治疗
急性心力衰竭(血流动力学不稳定)	未控制的糖尿病	运动时收缩压降低
未控制的高血压	近期栓塞	NYHA 心功能分级Ⅳ级
高度房室传导阻滞	血栓性静脉炎	休息或劳力时出现复杂性室性心律失常
急性心肌炎和心包炎	新发心房颤动或心房扑动	仰卧位时静息心率 ≥ 100 次/min
有症状的主动脉狭窄		先前存在合并症而限制运动耐力
严重梗阻性肥厚型心肌病		
急性全身性疾病		
心内血栓		

(二)临床评估

对因心力衰竭引起的功能下降的判断包括:症状、体征、功能状态(如行走、爬楼梯、日常活动能力)、与健康相关生活质量的评估,并观察其变化。

心力衰竭的临床表现:呼吸困难、疲劳、夜间阵发性呼吸困难、端坐呼吸、肺水肿、外周水肿,四肢发冷苍白发绀,体重增加,肝大,颈静脉扩张,肺啰音,管状呼吸音和实变,出现第3、第4心音,窦性心动过速。其中,2 个最关键、最有特征的是:活动时运动耐力下降,表现为乏力或呼吸困难;液体潴留,表现为肺水肿或外周水肿,近期体重增加。

辅助检查包括:X 线检查、超声心动图、放射性核素检查、心脏磁共振、运动心肺功能测试(cardiopulmonary exercise test,CPET)、有创性血流动力学检查等,可以提供心脏病的病因、心功能及肺淤血程度、心腔大小变化及心瓣膜结构及功能情况、心脏收缩和舒张功能、LVEF值、心指数(CI)及肺毛细血管楔压(PCWP)等资料。

生活质量评估:心力衰竭患者的治疗目标之一为改善生活质量(QOL)。QOL 评分对住院或非住院心力衰竭患者的生存率有预测价值。QOL 量表分为普适性量表和疾病特异性量表。最常用的普适性量表为健康调查量表 36(SF-36)。疾病特异性量表中较常用的有明尼苏达心力衰竭生活质量量表(MLHFQ)和堪萨斯城心肌病患者生活质量量表(KCCQ)。哪种类型量表更适用于慢性心力衰竭患者尚无定论。有研究显示 SF-36 联合 MLHFQ 可预测心力衰竭患者的短期及长期病死率。

(三)运动康复评估

1. 运动心肺功能测试(CPET) 在对慢性心力衰竭患者实施运动康复前,应遵循 AHA声明常规进行运动试验。CPET 客观定量评价心脏储备功能和运动耐力,是评定心力衰竭患者心脏功能的金标准,也是制定患者运动处方的依据,心力衰竭患者临床症状稳定2周以上才建议CPET。临床常选用踏车及运动平板为运动模式。CPET其具体适应证和禁忌证、准备工作、实施方案、参数测定、终止运动指征等详细内容参见本书有关章节。

对于心力衰竭患者,CPET可用于判断心力衰竭的严重程度和治疗效果,帮助判断预后,评估是否需要心脏移植,运动耐力测试以及运动处方的制定。主要测定两个数据:最大耗氧量[$VO_{2\,max}$,单位:$ml/(kg \cdot min)$]和无氧阈(anaerobic threshold,AT)。心功能正常时,$VO_{2\,max}$应>20,轻至中度心功能受损时为16~20,中至重度损害时为10~15,极重损害时则<10。无氧阈愈低说明心功能愈差。有专家认为慢性心力衰竭患者$VO_{2\,max}$与血流动力学参数相关性很高,并提出用CPET中的peak VO_2和无氧阈将慢性心力衰竭患者分为4级,peak VO_2的切点值为10、16、20,AT的切点值为8、11、14,有别于NYHA心功能分级,认为此分级对心力衰竭严重程度及预后意义较大。VO_2峰值少于10~14ml/(kg·min)的患者预后较差,经常认为有心脏移植或左室辅助装置的指征。CO_2通气当量(VE/VCO_2)>34可作为心力衰竭患者高危的预测因子(正常值是20~30)。运动时血压一般随运动量增加而增高,若随运动量增加反而下降,往往预示有严重心功能障碍。

2. 6分钟步行试验(6MWT)　该试验适合中、重度心力衰竭患者,可重复试验,更适合于无条件完成上述运动试验的基层医院。要求患者在平直走廊里尽可能快的行走,测定6分钟的步行距离,若6分钟步行距离<150m,表明为重度心功能不全;150~425m为中度;426~550m为轻度心功能不全。本试验除用以评价心脏的储备功能外,常用以评价心力衰竭治疗的疗效。详细内容参见本书有关章节。

四、运动方案和运动处方

HF-REF患者运动能力下降的原因可能是心功能异常、肺功能异常,也可能是外周血管、骨骼肌、呼吸肌功能异常,可以通过测定VO_2峰值来获得。

24个单中心、随机临床运动训练研究,评估中度至剧烈心血管耐力运动引起的VO_2峰值度变化,大多数结果显示VO_2峰值增加1ml/(kg·min)或更多等同于运动耐力增加10%~25%。在HF-ACTION研究中,运动组患者经过训练,VO_2峰值增加的中值是0.6ml/(kg·min)[常规治疗组患者是0.2ml/(kg·min)]。除了提高运动耐力,随着运动训练也出现了一些重要的中枢性或外周性有利的生理改变,如心率峰值的提高,因为改进内皮功能而增加了活动时的骨骼肌的血供,神经激素活性的下调。

因为生物学因素、疾病的病因和其他临床因素的不同,个体对运动训练的反应是不同的。对专业的心脏康复人员来说,关注不同HF-REF患者对运动训练反应不同很重要。我们在实践中着重强调最大的患者安全和最好的患者目标终点。应该及时识别和适当修改患者进行的运动方案规则,而且要更注意患者疲劳和自身良好感觉的满意度改进。

(一)有氧运动处方

根据慢性心力衰竭患者的实际情况制定个体化的运动处方。运动处方的要素包括运动种类、运动强度、运动时间和频率,其中运动强度是制定运动处方的重要内容,直接关系到运动的安全性和效果。慢性心力衰竭患者运动具有一定危险性,掌握合适运动强度更是制定及执行慢性心力衰竭患者运动处方的关键。对每一个患者,医师都要认真记录运动处方和监护过程,及时调整参数,以使整个运动过程循序渐进,安全和持续增加运动量到每周180~360MET·min。对于大多数患者,达到这个水平运动量的过程应该不超过3~4周。

有氧运动是慢性心力衰竭患者运动康复的主要形式。有氧运动种类包括走路、踏车、游泳、骑自行车、爬楼梯、太极拳等。步行和慢跑是心脏康复中最简单、最广泛的运动类型。运动时间为 30~60min,包括热身运动、真正运动时间及整理运动时间,针对体力衰弱的慢性心力衰竭患者,建议延长热身运动时间,通常为 10~15min,真正运动时间为 20~30min。运动频率为每周 3~5 次。运动强度可参照心率、peak VO_2、AT、主观用力程度分级(rating of perceived exertion,RPE)等确定。如患者可以耐受,建议以规定的强度持续运动;对于运动耐力非常差的患者,刚开始时采用间歇运动比持续运动可能更有帮助,一个持续 30min 的运动分为 3~4 次进行,中间短暂的休息隔开,即出现症状(如跛行、疲劳或呼吸困难)时终止运动,症状消失后再开始运动,直至再次出现症状,重复进行直至各段运动时间总和达到规定运动时间。12 个星期以后,休息的时间缩短,运动的时间延长直到 30min 连续完成。无论哪种方法选择,在运动强度增加以前,运动时间和频率应增加到目标值。

1. 运动强度

(1) 以心率为标准确定运动强度

1) 最大心率法:传统运动强度以心率来确定,运动目标心率是最大预测心率(HR_{max})[HR_{max}=220-年龄(岁)]的 65%~75%,即 65%~75%HR_{max}。但是国内研究报道了 94 例急性心肌梗死患者,AT 心率仅为(52.3±6.9)%HR_{max},提示以 65%~75%HR_{max} 作为运动处方强度存在较大安全隐患。而且,目前 β 受体阻滞剂已经作为心肌梗死和心力衰竭的二级预防用药,是以心率判断运动强度的不利条件。因此,目前我国建议慢性心力衰竭患者的运动目标心率从 50%~60%HR_{max} 开始。

2) 心率储备法:另一种以心率判断运动强度的方法是心率储备(HRR)(HRR=HR_{max}-静息心率)的百分数,范围为 40%~70%HRR,多为 60%~70%HRR。以 60%HRR 为例,运动时目标心率=静息心率+(最大运动心率-静息心率)×0.6。针对中国慢性心力衰竭患者,建议从 40%HRR 开始,逐步递增。

(2) 以 peak VO_2 为标准确定运动强度:50%~80% peak VO_2 不等。其中 70%~80% peak VO_2 最为常用。对一些体力衰弱或起初不适应有氧运动的患者可选择 60%~65% peak VO_2。我国专家共识建议从 50%peak VO_2 开始,逐步递增。

(3) 以 AT 为标准确定运动强度:该方法同样安全有效。针对中国慢性心力衰竭患者,推荐以 AT 为标准的运动强度。

(4) 以 Borg 量表主观用力程度分级为标准确定运动强度:推荐 10~14 级。这种方法适用于没有条件接受运动负荷测试,或正在使用 β 受体阻滞剂治疗,或植入心脏起搏器的患者,或房颤等异位心律患者,在运动期间难以有精确的心率测量,运动强度仅能通过 RPE 指导。患者可以在不停止运动的情况下评估运动强度,准确方便反映患者的自觉强度。如果出现呼吸困难、胸痛等,应把运动强度降低至 8~9 级。运动中有心肌缺血的患者,运动靶心率应设定为比诱发心肌缺血的心率少 10 次/min。对于很难理解 Borg 量表和 RPE 要求及口头表达或数学能力弱的人(大约占成年人的 5%~10%),这种方法不适用。

2. 有氧运动模式 有氧运动模式分为连续有氧运动和间歇有氧运动 2 种。连续有氧运动步骤为热身运动-运动-整理运动,运动阶段平稳。间歇有氧运动步骤为热身运动-运动-整理运动,其中的运动阶段呈运动、间歇、运动、间歇交替。连续有氧运动和间歇有氧运动均可增加 peak VO_2,但是间歇运动可以提高最大无氧能力。因间歇有氧运动更安全,可在运动训练早期采纳。间歇有氧运动强度分高强度与低强度,根据患者的运动能力选择,可在平板或功率自行车进行。高强度间歇有氧运动步骤:5~10min 热身运动,然后运动期强度接近最大摄氧量或无氧阈,持续数秒至数分钟,间歇期为休息或低强度运动,运动时间与休息时间比可为 1:1 或 1:2,交替进行数个回合,最后 5~10min 整理运动。低强度间歇有氧运动强度为50%峰值运动负荷,运动时间/间歇时间比不等,可为 30s/60s、20s/90s 和 10s/80s,可把运动初期的 3 组运动强度降低,以作热身运动。Wislost 和合作者的结果显示有氧间歇高强度训练增加 VO_2 峰值到 6ml/(kg·min)(增加 46%);然而,这种训练方法的安全性评估仍还没有足够有力的研究结果。

以 HRR 制定运动强度的连续有氧运动模式,慢性稳定性心力衰竭运动康复中国专家共识推荐参照 HF-ACTION 研究的连续有氧运动方案,详见表 9-5-4。实际训练过程中运动强度、时间、次数可因人而异,并可适当调整。

表 9-5-4　HF-ACTION 研究连续有氧运动方案

训练阶段	时间	频率/ 次·w^{-1}	有氧运动 时间/min	强度/ %HRR	方式
初期医院监测阶段	第 1~2 周	3	15~30	60	走路或踏车
医院监测阶段	第 3~6 周	3	30~35	70	走路或踏车
医院/家庭阶段	第 7~12 周	3 或 2	30~35	70	走路或踏车
家庭阶段	第 13 周~治疗结束	5	40	60~70	走路或踏车

注:%HRR:心率储备百分数,如 60%HRR,则目标心率=静息心率+0.6×(峰值运动时心率-静息心率)

3. 有氧运动方案　目前慢性心力衰竭的有氧运动缺乏标准方案。理想的方案应该是:先在医护人员监管下运动,然后开始部分的家庭运动,最后进步到全部家庭运动程序。对于慢性心力衰竭患者而言,建议分 3 阶段实施运动康复方案,由低到高逐渐增加运动强度和时间:一期为间断运动锻炼,因为运动锻炼早期,间断运动锻炼是最安全有效的,在心电图、血压等监护下进行,多在医院完成,在此阶段建议起始水平为低至中度(25%~60% VO_{2max})的运动量,为期 3 周,每周 5 次,每次 15min。其中运动持续 30s,运动量为 50% VO_{2max},和休息60s 交替进行,这一方案能改善肌肉功能和 VO_{2max}。二期运动,心力衰竭患者完成一期运动后,重新测定 VO_{2max},采用中等强度的运动计划,起始量为新的 VO_{2max} 的 60%,且随着患者的耐受增强可从每周 3 次,每次 20min 延长到 40min,这一阶段可持续 4~8 周,这一阶段的运动锻炼仍在监测环境中进行。三期家庭运动计划,如果成功地完成了前两期运动锻炼,而不出现任何不良事件,这时安全性已经建立,则可继续三期家庭运动计划,医师给予电话随访。

运动过程中进行监测,并给予必要的指导,运动时或运动后出现以下情况,应暂停训练:运动时自觉胸痛、呼吸困难、眩晕或诱发心绞痛;运动时心率>130 次/min 或心率较静息时心率增加或降低 30 次/min;运动时血压升高>200/110mmHg,收缩压升高>30mmHg 或下降>10mmHg;运动时心电图监测 ST 段下移≥0.1mV 或上升≥0.2mV;运动时或运动后出现严重心律失常。

我国在探讨运动处方方面的研究较缺乏,中国传统方式,如太极拳等方面的研究也有报道。太极拳是一种涉及身心的、低强度有氧运动方式,并且对于慢性心力衰竭患者是安全和可行的。太极拳和运动训练结合的方式可能会增加运动训练的效果。尤其是在改善生活质量和心境方面。中国传统运动方式的作用仍有待进一步研究。

（二）抗阻训练

虽然 HF-REF 患者的运动指南并不包括抗阻训练或力量训练，但这种训练应该在被选择的患者中使用。有规律的抗阻运动既增强肌力又改进耐力，对血流动力学或左室特征没有不良影响（如左室射血分数、左室收缩末期容量）。肌肉力量和耐力经常增强 20%～30%。但抗阻训练在 HF-REF 患者是否能增强有氧运动能力需要更多的研究。在开始抗阻训练课程之前，患者首先应该能耐受有氧运动训练要素，B 级和 C 级的慢性心力衰竭患者经过 3～4 周有氧运动后建议进行抗阻运动，几周至数月内逐渐增加运动训练强度，这点很重要。抗阻运动可作为有氧运动的有效补充。抗阻运动训练可直接改善心力衰竭患者骨骼肌超声结构的异常和神经-肌肉功能，而并非简单增加肌肉体积。有研究证实有氧运动与抗阻运动结合可增加运动康复效果。

运动处方：和有氧运动处方一样，阻抗训练处方需要循序渐进过程。比如，上肢抬举的强度应在数周间从 1RM 的 40% 逐渐增强到 1RM 的 70%，下肢则从 1RM 的 50% 开始逐渐增强到 1RM 的 70%，每周 2～3 次，每次 20～30min。上肢肌群、核心肌群（包括胸部、肩部、上背部、下背部、腹部和臀部）和下肢肌群可在不同日期交替训练；每次训练 8～10 个肌群，每个肌群每次训练 1～4 组，从 1 组开始循序渐进，每组 10～15 次，组间休息 2～3min。老年人可以增加每组重复次数（如 15～25 次/组），减少训练次数至 1～2 组。每周应对每个肌群训练 2～3 次，同一肌群练习时间应间隔至少 48h。应注意训练前必须有 5～10min 的有氧运动热身。抗阻运动肌肉收缩规律、适度、缓慢进行。切记运动过程中的正确呼吸方式，举起时呼气，放下时吸气，避免屏气动作。

慢性心力衰竭患者进行抗阻训练建议分 3 阶段。第 1 阶段，为指导阶段，主要是掌握正确方法，提高肌肉间协调性。训练强度<30%1RM 或 RPE<12，重复次数 5～10 次，每周 2～3 次。第 2 阶段，为抗阻/耐力训练阶段，提高局部有氧耐力和肌肉间的协调性。训练强度 30%～40%1RM 或 RPE12～13，重复次数 12～25 次，每周 2～3 次。第 3 阶段，为力量训练阶段，提高肌肉的体积和肌肉间的协调性。训练强度 40%～60%1RM 或 RPE<15，重复次数 8～15 次，每周 2～3 次。

常用的训练方法包括：徒手运动训练，如俯卧撑、仰卧蹬腿、腿背弯举、仰卧起坐、下背伸展和提踵等；运动器械，包括哑铃、多功能组合训练器、握力器、腹力器和弹力带等；自制器械，包括不同重量的沙袋和 500ml 矿泉水瓶等。在不具备抗阻运动训练特殊器械情况下，采用哑铃、杠铃、弹力带等简单易行的方法代替。

（三）呼吸运动或训练

一些试验已研究对临床心力衰竭表现的患者进行呼吸运动的效果。大多数使用一种吸气肌训练装置，吸气肌训练每天进行约 15～30min，最大吸气压的 15%～60%，进行 2～3 个月。达标的吸气肌训练是能改善呼吸肌的力量、耐力和呼吸困难症状。

五、患者教育和全面管理

首先应该让患者对心力衰竭的症状和体征有正确的识别和判断，如疲劳、乏力、呼吸困难、端坐呼吸、水肿、体重增加。教育患者清楚关于疾病进程的基本知识内容；正确的服药方法，药物知识的教育和服药依从性的监管，包括利尿剂、RAS 系统抑制剂、β 受体阻滞剂和洋地黄。营养咨询和教育，低钠饮食（比如，每天钠摄入 1 500mg），有益于心脏的饮食。抑郁症状的社会心理咨询，心力衰竭相关的群体或个体心理咨询。正确的运动方式和运动量。

随访安排。避免过度劳累和体力活动、情绪激动和精神紧张等应激状态,避免感冒、呼吸道及其他各种感染。

六、心脏康复人员的要求

心脏康复正越来越成为心力衰竭患者全面治疗方案中的重要方面,心脏康复代表着理想的系列内容,包括提供疾病相关的专门教育,辨认心源性呼吸困难的症状、体征,更好地临床监管,指导运动和药物治疗,治疗的依从性,以及预防再住院的其他方法。为了更好胜任这个职责,确保心脏康复安全有效,心脏康复人员应该咨询详细的病史,了解医疗运动试验结果和心理试验的结果,疾病特异的和通常健康状况问卷的结果,应有较高的疾病综合管理能力,帮助监管所有的医疗计划,熟练掌握慢性心力衰竭患者运动康复治疗的适应证和禁忌证,能恰当地进行危险分层,熟练掌握运动试验(包括 CPET)的操作流程及方法,能正确解读运动试验的相关数据,并可根据运动试验结果开具合适的、个体化运动处方,并能顺利实施运动方案,报告患者的恢复情况,对运动试验中出现的异常情况能正确处理,具备对不良事件快速反应及处理能力。还有重要的一点是,针对心力衰竭患者的心脏康复人员还必须提高专业评估和技术水平,包括心脏听诊和听肺部啰音、判断外周水肿和中央水肿、监测体重增加等方面也必须经过专门训练。

(季晓君)

第六节　起搏器植入术后康复治疗

心脏起搏器在电生理领域已得到广泛开展。国外接受心脏康复治疗的有近 25% 为安置起搏器患者。在过去的 50 年中,已经从简单的、固定节律的心室起搏发展为可编程的、复杂的、多腔、心率适应性起搏器,同时具有抗心动过速和除颤、改善心力衰竭的功能。工作在心脏康复领域的医务工作者需要熟悉这些设备及其在康复运动中的一些特性,以确保患者在运动训练时的安全性。以下内容介绍一例因心动过缓安装起搏器患者的康复。

一、概述

(一)起搏器植入适应证

目前起搏器的适用范围已扩展到抗室性心律失常、心力衰竭、肥厚梗阻性心肌病等,但因有症状的心动过缓接受起搏治疗的患者仍占起搏器患者的大多数。所谓"有症状的心动过缓"是指由于心室率缓慢导致的脑供血不足,而产生头昏、眩晕、黑矇及短暂意识丧失等症状;全身供血不足可产生疲乏、体力活动耐量降低、充血性心力衰竭等表现。安置起搏器是治疗各种原因引起的不可逆的心脏起搏和传导功能障碍性疾病的主要方法。至今最常用的治疗方式为安装单腔、双腔起搏器。起搏器植入适应证详见指南。

(二)起搏器类型

人工心脏起搏系统主要包括两部分:脉冲发生器和电极导线。常将脉冲发生器单独称为起搏器。起搏系统除了上述起搏功能外,尚具有将心脏自身心电活动回传至脉冲发生器的感知功能。起搏器主要由电源(亦即电池,现在主要使用锂-碘电池)和电子线路组成,能产生和输出电脉冲。电极导线是外有绝缘层包裹的导电金属线,其功能是将起搏器的电脉

冲传递到心脏,并将心脏的腔内心电图传输到起搏器的感知线路,如图9-6-1所示。常见类型:

1. **双腔起搏器**　现今的起搏器绝大多数是双腔起搏器(DDD),双腔/按需型起搏器,具有频率应答功能,能保持房室顺序起搏,符合生理要求,同时可根据不同的代谢要求调节心率。心脏同步起搏可以由双起搏电极来提供,一电极在心室,另一电极在心房。除了慢性房颤外,所有缓慢性心律失常需行起搏器治疗者均可选用双腔起搏器。

2. **单腔起搏器**　常见的有心室按

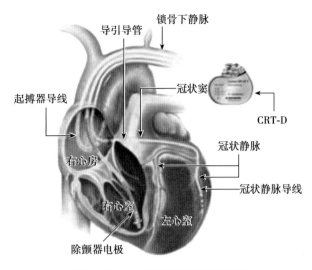

图 9-6-1　人工心脏起搏系统示意图

需型(VVI)起搏器(电极导线放置在右室)和心房按需型(AAI)起搏器(电极导线放置在右心耳)。根据室率或房率的需要进行心室或心房适时的起搏;心室起搏器(VVI)多见:心室内植入一根电极,以前植入部位在右室心尖部,现更倾向于放置在右室流出道间隔,以符合心电生理。主要用于患有慢性房颤,同时伴有一定程度的房室传导阻滞的患者。

3. **三腔起搏器**　是近年来开始使用的起搏器,目前主要分为双房+右室三腔起搏器和右房+双室三腔起搏。前者应用于存在房间传导阻滞合并阵发房颤的患者,以预防和治疗心房颤动,后者主要适用于某些扩张型心肌病、顽固性心力衰竭协调房室和/或室间的活动改善心功能。

（三）起搏器植入术前准备

在植入心脏起搏器前要进行各种检查以确定是否需要植入起搏器,以及应植入何种类型的起搏器。需进行24h甚至以上的动态心电图检查,最好同时行动态血压监测。这种连续记录的心电、血压数据能反映患者休息和活动时的心脏工作情况能否满足机体所需。另外,还需进行各种实验室检查,如凝血功能、血常规、乙肝表面抗原、梅毒抗体等;术前清洁局部皮肤,必要时刮去胸毛;当然,术前谈话是必可不少的,其目的是让患者了解手术的必要性与风险、会采取哪些预防措施等,患者在手术同意书上签字后方能手术。

（四）起搏器植入并发症

在实施康复治疗中应对起搏器的术后常见并发症有所认识,及时识别。常见并发症有:

1. **导线移位**　是术后常见并发症,发生于术后1周内。如患者为起搏器依赖则会出现头昏、黑矇及晕厥发作。行动态心电图、X线检查或自测脉搏均可能发现心律不规则,唯一解决办法是行手术复位。

2. **囊袋出血或血肿**　多发生在手术后当日,也可在术后1周左右。术后沙袋压迫伤口6h,若血肿较大可予粗针头抽吸或清创处理。预防起搏器并发症囊袋出血,最重要是术中采取充分措施,临床研究表明停用阿司匹林不是必需。

3. **感染**　分为囊袋及起搏器感染。予局部或全身抗生素使用,必要时待感染控制后在对侧重新植入起搏器;感染性心内膜炎一旦发生,应尽早行多次血培养并用大量抗生素,若无效,则必须暂时撤除导线,待感染控制后,重新植入。

4. 皮肤压迫性坏死　皮下脂肪较少的患者覆盖在起搏器表面的皮肤易坏死破溃,可由于不明显的慢性感染和供血不足引起,若抗感染和局部热敷改善循环后不好转,则应切开将导线改道。

5. 电池耗竭　应了解起搏器的工作年限,起搏器程控或行 24h 动态心电图检查可发现起搏器频率异常。安静状态下,安装起搏器的患者心率不应低于起搏心率。安装频率应答起搏器的患者,因频率应答功能,运动时心率会随运动量的增加而增加,但休息时心率不应低于设定的起搏器下限频率。若安静心率低于起搏器频率 10% 以上,提示起搏器电池耗竭,需要更换,此时起搏器还能规律工作 3 个月左右,不会突然停止工作。

6. 膈肌刺激或脉冲发生器埋藏处局部肌肉跳动　只需医师将起搏器输出电压调低即可,但需排除由导线破损造成局部漏电而导致的局部肌肉抽动,则应尽早更换起搏电极。

7. 起搏器综合征　主要发生在心室起搏的单腔起搏器患者,占心室起搏患者的 7% ~ 21%。由于心室单腔起搏,丧失房室起搏的顺序性,心室收缩可早于心房收缩,导致血液逆流,由心室流入心房。长此以往,造成肺淤血和体循环淤血,从而出现胸闷、心悸、头胀、眩晕、面红、冷汗,甚至心力衰竭症状。目前尚无根本解决办法,如患者情况允许,可更换成双腔起搏器。

8. 起搏器介导的心动过速　鉴于双腔起搏器植入患者,当心室起搏发生室房逆传时,逆传 P 波可被具有心房感知功能的起搏器所感知,经适当的房室延迟后触发心室起搏,而又产生一个逆传 P 波,如此循环往复形成环形运动型心动过速。终止此类心动过速的方法有:延长心房不应期,使逆传 P 波落于心房不应期内;缩短起搏器的房室延迟间期,减少房室结发生逆传的可能;降低心房感知灵敏度,使心房电极不能感知到逆传 P 波;降低起搏器的上限频率,减慢心动过速时的心室率;通过程控将 DDD 起搏方式转换为心室抑制型(DVI)或 VVI 起搏方式。

(五)起搏器植入术后注意事项

起搏器植入术后,要避免剧烈运动,植入起搏器后的最初 1 ~ 3 个月更为重要。需要注意的是,上肢要避免大幅度活动,以免起搏器的脉冲发生器或电极导线发生移位。早期不能做过量的体力活动,要逐渐增加运动量,以感觉舒服,不过度疲劳为限度,在 Borg 量表主观用力程度分级中的 12 ~ 15 级。在 1 个月之内,可以进行下肢为主的运动形式,如:步行、跳舞、骑自行车、爬楼梯等活动;经过 1 ~ 3 个月,大体上的运动是没有妨碍的,但避免俯卧撑、吊单杠、过度扩胸等运动。以后的生活中,避免用起搏器植入侧的手臂负重。

(六)术后康复运动依据

相对于健康人群,起搏器患者的多项心电参数指标有不同程度的下降。一项研究曾比较 11 位心脏传导阻滞患者和心脏起搏器植入患者与 11 名年龄和性别匹配的对照健康人。休息时,各组的摄氧量和心排血量水平相似。然而,运动中,相比于对照组,心脏起搏器植入组表现出了较低的峰值耗氧量和较低的峰值心排血量。

有氧运动可以改善心肺功能,增强心脏储备量和最大摄氧量,提高身体持久的活动能力,一般为大肌群、等张、有节律的持续时间长的中低强度运动,常规有氧运动包括:步行、慢跑、功率自行车、游泳、爬楼等。Greco 等人对 11 位起搏器植入患者进行有氧康复训练(遵循美国运动医学学会指南),发现 7 个月后,所有患者的最大耗氧量、无氧阈时间、总运动时间都有显著提高。Superko 研究发现对起搏器植入患者每周进行 3 次,每次持续 1h 的运动训练,可显著增加了峰值耗氧量,同时降低总胆固醇、甘油三酯和体脂含量。

二、康复评估

（一）必要性

随着起搏技术的不断进步，人们对生活质量提高的渴望，起搏器术后患者的心脏康复操作规范也逐步被提到日程上。对装有起搏器的患者，医师在进行康复运动时应对起搏器有简单的了解。固定频率的起搏器不能对此做出应答，心率不能随着运动强度的增加而作出相应的调整，心搏量不能满足机体对供血增加的需求，应避免剧烈活动。近10年来，起搏器的设计和制造已经取得了巨大的进步。目前的起搏器能效仿正常心率和心律，能对多种生理条件、代谢要求做出反应。

当起搏器植入术后的患者开始心脏康复运动前，康复评定是必不可少的。康复评定可监测心脏起搏器能否达到正常功能及评估患者的心功能状态，为每一位患者制定适合的运动处方。如果需要的话，运动心肺功能测试在评估康复运动前后最大耗氧量的改善方面可以提供很有价值的信息。

（二）评定方法

1. 运动试验 运动试验（exercise testing）是一种心脏负荷试验，根据患者的实际情况可选择活动平板或功率自行车。通过逐渐增加运动负荷量，从而增加心肌的耗氧量，并对患者进行监护和心功能评定，有重要的临床价值。作为一种无创性检查手段，目前心电图运动试验的临床应用，已从单纯判断心肌缺血，逐渐发展到分析病情及评价疗效和预后等方面。亦可以评价植入频率应答起搏器患者各项参数，如起搏器上限、下限频率，房室间期，不应期，频率上升、下降速率等，以满足患者在休息和运动时心排血量的需求。也用于运动出现乏力、心悸、头晕等症状时的起搏器功能检测。

2. 运动心肺功能测试 运动心肺功能测试（cardiopulmonary exercise test）指伴有代谢测定的运动试验，能综合判断心肺功能，在一定功率负荷下测出摄氧量及二氧化碳排出量等代谢指标、通气指标及心电图、血压等变化。更强调机体的心-肺-骨骼肌群三者间的功能联系，与运动心电图相比数据更全面、更科学、更精确，较单一的运动试验或单一的肺功能检查更能体现受试对象的全貌，能检测出机体在次极量或极量运动负荷下的心肺反应。

3. 6分钟步行试验 6分钟步行试验可用于评估心脏起搏器的活动功能及设计起搏器植入后康复运动处方。6分钟步行试验已在过去的文献中被证实为安全，有效，可靠的。Pereira de Sousa LA 等人发现在心脏起搏器术后的患者中，6分钟步行试验的步行距离与运动平板试验中产生的最大摄氧量呈正相关，这两个测试达到的最大心率和峰值收缩压也显著相关。在测试中患者亦无不良反应或恶性心律失常，对不适合进行运动试验或心肺联合运动试验的患者行该项检查是最佳选择。

（三）运动方案的选择

在选择评定测试方法时运动方案的选择是非常重要的，因为经典的评价心脏缺血的方案（如 Bruce 方案）被设计成快速取得最大心率，Bruce 方案中运动量的增量可能导致患者过早疲劳，无法估计患者的运动能力，从而对起搏器功能产生错误的评估。而对频率应答起搏器评价方案选择一个逐渐加大运动负荷的方案，比如活动平板中使用改良的 Bruce 方案或Naughton 方案、踏车运动试验更为合适这些患者。

（四）终止运动试验的标准

终止运动试验决定于患者的症状和体征。主观体力和呼吸困难量表评分可能是比较有用的工具,因为植入起搏器后心电图会出现继发性 ST 改变,因此此类 ST 改变往往难以用心肌缺血解释。因此,在起搏器患者中,运动试验用于诊断的作用是有限的。心电图(ECG)不能显示缺血性改变,需要用其他方法判断缺血。

三、康复治疗

(一)运动处方的执行原则

对于起搏器植入术后患者,运动处方遵循与非起搏器患者相同的原则。在卡沃宁方程(Karvonen equation)(靶心率=(最大运动心率−静息状态心率)×(运动强度)(通常为 40%~60%+静息状态心率)基础上,Superko 用收缩压(SBP)作为运动强度的一个参数:靶 SBP=(最大 SBP−静息状态下 SBP)×(运动强度)+静息状态下 SBP,运动强度通常为 40%~60%。

Superko 指出心脏起搏器植入患者在运动初始需要较长的预热期,并应在最初几分钟保持处方强度的一半运动量,以避免呼吸困难或过早疲劳。整理活动有助于血管恢复到运动前的状态。在整个运动过程中应对收缩压进行监测,以确保一个安全而有效的强度。

参照以上国内外文献,我们大致总结:患者每次运动时间需持续 30~60min,其中包括 10~15min 热身运动和 5~10min 的整理活动,真正运动时间为 30~45min,且要求运动强度达到中等运动强度,中等强度的定义为:最大耗氧量的 40%~60%,或最大心率的 55%~70%,但对于有心律失常的患者用心率来衡量运动强度不太恰当,这时可以用 Borg 量表主观用力程度分级中的 12~15 级作为运动的靶目标。根据运动效应和积蓄作用,每周有规律地锻炼 3~5 次,中断运动的时间避免大于 72h。其中有氧运动每周 3~5 次;抗阻力运动每周 2~3 次,每套运动重复 10~15 次,直至中等疲劳,时间大约为完成 1~3 套运动,每套运动包括 8~10 个不同的上下身运动。运动形式上应避免上肢大幅度、剧烈的运动。

(二)阻力运动的选择

抗阻力运动过去曾被认为是心脏病患者的禁忌,动物实验指出抗阻力运动可提高心排血量、射血分数及最大耗氧量。虽然国内外文献少有报道抗阻力运动对起搏器患者的作用,但近年来抗阻力运动开始被有选择的编入心脏病康复方案中。抗阻运动在康复中所占比例不宜过大,适用于临床稳定、要恢复较强工作和体育活动的低危患者,此类患者在医学监测下进行低水平的抗阻运动是安全的。起搏器植入患者可多选择下肢的抗阻运动,尤其是植入起搏器初期,尽量避免上肢的大幅度运动。

(三)康复运动的注意事项

1. 频率应答起搏　起搏器是否具有频率应答功能在制定康复运动的处方时是一重要因素。频率应答起搏是通过某一参数或生理变化控制起搏心率而不是简单的人为控制。在运动负荷的情况下,可根据肌体的代谢情况改变起搏器频率以适应肌体代谢的需求。频率应答起搏的主要目的就是模仿缺乏变时性功能或有干扰自然窦性心律的房性心律失常患者的窦房结功能。理想的频率应答起搏器能相应地根据代谢的需要快速调节频率并尽可能地模仿窦房结的功能。

2. 自动模式转换　现今的起搏器还有着另一个特点,可根据情况的变化自动转换起搏模式,即自动模式转换(automatic mode switching, AMS),它有多种工作方式可以转换。自动模式转换常见的情况是:具有程控应答功能的双腔起搏器,当发生心房快速心律失常时,机器为避免心房跟踪引起的非生理性心室起搏,从 DDD(房、室顺序起搏)转换成 VVI(心室抑制型起搏)方式。通常伴随起搏频率的逐渐衰减,而当心房快速心律失常消失时,AMS 启

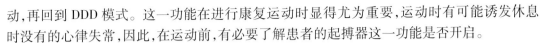

动,再回到 DDD 模式。这一功能在进行康复运动时显得尤为重要,运动时有可能诱发休息时没有的心律失常,因此,在运动前,有必要了解患者的起搏器这一功能是否开启。

3. 安全性评估 作为心脏康复中心的工作人员必须知道患者起搏器的类型(如单腔或双腔)及怎样程控,包括下限及上限频率,特别是频率应答和自动模式转换时这些数据的表现。一个潜在问题是,运动期间当达到上限频率的极限时双腔起搏器的工作方式。最初几代的 DDD 起搏器会产生一个突然的固定阻滞(通常 2:1 或 3:1,也就是只感知 1/3 或 1/2P 波)。例如极限运动时,如果心率从 120 次/min 下降至 60 次/min 或更少时,那么血流动力学的改变是很明显的,现代的 DDD 起搏器已经采取了更先进的设计技术,减少了达到上限频率时心率的阻滞,然而如果起搏器程控不理想,在达到上限频率时 2:1 阻滞似较常见。另一个运动中可能遇到的问题是起搏器综合征,它是因起搏器患者不适当的心房和心室收缩所致。最常见的原因是室房传导逆传,它引起的心房收缩正好对抗关闭的二、三尖瓣。运动可以导致在休息时没有的室房逆传,或使已经有的进一步加重。起搏器综合征也可能由运动引起的房性心律失常引起,当自动模式转换启动变成 VVI 起搏时,丧失了房室同步,可引起起搏器综合征。当安置双腔起搏器患者没有自动转换模式功能,运动中一旦发生房性心律失常,可以导致快速心室跟踪起搏(形成起搏器介导心动过速),此为一宽 QRS 心动过速,易被误认为室性心动过速,特别是双极起搏心电图上很难辨别起搏信号。无论如何,在运动之前对起搏器功能和参数有所了解将减少运动中并发症的可能,并可以找出最有效、最合适的运动。这些患者是心脏康复和运动试验最理想的候选人,如果做得好,可以提高患者的活动耐力,改善生活质量。随着对起搏器知识的增加,及合适的运动处方的制定,安置起搏器的患者参与心脏康复运动是安全的,但要做好监控。

四、其他需要关注的问题

(一)起搏器植入后随访计划

频率应答起搏器一旦达到理想的程序设计,具有长期稳定性。安装初期可 3 个月、6 个月各评估一次,以后每年评估一次即可;临近担保期后,应每 3~6 个月随访 1 次。测定起搏器的稳定性;了解起搏器的起搏功能、感知功能和带动功能;起搏器程序上限心率能否满足康复运动的需要;以及有无并发症发生;电池是否将要耗竭。

患者应定期拍胸片以明确起搏电极位置是否正常,及时检查起搏电源情况,以便适时更换电源。患者一旦出现头晕、胸闷、黑矇、乏力等症状应立即到医院检查,以确定有无起搏器功能障碍的发生。

(二)药物与饮食指导

起搏器安装以后,并不需要针对起搏器采用什么样的特殊治疗。不需要服用排斥药物,起搏器是用钛合金铸成的,钛合金人体的排斥性非常小。起搏器是一种治疗方式,仅仅解决的是缓慢性心律失常方面的问题。部分起搏器植入的患者同时还合并其他心脑血管疾病如糖尿病、高血压、脑血管、冠心病、其他类型的心律失常等,这些患者安装了起搏器并不意味着他就不再发生心肌缺血、脑动脉供血不足、房颤、房性或室性期前收缩等情况。因此,安装了起搏器的患者如果合并有需要继续治疗的疾病,仍然需要按照医师的医嘱,或者在医师的指导下继续服用相关的药物。起搏器本身也不受饮食的影响,通常没有什么需要忌口的。当然,很多患者同时合并有高血压、冠心病、心力衰竭、糖尿病、高血脂等,仍应按照这些疾病的要求进行合理的饮食控制。

（三）日常生活的注意事项

1. 心脏起搏器最怕磁　是因为起搏器内各项功能开关是由磁铁控制的,因此,植入起搏器的患者应尽量避开产生强磁场的机器和环境,禁忌接受磁共振检查。

2. 电流也可干扰起搏器的正常功能　一般来说,家用电器中的电视机、影碟机、录像机、摄像机、微波炉、洗衣机、电冰箱、吸尘器、电熨斗、剃须刀等常用家电,不会影响起搏器的功能;但具有磁性的收音机、电视机、磁化杯等应尽量距心脏起搏器 15cm 以上使用。其他常用的家用电动工具和非专业的射频传输装置等,如操作得当,一般也不会对起搏器的功能造成干扰。如干扰发生,只需迅速远离或关闭这些电器即可。

3. 公共场所的安检防盗装置　某些设置于超市、图书馆和其他公共场所出入口的安检防盗装置,在患者距此装置很近时,可造成起搏器输出抑制或暂时转为非同步起搏模式。因此,装有起搏器的患者应以正常步态通过这种出入口的防盗装置,避免在此区域逗留。

4. 某些工业用的电器　如弧光电焊、感应火炉和电阻电焊等,还有高压电线,如距离过近,都可产生足够的电磁干扰,从而影响起搏器的功能。

5. 移动电话　虽然有测试资料表明移动电话与起搏器之间的互相影响是暂时的,但应保持手持移动电话与起搏器之间的距离至少 15cm 以上,使用后将移动电话放在植入起搏器的对侧,切不可置于胸前口袋中,或别在距离起搏器 15cm 之外的腰带上,因为移动电话处于开机待命状态时,也可发射信号。

（四）心理辅导

当越来越多的患者安置人工心脏起搏器,毋庸置疑,起搏器治疗对患者生命的维持以及对心功能的改善均有积极的作用,但起搏器植入治疗后患者心理卫生状态如何却少有文献报道。

曾小川应用症状自测量表(SCL-90)对 50 例人工心脏起搏器植入患者以及 50 例健康对照组进行测评。结果表明,尽管起搏器安置后比安置前其心理问题有一定改善,但与对照组相比下降比例并没有大幅度的减少,主要表现在躯体化症状、焦虑、抑郁、人际敏感等心理障碍。这些情况可能与下列因素有关:①患者过高地估计心脏起搏器的治疗效果,但术后仍有不同程度的躯体不适时,对起搏器治疗产生疑虑,导致焦虑与抑郁;②部分患者在意起搏器的使用年限,担心到期后会发生意外情况而出现焦虑不安,并存在一定的恐惧心理;③由于起搏器参数的设定未能更好地与患者自主心脏节律协调,亦是导致焦虑、躯体不适的原因之一。因此,在患者植入心脏起搏器后的随访过程中应积极向患者介绍起搏器基本工作原理以及治疗作用方面的常识、注意事项,同时应针对不同的具体情况和心理问题产生的原因给予积极的心理疏导或运动康复治疗及护理,对有明显焦虑、抑郁症状的起搏器患者,根据患者的具体情况分别应用小剂量苯二氮䓬类药物、小剂量抗抑郁剂进行治疗。

【病例分析】

1. 病史　患者,男性,65 岁,退休。主诉:反复头昏、乏力、黑矇 3 年,意识丧失 1 次。

2010 年至 2012 年 8 月曾 4 次出现短暂的心悸、头晕、乏力、黑矇等症状。2 天前上述症状出现时,突然意识丧失数秒,苏醒后家人测心率 36 次/min,血压 90/60mmHg,当时无胸闷、胸痛、憋气感,醒后意识状态清晰,能自己行走,未表述有任何不适。即前往医院就诊,12 导联同步动态心电图报告结论:①窦性心动过缓,最慢心率 34 次/min,最快心率 72 次/min。平均心率 44 次/min。最长 R-R 间期 7.78s,可见室性逸博心律。②房性期前收缩 126 次,单发 49 次,2 次联发 6 对,短阵房速 9 次,3~14 次连发,偶见室性期前收缩。

2. 诊断　三度房室传导阻滞(图9-6-2)。

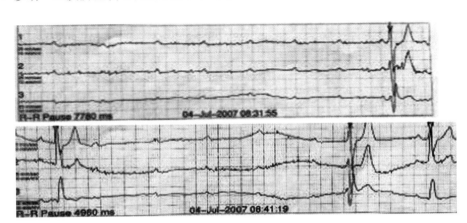

图 9-6-2　该患者 24h 动态心电图
其中最长 R-R 间期 7780ms,发生阿-斯综合征现象

3. 治疗措施　入院后择期安装全自动型永久性人工心脏起搏器(DDDR),手术创口愈合良好,起搏器各项参数正常,心电图呈房室顺序(DDD)起搏。手术1周后接受心脏康复治疗,进行肢体功能锻炼时要遵循循序渐进的原则。

4. 运动心肺功能检查

(1)手术前:活动平板运动时间6.6min,最大运动速度4km/h、坡度12%,因疲劳中止运动。

(2)康复3个月后:活动平板运动时间9.4min,最大运动速度3.4km/h、坡度14%,运动中未发生任何不适,因达到最大耗氧量而终止运动。患者康复3个月后各项指标对比,见表9-6-1。从检查结果分析:患者肺功能正常,植入起搏器后,运动负荷量增大,运动时间延长,最大运动心率达目标心率90%,最大耗氧量明显增加,氧脉搏接近正常,无氧阈延迟出现,提示患者安装起搏器并经康复治疗3个月后,心功能得到改善,生活质量明显提高。

表 9-6-1　患者康复3个月后各项指标对比

参数	手术前	康复后	说明
$VO_2/kg/ml \cdot kg^{-1} \cdot min^{-1}$	24.9(65%预计值)	34.7(90%预计值)	正常≥85%预计值
$AT/ml \cdot kg^{-1} \cdot min^{-1}$	18.9	27.8	正常≥40% VO_{2max} 预计值
VE/L	41	48	
BR/%	66	59	正常35%~80%
VO_2/HR	11(64%预计值)	14(80%预计值)	≥80%预计值
HR/次·min^{-1}	106	141	

注:VO_2/kg:每千克体重耗氧量;AT:无氧阈;VE:通气量;BR:呼吸储备;VO_2/HR:每搏耗氧量;HR:心率

(王　雁)

第七节　高血压康复治疗

高血压是常见的慢性病,是以动脉血压持续升高为特征的"心血管综合征",是我国心脑血管病最主要的危险因素,也是我国心脑血管病死亡的主要原因。控制高血压是心脑血管病预防的切入点和关键措施。

一、概述

在未用抗高血压药的情况下,非同日 3 次测量,收缩压≥140mmHg 和/或舒张压≥90mmHg,可诊断为高血压。患者既往有高血压史,目前正在服用抗高血压药,血压虽低于140/90mmHg,也应诊断为高血压。

二、血压水平分级

目前,仍以诊室血压作为高血压诊断的依据。有条件的应同时积极采用家庭血压或动态血压诊断高血压。家庭血压≥135/85mmHg;动态血压白天≥135/85mmHg,或 24h 平均值≥130/80mmHg 为高血压诊断的阈值。18 岁以上成人的血压按不同水平定义和分级,见表9-7-1。

表 9-7-1　高血压的定义及分级

级别	收缩压/mmHg		舒张压/mmHg
高血压	≥140	和/或	≥90
1 级高血压(轻度)	140~159	和/或	90~99
2 级高血压(中度)	160~179	和/或	100~109
3 级高血压(重度)	≥180	和/或	≥110

三、心血管绝对危险水平分层

影响高血压患者预后的因素包括:心血管病的危险因素、靶器官损害以及并存的临床疾患。对初诊患者通过全面询问病史、体格检查及各项辅助检查,找出影响预后的因素。影响预后的因素见表9-7-2。

表 9-7-2　高血压的危险分层

其他危险因素	高血压 1 级	高血压 2 级	高血压 3 级
无	低危	中危	高危
1~2 个危险因素	中危	中危	很高危
大于 3 个危险因素或靶器官损害	高危	高危	很高危
临床并发症或合并糖尿病	很高危	很高危	很高危

四、康复治疗

（一）健康教育

1. 广泛宣传高血压防治知识,提高社区人群自我保健知识,引导社会对高血压防治的关注。

2. 倡导"合理膳食、适量运动、戒烟限酒、心理平衡"的健康生活方式,提高社区人群高血压及其并发症防治的知识和技能,树立高血压及其并发症可以预防和控制的信念。

3. 鼓励社区居民改变不良行为和生活方式,减少高血压危险因素的流行,预防和控制高血压及相关疾病的发生,改善社区居民生活质量,提高健康水平。

（二）低盐膳食处方

高血压患者膳食盐的摄入量应该控制在 6g/d 之内。具体措施如下:

1. 改变烹饪方法,减少用盐量。利用酸、甜、辣、麻等其他佐料来调味。烹饪时后放食盐,增加咸味感但不增加盐用量。

2. 少用含盐高的佐料。膳食结构中除了烹调中的食盐以外,更多地来自含盐高的添加佐料,如酱油、黄酱、辣酱、豆瓣酱、咸菜等,这些调料中的含盐量比较高。

3. 尽量少吃或不吃含盐多的食品。减少咸肉、腊肉、咸鱼、咸菜和罐头等传统腌制品。

4. 在加用食盐时,最好使用有计量单位的容器,如盐勺,做到心中有数。

5. 食用包装食品时,要注意食物标签,了解含盐量。

6. 在外就餐时,要告知服务人员,制作食品时,尽量少加盐,不要口味太重。

7. 多食用新鲜蔬菜。目前市场的新鲜蔬菜四季均有,不受时令限制,应尽可能多食用。

（三）运动处方

1. 运动是预防心血管病的重要手段,包括高血压在内,因而高血压患者不仅可以运动,而且要坚持运动。高血压患者适宜进行有氧运动。有氧运动是指中低强度、有节奏、可持续时间较长的运动形式,比高强度运动在降血压方面更有效、更安全。常见的有氧运动形式有:快走、慢跑、骑自行车、秧歌舞、广播体操、有氧健身操、登山、登楼梯等。运动的目标要从运动的时间、运动的频度和运动的强度来考量。

2. 运动干预研究。有规律的运动降低轻至中度高血压患者血压的作用已被深入地研究,并且已有一些文献综述发表。虽然这些综述中所包括的有些研究缺乏良好的对照,但总的结论是:对于原发性高血压患者,有规律的运动可使收缩压降低大约 8~10mmHg,舒张压降低大约 7~8mmHg。

3. 控制血压的精确运动处方还没有被普遍采用,且还有一些问题仍未解决,包括每周运动的次数、强度及运动持续时间。但最近的研究结果强有力地表明了低、中强度的运动(根据年龄预测的最大心率的 35%~79% 或最大摄氧量的 30%~74%)比高强度的运动在降低血压上更有效。29 项研究的 meta 分析的结论是每周 3 次以上的运动不会更进一步降低血压。低、中强度的运动让患者有较好的耐受性和有效的降低血压的作用,促使运动研究已扩展至老年患者和严重的高血压患者。Cononie 等人报道了一组 70~79 岁的老年高血压患者经过 6 个月的有氧运动,收缩压、舒张压和平均压分别下降了 8mmHg、9mmHg 和 8mmHg。当分析中包括正常血压者时,这种下降就更为适中。这表明了通过运动使血压下降的程度同用药物治疗一样,与血压的初始水平相关。严重的高血压(血压≥180/110mmHg)很难控制且伴发冠心病的危险性也增加。严重高血压患者的运动耐受力低且运动时更易发生高血压的倾向。严重高血压患者的运动效果还未被深入研究。

4. 最近的证据表明,中等强度的有氧运动训练可减少运动过程中血压过度升高。运动时间峰值与运动 6min 时的血压呈负相关,而且对血压正常和高血压的中年妇女来说,对运动 6min 时的收缩压具有最强有力的预见性。经过 16 周的有氧训练后的高血压患者,在极量和亚极量运动负荷下收缩压和舒张压的水平明显的下降,经 8 周亚极量运动负荷有氧训练后的绝经妇女,收缩压也有显著地降低。

5. 运动疗法。制定合理的运动处方。合理的运动处方一般需要从四个方面考虑:运动强度、运动频率、运动形式、运动时间。康复团队制定运动处方,应以疾病的诊断、健康状况、心血管及运动器官的功能状况、病期与病程、年龄与性别为根据。遵循适应不同患者、不同病期病程的需要的原则,科学选择运动种类,准确界定运动强度,合理安排运动额度和持续时间。有效防止意外发生,最终达到最佳的运动效果。具体如下:

(1) 运动种类:建议选择大肌群,如腿、躯干、上臂,以伸展、有氧、增强肌力为主的等张运动。对于重症或以前运动较少的患者,先以小运动量的下肢运动开始,如进行医疗步行操、慢速步行、功率健身自行车和固定性运动平板车等训练,以后逐步过渡到上下肢结合的运动,如降压体操、太极拳、太极剑、放松疗法等。一般不主张选择等长运动,对于轻症及患病前喜爱运动的患者,可在医护人员指导下,进行适当的大运动量和等长运动,如迪斯科、爬山、健身器械性运动等。

(2) 运动强度:运动强度的界定,除了考虑患病期病程、年龄、性别等因素,关键要对高血压患者进行运动负荷试验,掌握患者承受能力平衡及运动极限。试验中随着负荷的增加,患者若出现严重心律失常、ST-T 段改变、心绞痛发作以及血压急剧升高等症状,则说明强度过高,应禁忌。测定运动强度的通常采用的指标包括:活动中心率(THR)、无氧阈和自觉用力强度等。最简单的计算方法是:THR 等于运动时最大心率(PHR)减去静止心率(RHR),乘以 60%~80%,加上 RHR。无氧阈在最大耗氧量的 60% 或最大心率的 60%~70%。自觉用力强度用 Borg 量表主观用力程度分级来评定。总体运动强度应控制在患者本人最大功能容量的 40%~85%,并持续 15~60min,尽量把心率范围指标、实际能量消耗、患者自觉用力程度结合起来,决定患者在重症期、恢复期、维持期的运动强度,如重症期限于床上运动,恢复期可于室内运动,维持期行户外活动。

(3) 运动持续时间及频度:运动持续时间在很大程度上取决于运动强度,强度越高,收到预期效果的时间就越短,强度较低、时间较长才可产生同样的效果。病程病期也是决定运动持续时间和额度的主要因素,重症期患者运动时间不宜过长,频度不宜过高,轻症患者运动时间则可适当延长。总的持续时间安排是要循序渐进,在逐步适应的基础上,按 5% 的增量逐渐增加活动时间。低强度训练每次持续时间为 30~60min,2 次/周,持续 6~8 周。一般强度每次持续时间为 15~30min,3 次/周,持续 6~8 周。两者均要以步行和其他室内或社区内运动加以补充。

(4) 运动中的注意事项:运动康复总的原则是:最大的效果和最小的危险。选择科学的运动种类、准确的强度和合理的频度固然重要,减少危险,保障安全也十分关键。患者在运动治疗过程中,除了按照医师制定的处方安排运动训练外,还要根据自身情况,自主控制运动量。合适的运动量的标准是,运动中稍出汗、轻度呼吸加快,运动后晨起感觉舒适、无持续疲劳感或其他不适感等。重症患者运动训练,应在医护人员监护下进行,或选择有抢救措施的场所进行,一旦发生意外,可以及时抢救。最近许多研究均表明,中等强度的有氧运动训练能使原发性高血压患者的收缩压平均下降 10mmHg,舒张压平均下降 7.5mmHg。此外,药物治疗配合运动能改善高血压患者的生活质量。血压的下降与体重或身体成分的改变无关。而且,运动的血压反应不存在性别的差异。研究显示有氧运动训练后,严重高血压患的血压有了显著的下降,且左室肥大也有所恢复,甚至在明显减少抗高血压药物的情况下,仍能保持较低的血压。低、中强度运动比高强度运动的降压作用更有效。患者对低、中强度运动有较大的耐受性,其造成骨骼肌损伤的危险较少,且降低与运动强度相关的心血管并发症,这将使越来越多的患者参与运动治疗,高血压也将会得到更好的控制。

特别注意以下几点:①运动的适宜时间:高血压患者清晨 6~10 点血压常处于比较高的水平,是心血管事件的高发时段,最好选择下午或傍晚进行锻炼。②高血压患者应避免的活动:短跑、举重等短时间剧烈使用肌肉和需要屏气一蹴而就的无氧运动,这类运动会使血压瞬间剧烈上升,引发危险,应尽量避免。③安静时血压未能很好控制或超过 180/110mmHg 的患者暂时禁止中度及以上的运动。

（四）戒烟处方

高血压患者吸烟会大幅增加心血管病风险,对每个吸烟的高血压患者都应指导戒烟。戒烟的益处大,降低心血管病风险的效果明显,且任何年龄戒烟均能获益。成功戒烟的窍门如下。①丢弃所有的烟草、烟灰缸、火柴、打火机,避免一见到这些就"条件反射"地想要吸烟。②避免参与往常习惯吸烟的场所或活动。③烟瘾来时,坚决拒绝烟草诱惑,提醒自己:只要再吸 1 支就足以令之前所有努力前功尽弃。做深呼吸活动或咀嚼无糖口香糖。尽量不用零食代替烟草以免引起血糖升高,身体过胖。

（五）心理处方

精神心理与睡眠状态显著影响血压,缓解心理压力和调整睡眠是高血压和心血管病防治的重要方面。

1. 正视现实生活,正确对待自己和别人,大度为怀;处理好家庭和同事间的关系。

2. 避免负性情绪,保持乐观和积极向上的态度。

3. 寻找适合自己的心理调适方法,旅行、运动、找朋友倾诉、养宠物等都是排遣压力的方法。

4. 增强承受心理压力的抵抗力,培养应对心理压力的能力。

5. 心理咨询是减轻精神压力的科学方法,必要时进行心理咨询。

6. 避免和干预心理危机,关注睡眠。睡眠差者 24h 动态血压监测发现大多数无昼夜节律,夜间血压未低于白天,夜间血压高使全身得不到充分休息,靶器官易受损。高血压患者失眠后,次日血压升高,心率增快。睡眠是最好的养生,良好的睡眠有助于降压。睡眠差者应找医师帮助调理,服用催眠药或助眠药,提高睡眠质量。

在高血压患者进行常规药物控制血压的同时,通过对高血压患者的康复指导,能明显改善高血压患者的血压值。通过关注患者的饮食起居和心理健康、活动健身、全面控制心血管危险因素,才能保护心脑肾靶器官,降低高血压引起的心脑血管事件。

（张云霞）

第八节　心律失常识别和康复治疗

一、概述

心律失常是常见的心血管疾病之一,可分为快速性和缓慢性心律失常,其中快速性心律失常较多见,也是猝死的重要原因之一。心律失常可见于各种器质性心脏病,其中冠心病、心肌病（扩张型心肌病、肥厚型心肌病、限制型心肌病）、心肌炎和风湿性心脏病多见，尤其在发生心力衰竭或急性心肌梗死时。同时发生在基本健康者或自主神经功能失调患者中的心律失常也不少见，其他病因尚有电解质或内分泌失调，麻醉，低温，胸腔或心脏手术，药物作用和中枢神经系统疾病等，部分病因不明。

二、缓慢性心律失常

（一）定义和分类

心动过缓即缓慢性心律失常，是临床上常见的心律失常，其病因多样，起搏与传导系统退行性变是其中的主要病因。临床上通常根据病变的部位分为病态窦房结综合征、房室传导阻滞以及室内传导阻滞。

（二）临床表现

缓慢性心律失常的临床表现往往取决于心动过缓的程度和频度。心室率过慢（如心室率<50 次/min），或心室停搏（如 R-R 间期>3s）时，可因心排血量下降，重要脏器和组织尤其是大脑供血不足而产生一系列临床症状，如头晕、黑矇、短暂的意识丧失，甚至抽搐，即所谓的阿-斯综合征发作。迅速恢复心室自主心律者，发作可立即终止，神志也可立即恢复，否则可导致死亡。

一度房室传导阻滞很少有症状；二度房室传导阻滞则可有心跳停顿或心悸感，听诊可发现心音脱漏，脉搏也有相应脱漏；三度房室传导阻滞听诊时心率慢而规则，为 35~50 次/min，第一心音强弱不等，强的心音又称为"大炮音"。

长期心动过缓可引起全身症状，如乏力，活动耐力下降，心脏扩大，甚至出现充血性心力衰竭。

（三）病态窦房结综合征的心电图特点

病态窦房结综合征，是指由于窦房结或其周围组织的功能障碍导致窦房结冲动形成障碍，或窦房结至心房的传导障碍所引起的多种心律失常的综合征。这些心律失常包括不可逆的严重窦性心动过缓、窦性静止、窦房阻滞、逸搏和逸搏心律、阵发性快速房性心律失常和心动过缓交替出现的慢快综合征，部分患者可合并房室传导阻滞和室内传导阻滞。

1. 窦性心动过缓的心电图特点

（1）窦性心律：P 波规律出现，P 波在 I 、II 、aVF、V4~V6 导联直立，aVR 导联倒置。

（2）窦性心律频率<60 次/min。

（3）常伴有窦性心律失常：同一导联上 P-P 间期差异>0.12s。

2. 窦性静止的心电图特点，如图 9-8-1 所示，表现为：

（1）正常的窦性节律中出现显著延长的 P-P 间期。

（2）长 P-P 间期和正常窦性 P-P 间期之间无倍数关系。

（3）长间歇后可出现房性交界性或室性逸搏。

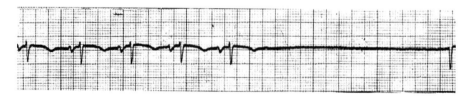

图 9-8-1　窦性静止

3. 窦房阻滞的心电图特点　按其阻滞程度可分为一、二和三度,其中只有二度窦房阻滞在心电图上有所表现。二度窦房阻滞的心电图上出现显著延长的P-P间期,且是正常窦性P-P间期的倍数。有时可见文氏现象,即P-P间期进行性缩短,直至出现长P-P间期。

4. 逸搏和逸搏心律的心电图特点　常见的是房室交界性逸搏和室性逸搏。连续发放3次或3次以上的逸搏,称为逸搏心律。交界性逸搏心律一般40~60次/min,交界性P波在Ⅱ、Ⅲ、AVF导联中倒置,在AVR导联中直立,交界性P波可消失,也可出现在QRS波前、中或后,QRS波形态与窦性时的相同。室性逸搏心律一般每分钟30~40次,QRS形态宽大畸形,不见P波。

（四）房室传导阻滞的心电图特点

1. 一度房室传导阻滞的心电图表现特点　每个心房冲动都传导至心室,但PR间期超过0.20s。房室传导系统的任何部位发生传导缓慢,均可导致PR间期延长。QRS波群形态正常者,房室传导延缓部位几乎都位于房室结内,极少数为希氏束。

2. 二度Ⅰ型房室传导阻滞的心电图表现特点　PR间期进行性延长直至一个P波受阻不能下传心室;相邻RR间期呈进行性缩短,直至一个P波不能下传心室;包含受阻P波在内的PP间期<正常窦性PP间期的两倍。

3. 二度Ⅱ型房室传导阻滞的心电图表现特点　如图9-8-2A所示,心房冲动传导突然阻滞(无QRS波群),但PR间期恒定不变。下传搏动的PR间期正常或延长。2∶1房室阻滞可属二度Ⅰ型或Ⅱ型房室阻滞。若同时记录到3∶2阻滞,第二个心动周期之PR间期延长者,便可确认为Ⅰ型阻滞。

4. 三度房室传导阻滞的心电图表现特点　如图9-8-2B所示,所有P波不能下传至心室,心房和心室有独立的起搏点控制。P波与QRS无固定关系。P-P与R-R间期基本规则。心室由房室交界处或心室自主心律控制,前者频率为40~60次/min,后者为30~50次/min。QRS波群形态与心室起搏点部位有关。

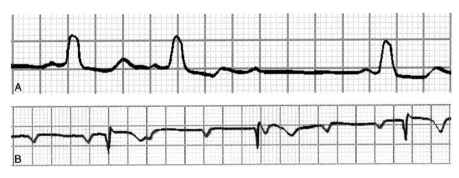

图9-8-2　房室传导阻滞
A. 二度Ⅱ型房室传导阻滞;B. 三度房室传导阻滞

（五）诊断

对患者的评估均应从仔细询问病史及体格检查开始,检查步骤一般先从简单易行的、无创的过渡到有创的。结合心电图、动态心电图、阿托品试验等检查基本能明确诊断。对于反复心电图或动态心电图检查未发现的心律、心率异常,而临床上高度怀疑存在缓慢性心律失常的患者,尤其是原因不明的晕厥待查患者,可以行电生理检查或者植入循环心电记录仪。

（六）治疗

1. 病因治疗　如解除迷走神经过高张力、停用有关药物、纠正电解质失衡等。急性心肌梗死引起的房室传导阻滞可通过血运重建改善心肌血供而得到纠正。

2. 增快心率和加快传导

（1）药物治疗

1）拟交感神经药物：常用沙丁胺醇每次 2~4mg，3~4 次/min。也可用异丙肾上腺素连续静脉滴注，控制滴速使心室率维持在 50~60 次/min，剂量过量不仅可明显增快心房率而使房室阻滞加重，而且还能导致严重室性异位心律。

2）阿托品：每 4h 口服 0.3mg，适用于房室束分支以上的阻滞，尤其是迷走神经张力过高所致的阻滞，必要时肌肉或静脉注射，每 4~6h 0.5~1.0mg。

（2）人工心脏起搏器治疗：心室率缓慢并影响血流动力学状态的二至三度房室传导阻滞，尤其是阻滞部位在房室束分支以下，并发生在急性心肌炎、急性心肌梗死或心脏手术损伤时，均有采取临时起搏器治疗的指征。安装心脏永久起搏器的指征，根据不同的临床情况选择是否有适应证。

三、心房颤动

（一）定义和分类

心房颤动是指规则有序的心房电活动丧失，代之以快速无序的颤动波，是最严重的心房电活动紊乱。心房的颤动使之失去了有效的收缩和舒张，进而导致泵血功能下降或丧失；加之房室结对快速无规律心房激动的递减传导，房颤时心室率快及极不规则，亦可导致泵血功能下降。因此，心室律（率）紊乱、心功能受损和心房附壁血栓形成是房颤患者的主要病理生理特点。根据心房颤动发作的临床表现、持续时间和是否自发终止，传统上将心房颤动分为 5 种类型：初发的心房颤动、阵发性心房颤动、持续性心房颤动、长程持续性心房颤动和永久性心房颤动。如果患者既存在阵发性也存在持续性 AF 发作，应当按照其更常见的类型进行分类，见表 9-8-1。

表 9-8-1　房颤分型及定义

定　　义	房颤分型
房颤是初次诊断的，无论房颤之前的持续时间及其严重程度如何	初发房颤
大多数情况下在 48h 之内自行终止，持续时间长者可达 7 天。另外，如果房颤 7 天内复律，也归为阵发性房颤	阵发性房颤
持续超过 7 天的房颤，包括 7 天之后使用药物或电复律终止的房颤	持续性房颤
在拟节律控制之前，房颤已持续超过 1 年	长程持续性房颤
患者及医师接受长期房颤的事实，放弃节律控制，然而，患者如果改变想法想尝试复律，应该重新归为持续性房颤	永久性房颤

（二）临床表现

房颤的临床表现为多种多样，常见症状包括心慌、胸闷、气短、呼吸困难、头晕、疲乏。轻者可完全无症状，一些患者在体检时无意发现。一般而言，阵发性房颤易被患者感知，持续性或永久性房颤、心室律比较规整、心率接近正常范围的患者症状可不明显。当窦房结功能障碍的房颤患者复律时,较长的窦性停搏可引起黑矇或晕厥;房颤患者如合并主动脉狭窄或肥厚型心肌病,心率过快时心脏的泵血功能明显下降,也可引起黑矇或晕厥。快房颤伴显性预激,可以导致黑矇或晕厥,甚至心源性猝死。若有基础疾病,则房颤患者可合并有基础疾病的表现,如冠心病患者可有胸痛、心力衰竭患者可有呼吸困难等症状。房颤若发生血栓栓塞,可出现栓塞的相应症状。

房颤患者在听诊时可发现心律绝对不齐,心音强弱不等,并且脉搏短绌(脉率少于心率)的情况。房颤发作时心室率可以快至 100~200 次/min,也可因房室传导阻滞或隐匿性传导而出现心率缓慢或长 R-R 间期。有些患者可表现为慢-快综合征,即在阵发的房颤之间表现为窦性心动过缓、窦房传导阻滞,甚至可见窦性停搏。

（三）心电图特点

房颤的诊断主要靠心电图,如图 9-8-3 所示,表现为:

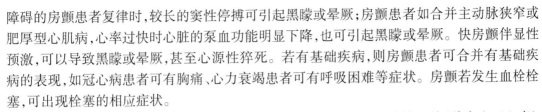

图 9-8-3　心房颤动

1. P 波消失,代之以形态、振幅、间距绝对不规则的房颤波(f 波),频率约 350~600 次/min。

2. 心室律绝对不规则。未接受药物治疗、房室传导正常者,心室率通常在 100~160 次/min。宽 QRS 波群伴极快速的心室率(大于 200 次/min)提示存在房室旁道。儿茶酚胺类药物、运动、发热、甲亢等均可缩短房室结不应期,使心室率加速;相反,洋地黄延长房室不应期,减慢房室传导,减慢心室率。

3. QRS 波群通常形态正常,但振幅并不一致;伴室内差异性传导、束支传导阻滞或预激综合征时,QRS 波群增宽、畸形。

（四）诊断

房颤的诊断主要依靠心电图,如果普通 12 导联心电图未能捕捉到房颤的,可以通过动态心电图、电话或远程心电监测等方法诊断。经胸超声心动图检查可以发现房颤患者的基础心脏病及心房的大小。经食管超声心动图则可以评估心房尤其是左心耳部的附壁血栓。

对于房颤的临床评估,应该明确房颤的发作方式、类型、频率、原发疾病、基础心脏病变、对心功能的影响、并发症等。

（五）治疗

1. 心率控制与节律控制

（1）用于复律的药物:临床常用于转复房颤的药物有胺碘酮、普罗帕酮、多非利特和依布利特等。

（2）复律后维持窦性心率的药物:临床上常用于维持窦性节律的药物胺碘酮、β 受体阻滞剂、多非利特、普罗帕酮、索他洛尔及决奈达隆等。

（3）控制心室率的药物：包括 β 受体阻滞剂、非二氢吡啶类钙拮抗剂、洋地黄类药物，以及其他抗心律失常药物，如胺碘酮等。

2. 房颤的抗凝治疗

（1）危险因素及危险分层：房颤患者脑卒中的独立危险因素有很多种。CHA2DS2-VASc 评分法是根据患者是否近期心力衰竭、高血压、年龄、糖尿病和血栓栓塞病史确定房颤患者的危险因素，患者的 CHA2DS2-VASc 评分 ≥2 分提示患者具有高危的血栓栓塞危险因素（表 9-8-2）。所有房颤抗凝患者对出血风险进行评估，见表 9-8-3。

表 9-8-2　非瓣膜病性房颤患者 CHA2DS2-VASc 卒中风险评分

字母代号	危险因素	风险评分
C（congestive failure）	充血性心力衰竭	1
H（hypertension）	高血压	1
A（age≥75yrs）	年龄≥75 岁	2
D（diabetes）	糖尿病	1
S（stroke/TIA/TE）	卒中/一过性脑缺血发作/血栓史	2
V（vascular diseases）	血管病变	1
A（65-74yrs）	年龄 65~74 岁	1
S（sex：female）	女性	1
total sScore	总分值	

总分为 0 分，低危，不需要抗凝治疗
总分为 1 分，中危，可接受阿司匹林或抗凝治疗
总分为 ≥2 分，高危，可接受抗凝治疗

表 9-8-3　非瓣膜病性房颤患者 HAS-BLED 出血风险评分

字母代号	临床疾病	风险评分
H（hypertension）	高血压	1
A（abnormal hepatic and renal function）	肝肾功能不全	各 1 分
S（stroke）	卒中	1
B（bleeding history and disposition）	出血病史或倾向	1
L（labile INR）	异常 INR	1
E（elderly）	年龄≥65 岁	1
D（drug or alcohol concomitantly）	药物或饮酒	各 1 分
total score	总分值	

总分≥3 分提示高危出血风险

（2）抗凝药物的选择：房颤患者的危险分层不同，所选的抗凝药物也不同。一般而言，如无禁忌证，高危患者需给予华法林治疗，而中危患者建议选用华法林，也可以考虑阿司匹林治疗。对于年龄<60 岁、不伴有器质性心脏病和不伴血栓栓塞危险因素的房颤患者，不使用抗凝药物发生血栓栓塞事件的风险较低，而应用阿司匹林的预防脑卒中的风险/效益比也尚不明确。新型抗凝药物利伐沙班。达比加群、阿哌沙班受到指南的推崇。其抗凝作用优

于或等同于华法林,致命性出血较华法林减少。

3. 房颤的导管消融治疗　导管消融是近 20 年来临床心脏电生理学最关注的热点之一,导管消融的术式也在不断的改进,成功率较前明显增高。导管消融对于阵发性房颤在维持窦性心律,减少房颤负荷、改善症状和运动耐量、提高生活质量等方面都明显优于抗心律失常药物。导管消融用于持久性房颤的疗效略低于阵发性房颤,且常需要多次消融,消融术式也较复杂。

四、室性心律失常

（一）定义和分类

室性心律失常是指起源于心室的异位节律点引起的心律失常。室性心律失常包括室性期前收缩、非持续性与持续性室性心动过速（简称室速）、心室扑动（简称室扑）与心室颤动（简称室颤）。

（二）临床表现

室性心律失常的临床表现多样化,大多数室性期前收缩患者可无明显症状,部分室性期前收缩患者也可能有症状,最常见的症状包括心悸、胸闷、心跳停搏感。部分室性心动过速的患者可导致心排血量下降及重要脏器血流灌注不足,由此引发乏力、气促、出汗、头晕、黑矇,甚至阿-斯综合征发作。

（三）心电图特点

1. 室性期前收缩的心电图特点

（1）提前发生的 QRS 波群,时限>0.12s、宽大畸形,ST 段与 T 波的方向与 QRS 主波方向相反。

（2）室性期前收缩与其前的窦性搏动之间期（称为配对间期）恒定。

（3）室性期前收缩后出现完全性代偿间歇。

2. 室性心动过速的心电图特点（图 9-8-4）

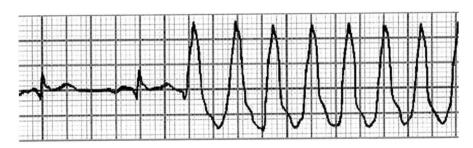

图 9-8-4　室性心动过速

（1）3 个或以上的室性期前收缩连续出现。

（2）QRS 波群形态畸形,时限>0.12s;ST-T 波方向与 QRS 波群主波方向相反。

（3）心室率通常为 100~250 次/min,心律规则。

（4）P 波与 QRS 波群无固定关系,形成房室分离。

（5）心室夺获与室性融合波,可作为确立室性心动过速与室上性心动过速鉴别的最重要依据。按室速发作时 QRS 波群的形态,可将室速区分为单形性室速（形态恒定不变）和多形性室速（形态多变呈尖端扭转型）,QRS 波群方向呈交替变换者称双向性室速。

（四）诊断

室性心律失常的诊断主要依靠心电图、动态心电图，对室性心律失常进行临床评估，明确病因、基础心脏病变、对心功能的影响、并发症等。

（五）治疗

室性心律失常的治疗包括病因治疗，抗心律失常的药物治疗，对于急性缺血所致的持续性多形性室速/室颤首要治疗方法为冠脉血运重建，β受体阻滞剂和静脉注射胺碘酮可治疗反复发作的多形性室速。导管消融治疗反复发作的多形性室速/室颤的患者，如果触发室速/室颤的室性期前收缩形态仅有一种或少数几种，可考虑导管消融治疗。对于反复发作多形性室速/室颤的Brugada综合征患者，可对右室流出道的心外膜基质进行消融。即使多形性室速/室颤的触发灶能被成功消融，ICD治疗仍然是必要的。ICD是不可逆原因所致的持续性多形性室速/室颤患者的主要治疗措施，对于有可能在短时间内再发持续性室速/室颤患者，可考虑使用。对于有血流动力学影响的室性心动过速的患者施行同步电复律。

五、心律失常康复治疗

（一）康复目的和意义

近年来，随着人们对心律失常认识的不断提高及抗心律失常的药物、器械治疗技术的长足发展，以及循证医学等证据的不断丰富和积累，心律失常治疗的成功率和生存率在逐年提高。在治疗技术和疗效不断完善的今天，人们对心律失常患者的康复治疗等的认识和重视程度也在不断地提高和完善，通过心脏康复，可以明显降低心血管危险因素，干预不良的生活方式，消除应激紧张状态，增强社会适应能力，缓解心理上的不良情绪，减少心血管病发生的心理因素，使心律失常的患者尽早回归社会，回归家庭。

（二）康复评估

1. 一般检测和评估

（1）病史：首先应获得一份详细病史记录，包括心血管病史，相关并发症及治疗史，仔细阅读后决定患者是否参加心脏康复计划。需特别关注有可能影响患者运动表现的疾病，包括提升的心血管疾病、呼吸系统疾病、骨骼肌肉及神经系统等。

（2）功能评估：静态心脏功能评估（心电图、超声心动图）、静态肺功能评估、一般性检查（血压、心率及血生化检查等）、生活质量评估、精神心理评估、药物及饮食的评估以及个体化的其他相关评估（吸烟、酗酒、睡眠情况）

2. 有氧运动能力评估

（1）运动试验的类型：极量运动试验、次极量运动试验和症状限制性运动试验等。

（2）目前运动平板试验最常用的方案是Bruce方案及改良的Bruce方案。

（3）运动心肺功能测试：是综合评价人体呼吸系统、心血管系统、血液系统、神经生理，以及骨骼系统对同一运动应激的整体反应；是测定人体在休息、运动及运动结束时的恢复期的每一次呼吸的氧摄取量（VO_2）、二氧化碳排出量（VCO_2）和通气量（VE），以及心率、血压、心电图；是结合患者运动时出现的症状，全面客观的把握患者的运动反应、心肺功能储备和功能受损程度的检测方法。适用于所有正常人和各类疾病的患者。

3. 危险性评估　一旦决定对患者进行康复治疗,首先需要判断对预后有重要影响的三个因素:缺血心肌的数量、左室功能的受损程度和基础心脏病致心律失常的危险性。低危患者可像多数成年人一样在无监护条件下进行,而中高危患者需要延迟运动或在医师/康复师监护下锻炼。

（三）康复对心律失常的作用

1. 康复对心律的作用　康复运动对心律失常的确切疗效至今尚不十分明确,总的来说,康复运动训练可以有效地改善心律失常患者的运动能力,规律而适度的体力活动和运动训练对心血管功能的康复是有效的。临床上常推荐的运动方式主要包括快走,骑自行车,爬楼梯以及其他大肌群参与的活动。

2. 运动处方的制定

（1）个体化运动方案,见图 9-8-5。

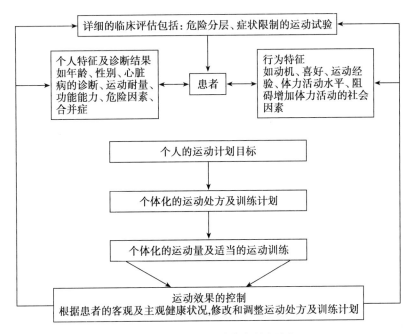

图 9-8-5　个体化运动方案制定流程

（2）运动时间:运动时间通常为 15~60min,为改善心肺功能储备,至少要 15min 的有氧运动,对多数心律失常的患者来说,最佳运动时间是 20~40min。如果患者可以耐受,建议以规定的强度持续运动;明显跛行、功能储备低或体质衰弱的患者可能需要间断的运动方案,即出现症状时终止运动,症状消失后再开始运动直至再次出现症状,重复进行直至各段运动时间总和达到规定运动时间。

（3）运动强度:理想的运动强度应设定在既能产生期望的效果,但又不因强度过高而出现不适症状或导致患者厌倦(图 9-8-6)。

（4）运动频率:建议康复治疗开始时运动频率为每周 3 次,至少持续 3~6 个月。最初设定的目标首先以增加训练的持续时间频率为主,如果能较好地适应,则再增加运动强度。

（5）运动监护:对于心律失常或伴有心律失常心血管病患者运动康复,建议采取导联心电监护,尤其房颤导致脉搏短绌患者,避免采用简易的监护,如指脉氧或者心率带、心率手表,都会导致运动靶心率误差增加。

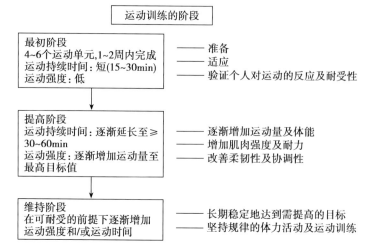

图 9-8-6   运动训练的阶段

（四）运动康复中时机选择及危险性识别

在心律失常的患者中,因康复训练而导致血流动力学不稳定和灾难性事件发生的危险性是很少见的,即使是对于心肌梗死合并心功能不全的患者,在康复过程中因为心律失常而结束运动的也少于 2%。这与我们对运动中心律失常发生原因的认识不断提高,以及药物、手术治疗心肌缺血技术手段的巨大进展等是直接相关的。

在心律失常的康复过程中,运动试验作为康复运动中评估和监测心律失常疗效的主要方法,一直备受推崇,而且它的积极作用越来越得到肯定和推广。因为运动试验不仅可以评估心律失常的康复情况,还可以发现日常生活中未发现的心律失常,况且,只要我们严格掌握好适应证,心律失常患者进行运动试验通常也是安全的。虽然运动试验中诱发心律失常对预后的价值还不完全清楚,但已获得的前瞻性资料显示在器质性心脏病和左室功能不全的患者中运动试验所提示的预后价值最大,而且复杂性心律失常比单纯异位的心律失常更有意义。

1. 心律失常康复的相对禁忌证

（1）快速性心律失常:包括阵发性室上性心动过速、阵发性室性心动过速、快室率心房颤动等。

（2）缓慢性心律失常:窦性停搏超过 3s 以上、严重窦性心动过缓心率低于 50 次/min、高度房室传导阻滞等。

2. 心律失常康复的绝对禁忌证:临床症状未得到控制或血流动力学不稳定的心律失常则列为绝对的禁忌证。

3. 心律失常康复时危急症的识别   对于中高危患者心律失常的康复,需要在心电监护下完成,同时进行生命体征的监护,包括呼吸、血压、心率、血氧饱和度监测等。在心电监护的过程中如果出现以下的改变,需要及时停止运动:

（1）出现典型心绞痛。

（2）出现明显症状和体征：呼吸困难、面色苍白、发绀、头晕、眼花、步态不稳、运动失调、缺血性跛行。

（3）随运动而增加的下肢不适感或疼痛。

（4）出现 ST 段水平型或下斜型≥0.15mV 或损伤型 ST 段抬高≥2.0mV。

（5）出现恶性心律失常，如室性心动过速、心室颤动、R on T 室性期前收缩、室上性心动过速、频发多源室性期前收缩、心房颤动等。

（6）运动中收缩压不升或降低>10mmHg。

（7）血压过高，收缩压>220mmHg。

（8）运动引起室内传导阻滞。

虽然大多数的心律失常并不需要紧急处理，但应该记住的是，运动可能产生多种代谢、血流动力学和电生理改变，所有这些都会诱导缺血致心律失常。此外运动强度与出现心律失常可能相关，但不总是，如部分患者可见轻度运动可引发心律失常，但随着活动强度的增加而消失。然而除了运动强度，还有其他因素可能与心律失常有关，包括自主神经系统的变化、药物导致心律失常的副作用、电解质紊乱、脱水和特定的环境因素。与运动相关的危险因素中，其中一个是心律失常，但如果运动处方能个体化，则受益普遍大于风险。心律失常患者应该有预定的康复目标，应在特定的一段时间内行监测下运动，并应预先制定终止运动的标准。

（孙　燕）

参 考 文 献

[1] 中华医学会心血管病学分会，中华心血管病杂志编辑委员会.慢性稳定性心绞痛诊断与治疗指南[J].中华心血管病杂志，2007，35：195-206.

[2] Task FM，Montalescot G，Sechtem U，et al. 2013 ESC guidelines on the management of stable coronary artery disease：The Task Force on the management of stable coronary artery disease of the European Society of Cardiolo-gy[J]. Eur Heart J，2013，34（38）：2949-2950.

[3] Fihn SD，Blankenship JC，Alexander KP，et al. 2014 ACC/AHA/AATS/PCNA/SCAI/STS focused update of the Guideline for the Diagnosis and Management of Patients with Stable Ischemic Heart Disease：A report of the American College of Cardiology/American Heart Association Task Forceon Practice Guidelines，and the American Association for Thoracic Surgery，Preventive Cardiovascular Nurses Association，Society for Cardiovascu-lar Angiography and Interventions，and Society of Thoracic Surgeons[J/OL]. J Am Coll Cardiol，（2014-07-18）[2014-10-15] doi：10.1016/j.jacc.2014.07.017.

[4] Fihn SD，Gardin JM，Abrams J，et al. 2012 ACCF/AHA/ACP/AATS/PCNA/SCAI/STS guideline for the diagnosis and management of patients with stable ischemic heart disease：a report of the American College of Cardiology Foundation/American Heart Association Task Force on Practice Guidelines，and the American College of Physicians，American Association for Thoracic Surgery，Preventive Cardiovascular Nurses Association，Society for Cardiovascular Angiography and Interventions，and Society of Thoracic Surgeons[J]. Circulation，2012，126：e354-e471.

[5] 国际体外反搏学会，中国康复医学会心血管病专业委员会，中国老年学学会心脑血管病专业委员会.心血管疾病康复处方—增强型体外反搏应用国际专家共识[J].中华内科杂志，2014，53（7）：587-590.

［6］　中国体外反搏临床应用专家共识起草专家委员会.中国体外反搏临床应用专家共识［J］.中国心血管病研究,2012,10(2):81-92.

［7］　Eckel RH,Jakicic JM,Ard JD,et al. 2013 AHA/ACC guideline on lifestyle management to reduce cardiovascular risk:a report of the American College of Cardiology/American Heart Association Task Force on Practice Guidelines［J］.J Am Coll Cardiol,2014,63(25 Pt B):2960-2984.

［8］　Thygesen K,Joseph S,Allan S,et al. White and the Writing Group on behalf of the Joint ESC/ACCF/AHA/WHF Task Force for the Universal Definition of Myocardial Infarction. Third universal definition of myocardial infarction［J］.European Heart Journal,2012,33:2551-2567.

［9］　中华医学会心血管病学分会.中华心血管病杂志编辑委员会.急性ST段抬高型心肌梗死诊断和治疗指南［J］.中华心血管病杂志,2015,43(5):380-393.

［10］　陈伟伟,高润霖,刘力生,等代表中国心血管病报告编写组.《中国心血管病报告2016》概要［J］.中国循环杂志,2017,32(6):521-530.

［11］　American Association of Cardiovascular and Pulmonary Rehabilitation. Guidelines for Cardiac Rehabilitation and Secondary Prevention Programs［M］.5th ed. Champaign,IL:Human Kinetics,2013.

［12］　JCS Joint Working Group. Guidelines for Rehabilitation in Patients With Cardiovascular Disease(JCS 2012)［J/OL］.Circulation Journal Official Journal of the Japanese Circulation Society,2014,78:2022-2093[2014-07-22].http://www.j-circ.or.jp.

［13］　中国康复医学会心血管病专业委员会.冠心病康复与二级预防中国专家共识［J］.中华心血管病杂志,2013,41(4):267-275.

［14］　中国医师协会心血管内科医师分会预防与康复专业委员会,陈纪言,陈韵岱,等.经皮冠状动脉介入治疗术后运动康复专家共识［J］.中国介入心脏病学杂志,2016,24(7):361-369.

［15］　America Heart Association. Importance of assessing cardiorespiratory fitness in clinical practice:A Case for fitness as a clinical vital sign:A scientific statement from the American heart association［J］.Circulation,2016,134(24):e653-e699.

［16］　中华医学会心血管病学分会介入心脏病学组.中国经皮冠状动脉介入治疗指南(2016)［J］.中华心血管病杂志,2016,44(5):382-400.

［17］　胡大一.中国心血管疾病康复/二级预防指南(2015版)［M］.北京:北京科学技术出版社,2015.

［18］　周明成.洪怡.美国心脏康复和二级预防项目指南/美国心肺康复［M］.上海:上海科学技术出版社,2017.

［19］　孙桂芝.心外科疾病围术期护理指南［M］.北京:人民卫生出版社,2013.

［20］　郭兰.王磊.刘遂心 心脏运动康复［M］.南京:东南大学出版社,2014.

［21］　陈泽湘,杨晓萍,徐燕明.心脏瓣膜置换术后患者早期康复护理［J］.中外健康文摘,2012,45:297-298.

［22］　宋为群,周谋望,贾子善.康复医师速查手册［M］.北京:科学技术文献出版社,2011.1.

［23］　龚仁蓉,黄智慧,陈芳.图解心血管外科手术配合［M］.北京:科学出版社,2015.3.

［24］　(奥地利)尼鲍尔.心脏康复实践操作手册［M］.胡大一,主译.北京:北京大学医学出版社,2014.

［25］　中国康复医学会心血管病专业委员会.慢性稳定性心力衰竭运动康复中国专家共识［J］.中华心血管病杂志,2014,42(9):714-720.

［26］　张健,张宇辉.多中心、前瞻性中国心力衰竭注册登记研究——病因、临床特点和治疗情况初步分析［J］.中国循环杂志,2015,30(5):413-416.

［27］　Gielen S,Laughlin MH,O'Conner C,et al. Exercise Training in Patients with Heart Disease:Review of Beneficial Effects and Clinical Recommendations［J］.Progress in Cardiovascular Diseases,2015,57:347-355.

［28］　Corra U,Piepoli MF,Carte F,et al. Secondary prevention through cardiac rehabilitation:Physical activity

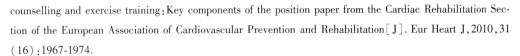

counselling and exercise training:Key components of the position paper from the Cardiac Rehabilitation Section of the European Association of Cardiovascular Prevention and Rehabilitation[J]. Eur Heart J,2010,31(16):1967-1974.

[29] Yancy CW,Jessup M,Bozkurt B,et al. 2013 ACCF/AHA guideline for the management of heart failure:a report of the American College of Cardiology Foundation/American Heart Association Task Force on Practice Guidelines[J]. J Am Coil Cardiol,2013,62:e147-e239.

[30] O'Conner CM,Whellan DJ,Lee KL,et al. Efficacy and safety of exercise training in patients with chronic heart failure:HF-ACTION randomized controlled trial[J]. JAMA,2009,301(14):1439-1450.

[31] Yeh GY,Mccarthy EP,Wayne PM,et al. Tat chi exercise in patients with chronic heart failure:a randomized clinical trial[J]. Arch Intern Med,2011,171(8):750-757.

[32] Cooper LB,Mentz RJ,Sun JL,et al. Psychosocial Factors,Exercise Adherence,and Outcomes in Heart Failure Patients Insights From Heart Failure:A Controlled Trial Investigating Outcomes of Exercise Training(HF-ACTION)[J]. Circ Heart Fail,2015,8:1044-1051.

[33] Ellingsen Ø,Halle M,Conraads V,et al. High-Intensity Interval Training in Patients With Heart Failure With Reduced Ejection Fraction[J]. Circulation,2017,135:839-849.

[34] Flint K. Cardiac rehabilitation in heart failure with reduced ejection fraction:A "take it or leave it" intervention[J]. American Heart Journal,2017,186:127-129.

[35] Gillis AM,Russo AM,Ellenbogen KA,et al. HRS/ACCF expert consensus statement on pacemaker device and mode selection. Developed in partnership between the Heart Rhythm Society(HRS)and the American College of Cardiology Foundation(ACCF)and in collaboration with the Society of Thoracic Surgeons[J]. Heart Rhythm,2012,9(8):1344-1365.

[36] Greco EM,Guardini S,Citelli L. Cardiac rehabilitation in patients with rate responsive pacemakersl[J]. Pacing Clin Electrophysio,1998,21(3):568-575.

[37] Sharp CT,Busse EF,Burgess JJ,et al. Exercise prescription for patients with pacemakers[J]. Cardiopulm Rehabil,1998,18(6):421-431.

[38] West M,Johnson T,Roberts SO. Pacemakers and implantable cardioverter defibrillators[M]//American College of Sports Medicine,Moore G,Durstine JL,et l. ACSM's Exercise Management for Person With Chronic Diseases and Disabilities. Champaign,IL:Human Kinetics,1997:37-41.

[39] Langenfeld H,Schneider B,Grimm W,et al. The six-minute walk--an adequate exercise test for pacemaker patients[J]? Pacing Clin Electrophysiol,1990,13(12 Pt 2):1761-1765.

[40] Pereira de Sousa LA,Britto RR,Ribeiro AL,et al. Six-minute walk test in patients with permanent cardiac pacemakers[J]. Cardiopulm Rehabil Prev,2008,28(4):253-257.

[41] Wilkoff B,Corey J,Blackburn G. A mathematical model of the cardiac chronotropic response to exercise[J]. Journal of Electrophysiology,2010,3(3):176-180.

[42] Fletcher GF,Balady GJ,Amsterdam EA,et al. Exercise standards for testing and training:a statement for healthcare professionals from the American Heart Association[J]. Circulation,2001,104(14):1694-1740.

[43] Silveira LC,Tezini GC,Schujmann DS,et al. Comparison of the effects of aerobic and resistance training on cardiac autonomic adaptations in ovariectomized rats[J]. Auton Neurosci,2011,162(1-2):35-41.

[44] 曾小川. 人工心脏起搏器植入患者心理健康分析[J]. 中国医药导报,2010,7(08):136-137.

[45] 丁昉. 运动与高血压[J]. 国外医学:物理医学与康复学分册,2002,22(2):82-84.

[46]《中国高血压基层管理指南》修订委员会. 中国高血压基层管理指南(2014年修订版)[J]. 中华健康管理学杂志,2015,9(1):10-30.

[47] 高血压联盟(中国),国家心血管病中心,中华医学会心血管病学分会,等. 中国高血压患者教育指南[J]. 中国医学前沿杂志(电子版),2014,6(3):78-110.

[48] 华伟. 心律失常治疗的现代进展[J]. 中国循环杂志,2009,24(4)244-246.

[49] 达斯丁. 波洛克心血管康复医学教科书[M]. 刘江生,译. 北京:北京大学医学出版社,2012:283-296.

[50] 刘江生. 康复心脏病学[M]. 北京:中国科学技术出版社,1996:308-311.

[51] Bjarnason-Wehrcns B,Schulz O,Gielen S,et al. Leitlinie körperliche Aktivität zur Sekundärprävention und Therapie kardiovaskulärer Erkrankungen[J]. Clin Res Cardiol,2009,4(4 Suppl):1-44.

[52] Piepoli MF,Corra U,Benzer W,et al. Secondary Prevention Through Cardiac Rehabilitation. 2008 Update. From Knowledge to Implentation. A Position Paper from the Cardiac Rehabilitation Section of the European Association of Cardiac Rehabilitation and Prevention[J]. Eur J Cardiop Prev and Rehab,2010,17(1):1-17.

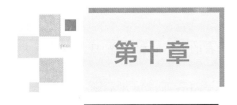

第十章

肺疾患康复治疗

第一节 慢性阻塞性肺疾病康复治疗

一、概述

慢性阻塞性肺疾病(chronic obstructive pulmonary disease,COPD)是一种以持续性气流受限为特征的可以预防和治疗的疾病,气流受限进行性发展,与气道和肺脏对有毒颗粒或气体的慢性炎性反应增强有关,急性加重和并发症影响着疾病的严重程度和对个体的预后。

(一)诊断依据和临床表现

1. 病史 患者常有呼吸困难(渐进性,进行体力劳动时加重,并持续存在)、慢性咳嗽(间歇性,可能是干咳)、慢性咳痰(任意形式的慢性咳痰都可以提示 COPD)、呼吸时有哮鸣音等主诉。

2. 危险因素暴露史 吸烟、吸入烹饪或者燃料等产生的烟雾、吸入工作环境中的粉尘和化学物质。

3. COPD 家族史。

4. 肺部 X 线片 肺部存在过度膨胀、横膈低平、悬垂型心脏等肺气肿的表现。

5. 肺功能检查 是确诊慢性阻塞性肺疾病的必备条件。肺活量、第一秒用力呼气量、最大自主通气量会降低,肺扩散容量也常会下降,而功能残气量、残气量、整体肺容积会上升。详见第四章第四节。

6. 体格检查 包括视诊、听诊、触诊、叩诊及临床症状的评估。

7. COPD 患者临床症状

(1)呼吸形态改变以及呼吸做功增加。

(2)由于分泌物增多、黏液纤毛廓清功能下降,或者咳嗽能力降低,导致气道分泌物潴留。

（3）运动能力下降,运动过程中常常伴有呼吸困难。

（4）由于疾病的原因,导致出现抑郁、焦虑等心理。

（二）COPD 的治疗

主要包括:

1. 戒烟　吸烟是 COPD 的重要发病因素,对 COPD 患者的自然病程来说,戒烟有着巨大的影响。

2. 药物治疗　药物治疗是为了减轻患者的症状,减少 COPD 急性发作的频率与严重程度,并且提高患者的健康状况以及运动耐量。每个患者都应该遵循个性化治疗,因为患者症状的严重程度受较多因素影响,并非仅与气流受限程度相关。

3. 肺康复　无论患者处于疾病的哪一期,都可以从康复治疗中获益。一个有针对性的康复治疗方案,可以提高患者咳嗽有效性,缓解呼吸困难的症状和疲劳感,改善患者的运动耐量等。COPD 的康复治疗包括:呼吸再训练、气道廓清、呼吸肌训练、肌肉放松治疗、有氧运动及阻抗训练。

4. 氧疗　对于静息状态下仍然存在低氧血症的患者而言,每天大于 15h 的长期氧疗,可提高此类慢性呼吸衰竭患者的生存率。

5. 外科治疗　若 COPD 患者的肺气肿以上叶为主,同时,治疗前运动水平很低,那么,较药物治疗而言,患者从外科肺减容术(LVRS)中获益更明显。而对于某些极重度的 COPD 患者而言,行肺移植术可以改善其生活质量及功能状态。

6. 机械通气支持　对于白天存在有高碳酸血症的患者,联合使用无创呼吸机和长期氧疗,可以提高患者生存率。

7. 姑息治疗、终末期护理和临终关怀　院内 COPD 急性发作期的患者中,由丁恶性肿瘤、呼吸衰竭、心血管及其他疾病的进展,可能导致患者死亡。因此,对于进展期 COPD 患者的治疗,应包括姑息治疗、终末期护理和临终关怀。

二、康复评估

COPD 患者的康复评估主要包括:临床评估、呼吸困难评估、运动能力评估、生活质量评估以及心理评估。

（一）临床评估

1. 症状　包括咳嗽、咳痰、喘息、胸痛、饮食、二便、睡眠及体重等情况。

2. 体征　观察患者的呼吸频率、节律、呼吸方式、呼吸功的情况;检查患者胸腹部的活动度,呼吸肌的肌力及耐力,有无气、血胸,肺部听诊有无干湿啰音、异常呼吸音。

3. 运动治疗禁忌证的评估　通过胸片、心电图、常规的抽血,必要时行心脏彩超检查,若患者存在严重心律失常、急性心肌梗死,不稳定型心绞痛、进行性骨关节炎或者急性感染加重时,禁止行运动治疗。

（二）呼吸困难评估

常用的方法有下面几种:

1. 基础呼吸困难指数(baseline dyspnea index)　该指数是与生理测量值最为相关的,它可分为三个方面来评估:

（1）功能障碍（functional impairment）：所谓功能，是指职业工作以及日常生活一般活动。

4级：没有呼吸困难

3级：轻微的呼吸困难

2级：中等程度的呼吸困难

1级：严重的呼吸困难

0级：因呼吸困难，必须放弃工作以及大多数日常的活动

（2）工作费力大小（magnitude of task）

4级：只有在特别费力的活动才会喘

3级：中上程度的活动，如上三层楼会喘

2级：中等程度的活动会喘

1级：轻微的活动，如平地行走就感觉呼吸困难

0级：休息时就感觉呼吸困难

（3）主观用力大小（magnitude of effort）

4级：只有很出力的情况下才会呼吸困难

3级：大多数的活动都不需中断

2级：偶尔需停下来休息

1级：需经常停下来休息，完成工作的时间较常人多一半到一倍

0级：休息时就感觉呼吸困难

2. 改良的英国医学研究委员会呼吸困难量表（modified British Medical Research Council dyspnea scale，mMRC）　是临床上一种非常简单、好用的量表。参见第十二章第二节相关内容。

3. 气短指数（Borg 量表改良版）　如图 10-1-1 所示。

气短指数(Borg量表改良版)

0	完全没有气短	
0.5	非常、非常轻微(刚发觉)	
1	非常轻微	
2	轻微	
3	中度	运动训练区域
4	有点严重	
5	严重	
6		
7	非常严重	
8		
9	非常非常严重(几乎最大极限)	
10	最大极限	

患者指引：

这是一个询问您气短程度的测量表。0分代表呼吸时完全没有气短(呼吸困难)的感觉。随着分数的增加，气短(呼吸困难程度上升)。10分代表呼吸时气短程度达至最大极限。那么，现在您觉得呼吸有多困难？

图 10-1-1　Borg 量表改良版

（三）运动能力评估

1. 运动心肺功能测试   该试验可以获得以下客观指标:肺通气相关指标、肺换气相关指标、代谢指标、运动能力指标(包括:代谢当量、无氧阈、最大耗氧量),是最客观、最全面的运动能力评估方法。详见第四章第三节。

2. 6 分钟步行试验(6 minute walking test,6MWT)   6MWT 是一种十分简易的方法,不需要高级设备。通过测出的步行距离,反映患者的运动能力,指导运动处方的制定,并且可重复使用。详见第四章第一节。

（四）生活质量评估

1. 圣乔治呼吸问卷(St. George respiratory questionnaire,SGRQ)   圣乔治呼吸问卷适用于全球范围内所有气流阻塞性疾病的患者,是目前用于 COPD 患者生活质量评估最标准的问卷,但是,完成问卷大约需要 30min,比较费时,并且评估软件为收费软件。

2. 慢性阻塞性肺疾病评估量表(COPD assessment test,CAT)   问卷一共包含有 8 个问题,分别评估患者咳嗽、咳痰、胸闷、运动耐力、日常活动、情绪以及睡眠和精力的情况(表 10-1-1)。每项评分 0~5 分,CAT 问卷得分范围是 0~40 分。0~10 分为"轻微影响",11~20 分为"中等影响",21~30 分为"严重影响",31~40 分为"非常严重影响"。CAT 评分与疾病严重程度见表 10-1-2。

（五）心理评估

临床上 COPD 患者的心理状况可以用贝克焦虑量表(见本节【扩展阅读】)、贝克忧郁量表(见本节【扩展阅读】)、住院患者焦虑量表、抑郁评定量表进行评估。

三、康复治疗

COPD 的康复治疗包括:呼吸再训练、气道廓清、呼吸肌训练、肌肉放松治疗、有氧运动及阻抗训练。

表 10-1-1   COPD 评估量表（CAT）

请标记最能反映你当前情况的选项,在方格中打"×"。每个问题只能标记一个

举例:我很高兴	0 1 2× 3 4 5	我很伤心
我从不咳嗽	0 1 2 3 4 5	我一直在咳嗽
我一点痰也没有	0 1 2 3 4 5	我有很多很多痰
我没有任何胸闷的感觉	0 1 2 3 4 5	我有很严重的胸闷感觉
当我爬坡或上一层楼梯时,我没有气喘的感觉	0 1 2 3 4 5	当我爬坡或上一层楼梯时,我感觉非常喘不过气来
我在家里能做任何事	0 1 2 3 4 5	我在家里做任何事情都很受影响
尽管我有肺部疾病,但我对离家外出很有信心	0 1 2 3 4 5	由于我有肺部疾病,我对离家外出一点信心都没有
我的睡眠非常好	0 1 2 3 4 5	由于我有肺部疾病,我的睡眠相当差
我精力旺盛	0 1 2 3 4 5	我一点精力都没有

表 10-1-2　CAT 评分与疾病严重程度

评分	疾病状态	主要表现	防治措施
>30	非常严重	患者不能从事任何活动,生活困难,如果需盆浴或淋浴,将花费很长时间,不能出门进行购物、娱乐或家务劳动,通常不能远离自己的床或椅子,感觉自己就好像变成了残疾人	除了轻度和中等程度影响患者的防治措施之外,还可以考虑转至专科门诊(如果是社区医务人员)。
20<评分≤30	严重	患者不能从事大部分活动,包括在住宅附近散步、洗澡或穿衣时,均会感到呼吸急促,说话也可能气喘吁吁,咳嗽使患者非常疲劳,绝大多数夜晚肺部症状会干扰睡眠。患者感觉锻炼身体已不再安全。做每件事情都很费力,自觉无法控制肺部问题,并感到害怕和惊恐	增加药物治疗。转诊至肺康复治疗部门,确保采用最佳治疗方法以减少急性加重发作次数并积极治疗急性加重疾病
10<评分≤20	中等	COPD 成为患者最严重的健康问题之一,每周有数天比较正常,但大多数时间都会咳嗽、咳痰,每年有 1~2 次急性加重,经常出现气促,夜间有憋醒。弯腰时会气喘,仅能缓慢地走上数级楼梯,只能慢慢地做轻家务劳动或者只能静养休息	除轻微影响患者的防治措施外,还可以考虑重新评估目前的维持治疗方案,转诊至肺康复治疗部门,确保采用最佳治疗方法
<10 分	病情轻微	患者大部分时间很正常,但 COPD 已导致患者发生一些问题,无法胜任 1~2 件喜欢的活动,通常每周有几天咳嗽,并在运动或进行重体力劳动时出现气促,爬山或在平地快速走时,不得不减慢速度或停下来,且经常容易筋疲力尽	包括戒烟、每年接种流感疫苗、减少暴露于急性加重危险因素以及通过进一步临床评价,保障所采取的治疗措施

（一）呼吸再训练

呼吸再训练作为一种辅助疗法,即纠正异常呼吸模式,适合于药物治疗效果欠佳的患者。其目的在于:①把膈肌回复到相对正常的位置;②通过控制呼吸频率及呼吸形态,达到减少残气量和呼吸功的目的;③缓解患者呼吸困难感觉和紧张焦虑。

1. 缩唇呼吸　缩唇呼吸的方法,在呼气的过程中提供了一个呼气正压,可以减缓呼气流速,延缓气道塌陷的时间,有助于 COPD 患者换气量的增加。部分 COPD 患者会自发地使用缩唇呼吸。在进行一些会导致呼吸困难或者呼吸频率加快的运动及活动后,都可以使用缩唇呼吸来缓解,控制呼吸。

操作方法:详见第五章第二节内容。每次 5~10min,每天 2 次,反复训练如图 10-1-2 所示。

2. 腹式呼吸训练　强调使用膈肌进行吸气,可以指导患者用手或者重物放在腹部,以增加感觉反馈,在呼气时,可在上腹部施加一个压力,以辅助膈肌上抬。

操作方法:患者仰卧位或半坐位或坐位(屈髋屈膝),患者先将双手置于腹部以感觉腹式呼吸时腹部的动作,吸气时经鼻缓慢深吸气,隆起腹部,吸气末屏气 3s,呼气时将气缓慢吹

出,同时双手朝膈肌方向轻压腹部,促进横膈上抬。5~10min/次,每天训练 2 次,如图 10-1-3
所示。

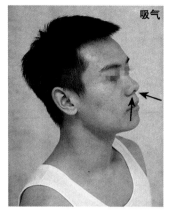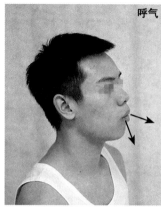

图 10-1-2　缩唇呼吸

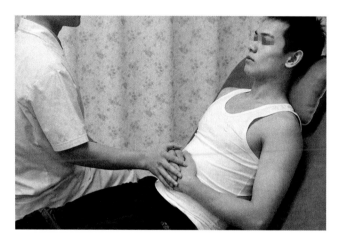

图 10-1-3　腹式呼吸训练

3. 深慢呼吸方式　深慢呼吸方式并非深呼吸训练,单纯进行深呼吸训练,将导致膈肌
等呼吸肌疲劳。而在呼吸再训练中强调的是通过其他呼吸的方法,让患者实现深慢呼吸方
法,如上述的缩唇呼吸和腹式呼吸。通过深慢的呼吸方式,可以减少无效腔,降低患者呼吸
做功,提高呼吸效率,因此,当患者出现焦虑、呼吸困难时,应该提醒患者避免过浅、过快的呼
吸方式。

呼吸再训练的治疗效果有:

(1) 休息及运动时呼吸频率下降,潮气量上升。

(2) 休息及运动时,血气分析结果改善,$PaCO_2$ 下降,PaO_2 上升。

(3) 降低功能残气量,膈肌可回复到更佳的位置。

(4) 缓解患者呼吸困难的症状。

（二）气道廓清

COPD 患者咳痰能力降低的原因:①最大呼吸流速下降;②气道狭窄,增加气流向外的
阻力;③气道过早闭合,导致痰液移动困难;④黏液纤毛廓清率降低,影响排痰能力。

痰液的排出,可以降低气流阻力,增加最大呼气流速,改善气体交换,还可以降低肺部感染的风险,因此,对咳痰能力较差的 COPD 患者而言,气道廓清技术的使用是相当有必要的。

1. 振动、叩拍　振动是在患者呼气时,利用上肢肌肉强直收缩,产生一个持续的高频率振动,通常会在振动的同时联合使用胸壁加压,以加快呼气流速,一般持续进行 2~5min。

叩拍是将双手弓成杯状,交替给予胸壁有力的拍击,对胸壁产生振动,来松动黏滞在气道中的分泌物。通常在振动前,需嘱患者深吸一口气,然后在呼气的同时,随着胸壁的运动给予振动,重复进行。

方法:患者取引流体位,保持自然放松,操作者在患者一侧行振动或者叩拍治疗(图 10-1-4)。

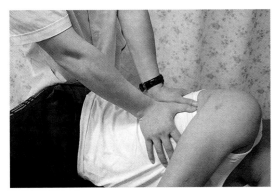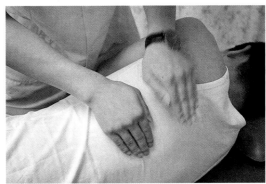

图 10-1-4　胸壁振动、叩拍

2. 体位引流　体位引流是根据支气管树的解剖结构,将患者摆在支气管出口垂直朝下的体位,利用重力的作用,将各大支气管中的痰液移动到中心气道,然后排出体外的方法。各肺段的引流体位见表 10-1-3。

表 10-1-3　各肺段的引流体位

肺段	体位
上叶尖段	直立坐位
左上叶后段	右侧卧位,与床面水平成45°,肩部约抬高30cm
右上叶后段	左侧卧位,与床面水平成45°
上叶前段	仰卧位屈髋屈膝
舌叶	仰卧位将身体稍微向右侧倾斜,头朝下,躯干与地面成15°
中叶	仰卧位将身体稍微向左侧倾斜,头朝下,躯干与地面成15°
下叶尖段	俯卧位,在腹部垫一枕头
下叶内侧段	右侧卧位,头朝下,躯干与地面成20°
下叶前基底段	仰卧位屈髋屈膝,头朝下,躯干与地面成20°
下叶外侧基底段	向对侧侧卧,头朝下,躯干与地面成20°
下叶后基底段	俯卧位,在腹部垫一枕头,头朝下,躯干与地面成20°

3. 主动循环呼吸技术(active cycle of breathing technique, ACBT)   ACBT 是对 COPD 患者排痰非常有帮助、又非常有效的方法。它主要由三个部分组成,分别是:呼吸控制(BC)、深呼吸(deep breathing, DB)和用力呼气技术(Huff)。操作时通常取半卧位或坐位。

(1) 呼吸控制:为一系列按自身呼吸深度与频率进行的呼吸运动,它能帮助患者在深呼吸及用力呼气的过程中进行放松。进行呼吸控制时,注意患者双手放在腹部,切忌悬空,然后嘱患者放松上胸部及肩膀,利用下胸部呼吸。

(2) 深呼吸:进行呼吸控制后,嘱患者缓慢吸气,尽可能加深,然后屏气 3s,接着缓慢呼气,重复进行 3~5 次。

(3) 用力呼气技术:患者用力吸一口气,然后张开嘴巴,尽可能快地把气"哈"出来,重复 1~2 次。当痰液到达咽喉部时,嘱患者轻轻咳嗽或者清嗓子,把痰液吐出。具体应用见图 10-1-5。

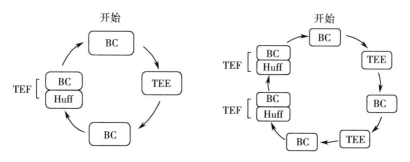

图 10-1-5　ACBT 应用图示

4. 振荡呼气正压   振荡呼气正压是通过专门的仪器,在用力呼气时,仪器提供呼气的正压以及气道振动,有效延缓气道闭合的时间和松动气道内分泌物,以达到移除气道内分泌物的方法。

振荡呼气正压仪器的使用方法:患者取舒适、放松的体位,通常为坐位。第一阶段,患者手持仪器缓慢吸气到补吸气量水平,然后屏气 3s,接着含住咬嘴,快速呼气到补呼气量水平,重复进行 5~10 次。第二阶段,患者手持仪器缓慢吸气到最大,然后屏气 3s,接着含住咬嘴,猛烈呼气到最大呼气深度,重复进行 1~2 次,然后咳嗽或者"哈气"(图 10-1-6)。

(三)呼吸肌训练

COPD 患者由于胸廓过度膨胀,导致膈肌所处位置不易产生高吸气收缩力,同时气道阻力大,气体交换异常、营养不良,都会增加膈肌的负荷,使膈肌容易疲劳。而研究表示,COPD 患者吸气肌的肌力及耐力均低于正常人,呼气肌的肌力及耐力虽然也较正常人低,但是并没有吸气肌那么显著。因此,临床上对呼气肌,除非有明显的肌力与耐力降低,才会训练,否则,呼吸肌训练以吸气肌为主。

呼吸肌训练对于 COPD 急性加重期,无法脱离呼吸机的患者尤其重要。或者当患者进行药物治疗后,仍然存在由于最大吸气压下降而引起的呼吸困难时,应该进行呼吸肌训练。

呼吸肌训练通常使用的方式是用吸气阻力器呼吸(图 10-1-7)。

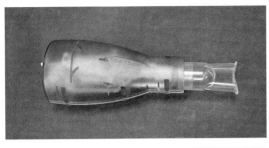
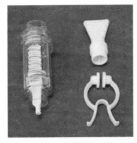
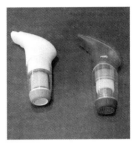
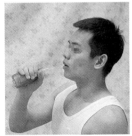
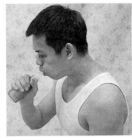
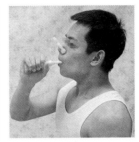
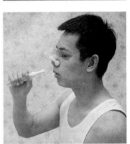

图 10-1-6 振荡呼气正压仪器的使用　　　　　图 10-1-7 呼吸肌训练

（四）肌肉放松治疗

COPD 患者胸大肌、胸锁乳突肌及肋间内外肌等常常过度紧张,造成患者肌肉耗氧量增加,胸廓活动度下降,从而使患者运动能力进一步下降,因此对于 COPD 合并有上述肌肉紧张的患者,可进行肌肉放松治疗。

1. 主要放松肌　股四头肌肉、胸大肌、胸锁乳突肌、肋间内外肌肉。

2. 治疗方法　推拿、按摩、肌肉拉伸（图 10-1-8）。

3. 效果评价　治疗后,患者心率较前下降 10~20 次/min,血氧饱和度上升至 95% 以上。

（五）有氧运动

有氧运动训练可以提高 COPD 患者运动耐力,增加限定时间内的步行距离、运动效率,增加氧脉及最大摄氧量。请参考表 10-1-4。

1. 运动形式　患者可根据个人喜好,选择平地或者跑步机上步行,或者踏车来进行下肢训练。上肢在无支撑状态

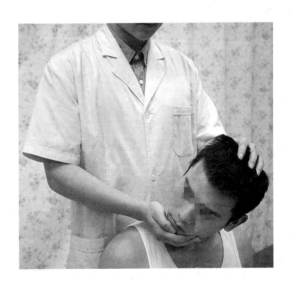

图 10-1-8 辅助呼吸肌拉伸

下运动,更容易诱发呼吸困难,因此建议选择手摇车或上肢液阻等上肢有支撑的方式来进行上肢训练。

2. 运动强度　若非呼吸受限,患者运动强度可依照心脏康复的原则,按照测试（运动心肺功能测试或 6 分钟步行试验）中最大强度的 50%~60% 进行,逐步增加强度。较重患者按照患者可耐受最大运动量行有氧训练。

表 10-1-4　慢性阻塞性肺疾病有氧运动计划建议

	下肢运动	上肢运动（有支撑）
形式	走路、跑步机、踏车	手摇车、上肢液阻
强度	50%~60%最大强度	60%上肢最大运动量
时间	30~40min	30~40min
频率	3~5 次/周	3~5 次/周
进阶	每 1~2 周可增加强度，至少持续 4 周，平均进行 8 周	每 1~2 周可增加强度，至少持续 4 周，平均进行 8 周

3. 运动时间　运动时间一般为 30~40min/次，若患者病情较重，也可间歇进行，即走走停停的方式，行走的总时间为 30~40min。逐渐延长行走时间，减少休息时间与次数。

4. 运动频率　运动频率至少每周进行 3~5 次训练，每次训练时间至少要有 15~20min 才可能增加运动耐力。

5. 注意事项

（1）运动时血氧饱和度过低的患者，应及时给予吸氧。

（2）运动时注意监测心电图，运动时的心律失常，可能与血氧饱和度下降有关。

（3）合并有肺动脉高压、肺源性心脏病、心力衰竭、体重下降或者运动中呼吸不协调的患者，在运动过程中需密切关注。

（六）阻抗训练

COPD 患者普遍存在骨骼肌萎缩，以下肢为重，上肢肌肉力量常常得以保存，因此阻抗训练的重点是下肢。而阻抗训练可以增加 COPD 患者的肌力，特定肌肉的肌力提高，对相关的日常生活活动有促进作用。

方法：目标肌群以下肢的肌肉功能训练为主，涉及全身大肌肉群。可利用器械、弹力带等工具，或者等速肌力测试训练系统进行相关肌群的阻抗训练。每周进行 2~3 次（图 10-1-9）。

【病例分析】

1. 病史　患者，男，68 岁，诊断慢性阻塞性肺疾病 5 年，吸烟史 35 年，平均每天 2 包，目前已戒烟 5 年。因慢性阻塞性肺疾病急性发作和持续性感染住院，住院后给予低流量氧疗、抗生素、茶碱、肾上腺皮质激素及止咳处理。

2. 辅助检查　肺功能检查结果见表 10-1-5。

安静时呼吸频率 28 次/min，血氧饱和度 93%，心率 90 次/min，双下肺呼吸音降低，有功能性咳嗽，痰液为白色黏痰，吸气时可明显观察到辅助呼吸肌收缩。气短指数 5/10 分。

3. 康复治疗方案　经过评估，给予患者以下康复治疗方案：

（1）体位引流及叩拍：部位为双下肺，左右各 15min，每天 2 次；体位引流过程中结合胸壁叩拍。

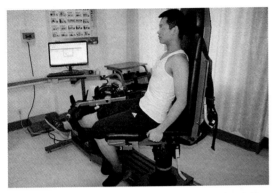
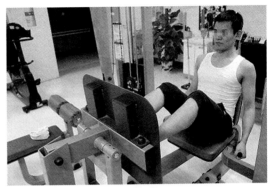
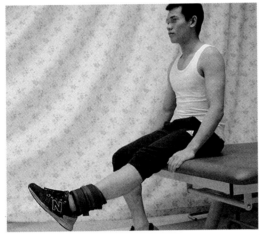
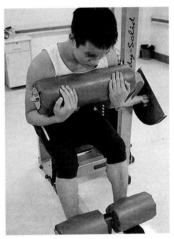

图 10-1-9 阻抗训练

表 10-1-5 肺功能检查结果

FVC	1.90L	59.2%预计值
FEV_1	0.89L	28.5%预计值
$\%FEV_1$	46.8	56.3%预计值
$FEV_{25\%\sim75\%}$	0.32L/S	10.8%预计值
MVV	41.2L	57.5%预计值

（2）主动循环呼吸技术练习：Huff 时以中低肺容积位下哈气为主，每 2h 练习一次，每次 3 个循环。

（3）腹式呼吸训练：5~10min/次，每天训练 2 次，可结合缩唇呼吸进行。

4. 康复评估 经过 4 天康复治疗以及药物治疗后，再次评估结果如下：

（1）安静时呼吸频率 20 次/min，血氧饱和度 98%，心率 82 次/min，双下肺可闻及少量湿啰音，痰液为白色稀薄痰液，吸气时无明显辅助呼吸肌收缩。

（2）气短指数 0.5/10 分。

前后对比可以看出，患者咳嗽、咳痰能力、呼吸困难以及呼吸形态的情况均得以改善。

5. 康复治疗内容调整 第 5 天起，康复治疗内容调整如下：

（1）振荡呼气正压治疗：一天 3 次；腹式呼吸训练：5~10min/次，每天训练 2 次，可结合缩唇呼吸进行。

（2）呼吸肌肌力训练：每次重复 30 个吸气，一天 2 次。

（3）床旁阻抗训练：上下肢各主要肌群阻抗训练，黄色弹力带逐渐过渡至红色，每动作重复 5~7 次。

6. 第二次康复评估　经过 3 天的康复治疗后，再次评估结果如下：

（1）安静时呼吸频率 16 次/min，血氧饱和度 98%，心率 78~81 次/min，双肺呼吸音正常，偶有咳嗽、咳痰，吸气时无辅助呼吸肌收缩。

（2）气短指数 0/10 分。

（3）可独立完成基本日常生活活动。

前后对比可以看出，患者各方面功能已无明显异常。

7. 康复效果　于患者出院前，给予患者慢性阻塞性肺疾病评估量表（CAT）评估，结果 16 分，为中度影响。建议其行后续门诊肺康复治疗。

（曾德铭）

【扩展阅读】

贝克焦虑量表

编号_____姓名_____性别_____年龄_____测验日期_____

指导语：本量表含有 21 道关于焦虑一般症状的问题，请仔细阅读每一道题，指出最近一周内（包括当天），被各种症状烦扰的程度，并按以下标准进行选择：选 1 表示"无"；选 2 表示"轻度，无多大烦扰"；选择 3 表示"中度，感到不适但尚能忍受"；选 4 表示"重度，只能勉强忍受。"

题目	选择
1. 麻木或刺痛	1-2-3-4
2. 感到发热	1-2-3-4
3. 腿部颤抖	1-2-3-4
4. 不能放松	1-2-3-4
5. 害怕发生不好的事情	1-2-3-4
6. 头晕	1-2-3-4
7. 心悸或心率加快	1-2-3-4
8. 心神不定	1-2-3-4
9. 惊吓	1-2-3-4
10. 紧张	1-2-3-4
11. 窒息感	1-2-3-4
12. 手发抖	1-2-3-4
13. 摇晃	1-2-3-4
14. 害怕失控	1-2-3-4
15. 呼吸困难	1-2-3-4
16. 害怕快要死去	1-2-3-4
17. 恐慌	1-2-3-4
18. 消化不良或腹部不适	1-2-3-4
19. 晕厥	1-2-3-4
20. 脸发红	1-2-3-4
21. 出汗（不是因暑热冒汗）	1-2-3-4

贝克忧郁量表

　　如何识别自己是否患了抑郁症?美国的心理学家贝克设计了一个抑郁自评量表,包含21组,每组有4句陈述,每句都有一定数值为等级分,A计0分,B计1分,C计2分,D计3分。你可根据一周来的感觉,选择最适合自己情况的那句话。全部21组都做完后,依据总分,就能明白无误地了解自己是否有抑郁,抑郁的程度如何。这份评量表虽然简单,但若能如实自评,结果仍十分可靠、准确。

1. A 我不感到悲伤。
   B 我感到悲伤。
   C 我始终悲伤,不能自制。
   D 我太悲伤或不愉快,不堪忍受。
2. A 我对将来并不失望。
   B 对未来我感到心灰意冷。
   C 我感到前景黯淡。
   D 我觉得将来毫无希望,无法改善。
3. A 我没有感到失败。
   B 我觉得比一般人失败要多些。
   C 回首往事,我能看到的是很多次失败。
   D 我觉得我是一个完全失败的人。
4. A 我从各种事件中得到很多满足。
   B 我不能从各种事件中感受到乐趣。
   C 我不能从各种事件中得到真正的满足。
   D 我对一切事情不满意或感到枯燥无味。
5. A 我不感到有罪过。
   B 我在相当的时间里感到有罪过。
   C 我在大部分时间里觉得有罪。
   D 我在任何时候都觉得有罪。
6. A 我没有觉得受到惩罚。
   B 我觉得可能会受到惩罚。
   C 我预料将受到惩罚。
   D 我觉得正受到惩罚。
7. A 我对自己并不失望。
   B 我对自己感到失望。
   C 我讨厌自己。
   D 我恨自己。
8. A 我觉得并不比其他人更不好。
   B 我要批判自己的弱点和错误。
   C 我在所有的时间里都责备自己的错误。
   D 我责备自己把所有的事情都弄坏了。
9. A 我没有任何想弄死自己的想法。
   B 我有自杀想法,但我不会去做。
   C 我想自杀。
   D 如果有机会我就自杀。
10. A 我哭泣与往常一样。
    B 我比往常哭得多。
    C 我现在一直要哭。
    D 我过去能哭,但现在要哭也哭不出来。
11. A 和过去相比,我现在生气并不更多。
    B 我现在比往常更容易生气发火。
    C 我觉得现在所有的时间都容易生气。
    D 过去使我生气的事,现在一点也不能使我生气了。
12. A 我对其他人没有失去兴趣。
    B 和过去相比,我对别人的兴趣减少了。
    C 我对别人的兴趣大部分失去了。

13. A 我作出决定没什么困难。
    B 我推迟作出决定比过去多了。
    C 我作决定比以前困难大得多。
    D 我再也不能作出决定了。
14. A 觉得我的外表看上去并不比过去更差。
    B 我担心自己看上去显得老了,没有吸引力。
    C 我觉得我的外貌有些变化,使我难看了。
    D 我相信我看起来很丑陋。
15. A 我工作和以前一样好。
    B 要着手做事,我现在需额外花些力气。
    C 无论做什么我必须努力催促自己才行。
    D 我什么工作也不能做了。
16. A 我睡觉与往常一样好。
    B 我睡眠不如过去好。
    C 我比往常早醒1~2h,难以再睡。
    D 我比往常早醒几小时,不能再睡。
17. A 我并不感到比往常更疲乏。
    B 我比过去更容易感到疲乏无力。
    C 几乎不管做什么,我都感到疲乏无力。
    D 我太疲乏无力,不能做任何事情。
18. A 我的食欲和往常一样。
    B 我的食欲不如过去好。
    C 我现在的食欲差得多了。
    D 我一点也没有食欲了。
19. A 最近我的体重并无很大减轻。
    B 我体重下降2.27kg以上。
    C 我体重下降5.54kg以上。
    D 我体重下降7.81kg以上。
20. A 我对健康状况并不比往常更担心。
    B 我担心身体上的问题,如疼痛、胃不适或便秘。
    C 我很担心身体问题,想别的事情很难。
    D 我对身体问题如此担忧,以致不能想其他任何事情。
21. A 我没有发现自己对性的兴趣最近有什么变化。
    B 我对性的兴趣比过去降低了。
    C 我现在对性的兴趣大大下降。
    D 我对性的兴趣已经完全丧失。

小于10分,健康、无抑郁。
10~15分,轻度情绪不良。
大于15分,已有抑郁。
大于25分,抑郁已经比较严重了。

贝克忧郁量表只能考量是否有抑郁以及其严重程度,但具体患了哪种抑郁症,是原发性的还是继发性等,还应由心理医师进一步检查以后确定

第二节　肺围术期康复治疗

一、概述

胸腔的手术,除了本书第九章中提到的一些心脏相关的手术以外,肺部的手术也非常多,如对肺癌、肺结核、支气管扩张等患者做肺部手术。具体的手术方法可以是楔形切除、肺叶切除,或者是单侧肺切除等。开胸手术,其伤口多在后侧面。而近年来,胸腔镜微创手术也常用来进行肿瘤的切除或者肺楔形切除术,甚至可以是肺叶切除术。

(一)围术期的康复治疗目的

(1) 提高患者术前肺功能,降低手术风险。

(2) 预防和改善术后肺部并发症,延长患者存活率。

(3) 协助患者早期活动与步行。

(4) 促进肺功能恢复,缩短住院时间。

(5) 提高患者的日常生活活动能力。

(二)肺手术后常见并发症

1. 肺不张　术后的肺不张,主要是因为痰液堵塞气道所致,长期下去将会导致肺组织塌陷,造成局部的肺换气不足。这种换气不足,将进一步影响纤毛活动、降低分泌物向外移动的效率。正常人每小时大约有至少6~10次深呼吸运动,但是术后患者由于麻醉、术后卧床、疼痛等原因,呼吸运动较正常人浅、快,缺乏定期扩张肺部的运动,导致肺部容易塌陷。此外,经常的平躺卧位,以及浅而快的呼吸会使得功能残气量减少,从而影响到气体交换的正常进行。

术后肺不张的部位常常发生在下肺,原因可能是:①麻醉引起的膈肌功能不全;②腹部内脏或者腹部出现水肿、胀气等原因,导致膈肌上抬,下肺受压;③术后呼吸机辅助通气,使患者腹部呼吸运动减少较上胸廓明显。

2. 肺部感染　手术过程中,下呼吸道容易受口咽部细菌的污染,此外,呼吸功能的降低、疼痛、活动的减少等原因造成的咳痰困难,都会造成患者术后出现肺部感染。

二、康复评估

(一)术前评估

术前评估主要包括患者的病史、吸烟史、体格检查(检查患者有无呼吸系统疾病的症状)、胸片,如有可疑表现,再行肺功能检查(请参考第四章第四节)、动脉血气分析等。目的是:①筛查术后可能会有肺部并发症的高危患者,以便术后肺康复及时介入;②给予手术相关情况的介绍,包括手术本身,伤口位置,使用呼吸机等的注意事项。③术前给予患者及照顾者康复指导,包括术后疼痛、体位的管理,咳嗽的技巧,拍背的方法等。④如有必要,可行术前肺康复治疗,尽可能提高患者术前肺功能状态。

存在以下情况的患者为术后肺部并发症高危患者:

1. 一般情况包括吸烟、肥胖、年龄大、身体虚弱、营养不良,术前有全身性疾病、心脏病或者感染。

2. 患者有呼吸道疾病病史,术后易发生肺部并发症。肺功能相关检查的结果,对于术后肺部并发症的预测有比较高的价值:

（1）最大呼吸容量低于正常值的 50%，术后死亡率高。

（2）术前有 CO_2 潴留，术后肺部并发症发生率上升。

（3）第一秒用力呼气量、用力肺活量及其比值，可预测术后肺部并发症的发生率。

（4）呼气流量峰值（peak expiratory flow，PEF）小于 250L/min，则存在术后排痰困难。

3. 麻醉的方式、使用的药物及使用时间长短。一般全麻较其他麻醉方式更容易产生术后肺部并发症；麻醉时间越长越容易产生。

4. 手术的类型。手术伤口越靠近横膈，越容易产生术后肺部并发症。

（二）术后评估

术后评估应该包括：确定患者是否有术后肺部并发症、评估疼痛及气短的程度。

1. 术后肺部并发症的一般临床表现

（1）术后发热主要是由于伤口发炎导致，但是，早期的体温上升也可能是肺不张、肺部感染所致。

（2）出现咳嗽、咳痰增多的情况。

（3）呼吸形态为浅快呼吸，呼吸做功增加，患者诉存在呼吸困难。

（4）呼吸音出现改变。一般来说，肺不张的部位呼吸音可能会减弱。胸片未显示肺炎的改变时，双肺听诊即可出现湿啰音。

（5）胸片的变化有可能会与患者的临床表现不一致。如胸片上无明显异常，患者血气分析结果却已提示出现严重低氧血症，或者胸片上已出现有广泛的改变，但是患者血气分析结果却正常。但是，通常肺不张患者胸片上会看到病灶部位密度增加。

（6）血气分析结果提示存在氧分压或者二氧化碳分压的异常。

2. 疼痛评定　疼痛的评估需了解患者疼痛的部位，疼痛的感觉（刺痛还是锐痛），是否已实行疼痛干预措施。疼痛的程度可使用视觉模拟评分法（VAS）。

3. 气短评定　气短程度的评估，可以用气短指数进行评估。

三、康复治疗

（一）术前康复治疗

术前康复治疗的目的在于：

1. 对患者及其家属进行手术后常规教育。

2. 增加患者信心，减少焦虑、不安情绪。

3. 预防术后肺部并发症的发生。

4. 预防深静脉血栓发生。

具体方法：

1. 术前指导患者及其家属

（1）术后利用腹式呼吸缓解呼吸运动过程中引起的伤口疼痛。

（2）术后运用伤口支撑法咳嗽。

（3）正确拍背方法。

（4）术后行踝泵练习。

（5）术后定时坐起（如高坐位或坐在床旁），规律深呼吸。

2. 呼吸控制　适用于缓解呼吸困难。方法：患者半卧或坐位，双手自然放在腹部或置于身体两侧（切忌悬空），嘱患者放松肩膀及上胸部，鼓励其用下胸部按照自身呼吸频率与深度进行呼吸。注意练习过程中不引起任何不适及疲劳。（图 10-2-1）

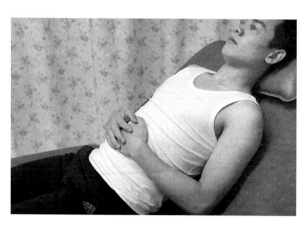

图 10-2-1　呼吸控制

3. 激励式肺量计　适用于增加吸气容量。方法:患者半卧或坐位。一手握住肺量计,一手拿咬嘴,用嘴含住咬嘴,并进行深慢吸气,待黄色浮标升至预定标记后屏气 3s,然后拿开咬嘴,缓慢呼气。注意练习过程中不引起任何不适及疲劳。如图 10-2-2 所示。

4. 有氧运动训练　方法参考本书第五章"第一节　有氧运动与耐力训练"。注意在运动过程中如有明显气促、下肢肌肉疲劳、血氧饱和度下降至88%以下,或其他不适,需立刻停止运动并休息。

5. 节律性爬楼梯训练　在爬楼梯的过程中,保持规律的深慢呼吸,避免运动过程中闭气。注意运动过程中需治疗师陪同,可配合缩唇呼吸进行,若出现明显呼吸困难,需立刻停止运动并休息。(图 10-2-3)

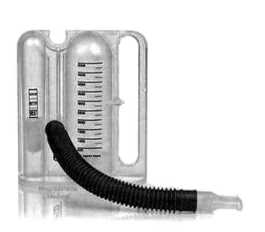

图 10-2-2　激励式肺量计

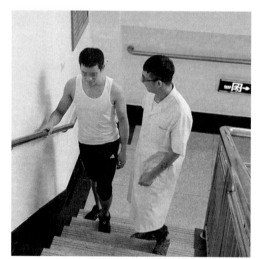

图 10-2-3　节律性爬楼梯训练

（二）术后康复治疗

术后康复治疗的目的在于:

1. 矫正姿势、缓解伤口疼痛。

2. 治疗术后肺部并发症,使患者的肺功能恢复正常。

3. 改善肌力,维持及改善肩关节活动度,促进功能性活动的重建。

4. 协助患者尽早下床活动,缩短住院时间。

具体方法:

1. 疼痛管理 术后急性疼痛应该控制在轻度疼痛范围内,即 VAS≤3 分。除了临床药物止痛外,物理治疗的方法可在伤口两侧采用经皮神经电刺激治疗(TENS)协助止痛。

2. 呼吸训练 呼吸训练可采取深呼吸训练或者胸廓扩张运动,重点加强扩张尚存的肺组织,尤其是肺不张部位。只要患者已清醒,可以配合,即可进行,越早开始越好。如:单侧肺切除患者,应加强膈肌运动和健侧呼吸运动,可进行深慢的腹式呼吸训练和健侧胸廓扩张运动。胸廓扩张运动操作方法:患者取坐位,治疗师或者患者一手放置于治疗部位,然后嘱患者缓慢吸气,尽可能把手往外顶开,吸气末屏气 3s,然后缓慢呼气。注意训练应在无痛范围内进行,吸气时切记过快而造成伤口疼痛。(图 10-2-4)

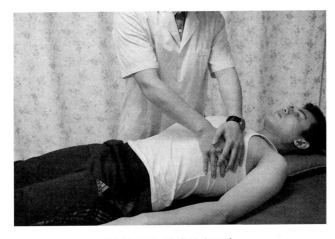

图 10-2-4 胸廓扩张运动

3. 咳嗽训练 术后患者常由于伤口疼痛,咳嗽时不敢正常用力,可运用:

(1) 伤口支撑法。方法:患者坐位,将一枕头夹紧在患侧腋下,在用力咳嗽的同时支撑伤口(图 10-2-5)。

(2) 连续三个咳嗽法。方法:患者坐位,先吸一小口气,做一个普通的、较轻的咳嗽,接着吸一口更大的气,再做一个较用力的咳嗽,最后深吸一口气,然后做一个有力咳嗽;此方法在一连串咳嗽后再咳痰,通常比较不痛而有效。

(3) 哈气(Huff)。方法:患者坐位,深吸一口气后用力持续张开嘴巴,发一个"哈"的音,把气快速哈出来。重复进行,当痰液到达咽喉部,再通过轻轻咳嗽或者清嗓子,把痰吐出来。

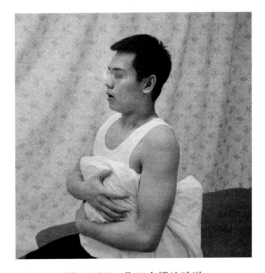

图 10-2-5 伤口支撑法咳嗽

4. 体位引流 对于咳嗽有效性较低的患者,体位引流是一个可以考虑的方法。对于单侧肺切除的患者,需引流的健侧肺部的分泌物,因此需患侧卧位。行体位引流治疗时,注意保护引流管,同时可以配合叩击、拍打。

5. 叩击、拍打

（1）进行治疗前应先听诊，确定痰液所在位置，然后将患者摆在支气管引流体位。

（2）叩击、拍打的手呈杯状空心掌，且大拇指与四指合起。然后在治疗部位胸壁进行有节奏的拍击，产生中空的"啪啪"声，手腕应保持放松。

（3）每一治疗部位持续叩拍2~5min，接着进行哈气或者咳嗽，重复进行。进行叩击、拍打时，治疗师需注意调整自己的手，以符合叩拍区域胸壁的轮廓，此外，还可以一手扶住伤口，一手叩拍，以减轻患者疼痛（图10-2-6）

6. 早期活动　术后一些简单的日常生活活动应该嘱患者独立完成，如：吃饭、刷牙洗脸。另外，还可以指导患者完成一些简单的训练：

（1）肌力训练。肌力训练应该是渐进性的，并且可以从床上过渡到床旁，主要训练上肢及下肢的肌肉。

（2）肩关节及胸廓活动（图10-2-7）。因为伤口疼痛，对肩关节及胸廓的活动均有影响，所以术后早期除了上下肢的活动外，还应该注意手术侧的肩关节活动及姿势矫正，活动需注意在无痛范围内进行。术后肩关节及胸廓活动方案见表10-2-1。

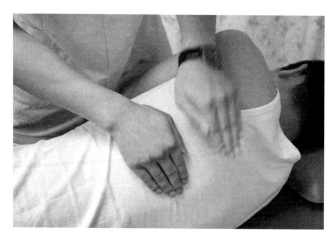

图 10-2-6　胸部叩拍

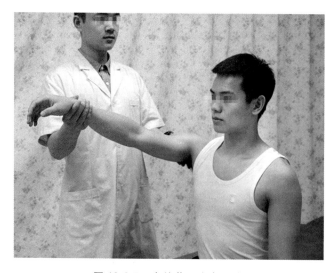

图 10-2-7　肩关节及胸廓活动

表 10-2-1　术后肩关节及胸廓活动方案

术后	手术侧上肢主动辅助运动逐渐至抗阻运动
	手术侧肩胛骨下移
	颈部往手术侧侧屈
	双侧肩胛骨内旋
术后 1 周	躯干前屈与侧屈
术后 3 周	身体旋转

（3）离床活动。早期即使有引流管，也可以带着引流装置进行步行练习。注意第一次离床活动时，需有治疗师陪同，并且观察体位变换时是否有头晕等不适。

7. 患者有漏气现象时的注意事项　中度漏气（即咳嗽时才有漏气现象）及严重漏气（即休息时也有漏气现象）时，不强调深呼吸训练及激励式肺量计训练，康复治疗以体位引流与叩拍为主。轻微漏气（即咳嗽时也无漏气现象）时，上述的康复治疗均可按需进行，没有限制。

【病例分析】

1. 病史　患者，李某，60 岁男性，身高 1.68m，体重 70kg，体重指数为 24.80kg/m²，诊断为"左肺上叶肿块"入院。

2. 术前评估　入院后，询问病史，进行术前评估，总结如下：

（1）患者既往有慢性阻塞性肺疾病病史，未曾接受正规治疗，入院时肺功能检查结果如下：$FEV_1 = 1.31L$；$FEV_1\% = 49.6\%$；$FEV_1/FVC = 52\%$；$PEF = 190L/min$。

（2）吸烟指数为 $40 \times 40 = 1\,600$ 年支。

（3）入院时有轻微呼吸困难症状，气短指数 2/10。

（4）一口气能爬 6 层楼，主要限制症状为气短与下肢疲劳。

3. 术前康复方案　经过评估，给予患者以下术前康复方案：

（1）呼吸控制，术前安静或者运动中呼吸困难时使用，重复进行至呼吸平稳。

（2）吸气训练器训练：每组 10~15 次，每 2h 1 组，白天进行。

（3）爬楼梯训练：每天 2 次，每次 20~30min。

（4）下肢肌力训练：2.5kg 沙袋，每组 15~20 个，每次左右各 3 组，每天 3 次。

患者经过一周的术前康复治疗以及药物治疗后，再次评估结果：$PEF = 280L/min$；无呼吸困难症状，气短指数 0/10；一口气能爬 8 层楼，主要限制症状为下肢疲劳。

前后对比可看出，患者 PEF 及呼吸困难症状以及心肺耐力均有所提高。

4. 术后评估　患者术前康复训练后，如期手术，术后第二天进行术后评估，总结如下：

（1）疼痛评分 3/10 分，轻度疼痛，咳嗽时加重。

（2）气短指数 2/10 分，轻微气短。

（3）听诊双肺可闻及湿啰音，左下肺呼吸音低，血氧饱和度 92%，氧流量 5L/min。

（4）咳嗽、咳痰增多，痰液不易咳出。

（5）呼吸型态为浅快呼吸，呼吸做功稍增加。

（6）左侧肩关节前屈 45°、外展 30°时出现伤口疼痛，疼痛评分 4/10 分。

5. 术后康复方案　经过评估，给予患者以下术后康复治疗方案。

（1）深呼吸训练：坐位下自我深呼吸训练，5 个/h，逐渐增加至 10 个/h，非睡眠时间进行,无痛范围内。

(2) 胸廓扩张运动:左下胸廓,5 个/组,3 组/次,5 次/d,无痛范围内进行;

(3) 胸部叩拍与咳嗽训练:叩拍后行伤口支撑法咳嗽,2h/次,非睡眠时间进行,若痰液黏稠,难以咳出,可结合雾化吸入治疗。

(4) 肌力训练:上肢握拳、屈肘,下肢踝泵、屈伸、直腿抬高主动运动,每次每动作 5~10 个,一天 3 次,逐渐过渡至抗阻运动。

(5) 肩关节活动:肩前屈、外展(主动辅助运动),肩胛骨下移、内旋,每动作重复 7 次,一天 3 次,注意在无痛范围内进行。

(6) 下床活动:床旁原地踏步,20s/组,2 组/次,一天 3 次,逐渐过渡至步行训练。

6. 康复效果   患者经过 3 天的术后康复治疗后,再次评估结果:疼痛评分 1/10 分,咳嗽时无明显疼痛;气短指数 0/10 分,无气短表现;听诊双肺呼吸音正常,脱氧状态下,血氧饱和度 98%;无咳嗽、咳痰;呼吸形态正常;左侧肩关节前屈 135°、外展 110°时出现伤口疼痛,疼痛评分 2/10 分。

前后对比可看出,患者疼痛、气短、术后肺部并发症、肩关节活动度等情况均有明显改善。

【扩展阅读】

改善术后肺不张根据患者的情况,还可以选择以下方法:

1. 激励式肺量计   具体使用方法,请参考前文。

2. 深呼吸训练器(图 10-2-8)   调整适当阻力,患者一手持深呼吸训练器,口含咬嘴,做深慢吸气,然后拿开咬嘴,缓慢把气呼干净。

3. 连续三个深呼吸训练   对于单纯深呼吸无法达到预计深度的患者,可以让患者连续三个用力吸气后再呼气。

改善术后患者咳痰困难,还可以选择以下方法:

1. 主动循环呼吸技术   具体操作方法,请参考"本章第一节   慢性阻塞性肺疾病康复治疗"。

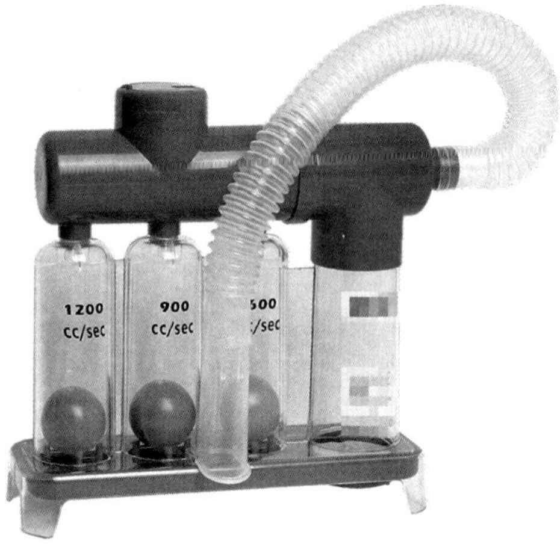

图 10-2-8   深呼吸训练器

2. 体力活动   加强患者体力活动,同样可以起到促进痰液排出的作用,因为在加强体力活动的过程中,呼吸运动得到加强,可以有更高的气流量与气流速度。尤其是痰液量不多的患者,可以单纯加强体力活动来促进痰液排出,而不需要进行某种特定的气道廓清技术。

(曾德铭)

第三节   肺动脉高压康复治疗

肺动脉高压(pulmonary hypertension,PH)指肺动脉压力升高超过一定界值的一种血流动力学和病理生理状态,可导致右心衰竭,可以是一种独立的疾病,也可以是并发症或者综合征。其血流动力学诊断标准为:海平面静息状态下,右心导管检测肺动脉平均压≥25mmHg。根据相似的临床表现、病理、血流动力学特点和治疗策略,将其分为五类:动脉型肺动脉高压(pulmonary arterial hypertension,PAH),即特发性、遗传性、先天性心脏病、结缔组织病、HIV感染、门静脉高压等;以及左心疾病相关性肺动脉高压(心脏瓣膜病、左心收缩/舒张障碍等),肺疾病和/或缺氧导致的肺动脉高压(COPD、间质性肺疾病、睡眠呼吸暂停综合征、慢性高原病、肺泡低通气综合征),慢性血栓栓塞性肺动脉高压(慢性血栓栓塞、动脉炎等),机制不明和/或多因素所致肺动脉高压(血液系统或代谢性疾病等)。肺动脉高压是进行性加重疾病,可单独存在,也可作为其他疾病发展到晚期的一种临床表现,后者居多,易造成患者反复感冒、肺炎、加重心脏负担,引发右心衰竭。即使是轻度肺动脉高压,也建议及早治疗。肺动脉高压患者的治疗不能仅仅局限于单纯的药物治疗,而应是一套完整的治疗策略,包括患者起始治疗对病情严重程度的评估、对治疗的反应。

一、康复治疗的研究进展

许多肺动脉高压的患者在用力时会感到呼吸困难,也可能出现其他重要症状,包括疲劳、头晕、胸部不适、胸痛、心悸、咳嗽、晕厥、下肢水肿和腹胀。其中部分患者使用特异性药物治疗后,症状可好转并且预后明显改善。既往许多药物治疗稳定的患者被报道出有明显的运动限制和健康相关的运动质量降低。因此,多年来肺动脉高压患者被告知不要进行剧烈的活动和运动,可能是因为活动时产生的动脉压力增高,使右心衰竭的恶化、甚至加重猝死的风险。现有的数据表明肺动脉高压患者确实有着低于正常甚至严重受限的运动量。也有资料表明,运动耐量较低的患者具有较高的发病率和死亡率。随着循证医学研究发展,大量的研究说明运动训练的好处,尤其是对健康人或者心脏病患者进行耐力训练。这也适用于慢性心力衰竭患者,运动训练可以减少症状,提高运动耐量和生活质量。因此,有个明显的问题就是运动训练对肺动脉高压患者是否能起到相似的作用。

2009年肺动脉高压诊疗指南建议肺动脉高压患者在症状允许的范围内,鼓励从事适当的运动,但强调患者需避免可引起痛苦症状的过度运动,如果出现了身体上的不适,可在医师监督指导下进行康复训练。提出这一建议是基于一项肺动脉高压患者的随机对照研究,结果表明与未参加运动训练的对照组相比,运动训练可改善肺动脉高压患者的运动功能和能力、生活质量。此后相继有其他的相似的小样本研究报道,尽管应用不同的运动训练方式,也同样得到与该项研究一致的结论,并提出这些运动训练方式对肺动脉高压患者是相对安全的。另外的两项随机对照研究发现,与不参加运动训练组相比,运动训练组的肺动脉高压患者体力活动的耐受度水平增高、疲乏严重程度下降、6分钟步行距离提高、心肺功能和患者本人运动前后的生活质量提高。但是,这些研究的样本量都非常小(样本范围19～183个患者),研究参加者均处于稳定的状态并应用合理的药物治疗中,并且所有研究的整个训练过程或者最初的训练都是在专业医师密切监督指导下完成的,甚至某些情况需要住院管理完成。

2015年ESC/ERS肺动脉高压诊疗指南指出:在药物治疗的基础上进行有专业医师监督的运动锻炼(Ⅱa,B),不建议肺动脉高压患者进行高强度运动(Ⅲ,C)。这项建议认为,运动训练计划的实施,需要在同时兼备肺动脉高压医疗专家及对康复运动损伤有丰富经验的康复专家的中心进行,在进行运动康复训练之前,患者应该接受最高标准的药物治疗并达到稳定的临床状态。但是目前为止,运动康复的最优方法和训练的强度、持续时间尚无统一定论。另外,所监督的特异性指标以及改善症状、运动和功能能力的机制还不清楚,对预后可能的影响也不清楚。但普遍认为,患者体力活动强度应以不出现症状(如呼吸困难、晕厥和胸痛)为宜;活动应避免在餐后、气温过高及过低的情况下进行;适当的调整日常活动,可以提高生活质量,减少症状发生。目前没有证据表明运动计划需要随着肺动脉高压的分级而有所改变,肺动脉高压管理国际指南现在建议,运动康复训练项目的核心对象应当是那些已经存在功能受损的肺动脉高压患者。

二、康复治疗前的全面评估

(一)严重程度评估

强烈推荐在肺动脉高压康复治疗常规评估肺动脉高压患者,无任何单一指标可提供全面的诊断和预后信息,故需全面评估,见表 10-3-1,这些检查和评估的目的是为了评价患者个体症状限制的运动耐量和患者个体疾病以及与运动相关的心脏性猝死风险。

表 10-3-1　肺动脉高压患者建议评估项目和随诊时间

	基线	每 3~6 个月[a]	每 6~12 个月[a]	改变治疗方案后 3~6 个月[a]	临床恶化的病例
医学评估和功能分级	+	+	+	+	+
心电图	+	+	+	+	+
6MWD/Borg 量表评分	+	+	+	+	+
运动心肺功能测试	+		+		+[e]
超声心动图	+		+	+	+
基础试验室检查[b]	+	+	+	+	+
其他试验室检查[c]	+		+		+
血气分析[d]	+		+	+	+
右心导管(RHC)	+		+[f]	+[e]	+[e]

注:[a] 间隔时间因患者需要而调整;[b] 基础试验室检查项目包括全血细胞计数、INR(若患者服用维生素 K 拮抗剂)、血浆肌酐、钠、钾、谷草转氨酶/谷丙转氨酶(若患者服用内皮素受体拮抗剂)、胆红素和 BNP/NT-proBNP;[c] 其他试验室检查项目包括基础试验室检查加 TSH、肌钙蛋白、尿酸、铁相关(血清铁、铁蛋白、可溶性转铁蛋白受体)并根据患者需要增加其他项目;[d] 从动脉或动脉型毛细血管取血;在病情稳定的患者或无法进行血气分析情况下以指端氧饱和度代替;[e] 推荐检查;[f] 某些中心在随访期间定期行右心导管检查

(二)危险评估

在每次随访时最重要的问题如下:

1. 自上次评估过后是否有任何证据提示情况恶化。

2. 如果是,临床情况的恶化是因肺动脉高压进展还是其他并发症造成。

3. 右心室功能是否稳定正常。

4. 现在的状况是否提示长期预后良好,如患者符合低危标准见表 10-3-2。

基于全面的评估,将患者按恶化死亡风险分为"低危""中危"或"高危"(表 10-3-2)。有

一些其他因素影响疾病表现和预后,这些因素不会随肺动脉高压的治疗而变化,如年龄、性别、基础疾病和并发症。

表 10-3-2　肺动脉高压的危险评估

预后评估[a] (估计的 1 年死亡率)	低危<5%	中危<5%~10%	高危>10%
右心衰竭的临床表现	无	无	有
症状进展	无	慢	快
晕厥	无	偶发[b]	反复[c]
WHO 功能分级	Ⅰ、Ⅱ	Ⅲ	Ⅳ
6MWD	>440m	165~440m	<165m
运动心肺功能测试	最高氧耗>15ml/(kg·min)(>65%预计值)VE/VCO$_2$ slope<36	最高氧耗 11~15ml/(kg·min)(35%~65%预计值)VE/VCO$_2$ slope 36~44.9	最高氧耗<11ml/(kg·min)(<35%预计值)VE/VCO$_2$ slope≥45
血浆 NT-proBNP 水平	BNP<50ng/L NT-proBNP<300ng/ml	BNP 50~300ng/L NT-proBNP 300~1 400ng/ml	BNP>300ng/L NT-proBNP>1 400ng/ml
影像学(超声心动图、心脏核磁)	右心房面积<18cm^2 无心包积液	右心房面积 18~26cm^2 无或少量心包积液	右心房面积>26cm^2 心包积液
血流动力学	RAP<8mmHg CI≥2.5L/(min·m^2) SvO$_2$>65%	RAP8~14mmHg CI 2~2.4L/(min·m^2) SvO$_2$60%~65%	RAP>14mmHg CI<2L/(min·m^2) SvO$_2$<60%

注:[a] 大部分证据依据专家观点,但经过验证,应用到不同个体时仍需谨慎。大部分上述阈值适用于特发性肺动脉高压,不一定适用于其他类型的 PAH,此外,在风险评估上应考虑到适用被认可的治疗和它们对变异的影响;[b] 快速或猛烈运动时偶发晕厥,或稳定期患者偶发直立性晕厥;[c] 轻微或日常活动时反复发作晕厥。RAP:右心房压力;CI:心指数;SvO$_2$:混合静脉血氧饱和度

(三)肺动脉高压评估指导治疗决策

PAH 患者的治疗目标是达到"低危"状态,表 10-3-2 所示的指标不是一成不变的,例如,它们可能在不同的危险分类中变动,全面评估结果指导治疗决策(表 10-3-3)。

表 10-3-3　肺动脉高压评估和治疗反应推荐

推荐意见	推荐级别	证据水平
推荐应用临床数据、运动试验、生化标记物、超声心动图和血流动力学指标综合评估 PAH 患者的疾病严重度(表 10-3-1、表 10-3-2)	Ⅰ	C
推荐对稳定期患者每 3~6 个月进行规律随访和评估(表 10-3-1)	Ⅰ	C
达到或保持低危状态(表 10-3-2)是 PAH 患者达到充分治疗效果的评价指标	Ⅰ	C
达到或保持中危状态(表 10-3-2)表明对 PAH 患者治疗尚不充分	Ⅱa	C

三、康复治疗内容

肺动脉高压康复包括有氧和阻力训练,不同的康复中心训练的内容可能存在差异。大多数发表的研究在德国海德堡的肺动脉高压中心进行,肺动脉高压专家们制定了一项康复培训计划,包括康复前评估及治疗和紧随其后的 3 周康复训练方案,并开展了为期 3 周的住院康复培训,随后进行了家庭康复培训,整个研究项目中对康复医师也进行了系统的指导和监督。这些研究的参与者入组基本条件是临床状态稳定,并且用优化的肺动脉高压药物治疗进行治疗,没有明显的右心衰竭迹象。入组的参与者首先在肺动脉高压中心进行评估,以评估肺动脉高压治疗的最佳稳定状态,评估初步运动训练强度,并向患者和家属提供咨询和指导。在康复训练前,每个肺动脉高压患者在休息和运动期间通过超声心动图进行评估,并通过运动心肺功能测试等检查评估峰值氧摄取(峰值 VO_2)、对运动的心率反应、收缩期心功能储备状态和其他的相关参数。在随后 3 周的院内康复治疗期间,康复医师与肺动脉专家共同监督康复训练过程。康复计划包括在监督和监测的环境中进行 10~25min 的低强度间歇自行车训练(平均工作负荷 5~40W),低重量单肌组的低剂量哑铃训练和呼吸治疗,其中患者被教导呼吸感觉和减轻呼吸困难的方法(深呼吸运动和促进呼吸的位置)。在受过专门训练的理疗师的监督下,患者也受到教育,感知他们的身体极限和达到步行训练中的最佳目标。其他中心也在同样密集的监督下使用跑步机行走 30~45min。总之,大多数已发表的研究使用低工作负荷的有氧运动训练(强度设定在峰值运动能力的 40%~80%)。康复计划的不同组成部分列于表 10-3-4。

表 10-3-4　肺动脉高压患者康复方案的组成部分

康复手段	具体内容
有氧运动训练	工作量低,例如:有氧自行车训练(高峰运动能力的 40%~80%),监测氧饱和度(>90%)和心率(<120 次/min);每次:10~25min;频率:每天
抗阻训练	低重哑铃 30min;频率:5 次/周
呼吸治疗	每次 30min 频率:5 次/周

在已发表的研究中,在专家监督下的肺动脉高压专业治疗中心的康复训练相关不良事件相对较少。在最大的研究中,共有 13.6% 的受试者遭受不良事件。近一半的这些患者发生急性呼吸道感染,必须用抗生素治疗,需要间歇性停止训练计划。其他事件是晕厥、心律失常和血液渗出。在一些研究中也报道了头晕、心悸、低血压和氧饱和度下降。这些不良事件发生率低于 5%。肺动脉高压参与者往往不了解自身身体的限制,往往夸大体力训练,需要在监督指导下使他们放慢速度,充分认识自己的极限。在一些专业的肺动脉高压诊疗中心,成功建立了一个精神步态训练,让患者学会认识自己的极限,并学会充分适应自己的步调。要实现这一目标,需要在患者和治疗师之间建立良好的关系,这可以在个别会话和小组治疗期间建立。为了尽量减少不良事件,在开展任何 PAH 患者体育锻炼计划时,必须执行一些安全预防措施。如 2015 年肺动脉高压诊疗指南强调的康复训练必须在相关专家监督下执行,每个肺动脉高压患者在优化等级的药物治疗至少 2 个月,且在康复训练前处于稳定的临床状态。另外强烈建议在住院的情况下开始康复计划,训练期间及结束后可以密切的观察监督,特别是心功能Ⅲ~Ⅳ级的患者,因为心血管不良事件

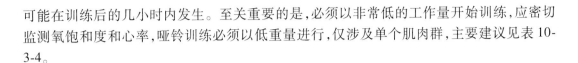

可能在训练后的几小时内发生。至关重要的是,必须以非常低的工作量开始训练,应密切监测氧饱和度和心率,哑铃训练必须以低重量进行,仅涉及单个肌肉群,主要建议见表10-3-4。

四、康复治疗意义

运动是人类的基本需要,这些基本的运动需求有其生物学的基础,受中枢神经兴奋过程支配。运动过程中可提高思考、合作、参加社会活动的工作和学习能力,并能提高自信,对人类的情感、心理社会和认知能力具有决定性的影响。通常来说,肺动脉高压会逐渐限制患者的运动耐量,反复的住院检查及手术治疗、患者因对病情的焦虑和担忧病情加剧而采取过度保护行为,上述情况均可导致运动缺乏。无论是生理因素、情绪因素、还是精神和认知因素,如果导致运动的缺乏,均会对人类的整个个人身心发展产生极大的负面影响。

肺动脉高压患者养成久坐的生活习惯并发展为超重和肥胖的风险较高,所有不同类型的患者,即使是无症状的患者,都发现有运动能力的下降。肺动脉高压专家在处理肺动脉高压患者时,需特别交代是否有限制运动的必要、适当体育运动的内容,并在条件允许的情况下,联合康复医师对其进行运动训练等相关问题。每次咨询都应包括指导患者运动耐量和体育活动的训练,基于全面的医学检查,包括表10-3-1、表10-3-2的全面评估,提供个体化的运动处方并定期重新评估。个体化的运动处方需强调体育运动和运动训练的运动耐量、运动受限、危险因素干预、社会心理因素和健康因素(如肥胖)等方面的有效性。对所有静息状态无严重限制的患者,应鼓励其建立积极的运动生活方式。运动处方必须包括目标心率和其他信息,这些信息可以帮助患者找到适合自己的运动强度。"呼吸原则"也是非常有用的,在进行运动的同时确保能进行舒适的讲话就可粗略认为是合适的运动强度。参与结构化监护下的运动训练能弥补运动能力的局限,经过个体化的低到中等强度的专业康复训练在运动功能能力及生活质量方面获益,并且为患者今后采取积极的生活方式和有信心的经常"量力而行"的锻炼身体提供必要的知识。

(裴作为)

参 考 文 献

[1] 吴英黛. 呼吸循环系统物理治疗:基础实务[M]. 3 版. 台北:金名图书有限公司,2012.

[2] 孟申. 肺康复[M]. 北京:人民卫生出版社,2007.

[3] 普赖尔,普拉萨德. 成人和儿童呼吸与心脏问题的物理治疗[M]. 4 版. 喻鹏铭,车国卫,主译. 北京:北京大学医学出版社,2011.

[4] Dean E. Cardiovascular and Pulmonary Physical Therapy Evidence to Practice[M]. New York:Library of Congress,2012.

[5] 车国卫. 加速康复外科——华西胸外科实践[M]. 长沙:中南大学出版社,2017.

[6] Galiè N,Humbert M,Vachiery JL,et al. 2015 ESC/ERS Guidelines for the diagnosis and treatment of pulmonary hypertension:The Joint Task Force for the Diagnosis and Treatment of Pulmonary Hypertension of the European Society of Cardiology(ESC)and the European Respiratory Society(ERS);Endorsed by:Association for European Paediatric and Congenital Cardiology(AEPC),International Society for Heart and Lung Transplantation(ISHLT)[J]. Eur Respir J,2015,46(4):903-975.

［7］ Ehlken N,Lichtblau M,Klose H,et al. Exercise training improves peak oxygen consumption and haemodynamics in patients with severe pulmonary arterial hypertension and inoperable chronic thrombo-embolic pulmonary hypertension:a prospective,randomized,controlled trial［J］. Eur Heart J,2016,37(1):35-44.

［8］ Chan L,Chin LM,Kennedy M,et al. Benefits of intensive treadmill exercise training on cardiorespiratory function and quality of life in patients with pulmonary hypertension［J］. Chest,2013,143:333-343.

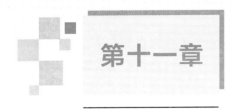

第十一章

重症疾患心肺康复治疗

第一节 概　述

重症疾患心肺康复是指针对危重症患者进行的康复治疗活动,目的在于不影响临床医疗护理的前提下,通过康复治疗措施实施与辅助性技术应用,达到维持和恢复患者解剖结构完整以及生理指标稳定,保证其尽快脱离/离开重症监护状态的目标。

重症监护病房(intensive care unit,ICU)是医院集中监护和救治危重患者的医疗单元,是对因创伤或疾病而导致危及生命或处于危险状态、并且有一种或多个器官衰竭的患者,进行多学科,多功能监护医疗的领域。重症监护病房的患者的治疗需求缺乏特征性,对康复医师和康复治疗师来说,开展重症疾患心肺康复工作是一个挑战。由于康复医学常被相关学科的医师误解为是解决疾病后期功能障碍问题的学科,因此普遍的想法是对于尚处于生命体征相对不稳定的 ICU 患者来讲康复的介入似乎言之过早。

重症疾患康复治疗受到很多因素的影响,既要从创伤角度又要兼顾患者的全身生理状况来评估其康复治疗的价值。在重症监护病房开展康复治疗除了需要依赖于主管医师的传统医疗习惯、治疗水平和经验外,家属作为重症疾患患者支持系统中的主要组成部分,对患者的生理及心理康复起着至关重要的作用。由于重症疾病患者的临床结局是未知的,在患者整体功能状态没有完全清晰下,取得病患家属的理解和支持尤为重要,康复治疗措施的实施应有家属的参与。

第二节　康复治疗基本原则

一、康复治疗目的

对于长期在重症监护监护病房卧床的患者,国内多数临床医务人员认为"患者病情比较严重,恐怕不能承受康复锻炼"。

重症疾患的康复治疗价值并不在于完全干预疾病治疗过程,而在于减少患者特异性功能障碍的发生及进一步发展,因而有利于临床诊治,减轻患者痛苦及护士的护理强度。康复治疗策略包括促进恢复及后续的功能恢复,应当在损伤发生后尽快开始,康复实施应与临床治疗相互协调与整合。

总的目标是尽可能减少危重病后的功能障碍;先确保患者安全和自身安全;改善患者的功能障碍要分主次、先后;意识清楚者以脱机、坐位、站位等为目标;意识不清者以预防压疮、水肿、深静脉血栓、关节挛缩、肌肉萎缩等并发症为目标。治疗需根据患者的具体情况及ICU可利用的资源。

危重患者的康复治疗价值并不在于完全干预疾病治疗过程,主要是促进恢复及后续的功能恢复:

1. 协助解决影响重症监护患者康复的主要因素:神经肌肉、呼吸及心理状态。
2. 为机械通气患者制定实施早期活动的系统化的方法。
3. 采取有效的措施预防重症监护室机械通气患者并发症。
4. 减轻患者痛苦及护士的护理强度。

二、康复治疗时机

通常当患者准备撤销呼吸机其镇静程度会降低,最后醒来的时候都会拔管然后从ICU转入普通病房。而康复治疗则可以在患者撤销呼吸机前或转出ICU之前就可以介入了。

1. 美国危重医学学会镇静镇痛指南和中国重症医学会2006年最新指南中指出ICU镇静治疗的指征主要包括以下5项:

(1)疼痛:镇痛时联合镇静具备协同作用,可减轻或消除机体对痛觉刺激的应激及病理生理损伤。

(2)焦虑:焦虑患者应在充分镇痛和处理可逆性原因基础上开始镇静。

(3)躁动:患者因躁动不能配合床边诊断和治疗,在充分告知和解释等非药物措施的前提下,可采取镇痛和镇静治疗以完成诊断和治疗。

(4)谵妄:谵妄使得患者住院时间明显延长。每大住院费用及病死率均显著增加。

(5)睡眠障碍:睡眠质量下降使得患者焦虑、抑郁或恐惧甚至躁动延缓疾病的恢复。

上述的5种情况的存在对于康复的早期介入治疗的有效执行都是无益的。

2. 同时重症疾患早期康复治疗还需要考虑以下因素,包括:

(1)患者能对刺激做出的反应(即非昏迷状态)。

(2)稳定的呼吸(氧饱和度达60%,呼气终末压10cmH$_2$O)。

(3)心血管功能稳定(没有活动性心肌缺血、低血压、无需使用血管加压药物维持血压)。

(4)没有不稳定性骨折(颈椎骨折)。

3. 在实施治疗计划前必须考虑不同的患者群体。在医学呼吸疾病监护病房中有各种各样的人群,包括呼吸机依赖患者如肺炎,败血症、多器官功能障碍综合征、免疫抑制等,多学科综合小组应该每天对机械通气患者的活动及治疗康复计划进行评估。在不同的监护病房,机械通气患者的活动计划也是不同的。

(1)心脏监护病房(CICU)的术后心脏病患者较其他原因住院患者住院时间短。需要在物理治疗师指导下,心脏术后患者常规活动。

（2）SICU 中的普通外科手术患者大多数没有功能性活动问题。他们的活动性问题与疼痛及侵袭性管路或管道相关。康复治疗的目的是制定一个标准的方法去协调护理 SICU 患者。

（3）神经科监护病房（NICU，NSICU）内的患者应尽早床边活动。物理治疗已经被证明能够使患者的认知功能和运动功能早日恢复。神经外科患者常因侵袭性监测仪或外脑室排水而活动受到限制，或者是因脑室造瘘术限制床头评估。

三、康复治疗原则

（一）治疗模式

1. 多学科合作模式，参与重症疾患康复治疗临床科室涉及重症医学科、康复医学科、呼吸内科、心内科、肾内科、外科及其他相关科室；参与人员包括医师、护士、康复治疗师等医务人员，以及患者家属及其照料者。

2. 以重症监护病区医师为核心，制订诊疗计划，并且根据患者病情转归，及时调整康复计划。

3. 重症疾患应考虑尽早介入实施科学的、循序渐进的心肺功能康复治疗。

4. 充分评估，制定方案前，每次运动前，均需要重症监护病区医师、护士，以及康复医师、康复治疗师共同参与，对患者进行全面评估。

（二）治疗内容与流程管理

1. 康复医师和康复治疗师，应熟悉重症监护参数及其生理意义。

2. 进行重症疾患心肺康复治疗的专业人员需要进过培训，考核合格后才能从事心肺康复治疗。

3. 在重症监护病区医师领导下，康复医师和康复治疗师，每天应对患者进行评估以确定患者是否存在物理治疗或早期活动的禁忌证。

4. 根据患者病情变化，及时调整治疗方案。

四、适应证和禁忌证

（一）适应证

1. 患者能对刺激做出的反应（即非昏迷状态）。

2. 清醒，或无意识但生命指征监测稳定状态。

3. 稳定的呼吸（氧饱和度达 60%，呼气终末压 $10cmH_2O$）。

4. 心血管功能稳定（没有活动性心肌缺血、低血压、无需使用血管加压药物维持血压）；或者在使用血管活性药物维持血压，活动前 1h 无血管活性药物应用变化。

5. 最小化或间断使用镇静药物。

6. 没有不稳定性骨折（颈椎脊突骨折）。

（二）禁忌证

如有下列一项，不适合早期活动：

1. 晕厥，无反应的患者。

2. 不稳定型心绞痛。

3. 不可控制的心力衰竭。

4. 可疑的或已知的夹层动脉瘤。

5. 急性肺栓塞。

6. 重度医学不稳定(血流动力学),或者需要高剂量或多种血管收缩药物。

7. 重度血小板减少。

8. 深静脉血栓形成排除大腿动脉系,不能够外科切除如 APTT>100 或 INR>4。

9. 重度的需要吸入高于70%吸入氧浓度的氧合功能障碍。

10. 脑水肿、不可控制的颅内压升高。

11. 不稳定型骨折。

12. 颈椎清除。

13. 重度的神经、肌肉骨骼功能障碍。

第三节　重症疾患心肺康复评估技术

一、心功能评估

对于处于监护状态下的危重症疾患,在进行心肺康复治疗前,需要掌握一些常规的检验、检查方法,以及结果的生理意义。

（一）生化检查

通过相关项目的体液检验分析,可以了解重要脏器功能以及患者内环境状况。

1. 血常规　因为危急重症疾患由于病情会服用 β 受体阻滞剂、硝酸酯类药物、调脂药、抗血小板聚集药等多种药物,有可能影响白细胞、血小板及血红蛋白等血液成分的水平。

2. 肝肾功能　众多的药物及合并疾病有可能造成肝肾功能损害。

3. 凝血功能和血液流变　主要是了解血小板的状态和功能以及血液的黏稠度等,来评估出血的风险或者缺血的风险。

4. 心肌酶谱、肌钙蛋白、脑钠肽(BNP)等。

（二）心电图

主要包括监视心电图、动态心电图。

1. 常规监视心电图　患者被动或主动运动时,由于肢体活动,心电图可能出现小的波动,康复治疗师在治疗过程中,需要正确辨别,做出正确判断和处理。

2. 动态心电图　连续记录患者24h 内心电图形并编集分析人体心脏在活动和安静状态下心电图变化。由于危重症疾患一直处于监护状态,所以动态心电图意义不大。

（三）彩色多普勒超声心动图

彩色多普勒超声心动图可观察心脏结构及形态,测量心脏和血管的内径、室壁运动,也可以测量各瓣口和大血管的血流情况,并可反映心脏功能和心血管压力的变化,在临床工作中广泛应用。对于急性冠脉综合征和慢性冠状动脉粥样硬化患者,超声心动图是确立冠心病诊断及评价预后的明确而有力的工具。

（四）冠状动脉 CT 检查

冠状动脉 CT 在检查有无冠状动脉钙化、软斑块、冠状动脉狭窄及冠状动脉支架术后的复查等方面有着较高的临床应用价值。

二、肺功能评估

一个完整的呼吸功能评估应该包括：呼吸模式、静态肺功能、运动心肺功能、全身意识、营养等状况。

（一）呼吸模式

评估呼吸时常用的姿势包括坐位和仰卧位。

但呼吸能力在不同的姿势下可能会发生改变，如仰卧位呼吸模式正常，但坐姿却显示出不良的呼吸模式。

正常情况下，呼吸运动应开始于腹部。腹部在吸气向外鼓出，胸廓下部在水平方向增宽，而呼气时腹部下陷，腹壁拉向脊柱。随着身体活动强度的增加，辅助呼吸肌肉的参与是正常的，但在放松状态下呼吸时，上胸部的提升是不正常的。吸气时，出现胸骨垂直提升的错误模式，而不是胸廓下部水平方向增宽，主要是由于辅助呼吸肌群（斜角肌、斜方肌及肩胛提肌）的过度活动。

（二）静态肺功能

1. 主要检测肺的气体交换功能　包括肺容量测定，肺通气功能测定，通气、血流在肺内分布及通气/血流比率测定，气体弥散、肺顺应性、气道阻力、小气道功能等的测定及运动试验、动脉血气分析等。

临床上常规的检查项目主要是肺容量测定、肺通气功能测定和动脉血气分析。

2. 肺功能测定的目的

（1）了解呼吸系统的生理状态。

（2）明确肺功能障碍的机制和类型。

（3）判定病变损害的程度，指导疾病的康复。

（4）评定药物和其他治疗方法的疗效。

（5）胸部或胸外疾患治疗的疗效评估。

（6）估计肺的功能储备，为医疗提供参考，如外科手术前，动态观察病程的演变。

（7）劳动强度、耐受力的评估。

3. 静态肺功能检测的主要参数

（1）肺容量测定：肺容量测定包括潮气容积、补吸气容积、补呼气容积、残气容积、深吸气量、肺活量、功能残气量、肺总量等指标。

（2）肺通气功能测定：肺通气功能测定包括每分钟静息通气量、肺泡通气量、最大通气量、用力肺活量、呼气峰流量等内容。

（3）用力肺活量-时间曲线和最大呼气流量-容积曲线：FVC-t、MEF-V 曲线主要反映在用力呼气过程中，受试者深吸气至肺总量时，胸腔内压、肺弹性回缩压、气道阻力对呼气量的影响，其前半部分取决于受检者大气道以及呼气时用力大小，而后半部分取决于肺泡弹性回缩力和外周气道的生理性能，其若干呼气流量参数作为小气道阻塞的早期诊断依据。

（三）运动心肺功能

是目前国际上普遍使用的衡量人体呼吸和循环功能水平的肺功能检查之一，用于探讨循环与呼吸系统的生理和病理生理，在负荷递增的运动中反映人体的心肺功能指标经过对各项参数的综合分析，了解心脏、肺脏和循环系统之间的相互作用与贮备能力。

常用指标:最大摄氧量($VO_{2\,max}$)、代谢当量(METs)、氧通气等量(VE/VO_2)、无氧阈(AT)、运动最大自主通气量(MVV)、每搏氧耗量(O_2pulse)、二氧化碳排出量(VCO_2)、每分通气量(VE)、终末潮气氧分压($P_{ET}O_2$)、终末潮气 CO_2 分压($P_{ET}CO_2$)、生理无效腔(Vd/Vt)、呼吸困难指数(dyspnea index)、肺泡-动脉血氧分压差($P_{A-a}DO_2$)、心排血量(CO)、每搏量(SV)、心脏功能能力(FC)、运动能力(EC)等。

第四节　重症疾患心肺康复治疗技术

重症疾患心肺康复,虽然内涵上与稳定期患者没什么本质上的区别,但由于 ICU 场地、治疗、监护等因素影响,最重要的是患者病情危重、营养支持不足或使用激素和其他药物引起肌无力,氧气的吸入呼出、转运以及交换都极不稳定,特别是机械辅助通气患者,康复干预的措施和方法还是有很大不同。

一、康复治疗参与者

1. 医师:临床医师、手术医师、康复医师。
2. 护士:学会询问、查看护理记录。
3. 物理治疗师:理疗、PT、肺康复。
4. 患者家属及照看者。

二、康复治疗内容

重症疾患心肺康复的内容包括:教育与患者和家属的训练、体位管理、气道廓清技术、肌力、关节活动度与肢体运动,吞咽训练以及全身性的营养支持、社会心理干预等。

（一）教育

患者教育被定义为"是由健康专业人士发起的以改变行为、提高治疗的依从性从而改善健康为特定目标。旨在传授知识、态度和技能的一种有计划的活动。"

1. 目标　患者教育的总体目标是通过实现持久改善认知的行为而达到对个体或者群体的健康产生积极的影响。在大多数情况下,物理治疗时必须通过教育的课程来实现这一目标。

患者教育目标包括:

（1）改善医患关系。

（2）增加疾病健康知识。

（3）增加患者坚持物理治疗的依从性。

（4）降低医疗成本。

（5）增加患者主动参与积极性。

（6）改善预后结果(如:生活质量、后遗症等)。

实现这些目标的好处包括缩短住院周期,减少患者的焦虑,促进对健康相关知识的理解,提高生活质量,提高患者对于临床以及物理治疗的依从性。

2. 重症疾患心肺物理治疗教育内容

（1）戒烟。

（2）控制感染。

（3）危险因素的识别和改善。

（4）活动的好处和作用。

（5）正常的心血管和肺的解剖和生理,氧的运输。

（6）气道廓清技术。

（7）心率、血压、呼吸困难的自我监测。

（8）营养。

（9）药物(计划、副作用)。

（10）氧气和其他呼吸设备的使用等。

（二）体位管理

1. 临床上会优先考虑尽可能模拟正常的重力生理效应的体位以及体位变化对氧转运的影响。当患者因疾病或者损伤无法持续直立和活动来满足日常生活需求时,物理治疗师就要通过各种特定的体位模拟患者的直立和活动。根据患者的状态和需求,决定患者的体位摆放。

2. 不同体位的生理学效应　体位摆放对氧转运通路的多个环节有直接而有效的作用,因此可以对氧转运优先产生这些效应。在直立和活动时人体功能最大化,所以激发或者模拟直立和活动时最具有生理性的调整。住院患者常保持仰卧位,这种非生理性体位对氧转运是有害的。侧卧位的效果介于直立位和仰卧位。

（1）直立位:为了满足日常生活的能量需求,直立位能够最大化肺容积和肺容量,如功能残气量(functional residual capacity,FRC),即潮式呼气末残留在肺内的气体容量,直立位明显高于仰卧位(图 11-4-1)。

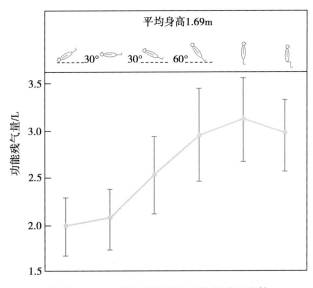

图 11-4-1　功能残气量直立位与仰卧位比较

直立位时,主气道的直径略有增加(图 11-4-2),垂直梯度最大同时胸廓前后径距离最大,而心脏和肺的压力最小,因此,咳嗽和其他用力呼气训练时,应鼓励直立位。

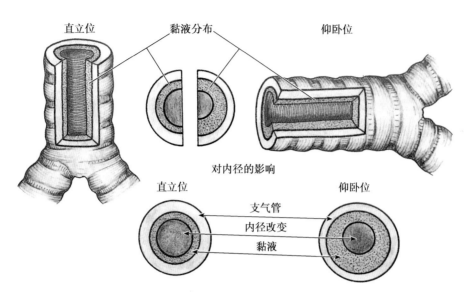

图 11-4-2　主气道直径直立位与仰卧位比较

（2）仰卧位:过去卧床休息一直被盲目使用,没有监测和评估。在 20 世纪中期,制动作为一种治疗手段应用到各类疾病中。但是,长时间的仰卧位休息带来更多的不利影响,具体如下:

1）胸内血容量增加,FRC 和肺的顺应性降低,呼吸道阻力增加。

2）出现一系列心血管系统变化,如血流动力学可能不能耐受的体位改变。

3）改变自主神经系统的功能。

4）垂直重力梯度减小。

5）膈的位置和功能改变(图 11-4-3):仰卧位自主呼吸过程中,因后部内脏的影响,膈向后方偏移。

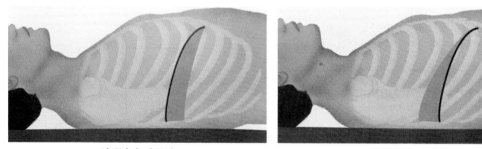

清醒自主呼吸时　　　　　　　　　麻醉自主呼吸时

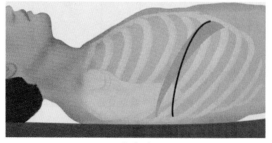

瘫痪时

图 11-4-3　膈的位置和功能改变

（3）侧卧位：侧卧位时，由于下方内脏受挤压，使得膈肌的位置出现向头侧偏移，增加肺通气和肺换气。侧卧位的 FRC 下降水平在直立位和仰卧位之间。与仰卧位相比，侧卧位的顺应性增加，阻力降低，呼吸做功减少；与直立位相比，变化正好相反。

（4）头低位：头低位时，膈在胸腔内常常处于一个较高的休息位。在这个体位下，患者的呼吸困难得到缓解，减少辅助呼吸肌的使用，降低每分通气量。

（5）俯卧位：越来越多的研究证明，俯卧位能增强动脉氧合作用，减少心血管及肺功能障碍患者的呼吸做功，增加动脉氧分压、潮气量和动态肺顺应性。但长时间俯卧位容易诱发并发症，尤其是皮肤的问题，是很常见的。

3. 频繁变换体位的生理学效应　频繁变换体位对呼吸系统、心血管系统、气道闭合、黏液纤毛运输等都有一定的生理影响。

（1）呼吸循环系统：胸壁结构变化、肺泡容积分布变化、肺通气分布变化、灌注分布变化、血流通气比值变化、心脏的机械压力变化、心脏做功改变、有效的咳嗽刺激、模拟正常的吸气-呼气通气循环、腹压的改变等。

（2）血管与淋巴系统：适应心肌、大血管、纵隔和淋巴系统受到的重力、机械和压力的变化。

（3）其他系统：放松、控制疼痛、预防压疮、预防感染、抑制异常姿势性张力模式改变、促进尿液引流等。

4. 治疗性体位的变化处方　体位处方是根据患者氧转运受损因素的分析后制定的。体位治疗受限应于活动相结合，图 11-4-4 所示的几个变化坐姿，每种体位对氧转运的作用是有区别的。

5. 患者体位摆放的注意事项

（1）体位摆放：是给予明确的适应证（表 11-4-1）以及参数基础上制定的，不同于常规体位。对于任何住院卧床或活动减少的患者，在治疗中体位是一个 24h 的问题。物理治疗师致力于预防长期卧床制动的并发症。

（2）监测体位：体位和体位变换的处方参数包括所选择的体位、持续时间、体位的变化顺序、体位变换周期和涉及的体位。

监测病情稳定的患者包括主观和客观的氧转运指标，其中最重要的是氧气运输、氧气消耗、氧气摄取和气体转换。主观评估方面包括患者的面部表情、呼吸窘迫、呼吸困难、焦虑、外周水肿、不适和疼痛等；客观评估方面包括心率、血压、呼吸频率、动脉血氧饱和度等。

（三）气道廓清技术

无效的咳嗽或纤毛清除功能下降会限制氧从肺部转运到组织。患者和医护人员可用一系列协助清除气道分泌物的技术来增强患者清除分泌物的能力。

1. 气道廓清的适应证　以下情况可能与移除气道分泌物的难度有关，具体如下：

（1）囊性纤维化。

（2）支气管扩张。

（3）肺不张。

（4）呼吸肌无力。

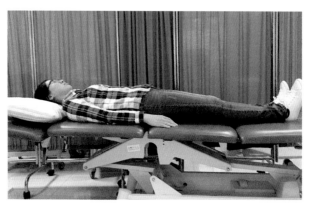

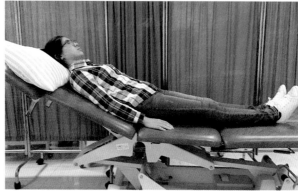

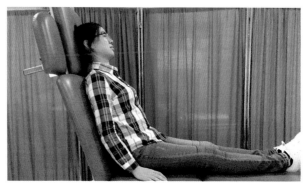

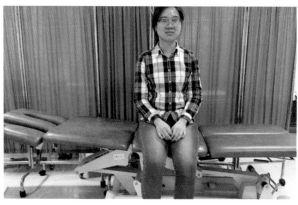

图 11-4-4   变化坐姿

表 11-4-1 体位摆放的适应证

心肺系统适应证	局部肺泡容积降低、局部肺通气降低、局部灌注减少、肺容量和肺容积降低、异常呼吸频率、呼吸肌效率降低、气道阻塞、有效咳嗽减弱、呼吸做功增加等
心血管和淋巴系统适应证	心脏做功增加,射血分数减少,心肌、大血管、纵隔和淋巴系统受到重力、机械和压力的影响
其他系统适应证	疼痛、姿势性肌张力增加、腹内压增高等

（5）机械通气。

（6）哮喘等。

2. 气道廓清技术

（1）体位引流:是一种患者被放置在特定的体位上,通过重力协助分泌物从支气管中引流出来的特定技术。体位引流通过令患者处于特定的体位使肺段角度在重力作用下发挥最佳引流效果(图 11-4-5)

体位引流的准备:

1）重症监护的患者,熟悉多种线、管和其他连接与患者的设备。为体位引流留出足够的空间。

2）确保有足够人员为患者固定姿势。

3）体位引流前,可以雾化吸入支气管扩张剂等促进排痰。

4）对有能力咳出分泌物的患者,可用组织杯或者试样杯接痰。准备好吸痰设备。

体位引流的治疗:

1）有听诊和胸部 X 线确定需要引流的肺叶,将患者置于适当的体位。

2）如果只使用体位引流,每个位置应维持 5~10min。如果体位引流与其他气道廓清技术相结合,在各体位上的时间可以减少。

3）患者体位引流过程中需要专业人员的密切监测。

4）并不是每个受影响的肺叶都需要一起治疗。因为这对患者来说可能过于疲劳。受影响最大的肺叶应是首要治疗部位,其他受累肺叶在随后的治疗中处理。

5）鼓励患者在每个姿势后进行深呼吸和咳嗽。

6）引流出来的分泌物在治疗后可能不能立刻排出,但 1h 后可能明显可见。

（2）叩击:是一种清除分泌物的传统方法。在涉及肺段部分,治疗时双手呈杯状(图 11-4-6)对胸部做有节律的叩拍,已达到移除或者松动支气管分泌物的目的。

1）叩击的准备

A. 手动叩击唯一的设备就是治疗师的杯状手。

B. 将患者置于适当的体位引流位置,来增强叩击的效果。

C. 用薄毛巾覆盖要进行叩击的皮肤。

D. 调整治疗床的高度,使治疗师在治疗过程中的操作符合人体力学的生理安全原则。

2）叩击的治疗

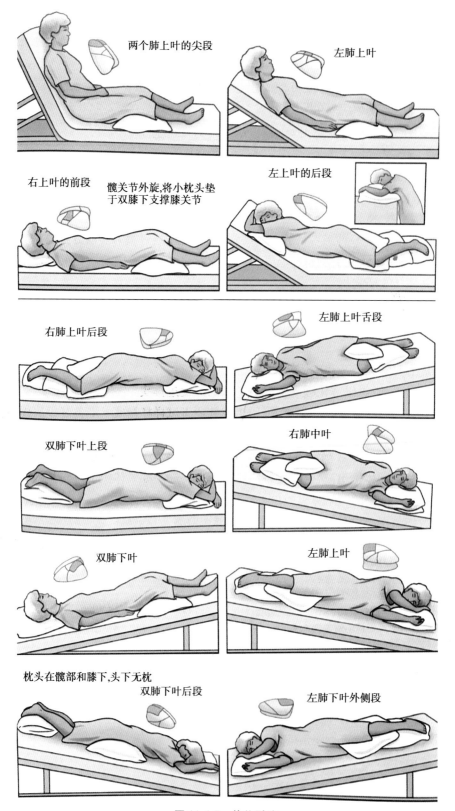

两个肺上叶的尖段

左肺上叶

右上叶的前段

髋关节外旋,将小枕头垫于双膝下支撑膝关节

左上叶的后段

右肺上叶后段

左肺上叶舌段

双肺下叶上段

右肺中叶

双肺下叶

左肺上叶

枕头在髋部和膝下,头下无枕
双肺下叶后段

左肺下叶外侧段

图 11-4-5　体位引流

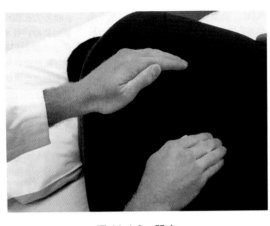

图 11-4-6 叩击

A. 操作者把拇指和其他手指内收呈杯状。同时手腕、手臂和肩膀保持放松。

B. 叩击的声音是空的,如果叩击时出现红斑,通常是叩击时手和胸壁之间未留有足够的空气。

C. 节律保持在每分钟 100~480 次。

D. 两只手作用于胸壁的力量应该是相等的。如果非优势手的速度无法跟上优势手,则要减慢速度以配合非优势手。

E. 不要叩击患者的骨突处。要避开棘突、肩胛骨等。

(3) 振动和摇动:振动是温和的、高频的力,摇动更加有力。振动是在所涉及的肺段处,通过对胸壁施加压力是上肢持续共同收缩产生的振动力。摇动与振动类似,给胸壁施加的一个并发的、压缩的力。

1) 振动和摇动的准备工作

A. 徒手操作唯一的设备就是治疗师的手。

B. 将患者置于适当的体位引流位置。

C. 用薄毛巾覆盖患者的皮肤。

D. 调整治疗床的高度,使治疗师在治疗过程中的操作符合人体力学的生理安全原则。

2) 振动和摇动治疗

A. 振动时,可使一只手放在另一只手上(图 11-4-7),摇动时指导患者在适当的引流体位下进行深呼吸。通过上肢轻柔平稳的共同收缩来振动胸壁,在呼气末开始,直到胸廓下沉。频率为 12~20Hz。

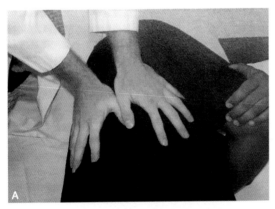
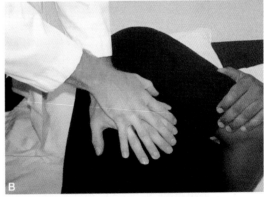

图 11-4-7 振动治疗

B. 摇动时,患者处于适当的引流体位,把手放在需要引流的肺叶上方来治疗,指导患者深呼吸,在吸气末,用缓慢、有节律的弹动按压胸壁,直到呼气结束。频率为 2Hz。

C. 如果患者是机械通气,先前描述的技术则需要与控制肺通气的呼气相协调。

(4) 咳嗽

1) 咳嗽正确方法(图 11-4-8)

A. 深吸气,达到必要吸气容量。

B. 吸气后短暂闭气,使气体在肺内有效分布,产生足够的咳嗽驱动压。

C. 关闭声门,进一步增强气道中的压力。

D. 腹肌及胸部辅助呼吸肌收缩,增加腹内压来增加胸腔内压,使呼气时产生高速气流。

E. 声门开放,形成由肺内冲出的高速气流。

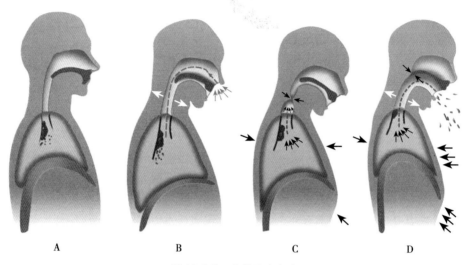

图 11-4-8 咳嗽正确方法

2) 辅助咳嗽训练法(图 11-4-9):包括腹部推挤辅助法、肋膈辅助咳嗽法、被动咳嗽训练等。

3) 主动咳嗽训练法

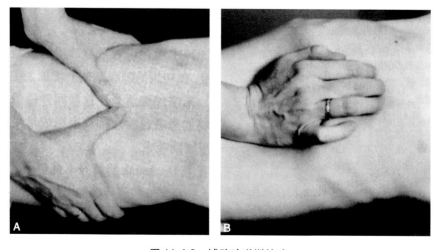

图 11-4-9 辅助咳嗽训练法

A. 哈气：患者双手置于腹部且在呼气时做 3 次哈气以感觉腹肌的收缩。

B. "K"音：练习发"K"的声音以感觉声带绷紧，声门关闭及腹肌收缩。

（四）肢体活动训练

1. 肌肉功能训练　目前，ICU 普遍对机械通气患者使用深度镇静和卧床静养的方式。患者的神经肌肉功能障碍往往在无法撤机，或病情稳定可以转入普通病房后才被发现，此时患者常连简单的日常活动都无法完成。这些患者的失用性肌肉萎缩与原发神经系统病变或肌病的患者不同，即便有健康、丰富的个体营养补给，但每周的卧床都会使患者丢失 4% ~ 5% 的肌力。ICU 中进行肌肉功能训练的目的主要有以下两个：

（1）防止由于长期卧床造成的肌肉失用性萎缩。

（2）对于疾病引起的瘫痪肌肉进行早期的功能再训练。

常用的肌肉功能康复治疗手段包括肌力诱发训练、肌肉电刺激治疗、肌肉按摩、肌肉易化技术等。当然，运动训练的强度应根据病情的发展和变化进行及时调整。不同肌力分级的肌肉所采用的物理治疗方法有所不同，应根据肌肉力量分级进行针对性物理治疗。

2. 关节活动度训练　关节活动度障碍是国内外 ICU 病房中最常见的问题，Heidi Clavet 等人在对 155 名 ICU 患者调查中发现有 39% 的患者至少存在 1 个关节的挛缩，34% 的患者被证实已经造成残疾。在 ICU 中进行关节活动度训练主要目的是预防长期卧床患者产生肌肉失用性萎缩、肌腱挛缩、关节僵硬等，关节活动度训练方法有被动训练和主动训练，被动训练包括自我被动训练和他人训练，主动训练包括各种器械训练。对于意识清醒的患者建议多采用主动性的关节活动度训练方法，主要的关节活动度训练部位除了上肢的肩、肘、腕、指和下肢的髋、膝、踝外，对于颈部和躯干的关节活动度训练也需要引起重视，可以采用手法治疗的方式进行小关节的松动治疗，防止关节囊的挛缩。

（五）吞咽训练

在 ICU 住院患者中由于各种原因引起的昏迷不醒常伴有吞咽困难，经鼻或口气管插管、气管切开，临床上常需要用鼻饲饮食来配合治疗以促进患者恢复。但患者长期处于鼻饲导管或者胃造瘘管状态下容易造成吞咽肌群萎缩，吞咽功能丧失。吞咽训练包括两个方面的内容：

1. 预防吞咽肌群的失用性萎缩。

2. 治疗吞咽障碍。主要采用的是电刺激吞咽肌群、声门上吞咽、Mendelsohn 法、屏气发声运动、后内收训练(声带闭合训练)以及各种吞咽功能训练，如舌肌训练、咽收缩练习和喉上提训练等、面部肌群主动性收缩训练和被动按摩、冷刺激咽腭弓前部训练等。史长青等人将 16 例 ICU 重症脑卒中吞咽障碍患者设为治疗组，将另外 10 例重症脑卒中吞咽障碍患者设为对照组，治疗组采用规范的吞咽障碍康复治疗，治疗 2 周后按洼田饮水试验和藤岛一郎所述吞咽疗效评价标准进行评价，发现治疗组吞咽功能较对照组有明显提高；治疗组吞咽功能治疗后较治疗前明显提高，经统计学分析有显著性差异。

（六）作业治疗

国外 Kancir CB 等人研究了 73 名 ICU 患者，发现有 63% 的患者存在日常生活活动(activities of daily living,ADL)能力重度依赖问题，25% 患者存在中度依赖问题，10% 患者存在轻度依赖问题，因此在 ICU 开展 ADL 评估和作业治疗(occupational therapy,OT)是非常重要的。Schweickert WD 等人研究发现早期接受 OT 治疗和 PT 治疗的 ICU 患者比只接受标准镇静药的 ICU 患者在结束镇静药使用时间上明显缩短，建议早期进行康复介入。在国内作业治疗在 ICU 中的开展通常被忽略了,因此我们认为在 ICU 开展 OT 治疗是可行的也是必需的,应该包括下列几个方面:

1. 功能性作业疗法。包括关节活动度、精细动作训练、肌力增强训练、耐力训练等。

2. 日常生活活动作业训练。包括进食、更衣、梳洗和修饰、如厕的训练。

3. 自助具、矫形器的应用作业训练。

（七）深静脉血栓形成预防及治疗

深静脉血栓形成(deep vein thrombosis,DVT)是一种静脉内血凝块阻塞性疾病,是住院患者特别是 ICU 患者常见并发症之一,多发生于下肢尤以左侧常见,轻者可导致下肢血栓形成后遗症,重者可引起致死性肺栓塞,严重影响住院患者的预后和生活质量。近年来发病率有逐年上升的趋势,美国每年有 30 万新个案被确诊,而无明显症状的案例有 90 万~120 万。Liew 等报道 1996—2002 年亚洲人骨科术后 DVT 发生率为 10%~63%。因此应积极在 ICU 中开展 DVT 的早期筛查及预防以降低其危害性,除了前面提及的体位性治疗预防深静脉血栓形成外,物理治疗师还可以采用血栓形成部位远端肢体的不抗阻力主动收缩活动,特别是等长收缩运动,通过肌肉"泵"的作用,促进静脉回流。进行肌肉收缩时,强调缓慢持续的动作,以增加运动的安全性。常用的运动有:踝关节屈伸运动、股四头肌等长收缩运动(绷紧大腿)、握拳运动等。理疗方面可以采用空气压力治疗或者采用普通电刺激治疗促进大肌群的收缩。对于已经形成了 DVT 的患者则应谨慎,治疗前应采用血管超声方法判断血栓是新鲜的还是陈旧性的,对于陈旧性的可以采取物理治疗手段。可以采用的有:超短波治疗、红外线照射治疗、压力治疗等。

（八）流程

患者自我管理:要求家属或护工参与呼吸道管理、体位管理和排痰训练、患者日常生活活动训练。

每个患者无论何时,均不要放弃任何优化心肺功能的机会——体位管理。

1. 第一阶段康复

(1) 气道与肺(听诊、阅片、气道吸引、痰液评估、振动排痰机治疗或呼吸振荡排痰仪治疗、人工咳痰机、脱机拔管训练:SBT 试验,高流量呼吸湿化治疗辅助脱机、主动呼吸训练、手持式呼吸排痰振动训练;吸气肌训练)。

(2) 被动运动(被动全范围关节肌力活动,上下肢各关节松动训练(前屈、后伸、内收、外展、内旋、外旋,每个动作重复 10 次,2 次/d)。

(3) 床头抬高 30°~45°,每 2h 翻身、拍背、取舒适侧卧位。

(4) 对股四头肌、胫前肌、腓肠肌群进行经皮神经肌肉电刺激治疗(低频脉冲电流 1~5Hz),1 次/d,每次 25min,呼吸肌无力可使用膈肌起搏器。

(5) 双下肢气压治疗 20min/次。

(6) 主动活动(主动关节活动度,主动翻身,辅助器具练习,45min/d,分阶段完成日常生活训练(床上坐起、洗漱、进食、穿衣能力训练)。

(7) 床上活动:翻身、桥式。

(8) 肢体活动:从远端的小关节开始,且从不抗重力的活动开始。强调活动时呼吸自然、平稳,没有任何憋气的现象。安全性确立后,逐步开始轻微的抗阻训练。

2. 第二阶段康复

(1) 离床活动:45min/d,分阶段分次完成:床上坐起,1~2 次/d;床边坐,双下肢下垂 1~

2 次/d;床椅转移,坐在床边椅位 2~3 次/d,床边站立 1~2 次/d。

（2）坐位训练:重症疾患心肺康复的起始点,应尽早开始。有依托坐—无依托坐—床边坐—床边椅坐位。有依托坐位的能量消耗与卧位时相同,但是由于上身直立体位使回心血量减少,同时射血阻力降低,因此心脏负荷低于卧位。开始进行坐位训练时,应尤其注意患者的血压变化,留意是否出现体位性低血压;另外,还需特别注意各管道的长度是否适宜,避免出现管道松脱等问题。

（3）步行训练:由床边站立位过渡进行:首先应克服体位性低血压,并且保证患者的下肢功能及体能水平。站立位无不适后可开始床边踏步练习,再逐步进展到床边步行训练。此阶段患者的活动范围明显增大,因此需要加强监护。要特别注意避免上肢高于心脏水平的活动,此类活动的心脏负荷会有很大增加,常成为诱发意外的原因。

综上所述,随着现代疾病诊疗多学科交叉合作观念的逐步深入,越来越多的 ICU 医师认识到在 ICU 中开展康复治疗的重要性。对医护人员、家属进行相关康复宣教培训,从而为 ICU 患者家属提供更加个体化、人性化的康复医疗服务,全面满足家属的各种合理需求,共同促进患者的康复。

（潘化平）

参 考 文 献

［1］ Carroll D. Cardiac rehabilitation: Ⅱ. Coronary care units[J]. Md State Med J,1967,16(12):109-111.

［2］ Zanni JM,Korupolu R,Fan E,et al. Rehabilitation therapy and outcomes in acute respiratory failure:An observational pilot project[J]. J Crit Care,2010,25(2):254-262.

［3］ Hu MH,Hsu SS,Yip PK,et al. Early and intensive rehabilitation predicts good functional outcomes in patients admitted to the stroke intensive care unit[M]. Disability & Rehabilitation,online on 24 Mar 2010.

［4］ 黄东锋,毛玉瑢,许光青,等. ICU 脑卒中康复干预的针对措施和短期结局[J]. 中国康复医学杂志,2002,17(2):78-81.

［5］ Burgess AW,Baldwin BA. Crisis interventi on theory and practice[M]. New Jersey:Prentice-Hall Inc. ,1981:68.

［6］ Kleinpell RM. Needs of family of critically ill patients:a literature review[J]. Critical Care Nurse,1991,11(8):34-40.

［7］ Hamburg NM,McMackin CJ,Huang AL,et al. Physical inactivity rapidly induces insulin resistance and microvascular dysfunction in healthy volunteers[J]. Arterioscler Thromb Vasc Biol,2007,27(12):2650-2656.

［8］ 李丽,沈乐,赵继军. 国内外 ICU 患者家属支持的研究现状[J]. 解放军护理杂志,2009,26(12):23-24.

［9］ Fortney SM,Schneider VS,Greenleaf JE. The physiology of bed rest[M]//Fregly MJ,Blatteis CM. Handbook of Physiology[J]. New York:Oxford University Press,1996:889-939.

［10］ Hung J,Goldwater D,Convertino VA,et al. Mechanisms for decreased exercise capacity after bed rest in normal middle aged men[J]. Am J Cardiol,1983,51(2):344-348.

［11］ Needham DM. Mobilizing patients in the intensive care unit:improving neuromuscular weakness and physical function[J]. JAMA,2008,300(14):1685-1690.

［12］ 梁芳星,丁红,王健. ICU 患者镇静治疗的研究进展[J]. 实用医学杂志,2007,23(1):12-14.

［13］ Convertino VA,Bloomfield SA,Greenleaf JE. An overview of the issues:physiological effects of bed rest and restricted physical activity[J]. Med Sci Sports Exerc,1997,29(2):187-190.

［14］ 袁玉华,同俏静,赵凯,等. JCI 医院评审中医院感染的预防与控制标准的执行与体会[J]. 中华护理杂

志,2008,43(2):175-177.

[15] Bellone A,Lascioli R,Raschi S,et al. Chest physical therapy in patients with acute exacerbation of chronic bronchitis:effectiveness of three methods[J]. Arch Phys Med Rehabil,2000,81(5):558-560.

[16] Kodric M,Garuti G,Colomban M,et al. The effectiveness of a bronchial drainage technique(ELTGOL)in COPD exacerbations[J]. Respirology,2009,14(3):424-428.

[17] 周士枋,范振华. 实用康复医学(修订版)[M]. 南京:东南大学出版社,1998:272-273.

[18] Adler S,Beckers D,Buck M. PNF in Practice:An Illustrated Guide[M]. 3rd ed. New York:Springer,2008.

[19] Ross G. A method for augmenting ventilation during ambulation[J]. Phys Ther,1972,52(5):519-520.

[20] Burns JR,Jones FL. Early ambulation of patients requiring ventilatory assistance[J]. Chest,1975,68(4):608.

[21] Clavet H,Hébert PC,Fergusson D,et al. Joint contracture following prolonged stay in the intensive care unit[J]. CMAJ,2008,178(6):691-697.

[22] 陈梦丽,林劲秋,王平. 住院患者下肢深静脉血栓形成的预防性护理[J]. 现代临床护理,2010,9(7):80-82.

[23] Berg HE,Larsson L,Tesch PA. Lower limb skeletal muscle function after 6 wk of bed rest[J]. J Appl Physiol,1997,82(1):182-188.

[24] 杨霞. ICU 鼻饲病人的护理[J]. 中国临床医药研究杂志,2007,176:42-43.

[25] 史长青,刘永明,常天才. 重症脑卒中患者吞咽障碍的影响因素与治疗[J]. 中华物理医学与康复杂志,2002,24(4):238-239.

[26] CB Kancir. PK Korsgaard. Activities of daily living(Barthel Index)at discharge from the intensive care unit[J]. Critical Care,2010,14(1):439.

[27] Schweickert WD,Pohlman MC,Pohlman AS,et al. Early Physical and Occupational Therapy in Mechanically Ventilated,Critically Ill Patients:A Randomised Controlled Trial[J]. Lancet,2009,373:1874-1882.

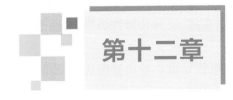

第十二章

其他脏器疾患心肺康复治疗

糖尿病是多病因引起以慢性高血糖为特征的代谢性疾病,由于胰岛素分泌和/或作用缺陷,致使碳水化合物、脂肪、蛋白质代谢紊乱,引起心脏、眼、肾、神经、血管等组织器官慢性进行性病变、功能减退及衰竭,甚至发生严重全身代谢紊乱,属慢性、终身性疾病。糖尿病康复治疗是运用综合措施,科学管理糖尿病,使糖尿病对机体的损害降到最低。

一、概述

(一)分型

1. 1 型糖尿病 自身免疫性糖尿病和原因不明的特发性糖尿病,急性发病和 2~3 年后发病,明确诊断后应尽早开始胰岛素治疗。我国 1 型糖尿病比例小于 5%。

2. 2 型糖尿病 胰岛素分泌进行性下降或胰岛素抵抗引起。在遗传基础上,暴饮暴食、缺乏运动引起肥胖,高龄、压力等环境因素长期积累而发病。2 型糖尿病占糖尿病总数 90%以上。

3. 其他特殊类型糖尿病 一些特殊病因和发病机制造成,病因学相对明确的高血糖状态。如基因缺陷、内分泌疾病、药物或化学品、感染等所致。

4. 妊娠糖尿病 妊娠期间发生不同程度糖代谢异常,不包括孕前已诊断或已患糖尿病的患者。

(二)临床特征

血糖升高后渗透性利尿造成多尿,继之口渴多饮,出现乏力、消瘦、儿童生长发育受阻,患者表现为易饿、多食,因而糖尿病临床常被描述为"三多一少",即多尿、多饮、多食、体重减轻。也有许多患者无任何症状,在健康检查和各种疾病就诊化验时发现。

(三)并发症

糖尿病并发症是对机体损伤的关键。

1. 急性代谢紊乱　一种临床类型为酮症酸中毒,以高血糖、酮症、酸中毒为主要表现;另一种临床类型为高渗高血糖性综合征,以严重高血糖、高血浆渗透压、脱水为主要表现。除此之外还有低血糖症状。

2. 感染性疾病　并发各种感染且反复发作,如泌尿系炎症、皮肤化脓性感染、真菌感染等,血糖控制不好者更易发生也更严重。

3. 慢性并发症　累及全身各重要组织器官,侵犯大血管导致心脑血管疾病,微血管病变影响肾和视网膜,还有以周围神经病变为主,如末梢神经炎等。

4. 糖尿病足　与下肢远端神经异常和不同程度周围血管病变相关的足部溃疡、感染和深部组织破坏,是糖尿病非外伤性截肢的最主要原因。

二、患者功能障碍

糖尿病在未出现并发症时,其主要问题是控制血糖。当出现并发症,伴随器官功能障碍,影响患者日常生活活动和参与社会活动,此时主要问题就不仅是控制血糖,还需要治疗并发症、降低致残率,提高生活质量。

1. 心理功能障碍　慢性疾病过程,控制血糖的一系列措施如控制饮食、定期测血糖、注射胰岛素等,加重患者经济负担,给其带来生活上的不便,而严重并发症又使患者精神心理压力巨大,极易产生焦虑、抑郁。

2. 日常生活活动受限　糖代谢紊乱使患者乏力,易疲劳,日常活动轻度受限,当出现心脑肾血管、眼底及神经并发症时,日常生活将明显影响。

3. 社会参与能力受限　糖尿病并发症所致的生理功能和心理功能严重障碍,不同程度影响患者生活质量、劳动就业和社会交往。

4. 自我管理能力下降　糖尿病并发症使患者自我测试血糖、自我服药、自我注射等能力下降。需要通过健康教育和方法指导来提升自我管理能力。

三、康复评估

（一）生理功能评估

1. 常规体格检查　身高、体重、血压、体重指数(body mass index,BMI)、四肢活动、心肺功能,血液学检测如肝肾功能、血脂、血电解质等。

2. 胰岛功能评定　血糖、口服糖耐量测试、糖化血红蛋白、胰岛素测定、C肽功能测定功能。

3. 靶器官损害程度评定　主要是指糖尿病并发症评定,通过检眼镜、眼底荧光血管造影等评定视网膜病变,还有周围神经病变评估,脑血管病变评定,肾脏病变评估,糖尿病足评估,心电图运动试验评定心脏功能。

（二）心理功能评定

采用不同量表如汉密尔顿焦虑量表(Hamilton anxiety scale,HAMA)、汉密尔顿抑郁量表(Hamilton depression scale,HAMD)、简明精神病评定量表(brief psychiatric rating scale,BPRS)、症状自评量表(the self-report symptom inventory,symptom checklist,90,SCL-90)等。

（三）日常生活活动能力评定

改良 Barthel 指数评定、功能独立性评定量表（function independent measure，FIM）、健康调查量表 36（SF-36）、劳动力评定、职业评定等。

（四）运动治疗实施标准

如图 12-1-1 所示。

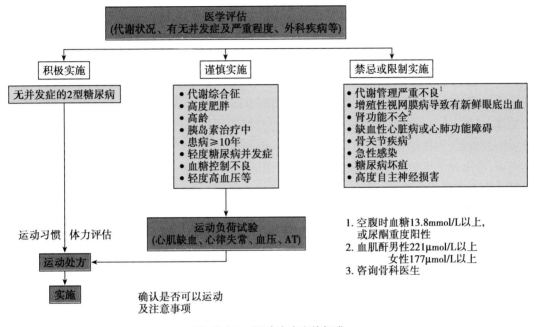

图 12-1-1　运动治疗实施标准

四、康复治疗

（一）康复治疗原则

糖尿病通常采用综合治疗，包括饮食疗法、运动疗法、药物疗法、疾病健康教育、血糖自我监测等，近年来融入心理治疗，对于重度肥胖伴 2 型糖尿病患者外科手术也逐步应用。由于糖尿病有不同类型，在实际治疗过程中，其具体方法又各有偏重。

1. 1 型糖尿病　在遗传易感基础上发生自身免疫异常导致胰岛 β 细胞损害，胰岛素分泌绝对不足，因而此型患者首选胰岛素治疗，同时配合饮食治疗和适当运动，运动治疗的目的是维持运动能力，改善生活质量，促进机体健康。

2. 2 型糖尿病　此型患者由于体内胰岛素受体和受体后异常或缺陷，造成外周组织对胰岛素抵抗，使靶细胞摄取和利用葡萄糖减少。此型患者治疗应首先改善不良生活方式，控制饮食和运动治疗；认真实施后血糖控制不佳者，给予合理药物治疗；在口服降糖药降糖不理想时，则考虑加用胰岛素。

3. 糖耐量减低　在遗传易感性基础上产生胰岛素抵抗，出现糖耐量异常，有部分患者未来会发展为 2 型糖尿病。其康复治疗包括改善生活方式、饮食控制、运动治疗，临床实践证实，有效的康复治疗可以阻断和减少部分糖耐量减低状态进展为糖尿病。

（二）康复治疗方法

1. 运动治疗　运动治疗是糖尿病基本治疗手段之一,特别是对 2 型糖尿病和糖耐量减低治疗必用。运动锻炼可增加肌肉和脂肪细胞膜上葡萄糖载体数量,可以提高肌肉和脂肪胰岛素受体后功能,增强外周组织对胰岛素的敏感性,减轻胰岛素抵抗,降低血糖,另外,增加胰岛素受体数量和结合力,通过胰岛素受体水平,改善机体对胰岛素的利用能力。运动锻炼还有利于加速脂肪分解,降低血胆固醇和低密度脂蛋白浓度,提高高密度脂蛋白浓度,纠正脂代谢功能紊乱,选择性减少腹腔脂肪,减轻体重,改善胰岛素敏感性。除此之外,运动对调节心理状态、防治并发症有很大作用。运动治疗通常以运动处方进行,具体内容包括运动方式、运动强度、运动时间、运动频率及注意事项。

（1）运动方式:以有氧运动为主,有氧运动有利于糖代谢和脂肪分解,降低血糖。适合糖尿病患者的运动方式有步行、慢跑、游泳、功率自行车、有氧操,适当的球类活动如乒乓球、羽毛球,另外,还有太极拳等,可以根据患者的爱好和环境条件选择一至两种。代表性的有氧运动为步行,为增加身体活动量首选方法。有研究证明,抗阻运动可增加肌肉重量,减少体脂量,增加胰岛素敏感性,建议在运动处方中适当加入抗阻训练内容,但注意避免加重心血管和骨关节系统负担,保证运动安全性。

（2）运动强度:运动增加胰岛素敏感性,但高强度运动使胰岛素拮抗激素分泌增加,使血糖进一步升高,同时体内过氧化脂质增多,机体处于氧化应激状态,加重原有并发症脏器损害。

一般认为,运动强度达到 40%~60% 最大摄氧量时,才能改善代谢和心血管功能,运动强度过低,达不到治疗效果,运动强度过大,无氧代谢比重增加,治疗作用低且心血管负荷重,应避免。有效运动锻炼范围内,运动强度大小与心率快慢呈线性关系,运动中心率常被作为评定运动强度大小的指标。靶心率最好通过运动试验获得,即运动试验中最大心率的 60%~80% 作为靶心率,有自主神经损害或心血管并发症、应用 β 受体阻滞剂时,心率可能不能正确反映运动强度,临床上可使用主观用力程度分级（rating of perceived exertion, RPE）,见表 12-1-1。运动强度也可用代谢当量（metabolic equivalents, MET）、摄氧量（oxygen consumption, VO$_2$）来表示。

表 12-1-1　主观用力程度分级

分值	7	9	11	13	15	17	19
表现	轻微用力	稍用力	轻度用力	中度用力	明显用力	非常用力	极度用力

目标活动强度是中等强度（最大心率 50%~60%,RPE 11~12,3~4METs）。运动强度越强,HbA$_{1c}$ 越低,直到最大摄氧量的 75% 均有降糖效果,因此在考虑风险的基础上推荐实施中等强度运动或较强运动（较强:最大心率 60%~70%,RPE 12~13,5~6METs）。中等强度的 RPE 为自我感觉较轻松,可一边讲话一边运动。较强运动时说话变得费力。日常生活中,步行消耗能量占大部分,如果用步行来补充运动量,可通过计步器评估身体活动量。糖尿病活动目标为中等强度,每天至少比平时多走 2 000 步（20min）以增加活动量。每天进行相当于 8 000~10 000 步的活动量。活动量小的患者从增加 2 000 步开始,逐渐增加。详细运动量及强度设定参照表 12-1-2。

表 12-1-2　运动量强度设定参照表

MET	身体活动			体重 50kg 的人，如下活动时，热量消耗/kJ	
	步行	运动	生活活动	20min	1h
3	一般速度步行（4km/h）、遛狗	功率自行车（50W），平常腰部训练（轻、中等强度）、高尔夫（只打球）、社交舞（慢节奏）	一般木匠工作，一般大扫除，站立照料孩子（仅限活动时）	220	660
3.5		高尔夫（有球车）	抱幼儿或搬运行李（6.8kg）	250	770
4	快步走（4.8km/h）	自行车（16km/h 以下），水中运动、乒乓球、太极拳、排球（小强度）	一般园艺，高龄者或残疾人的护理，扫雪，和小孩玩耍（步行/跑，较高强度，仅限活动时）	300	880
4.5	快速走（6.4km/h）	羽毛球，高尔夫（无球车）	植树，除草，收拾庭院	330	990
5		网球（双人）、棒球、有氧运动	和小孩玩耍（步行/跑，高强度，仅限活动时）	368	1 104
5.5	慢跑和步行组合（慢跑 10min 以内）	功率自行车（100W），社交舞（快节奏）	除草（电动）	400	1 200
6		腰部训练（高强度，健身，举重，篮球，游泳（娱乐性））	搬重物（7~11kg）铲雪	440	1 300
6.5	一般的慢跑	一般有氧运动，足球，游泳（仰泳），溜冰，滑雪，登山（4kg 以下重物）		480	1 420
7				500	1 540
8	跑步（8km/h）	骑自行车（21km/h），网球（单人），游泳（自由泳，46m/min，缓慢），跳绳（慢）	搬重物（11~22kg）	580	1 760
9	跑步（8.4km/h）			660	1 980
10	跑步（9.7km/h）	足球，柔道，空手道，跆拳道，蛙泳	搬重物（22~33kg）	730	2 200
11	跑步（10.8km/h）	蝶泳，自由泳（69m/min；快速）		800	2 400
15	跑步（14.5km/h）	自行车竞赛（28km/h）		1 100	3 300

（3）运动时间和运动频率：根据肌肉能量代谢特点，每次运动时间推荐在 10min 以上，以后逐步增加至 30~40min。如果患者每次完成目标运动量有困难，可以计算 1 周的活动量，以时间平均值尽量达成目标。运动的降糖作用不仅体现在运动时，而且可持续 24~48h。因此，每周应进行 3 次以上的运动。如果运动量小，身体条件较好，每次运动后不觉疲劳者，可以坚持每天一次。空腹时、活动量大时，使用降糖药的患者可能发生低血糖，因此不建议

空腹运动。餐后 1~2h 运动,可降低餐后血糖。因此建议餐后适当增加身体活动量。如果没有禁忌证推荐抗阻运动每周 2~3 次。有下肢关节痛患者,可进行水中运动,利用浮力减轻膝关节负担,提高运动量。强负荷的抗阻运动可引起血压急剧上升,需要慎重。

(4) 运动治疗的注意事项:糖尿病运动非一般健身锻炼,要求在餐后进行,对于没有口服降糖药和使用胰岛素治疗的患者,餐前运动也没有低血糖的危险。原则上运动疗法在严格控制饮食基础上进行,以达到最佳治疗效果。

准备和整理运动主要影响循环系统和运动系统。预防心脏、肌肉骨骼等运动性损伤,防止摔倒,使运动疗法更易实施。另外静力性肌肉牵伸,可以增加肌纤维的柔韧性、延展性和温度,避免肌肉损伤。

此外,定期测量体重、体脂、肌力,检测血糖和血脂等代谢指标,评价运动疗法效果。

(5) 运动中特殊情况处理

1) 运动低血糖:一般以静脉血浆血糖浓度低于 2.8mmol/L(50mg/dl)作为低血糖标准。血糖保证大脑能量供应,胰岛素具有降糖作用,胰高血糖素、儿茶酚胺等拮抗激素具有升高血糖作用,二者保持平衡,血糖控制在 3.9~8.3mmol/L(70~150mg/dl)。饮食量(碳水化合物)过少,运动量大,或使用胰岛素或口服降糖药时,可能引起低血糖。

运动低血糖发生常与运动前血糖水平偏低、胰岛素用量大、运动时间与药物作用高峰重叠、运动强度过大或运动时间过长和空腹运动有关。多表现为冷汗、焦虑、心悸、面色苍白等自主神经症状,严重者导致中枢神经症状,头痛,嗜睡,烦躁,行为异常等。继续进展可出现痉挛、意识障碍等,最终出现低血糖性昏迷。

运动性低血糖处理对策,使用胰岛素或口服降糖药的患者,运动中、运动当日或第 2 日可能出现低血糖,应监测血糖,适时补充食物。为防止低血糖,建议餐后 1~2h 运动,运动量大时,运动前胰岛素减量,运动前中后适当补充食物。补充的食物应以碳水化合物为主,运动中出现低血糖饮用糖水、可乐等。此外,运动前预防低血糖,或运动后防止低血糖可使用饼干、点心等。为了预防运动中出现的低血糖,应随身携带饼干、糖块等。选择好胰岛素注射部位,原则上在腹部脐旁 2cm 范围。避免药物作用高峰期运动。胰岛素用量的具体方案,应由主管医师和患者商量后决定。见表 12-1-3。

表 12-1-3　餐后运动强度、运动时间和餐前超短效胰岛素用量减量指南

运动强度 (%最大摄氧量)	胰岛素减量(%)	
	运动	
	30min	60min
25	25	50
50	50	75
75	75	-

2) 并发症/合并症患者运动安排:有糖尿病并发症/合并症的患者,只要组织器官损伤不严重,在运动适应证范围内,可根据并发症/合并症情况选择合适运动。见表 12-1-4、表 12-1-5。

表 12-1-4　糖尿病并发症患者运动方式选择表

并发症	运动方式选择
外周血管病(下肢跛行)	上肢运动,游泳
周围神经病变	上肢运动、游泳、功率自行车
下肢及足部溃疡	上肢运动、躯干运动、下肢垫上运动
截肢后	上肢运动、垫上运动
视网膜病变	步行、功率自行车
视网膜术后	避免等长运动和上肢运动

表 12-1-5　糖尿病主要合并症运动处方简表

合并症	强度	时间	频率	方式
冠心病	低	20~45min	3~4d/w	太极拳、步行、自行车
心肌病	低	20~45min	3~4d/w	太极拳、步行、自行车
高血压	低、中	≥30min	>4d/w	太极拳、步行、瑜伽
闭塞性动脉硬化症	中	≥30min	每天一次	躯干和非受累肢体牵伸运动、手摇车
慢性阻塞性肺疾病	中	≥30min	2~5d/w	有氧+抗阻运动

2. 饮食治疗　饮食治疗是糖尿病基本治疗措施之一,无论何种类型的糖尿病都需要重视饮食治疗。身体活动对糖代谢的影响主要表现在改善胰岛素敏感性。适当运动促进食欲增加热量摄取,常引起血糖控制紊乱、体重增加,运动治疗的同时应进行饮食指导。糖尿病患者运动时,从降低餐后血糖的观点看,餐后 1~2h 合适运动。血糖控制良好的患者餐后运动,饮食引起的急剧血糖上升受到抑制,血糖控制更佳。早晨空腹运动时,因睡前出汗和呼吸蒸发,血液浓缩凝固性增加,易引起心肌梗死、脑梗死,所以运动前应补充水分 200ml,也不提倡空腹运动。饮食治疗的目的在于控制摄入总量,减轻胰岛负担,控制血糖升高,减轻症状,减缓合并症发生与发展,维持体重,保证基本营养素需要,使患者身心处于最佳状态。

(1) 饮食疗法原则:严格控制每天摄入总热量,以维持标准体重为标准。标准体重(kg)= 身高(cm)-105 计算。对肥胖者宜控制总热量以减肥,对消瘦者保证热量摄入,以增加体重。体重指数(BMI)低于 $18kg/m^2$ 为消瘦,高于 $25kg/m^2$ 为超重。体重指数 = 体重(kg)/[身高(m)]^2。

合理搭配三大营养素,碳水化合物占总热量的 50%~60%,即进食量 200~300g/d,使用降糖药和胰岛素者可适当放宽;蛋白质摄入量约占总热量的 15%~20%,0.8~1.2g/kg,以肉、蛋、乳、豆等优质蛋白为主;脂肪摄入占总热量 25%~30%,或 0.6~1.0g/kg,其中胆固醇低于 300mg/d。充分膳食纤维,适量无机盐和维生素,以维持机体需要量。

保持规律的进食时间,定时、定量,少食零食,生活习惯规律化。早、中、晚三餐热量分配为 1/3、1/3、1/3 或 1/5、2/5、2/5,也可分为四餐,即 1/7、2/7、2/7、2/7。建议习惯终身坚持,防止半途而废,加重病情。

（2）实施注意事项:不同类型糖尿病饮食治疗方法有所侧重,肥胖 2 型糖尿病患者重点是控制热量摄入,减轻体重;对 1 型胰岛素治疗或 2 型药物及胰岛素治疗,特别是在进行运动治疗的患者,在降低血糖的同时要预防低血糖。因而,饮食管理更要严格精准,必须做到定时定量,必要时增加餐次,根据运动量变化调整饮食量。

根据患者个人饮食习惯、经济条件和市场条件,制定个体化饮食处方,避免仅依据理论数据,不考虑实际个体差异,鼓励家庭一起进餐。

有并发症的患者,要考虑到尽量减轻靶器官功能损害,提供个别饮食指导,如合并糖尿病肾病,饮食强调低蛋白、高热量;再如合并高脂血症患者,要求低胆固醇饮食为主的饮食疗法。

3. 药物治疗　口服降糖药分为胰岛素增敏剂、胰岛素促泌剂、改善餐后高血糖药物三类。

（1）胰岛素增敏剂

1）双胍类:二甲双胍等,通过抑制肝脏糖异生,抑制消化道糖吸收,改善胰岛素抵抗等降血糖。常用于体重超重的 2 型糖尿病患者。脱水、大量饮酒和心肺功能低下者使用二甲双胍,在无氧运动时容易引起乳酸性酸中毒。

2）噻唑烷二酮类:吡格列酮等,通过改善胰岛素抵抗降血糖。

（2）胰岛素促泌剂

1）磺脲类:格列齐特等,促进胰岛素分泌,降低血糖。磺脲类药物即使少量亦会引起低血糖,应注意运动中和运动后的低血糖。推荐在餐后 1~2h 血糖升高的时段运动。

2）速效胰岛素促泌剂:瑞格列奈等,用于纠正餐后高血糖。空腹运动时,可能会引起低血糖。此外,肾功能障碍患者应慎用或禁忌。

3）肠促胰素:高血糖时促进胰岛素分泌,血糖下降后,不促进胰岛素分泌。单独使用,不易引起低血糖。

（3）改善餐后高血糖药物。α-葡萄糖苷酶抑制剂:阿卡波糖（拜糖平）和米格列醇等,延迟糖吸收,改善餐后高血糖。有腹胀、排气等副作用。

（4）胰岛素:胰岛素分短、中、长效及预混胰岛素四类。运动时肌肉对糖利用增加,为预防低血糖,应在餐后 1~2h 运动。运动前、中、后应自行测定血糖,必要时适当补充食物。此外,长期运动可促进胰岛素敏感性,可减少胰岛素用量。

4. 健康教育　糖尿病健康教育被认为是康复治疗成败的关键。贯穿始终的糖尿病教育,可以使患者自觉配合康复治疗方案,自我管理,改变不良行为习惯和生活方式,控制危险因素,减缓并发症的发生和发展。

健康教育的对象,包括高危及普通人群的科普宣教、糖尿病专业医务人员的专业培训、糖尿病患者及家属的教育等。

健康教育具体内容包括:疾病基本知识,并发症危害和预防处理,饮食、运动、药物治疗指导,胰岛素使用指导,血糖自我监测和管理,心理疏导,糖尿病日记掌握病情控制情况及血糖、血脂、尿糖、尿酮体等生化指标变化等。

（张　勤）

第二节　脑卒中后心肺康复治疗

一、概述

（一）定义

脑卒中是急性脑血管病，分为缺血性脑卒中和出血性脑卒中。

1. 缺血性脑卒中　包括短暂性脑缺血发作和脑梗死。

（1）短暂性脑缺血发作（transient ischemic attack，TIA）：是指由于脑或视网膜局灶性缺血所致的、不伴急性梗死的短暂性神经功能缺损发作。一般多在 1~2h 内恢复，不超过 6h，不遗留神经功能缺损症状和体征，且影像学上没有急性脑梗死的证据。

（2）脑梗死：是由于脑部血管狭窄或阻塞所导致的神经功能缺损综合征，症状持续时间至少 24h 或存在影像学证实的新发梗死灶，其引起的神经系统局灶性症状和体征与受累血管的血供区域相一致。

2. 出血性脑卒中　包括脑出血和蛛网膜下腔出血，是由于脑部血管破裂而导致的脑组织损伤。

（1）脑出血：是指原发性非外伤性脑实质内出血。

（2）蛛网膜下腔出血：是指脑底部或脑表面血管破裂后，血液流入蛛网膜下腔引起相应临床症状的一种脑卒中。

（二）临床表现

1. 短暂性脑缺血发作　TIA 多发生于老年人（50~70 岁），男性多于女性，多伴有脑血管病的危险因素如血脂异常、糖尿病、高血压、动脉粥样硬化和心脏病等。起病突然，迅速出现局灶性神经系统或视网膜功能缺损，一般 1~2h 内恢复，不遗留神经功能缺损症状和体征；多反复发作，每次发作临床表现基本相似；具有发作性、短暂性、可逆性、反复性的特征。

2. 脑梗死　脑梗死的分型方法很多，目前国际广泛使用 TOAST 分型（trial of org 10 172 in acute stroke treatment）将脑梗死按病因分为大动脉粥样硬化型、心源性栓塞型、小动脉闭塞型、其他明确病因型和不明原因型。中国缺血性卒中亚型（CISS 分型）将大动脉粥样硬化、心源性栓塞、小动脉闭塞作为脑梗死最主要的三种病因。

（1）大动脉粥样硬化性脑梗死：中老年患者多见，病前有高血压、糖尿病、血脂异常及冠心病等脑梗死危险因素，部分患者发病前有短暂性脑缺血发作。临床表现取决于梗死灶的部位及大小，主要有局灶性神经功能缺损症状和体征，如偏瘫、偏身感觉障碍、失语、共济失调等，患者一般意识清楚，部分患者有头痛、呕吐、昏迷等全脑症状。基底动脉闭塞或大面积脑梗死患者病情严重，出现意识障碍，甚至形成脑疝，最终导致死亡。

（2）心源性脑栓塞：多有风湿性心脏病或心房颤动病史，任何年龄均可发病，很少有前驱症状，症状常在数秒或数分钟达到高峰，起病后多数患者有意识障碍，但持续时间较短。临床症状取决于栓塞的血管及阻塞的位置，表现为局灶性神经功能缺损。如椎-基底动脉或颅内大动脉栓塞可出现颅内压增高，短时间内出现昏迷。心源性脑栓塞引起急性脑血液循环障碍可出现癫痫发作。心房颤动与脑卒中发生关系密切，是诱发缺血性脑卒中的独立危险因素，约 50% 的心源性缺血性脑卒中是由心房颤动引起的。房颤所致的卒中，残疾率、复发率、死亡率均很高,一般情况下房颤引起的脑梗死一般起病急、美国国立卫生研究院卒中量表(National institute of health stroke scale,NIHSS)评分高,易引起出血性转化、肺炎、尿路感染、急性消化道出血等并发症。非瓣膜性房颤脑梗死患者以老年人多见,发病急骤,多静态发病,好发于颈内动脉系统,引起大面积梗死(因大脑中动脉是颈内动脉的自然延伸,故绝大多数栓子进入大脑中动脉,且为主干)。

(3)小动脉闭塞性脑梗死:多有长期高血压病史,常见于中老年人,急性起病,一般无头痛及意识障碍,多数表现为腔隙性脑梗死症状,常见综合征有4种:纯运动性轻偏瘫、构音障碍-手笨拙综合征、纯感觉性卒中和共济失调性轻偏瘫。

3. 脑出血　常见于50岁以上患者,多有高血压史,多在情绪激动时或活动中起病,一般无前驱症状,发病后症状在数分钟至数小时内达到高峰,血压明显升高,头痛、呕吐、肢体瘫痪、意识障碍、脑膜刺激征和痫性发作,临床表现轻重主要取决于出血量和出血部位。

4. 蛛网膜下腔出血　各年龄段均可发病,青壮年更常见,女性多于男性。剧烈运动、情绪激动是常见诱因,突然起病,突发剧烈头痛,难以忍受,为胀痛或爆裂样疼痛,可为局限性或全头痛,持续不能缓解或进行性加重;多有恶心、呕吐,可有意识障碍或精神症状,少数有癫痫发作。发病数小时后脑膜刺激征阳性,少数患者有局灶性神经功能缺损体征。

5. 脑卒中与心血管疾病　急性脑卒中引起的心脏损害主要表现为心电图异常(急性心肌梗死、心肌缺血、心律失常)、心内膜下出血或心力衰竭等,且心电图异常的发生率可高达60%,6%~34%患者出现血浆肌钙蛋白 I 和肌钙蛋白 T 浓度增加。研究表明25%~30%的脑卒中患者同时患有冠心病、心律失常等心血管疾病;多中心研究表明脑卒中反复发作的主要危险因素是高血压和高血脂,37%的脑卒中患者合并缺血性心脏病,循证医学证据表明已有的心血管疾病是将来心肌梗死、脑梗死和死亡的高危因素,急性脑卒中患者发生心脏事件的概率为19%。70岁以上的脑卒中患者心功能不全的发病率可高达50%。脑卒中患者因年龄较大、早期卧床等因素易导致心肺功能下降,运动耐受能力降低,从而影响患者感觉运动控制能力的提高。脑卒中后多数患者存在不同程度肢体运动功能障碍且其心肺功能低于健康人,患者运动时对心血管系统的能量需求高于健康人,故有潜在心血管疾病的脑卒中后患者发生与劳累相关的不良心血管事件的风险增加。

(三)诊断

1. 短暂性脑缺血发作　多数短暂性脑缺血发作患者就诊时临床症状已消失,故主要依靠病史,中老年人突发局灶性、符合颈内动脉系统和椎-基底动脉系统及其分支缺血的脑损害症状,持续数分钟或数小时后完全恢复,头颅 CT 和 MRI 正常或未见责任病灶,并排除其他疾病后,则可诊断为短暂性脑缺血发作。

2. 脑梗死

(1)大动脉粥样硬化型脑梗死:中老年患者,存在脑卒中危险因素,病前有反复短暂性脑缺血发作,安静状态或活动中起病,症状常在数小时或数天达高峰,出现局灶性神经功能缺损,梗死范围与某一脑动脉供应区域一致,头颅 CT 早期多正常,24~48h 内出现低密度病灶,磁共振弥散成像(diffusion-weighted imaging,DWI)与灌注加权成像(perfusion-weighted imaging,PWI)有助于早期诊断,血管造影可发现狭窄或闭塞的动脉。

(2)心源性脑栓塞:任何年龄可发病,有风湿性心脏病或心房颤动病史,起病急,症状常在数秒或数分钟达到高峰,局灶性神经功能缺损表现,梗死主要位于皮质和皮质下豆纹动脉区大灶梗死,不同动脉分布区域栓塞,包括空间多发和时间多发,可有其他系统栓塞征象(肾和脾的楔形梗死等),结合头颅 CT 和 MRI 有助于诊断,大脑中动脉高密度影(无同侧颈内动脉严重狭窄)。

(3)小动脉闭塞性脑梗死:中老年患者,有多年高血压病史,急性起病,出现局灶性神经功能缺损,头部 CT 或 MRI 检查发现相应脑部符合小穿支动脉闭塞特征的病灶。

3. 脑出血 50 岁以上中老年患者,有长期高血压病史,情绪激动时或活动时突然起病,血压明显升高,颅内压升高表现,肢体瘫痪、失语等局灶性神经功能缺损症状,脑膜刺激征,可伴意识障碍和痫性发作,头颅 CT 可见高密度影。

4. 蛛网膜下腔出血 突发剧烈头痛,呕吐、脑膜刺激征阳性,头颅 CT 基底池、外侧裂、前纵裂池、后纵裂池、脑室系统、大脑凸面等处弥散性高密度影,腰穿脑脊液呈均匀一致血性、压力升高。

(四)治疗

1. 短暂性脑缺血发作

(1)药物治疗:包括抗血小板聚集药物(阿司匹林、氯吡格雷),抗凝治疗(伴有心房颤动、风湿性二尖瓣病变及人工机械瓣膜等的短暂性脑缺血发作患者)、钙拮抗剂(防止血管痉挛,增加血流量,改善微循环)、中医中药等。

(2)病因治疗:是预防短暂性脑缺血发作复发的关键。针对高血压、糖尿病、血脂异常等脑血管病危险因素进行积极有效的干预。同时建立健康的生活方式,合理运动,适度降低体重,避免酗酒。

(3)手术和介入治疗:常用颈动脉内膜切除术和动脉血管成形术。

2. 脑梗死 应根据病因、发病机制、临床类型、发病时间等实施以分型、分期为核心的个体化治疗。在一般内科支持治疗基础上酌情选用改善脑循环、脑保护、抗脑水肿降颅压等治疗。

(1)一般治疗:包括保持呼吸道通畅及吸氧,调控血压、控制血糖、降低颅压等;吞咽困难者应预防吸入性肺炎、液体缺失和营养不良、重建吞咽功能;治疗肺部感染、尿路感染、上消化道出血、心脏损伤、癫痫、深静脉血栓形成和肺栓塞;纠正水电解质紊乱。

(2)特殊治疗:包括溶栓治疗、抗血小板聚集治疗、抗凝治疗、降纤治疗、神经保护、中医中药,治疗出血转化,颅内外血管经皮血管成形术及血管内支架植入术等介入及外科治疗。病情稳定后尽早进行康复治疗。

3. 脑出血 治疗原则是脱水降颅压,减轻脑水肿,调整血压,防止继续出血,保护周围脑组织,促进神经功能恢复,防治并发症。

(1)内科治疗:包括卧床休息、保持呼吸道通畅、鼻饲、吸氧、预防感染及对症治疗等一般治疗;脱水降颅压,减轻脑水肿;调控血压;亚低温治疗;纠正凝血异常;防治并发症。

(2)外科治疗:主要目的是清除血肿,降低颅内压,挽救生命,尽可能早期减少血肿对周围脑组织的损伤,降低致残率。可采用去骨瓣减压术、小骨窗开颅血肿清除术、转孔或锥孔穿刺血肿抽吸术、内镜血肿清除术、微创血肿清除术和脑室出血穿刺引流术等。

4. 蛛网膜下腔出血 治疗目的是防治再出血、血管痉挛及脑积水等并发症,降低死亡率和致残率。

(1)一般治疗:保持气道通畅,维持呼吸循环功能;安静卧床休息避免用力和情绪激动,保持大便通畅。注意出入量平衡,纠正电解质紊乱,对症治疗等。

(2)降低颅内压。

（3）卧床休息,监控血压。

（4）防治脑血管痉挛,维持血容量和血压。

（5）防治脑积水。

（五）康复目的和意义

脑卒中后引起偏瘫、平衡障碍、肌肉无力、感觉障碍、认知障碍等诸多功能障碍,其中偏瘫是其最普遍的症状,引起活动受限,社会参与不能完成,健康水平显著下降。偏瘫后有氧代谢能力和行走能力显著下降,影响患者呼吸功能及糖脂代谢能力,形成恶性循环,而活动的减少又会进一步增加心脑血管危险因素。脑卒中合并急性心肌缺血、心肌梗死、心律失常及心力衰竭等心脏损伤也是急性脑血管病的主要死亡原因之一。脑卒中患者因年龄较大、早期卧床等因素易导致心肺功能下降,明显低于健康人,运动耐受能力降低,从而影响患者感觉运动控制能力的提高。脑卒中偏瘫患者90%预后能够不同程度地恢复行走功能,但由于存在肢体功能障碍(肌力、肌张力异常,运动模式异常、运动灵活性、技巧性异常)导致不同程度的行走异常,行走耗能过多。偏瘫患者舒适行走速度明显低于正常人群,站立和行走的耗氧量均增高,偏瘫步态的耗能较正常步态增加55%~100%;完成日常活动的能量消耗较正常人增加大约1.0~1.5倍。此外,由于卒中后偏瘫患者身体活动时对心血管系统的能量需求高于健康人,故有潜在心脏病的卒中后患者发生与劳累相关的不良心血管疾病并发症风险增加。脑卒中后的低强度有氧运动有利于血脂、血糖、炎症指标和活动能力的改善,而高强度有氧运动可以改善心肌舒张功能。脑卒中患者由于运动功能障碍,峰值摄氧量会较正常人群降低,心肺运动功能显著下降。一定强度的有氧运动,可改善心肺运动功能,预防卒中再发和提高运动功能。卒中早期卧床可导致严重的心血管功能障碍,特定任务的心血管适应性训练可提高作业负荷、步行速度、步行距离以及有氧代谢能力尤其活动平板步行训练、水疗训练以及家庭内干预方法等有益于卒中患者。

同时脑卒中的患者不仅仅存在外周肌肉受累,呼吸功能同样也会受到显著的影响,导致呼吸肌无力、胸廓扩张受到限制等。由于脑卒中患者的心肺去适应作用,活动能力的受限以及呼吸系统并发症,均会进一步加重呼吸功能障碍,这是导致脑卒中患者非心血管死亡最常见的原因。有效的咳嗽是脑卒中患者预防肺部感染的重要机制。但是脑卒中患者的咳嗽机制常常随着疾病的发生发展而受到损害。脑卒中患者中高龄患者居多,长期卧床,肺纤毛功能下降,支气管清除能力降低,食管下段括约肌功能下降,易出现食管反流。意识障碍或吞咽困难易导致误吸,无自主咳嗽动作,痰液引流不畅加重感染,容易引起吸入性肺炎。患者的在脑卒中发生后,会因长期卧床或机械通气等因素的限制而出现呼吸肌功能的减弱,因此,在脑卒中患者中存在肺功能下降的情况较为常见。这不仅会影响患者的供氧状态,使患者合并呼吸困难、吞咽障碍的发生率提高,还会在一定程度上会使得肺部感染的发生率明显增加,明显增加脑卒中患者的病死率和住院时间。造成脑卒中后肺功能下降的原因主要有:①脑卒中后中枢神经功能损伤,使得机体的神经-内分泌-免疫系统调节功能失去平衡,导致抵抗力下降。②脑卒中患者由于长期卧床或年龄较大等多种因素造成呼吸功能的储备能力降低,以及呼吸系统的机械屏障作用减弱,同时由于呼吸道对分泌物的清除能力下降,都在不同程度上降低了肺通气和肺换气功能。在意识障碍及吞咽困难状态下发生的误吸是导致卒中相关性肺炎的最主要原因。在系统并发症导致的卒中死亡中,肺部感染也是最常见的原因。应加强呼吸道管理,尽早进行呼吸功能康复,预防和治疗吸入性、坠积性肺炎,减少气管切开的风险。

脑卒中患者心肺康复的目的是提高患者心肺功能储备能力,改善心肺运动功能,增加咳嗽能力,预防肺部并发症,提高运动耐力,预防卒中再发和提高运动功能,降低心血管危险因素。

二、康复评估

(一)肺功能评估

1. 症状评估 改良的英国医学研究委员会呼吸困难量表(mMRC)用于呼吸困难的评估,根据患者出现气短时的活动程度分为0~4个等级(表12-2-1)。

表12-2-1 改良的英国医学研究委员会呼吸困难量表(mMRC)

[0] □ 只有在剧烈运动的时候才会感到呼吸困难
[1] □ 在快走或走缓坡的时候会感到呼吸困难
[2] □ 由于呼吸困难比同龄人走得慢,或者以自己的速度在平地上行走时需要停下来呼吸
[3] □ 在平地上步行100m或数分钟后需要停下来呼吸
[4] □ 因为明显呼吸困难而不能离开房屋或者换衣服时也感到呼吸困难

2. 最大呼气量和吸气量 患者在舒适体位下使用呼吸训练器进行测试,告知患者进行最大限度的深吸气和深呼气,读取并记录浮球所对应最大刻度。

3. 肺功能检查 采用肺功能检查仪,检测指标包括肺活量(VC)、肺总量(TCL)、最大自主通气量(MVV)、第一秒用力呼气量(FEV_1)、第一秒用力呼气量与用力肺活量的百分率(FEV_1/FVC)、一氧化碳弥散量(D_LCO)。美国国立心肺血液研究所(NHLBI)和世界卫生组织(WHO)2003年重新修订的"慢性阻塞性肺疾病全球创议"(global initiative for chronic obstructive lung disease,GOLD)分级根据FEV_1占预计值百分比确定气流受限严重程度为4级(表12-2-2)。

表12-2-2 GOLD分级

肺功能分级	患者肺功能 FEV_1 占预计值百分比($FEV_1\%pred$)
1级:轻度	$FEV_1\%pred \geqslant 80\%$
2级:中度	$50\% \leqslant FEV_1\%pred < 80\%$
3级:重度	$30\% \leqslant FEV_1\%pred < 50\%$
4级:极重度	$FEV_1\%pred < 30\%$

4. 呼吸肌力量测试及评估

(1)最大吸气压和最大呼气压:通过使用一个带有与患者口径相适的圆形咬嘴的小圆筒来测量最大吸气压和最大呼气压。

(2)膈肌活动:①进行胸片检查:每张X线片以第7、8、9胸椎棘突连线作正中线(a线),在第7胸椎椎体中心作正中线的垂线(b线)。膈肌最高点为观察点(c点)作与a线的平行线与b线相交于d点。深吸气、呼气2次,c、d间距离测量值的差值为该侧膈肌的活动度。②M型超声测量膈肌活动时厚度的变化来评定脑卒中患者呼吸肌的力量。

(二)心功能评估

1. 心电图 心电图是发现和诊断心肌缺血的重要方法,ST段压低提示心肌缺血;T波可以高耸或倒置,T波高耸提示高钾血症或心肌缺血;T波倒置,可提示心肌缺血、心肌梗死、心肌肥厚等;ST段抬高提示急性心肌损伤,持续性ST段抬高是透壁性心肌梗死后形成的心室壁瘤的征象。

2. 超声心动图检查　可观察心脏各腔室的大小、室壁厚度、室壁运动和左室收缩和舒张功能等,诊断室壁瘤、附壁血栓、瓣膜反流、心肌腱索断裂、心包积液等。心肌梗死患者超声心动图可有室壁变薄、室壁节段性运动异常等表现。

3. 运动心肺功能测试　可采用运动平板和功率自行车进行测试,实际应用中,功率自行车更为常用,可以让脑卒中患者采取坐位或卧位运动,特别适合偏瘫患者。如患者伴有认知或行为问题、下肢功能障碍,允许将脚固定到踏板,大大增加安全性。运动试验的类型包括极量运动试验、次极量运动试验和症状限制性运动试验(适用于心电图运动试验和运动心肺功能测试)。

4. 6分钟步行试验　此法简单,无需特殊设备,但鉴于卒中后遗症导致行走障碍等,试验过程可能导致差异,要具体分析测试结果。

三、康复治疗

(一)心肺康复适应证

1. 脑梗死患者神经系统症状稳定(生命体征稳定,症状、体征不再进展),超过48h、无意识障碍和严重精神障碍。

2. 脑出血患者内科治疗症状稳定(生命体征稳定,症状、体征不再进展),超过1周或影像学检查血肿趋于吸收、无意识障碍和严重精神障碍、无颅内高压、无严重和难以控制的高血压。

3. 脑出血患者外科治疗症状稳定(生命体征稳定,症状、体征不再进展),超过2周或影像学检查血肿趋于吸收、无意识障碍和严重精神障碍、无颅内高压、无严重和难以控制的高血压。

4. 蛛网膜下腔出血必须经病因学处理之后、生命体征稳定,症状、体征不再进展。

5. 急性脑梗死后2~4天且病情稳定或脑出血2周后且病情稳定。

6. 无其他系统严重并发症如严重的感染(肺炎等)、糖尿病酮症、急性心肌梗死;无心绞痛、血压过高、活动风湿、急性肾功能不全、频发癫痫、严重的精神病。

(二)呼吸功能康复

脑卒中后患者引起的肺通气功能障碍,与卒中后呼吸肌功能受影响、患侧肌力下降、呼吸肌无力、胸廓扩张受到限制有关,一侧呼吸肌的无力、张力的改变和胸廓活动能力的减弱都将导致咳嗽效力的受损。患者呼吸肌力量减弱,带来的是膈肌和腹肌的功能障碍,加重其呼吸肌群的功能障碍。同时患者心肺去适应作用,活动能力的受限以及呼吸系统感染等并发症,会导致其呼吸功能衰竭,这是导致脑卒中患者非脑血管死亡的最常见原因。脑卒中急性期的患者出现呼吸肌功能障碍可能更多地是由于受损的中枢神经系统对呼吸肌驱动的影响。由于长期卧床,患者的肺部分泌物会发生坠积,加之呕吐、食物反流等因素,患者气管内常有异物进入,会增大患者罹患肺部感染的危险。

脑卒中患者偏瘫侧膈肌活动比正常一侧明显减弱,可能原因为呼吸驱动中枢受到了不同程度的损伤,使得来自病侧中枢的神经冲动减少,该侧的膈神经得不到足够的中枢神经刺激,导致膈肌的运动减弱或瘫痪。

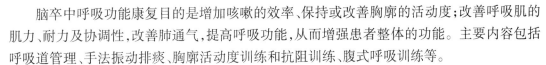

脑卒中呼吸功能康复目的是增加咳嗽的效率、保持或改善胸廓的活动度;改善呼吸肌的肌力、耐力及协调性,改善肺通气,提高呼吸功能,从而增强患者整体的功能。主要内容包括呼吸道管理、手法振动排痰、胸廓活动度训练和抗阻训练、腹式呼吸训练等。

1. 体位引流 评估患者肺部需引流部位,针对引流部位采取相应的引流姿势,进行引流痰液,5~10min。

2. 辅助排痰

(1) 手法排痰:以叩击排痰为主,治疗师手指并拢,掌心握成杯状,运用腕动力量在患者肺部体表投影区自外向内、自下而上的方向双手轮流叩击,叩击次数 120 次/min 左右,每部位叩击 3~5min。

(2) 机器排痰:使用振动排痰机,频率≤1 500r/min,每部位 5~10min。

3. 咳嗽训练 患者处于舒适体位,治疗师示范咳嗽和腹肌收缩,使患者学会缓慢深吸气,在呼气时做 3 次哈气以感受腹肌收缩,练习发"K"的音以感觉声带绷紧、声门关闭及腹肌收缩,让患者将这些动作结合,在完成深而放松的吸气后进行急剧的双重咳嗽。有痰无力咳出者,可用右手拇指和中指按压总气管,以刺激气管引起咳嗽或用治疗师一只手掌部置于患者剑突远端上腹区,另一只手压在前一只手上,手指张开或交叉,患者尽可能地深吸气后,治疗师在患者要咳嗽时给予帮助,向内、向上压迫腹部,将横膈往上推以加强膈肌反弹力量,帮助排痰。

4. 呼吸肌训练 每天 2 次,每周 5 天,建议呼吸肌的训练是 6~12 周的周期,最短的训练时间也应该持续 6 周,训练维持时间越长,可能带来的效果越好。具体的训练方案应该结合患者对训练的反馈,将训练的频度控制在患者能接受的范围,并且产生的疲劳感觉不应该超过主观用力程度分级的 5 分。如果超过,应该缩短每次的训练时间,增加训练的频率。及时、有效的呼吸肌训练,能有效改善肺通气功能,提高动脉氧分压,降低二氧化碳分压,促进呼吸功能恢复,降低肺部感染率,对于患者全面康复起到重要作用。

(1) 缩唇呼吸:患者根据病情选择坐位或站位,放松身体,两手放在腹部。训练中始终保持嘴部紧闭,用鼻子进行呼气和吸气。呼气时保持平稳而缓慢,吸气与呼气时间比例为1:2,逐渐减慢呼吸频率达 1:4,8~10 次/min,每次锻炼在 15~20min。

缩唇呼吸可调解呼吸效率和有效通气量,进一步优化呼吸功能,辅助呼吸法和胸廓的放松训练主要训练的是颈部肌群、膈肌、肋间肌、腹肌、竖脊肌及背阔肌,维持并改善胸廓和脊柱的活动性、柔软性,提高肺的顺应性,增强吸气深度,调节呼气节律,进一步增加动脉血氧分压,降低动脉血二氧化碳分压,调解呼吸频率。

(2) 腹式呼吸:①仰卧位的腹式呼吸:患者取仰卧位,使其膝、髋关节处于轻微屈曲的舒适位置进行锻炼,患者利手置于腹部,另一只手置于上胸部。治疗师的手与患者的手重叠放置,进行缩唇呼吸训练。精神集中,让患者在吸气和呼气时感觉手的变化,吸气时,治疗师发出指令让患者放置于腹部的手轻轻上抬,在呼气结束时,治疗师快速地徒手振动并对横膈进行伸张以促进呼吸肌的收缩,5~10min/次。②坐位的腹式呼吸:坐位的腹式呼吸基础是仰卧位的腹式呼吸。患者采用的体位是坐在床上或椅子上,足跟着地,让患者的脊柱伸展并保持前倾坐位。患者一手放在自己的腹部,感受横膈的收缩。这样能够发现患者突然出现的意外和不应出现的胸式呼吸,5~10min/次。正确的腹式呼吸是吸气时横膈开始收缩,然后斜角肌等呼吸辅助肌使收缩扩大,呼气时吸气肌放松处于迟缓状态。③辅助呼吸法:患者仰卧,治疗师双手置于上胸廓的锁骨稍下或下胸廓的肋弓上。在开始的 2~3 次呼吸,把握患者的呼吸节奏,在患者轻呼气时开始给予压迫,沿呼气运动方向进行,逐渐增加压迫强度。询问患者有无不适感,吸气时让胸廓有弹性的自然地去除压迫。利用神经生理学的易化手段,在横膈胸廓处吸气时瞬间施加压力,以提高肋间肌、颈部肌群的稳定节律,5~10min/次。④胸廓放松法:主要包括肋间肌松动和胸廓松动术。肋间肌松动时一手沿肋骨向下走行放置,另一手放在相邻肋骨处固定,像拧毛巾一样,在呼气时捻揉,吸气时去除压迫。从下部肋骨到上部肋骨逐一肋间进行伸张,左右两胸廓分别进行。胸廓松动时,一手置于患者肩下,固定肩关节,另一手置于骨盆处,做胸廓捻揉,5~10min/次。

由于脑卒中患者常常出现呼吸肌力量的减弱,导致其最大吸气压和最大呼吸压下降,而呼吸肌训练可改善脑卒中患者吸气肌的力量和肺功能,尤其是用力肺活量和第一秒用力呼气流速;可有效减少肺部感染和肺部其他并发症的发生率;有利于提高脑卒中患者运动能力和日常生活执行能力。腹式呼吸训练患者的肺功能指标、血氧饱和度、动脉血氧分压、运动中最大摄氧量、运动中最大心率、无氧阈及呼吸力学指标改善幅度则明显大于进行胸式呼吸的患者,这可能与腹式呼吸能增加横膈活动度,更大幅度地发挥膈肌的作用,增强肺通气量有关,更为有效地减少无效腔,并增加肺泡通气量,并使小气道压力相应增加,从而达到防止气道陷闭的作用。此外,腹式呼吸训练削弱胸锁乳突肌、斜角肌等呼吸辅助肌的活动,使每次通气量、呼吸效率、动脉氧分压升高,调整呼吸频率、每分通气量,改善用力肺活量。

由于膈肌、腹部肌群、背肌群均属于核心肌群,通过呼吸训练有利于增强偏瘫患者核心稳定性,而在偏瘫肢体训练中提高核心肌群稳定性,有利于平衡能力和步行能力的改善,促进运动功能的恢复。

5. 改良呼吸操　患者上卜午常规偏瘫康复训练前各进行一次改良呼吸体操训练。

(三)心脏功能康复

脑卒中后的低强度有氧运动有利于血脂、血糖、炎症指标和活动能力的改善,而高强度有氧运动可以改善心肌舒张功能。相当数量脑卒中患者合并冠心病等慢性疾病,病情发展、变化更加不确定,康复治疗亦更加棘手,在康复治疗时,与康复治疗前相比更易出现心绞痛、心律失常以及心电图 ST-T 缺血性改变,提示康复治疗应针对脑卒中合并冠心病患者的心脏情况,制定相应康复方案,加强康复治疗前后的医学观察,积极治疗合并症。

卒中后心脏功能康复应包括:

1. 有氧训练　依据患者肢体运动功能障碍情况及患者兴趣,选择功率自行车、步行、慢跑、爬楼梯、游泳,以及在器械上完成的平板运动等运动方式,也可采用太极拳等中国传统拳操等。无氧阈强度可用于确定卒中患者运动强度,取接近无氧阈的功率为常规下肢踏车训练的运动强度训练,可有效改善脑卒中患者的有氧代谢能力和体质指标。

脑卒中合并冠心病患者应给予监护下连续靶强度有氧运动:

(1)运动时间及频率:建议每次运动 20~40min,初始从 20min 开始,根据患者运动能力逐步增加运动时间,有氧运动频率为 3~5 次/周。

(2)运动强度:运动强度的设定有不同方法,需要注意的是,靶心率应低于诱发心肌缺血或明显心律失常或明显心绞痛的阈值心率的 10 次以下。①以 peak VO_2 为标准确定运动强度为 50%~80%peak VO$_2$ 的运动强度,其中 70%~80%peak VO$_2$ 的运动强度最为常用。有研究建议患者靶心率范围的上限应比运动试验终点心率低 10 次/min。对一些体力衰弱或起初不适应有氧运动的患者可选择 60%~65%peak VO$_2$ 的运动强度。②依据无氧阈为标准确定监控下有氧运动心脏康复治疗运动的靶强度,相当于最大摄氧量的 60% 左右的运动强度。③心率储备法:此法不受药物(β 受体阻滞剂等)的影响,目标心率 =(最大心率~静息心率)×运动强度%+静息心率。运动强度多为 40%~70%,建议从 40%HRR 开始(HRR = HR$_{max}$-静息心率),逐步递增,最大心率可通过运动心肺功能测试测得。④目标心率法:对无法进行运动试验的脑卒中合并冠心病患者采用本方法确定运动强度,即在静息心率的基础上增加 20~30 次/min,体能差的增加 20 次/min,体能好的增加 30 次/min。⑤如患者合并有心房颤动,或不易监测心率,则可采用自我感知劳累分级法(Borg 量表),建议将运动强度控制在 12~16 分。

(3) 监护下持续靶强度有氧运动步骤:①热身运动:多采用低水平有氧运动,持续 5~10min,并进行颈部、手臂、身体、膝盖、脚踝运动。②监控下持续靶强度有氧运动:指导患者保持运动靶强度进行功率踏车等运动,建议初始 15min,根据患者运动能力逐步增加运动时间至 40min。③整理运动:5min,放松腿部肌肉、脚踝运动、弯腰运动等,让心率、呼吸恢复至运动前水平。

2. 力量训练 可分成两大类:

(1) 单纯性肌力训练,即除了肌力训练外不整合其他任何形式的训练。

(2) 功能相关性肌力训练,即将肌力训练融入功能训练中,如以由坐到站作为下肢肌力训练的一种方式,或在肌力训练的同时整合其他形式的功能性训练。

3. 平衡与柔韧性训练:平衡训练包括坐位平衡训练、立位平衡训练、坐—立—坐训练和平衡训练进阶等。柔韧性训练包括颈部伸展与旋转、肩关节后伸、肘及腕关节伸展、躯干伸展、膝关节屈曲和踝关节背屈等柔韧性训练。

(杨坚 李擎)

第三节 脊髓损伤心肺康复治疗

一、概述

脊髓损伤后,因脑与四肢及躯干间的神经信号传递受阻,人体的运动、感觉及自主神经系统受到不同程度影响,从而直接或间接导致一系列残损问题。呼吸功能障碍及心血管功能障碍是其中两个方面。

呼吸是在神经系统的控制下,各呼吸肌协同收缩-放松引起胸廓及肺活动的一个过程。呼吸肌包括胸锁乳突肌、膈肌、斜角肌、胸肌、肋间肌、腹肌等(表 12-3-1)。这些肌肉收缩及放松时,胸廓随之扩张、回缩,胸膜腔内压力发生变化,肺出现膨胀或回缩,呼吸动作出现。对于脊髓损伤患者来说,呼吸模式出现异常,肺部并发症,肺通气指标异常均直接或间接来自于呼吸肌的完全瘫痪或部分瘫痪。

表 12-3-1　呼吸肌的神经支配平面

副神经	胸锁乳突肌
$C_3 \sim C_5$	膈肌
$C_3 \sim C_8$	斜角肌
$C_5 \sim T_1$	胸肌
$T_1 \sim T_{11}$	肋间肌
$T_6 \sim T_{12}$	腹肌

呼吸肌的保留情况由神经损伤平面及损伤程度决定,不同呼吸肌受损后,脊髓损伤患者呼吸功能大致表现如下:

$C_1 \sim C_3$ 四肢瘫患者:$C_1 \sim C_3$ 损伤时,患者膈肌大部分瘫痪,肋间肌及腹肌完全瘫痪,保留有由副神经支配的胸锁乳突肌及部分膈肌。但胸锁乳突肌为辅助呼吸肌,残存的膈肌活动无法满足患者自主呼吸,患者需要持续且终身使用机械通气,少部分患者可使用膈肌起搏器辅助呼吸。

C_4 四肢瘫患者:C_4 损伤时,患者胸锁乳突肌完好,膈肌及斜角肌部分瘫痪,患者存在自主呼吸可能。但早期需使用气管切开通气,逐步可过渡至自主呼吸。患者通常不能进行有效咳嗽,肺活量(vital capacity,VC)小于正常值的 1/3。

$C_5 \sim C_8$ 四肢瘫患者:$C_5 \sim C_8$ 损伤时,患者膈肌完好,斜角肌、胸肌部分瘫痪,肋间肌及腹肌完全瘫痪。患者可自主呼吸,但咳嗽功能较差,需要辅助排痰,VC 为正常值的 1/3 ~ 1/2 之间。

胸段截瘫患者:胸段脊髓损伤患者膈肌、斜角肌、胸肌完好,肋间肌及腹肌不同程度瘫痪。患者可进行有效咳嗽,但力度较正常弱,肺活量不同程度下降。

神经损伤平面在 T_{12} 以下的患者呼吸功能具备正常的神经生理学基础。

心血管健康(cardiovascular fitness)对脊髓损伤患者的生活质量及体能有显著影响。心血管功能障碍会增加心血管疾病(cardiovascular disease)的风险,心血管疾病是导致患者死亡的一个主要原因。脊髓损伤患者的心血管功能障碍主要由自主神经功能障碍(autonomic dysreflexia,AD)、营养不良及缺少运动导致,本节主要介绍运动对脊髓损伤患者心血管健康的影响。

大多数脊髓损伤患者因为肌肉的部分或完全瘫痪,移动是非常费力的,如轮椅转移、驱动轮椅、辅助步行等。脊髓损伤患者的轮椅转移需要依靠双上肢完成,如床上移动、床-轮椅间转移、轮椅-马桶间转移等。在双下肢肌群瘫痪的情况下,需要患者具备良好的体能及技巧才能完成以上活动。另外,脊髓损伤患者伤后通常需要一段时间的制动,制动后患者的体能将明显下降。大量研究表明,规律且持续的运动能有效提高患者体能,减少心血管疾病的发病率。

二、康复评估

(一)呼吸功能评估

脊髓损伤患者呼吸功能的评估包括主观评估及客观评估两方面,具体评估内容如下:患者的呼吸模式、呼吸频率、体温、肺部听诊、意识状态、血气分析、胸片、咳嗽的有效性、肺通气指标、合并的胸廓及肺部损伤、伤前是否有肺部基础性疾病等。

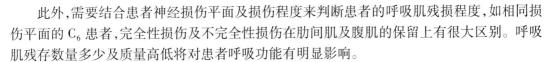

此外,需要结合患者神经损伤平面及损伤程度来判断患者的呼吸肌残损程度,如相同损伤平面的 C_6 患者,完全性损伤及不完全性损伤在肋间肌及腹肌的保留上有很大区别。呼吸肌残存数量多少及质量高低将对患者呼吸功能有明显影响。

（二）心血管功能评估

心血管功能评估主要用于设定运动处方及监控训练效果,高强度的运动可能导致突发性心血管事件,因此需要做好预防措施。另外,对于老年人及心血管疾病高危人群在进行高强度运动前需要进行评估来确定是否适合训练。

心血管健康的评估需要满足以下两个条件:第一是可重复操作;第二是评估环境要统一标准。可重复操作是为了在治疗前后进行对比,评估环境统一是为了最大限度降低因评估环境不同对评估结果的影响。

常用的评估有三种:峰值耗氧量测试（peak oxygen consumption tests）、亚极量运动测试（submaximal exercise tests）、场地运动测试（field exercise tests）。三项评估中峰值耗氧量测试最为准确,是评估脊髓损伤患者心血管健康水平的金标准之一,但因该系统的复杂性在实际临床工作中并不常用。亚极量运动测试是轮椅患者最常用的心血管体能测试,可采用轮椅运动结合气体分析系统或心率测试来评估。但需要注意的是上胸段及颈段患者常有自主神经功能紊乱问题,可能对评估结果造成一定影响。场地运动测试是在设定时间内记录患者步行或驱动轮椅的距离,如 6min 或 12min 内在平地上尽最快速度推动轮椅,通过距离的不同来推算出最大耗氧量的不同。

三、康复治疗

（一）呼吸功能训练

呼吸功能训练是预防及治疗呼吸并发症的重要措施,尤其是四肢瘫患者,在伤后早期及终身均存在出现呼吸并发症的风险。呼吸功能训练的主要目的是移除肺内分泌物,改善肺通气。呼吸功能训练可供选择的技术种类很多,但存在科研证据等级参差不齐,部分设备昂贵不易获得,操作者技术掌握不熟练等问题,因此对于治疗人员来说,为不同时期的脊髓损伤患者选择合适的治疗技术并不容易,本节主要针对有自主呼吸能力患者的呼吸功能训练,不针对行气管切开术后需要呼吸机支持的患者。

移除肺内分泌物技术包括辅助咳嗽、叩拍、振动、体位引流、抽吸等,改善肺通气技术包括呼吸体位摆放、呼吸训练、吸气肌训练、无创正压通气支持等,以下为部分治疗技术的简略介绍:

1. 辅助咳嗽 该技术常用于呼吸肌瘫痪,不足以进行有效咳嗽的患者,通过辅助手段增加呼气峰值流速来帮助患者咳嗽,排出排痰。操作可由一人完成,也可由两人协作完成。一人操作时,一手前臂置于胸廓上方,给予胸廓压力,一手置于上腹部,给予腹部压力,嘱咐患者深吸气,屏气,做咳嗽动作,患者咳嗽前在腹部给予快速压力,帮助患者咳出痰液,如图 12-3-1 所示。两人操作时,一人双手置于患者胸廓,给予压力,一人双手掌部置于患者腹部。嘱患者深吸气,屏气,做咳嗽动作,患者咳嗽前快速向上、向内挤压腹部,帮助患者咳出痰液,如图 12-3-2 所示。以上辅助咳嗽技术如果用于颈部损伤的急性期患者,需要另外一名治疗人员同时辅助固定患者头部,避免造成继发性损伤。对于过度肥胖患者操作可能存在一定难度。此外,辅助咳嗽也可以在无创正压通气支持设备及电刺激帮助下进行。

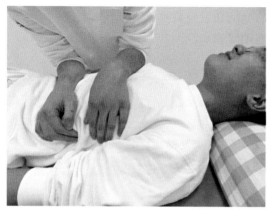

图 12-3-1　一人辅助下排痰

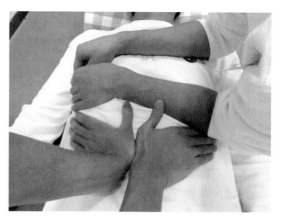

图 12-3-2　两人辅助下排痰

2. 叩拍、振动　查看患者胸片并进行肺部听诊后,可确定患者痰液潴留部位。将患者摆至合适体位,操作者将双手形成杯状,在痰液潴留部位及附近进行连续、快速的叩拍约30s,该过程患者不可屏气,自主呼吸。一次叩拍结束后可双手贴住患者胸廓,嘱患者深呼吸,在呼气过程中给予节律性振动至患者呼气结束,重复该过程 2~3 次后嘱患者咳嗽,如图12-3-3、图 12-3-4 所示。叩拍、振动技术主要用于帮助患者廓清肺内分泌物,但存在造成脊柱活动的风险,如果患者处于急性期,进行此项操作时需先与医师进行沟通后再进行。叩拍、振动技术具有一定即时效果,远期效果有待进一步研究证实。

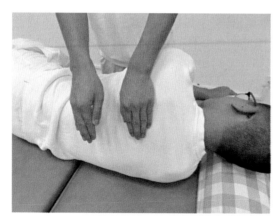

图 12-3-3　叩拍

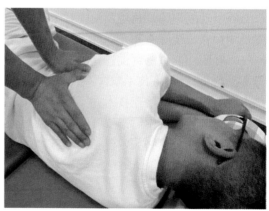

图 12-3-4　振动

3. 体位引流　体位引流是在患者病情稳定的前提下,变换患者体位,在重力的帮助下引导痰液向主支气管流动,从而更有利于排出。是临床上常用的分泌物移除技术,此项治疗需要先明确患者分泌物潴留的位置,然后进行针对性的体位设计。体位对呼吸功能的影响较复杂,体位的改变同时会伴随有通气及血流灌注的变化,因此在进行该项技术前需与康复团队其他成员沟通该治疗的可行性,规避风险。体位引流宜在餐前进行,引流频率以患者分泌物多少进行设定,分泌物多时增加频率,分泌物少时降低频率,引流时间也需考虑患者耐受程度。

4. 吸气肌训练　吸气肌训练的目的在于增加具有完整神经支配或部分神经支配的吸气肌的肌力及肌耐力。吸气肌肌力训练采用渐进式抗阻训练方式,遵循超量恢复原则,可使用激励式呼吸训练器(Incentive spirometry)进行,每次做 15~30min,2~3 次/d,如图 12-3-5 所示。但需要考虑的是过度的呼吸训练可能导致呼吸肌疲劳及高碳酸血症,训练时需要密切关注患者疲劳程度,以训练停止后患者即可恢复正常呼吸及不会造成过度疲劳为宜,但有关吸气肌肌力训练仍有很多未知之处,目前的研究尚不充分。

5. 腹围　体位对四肢瘫脊髓损伤患者的呼吸功能有显著影响。当患者从仰卧位变换为坐位时,因腹部肌群无力,腹部将向前凸起形成将膈肌向下牵拉的张力。同时因为重力的影响,膈肌原有的穹窿形态将趋于扁平,导致膈肌的活动减少,从而影响肺活量,四肢瘫患者坐位下比仰卧位下肺活量下降 8%~28%。患者坐位时在腹部绑上腹围可提高腹腔压力,维持膈肌的位置,提高肺活量,减少呼吸并发症。腹围固定的位置不能太高也不能太低,上缘以第 11、12 肋为界,下缘以髂棘为界,松紧以绑好后可伸进一个手指为度,如图 12-3-6 所示。患者坐位下佩戴腹围时建议经常检查腹围位置及松紧,如有位置及松紧不合适时需及时调整。

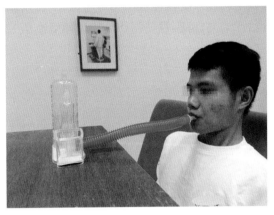

图 12-3-5　使用激励式呼吸训练器训练

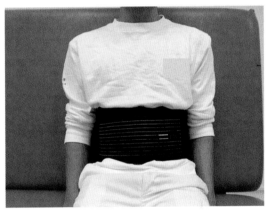

图 12-3-6　腹围的佩戴

(二)心血管功能运动处方

运动处方的关键三要素为:频率、强度及持续时间。脊髓损伤患者的运动训练可参照健全人形式进行。美国运动医学学会推荐残障人士进行每周 3~5 次,每次至少 20min 的运动,运动强度维持在 50%~80% 的最大耗氧量,或者 70%~85% 的最大心率水平。

1. 设定运动强度　运动强度不足无法对心血管功能形成有效刺激,不能有效改善体能,设定好运动强度是心血管体能训练的第一步。如果患者完成了亚极量运动测试,可根据患者最大运动能力的 50%~80% 得到患者的运动强度。最大心率也可作为设定运动强度的参考,但需要考虑到脊髓损伤患者自主神经功能障碍(autonomic dysreflexia,AD)的问题,AD 发作时患者心率出现异常变化,无法作为运动强度的参考指标。Borg 量表也可以作为运动强度衡量指标。

2. 运动项目的选择　为患者制定合适的训练项目取决于很多因素。首先需要明确患者目标,如驱动轮椅 2 公里,根据目标为患者选择合适的运动项目;其次进行这些训练项目时需要保证运动强度可监控;还需要考虑运动项目的趣味性及多样化,避免患者因乏味丧失坚持下去的动力。功能性活动也可以作为患者的运动项目,如对于有步行能力的患者,让他们在规定时间内完成坐-站-坐的动作。

四、体位性低血压

体位性低血压(postural hypotension)是脊髓损伤后的常见并发症,多见于 T_6 神经损伤平面以上患者。出现体位性低血压的原因之一是交感神经系统失去脊上神经的支配,导致血管收缩能力下降,造成血压降低。同时,肌群瘫痪后失去收缩能力,无法通过肌肉泵(muscle pump)将堆积在下肢和腹部的血液泵回,出现回流障碍。体位性低血压的症状表现为头晕、恶心、意识丧失及在变换体位时耐受性变差等。

康复治疗是有效治疗体位性低血压的手段。如通过直立—维持的方法可以逐步增加患者对不同体位的耐受能力,从而实现卧位到坐位及站立位体位变换。通过穿戴压力袜和腹围也可以减少血液在下肢和腹部的潴留,改善血液循环。如果在日常治疗中出现体位低血压,需要立即放低站立床或靠背,必要时抬高患者双下肢缓解症状。

随着患者对不同体位变化的耐受能力增加,激素调控系统恢复或敏感性增加,下肢及躯干肌群出现肌痉挛等,体位性低血压通常会随着治疗消失,鲜有脊髓损伤后体位性低血压一直无法改善的案例。

(王　俊)

第四节　肾脏疾患心肺康复治疗

一、概述

各种原因引起的肾脏结构和功能障碍超过 3 个月,包括肾小球滤过率正常和不正常的病理损伤、血液或尿液成分异常、影像学检查异常及不明原因肾小球滤过率下降(小于 60ml/min)超过 3 个月,称为慢性肾脏疾病(chronic kidney disease,CKD)。目前国际公认的慢性肾脏病分为 1~5 期(依据美国肾脏基金会制定指南)。

肾脏康复(renal rehabilitation)最初是在 1994 年的 Life Options Rehabilitation Advisory Council(LORAC)上被正式系统定义和认同的。肾脏康复包括运动、药物、饮食以及教育与心理在内的综合性康复治疗。目的在于减轻慢性肾脏病和透析对患者身体和精神的影响,缓解症状,改善生命预后,改善心理、社会和职业状况。

二、循证医学证据

运动治疗可有效改善透析患者运动耐力,改善营养不良-炎症-动脉粥样硬化综合征(malnutrition-inflammation-atherosclerosis,MIA),抑制蛋白分解,改善生活质量(表 12-4-1)。透析患者心血管疾病的肾脏病预后质量(kidney disease outcomes quality initiative,K/DOQI)临床指南 2005 年版中明确指出,要积极评估透析患者运动能力,鼓励患者运动(表 12-4-2)。

表 12-4-1　运动治疗对肾衰透析患者的效果

• 增加最大耗氧量	• 提高睡眠质量
• 提高左心室收缩力（安静时、运动时）	• 改善烦躁、抑郁、QOL
• 活化心脏副交感神经	• 改善 ADL
• 改善心脏交感神经紧张状态	• 增加前臂静脉直径（特别是等张性运动）
• MIA（营养不良-炎症-动脉粥样硬化）综合征的改善	• 提高透析效率
• 改善贫血	• 降低死亡率

表 12-4-2　透析患者心血管疾病的 K/DOQI 临床指南

2.1　对于所有的透析患者，进行禁烟宣教和定期的奖励（A）。可求助于戒烟专家（B）

2.1.a　对于躯体功能有限而感到沮丧的患者，进行禁烟宣教时要特别关注（C）

2.2　对于所有的透析患者，肾脏病以及透析工作人员要经常要进行宣教，鼓励患者提高运动水平

2.2.a　明确透析患者在运动方面的特定问题点，将患者介绍到适当的科室（物理治疗或心脏康复科），使患者严格遵从运动处方。这样的问题点，包括有无肌力，骨骼方面运动障碍，有无心血管问题等（C）

2.3　运动功能的测定

2.3.a　躯体功能的评估及运动处方的再评估，至少应每 6 个月实施一次（C）

2.3.b　躯体功能可以通过躯体行为测定和问卷（SF-36 等）形式完成（C）

2.3.c　每位患者都应该评估潜在的活动障碍（C）

2.4　运动的注意事项

2.4.a　因为大多数透析患者体力非常差，需要通过增强患者的体力和持久力从而达到推荐的体力活动水平，所以应将透析患者介绍到物理治疗科进行治疗

2.4.a.i　将符合心脏康复的患者介绍给相关康复专家（C）

2.4.a.ii　运动的目标是，即使不是每天但也要在每周的大部分日子里，每天进行 30min 的中等强度的心血管运动。对于目前很少参与运动的患者，可以从短时间和低强度运动开始，循序渐进，逐渐达到推荐强度（C）

2.4.b　随访

2.4.b.i　患者的躯体功能评估和鼓励患者运动应纳入患者关怀计划。必须对运动强度和躯体功能的变化等进行定期评估（C）

2.5　发现透析患者有抑郁、焦虑、攻击性、敌意等行为倾向时，必须及时给予治疗（B）

2.5.a　在开始透析以后每年至少和透析患者面谈 2 次，特别要注意患者有无抑郁、焦虑、攻击性、敌意等行为倾向，评估患者的精神状况（C）

2.5.b　发现透析患者有抑郁、烦躁不安、攻击性、敌意等异常时，必须对其精神状况进行治疗（C）

A:强烈推荐；B:一般推荐；C:可以推荐，但是没有明确的证据；D:不推荐

（NKF-K/DOQI,2005）

三、非透析期慢性肾脏疾病患者的运动疗法

安静时心排血量 1/5 经过肾脏，肾脏的单位血流灌注量较其他器官多，但运动时为了保证肌肉、肺、心脏有充足血流灌注，肾血流量相对减少。肾血流量受运动影响最显著，与运动强度、心排血量等逆相关，剧烈运动时降低 50%~70%。从短期来看，运动尿蛋白排泄量增加，肾血流量（renal blood flow，RBF）、肾小球滤过率（glomerular filtration rate，GFR）减少，过强运动使功能损害、肾疾病危险性增加。肾血流量下降的机制是肾上腺髓质分泌儿茶酚胺、肾交感神经活性亢进使肾血管收缩。尚未透析的肾功能障碍患者，因剧烈运动导致肾功能

急剧恶化,因此多数患者运动受限。虽然肾功能障碍患者日常生活活动(ADL)受限及长期卧床所导致的生活质量(quality of life,QOL)下降有限,但运动耐量低及胰岛素抵抗相关性心血管系统合并症增加,进行性肾损害风险增加。

明确证明 CKD 患者运动治疗有效性的证据不多,肾病患者具体的运动强度、运动时间没有明确的科学依据。有报道,肾功能障碍患者适当运动没有明显不良影响,且可增加患者运动量、提高 QOL,改善糖脂质代谢等,提示 CKD 患者无需过度制动。关于长期效果的临床研究也表明,适度运动未增加肾功能恶化,相反有改善作用。运动作为非透析肾功能障碍患者的治疗选择之一,备受期待。

CKD 患者的运动疗法准则指出,肾功能障碍严重程度根据肌酐清除率(creatinine clearance rate,Ccr)分类,身体活动度目标用代谢当量(metabolic equivalents,METs)表示。运动一过性变化对长期预后的影响尚未明确,没有临床证据支持限制运动能够改善其预后。

日本肾脏学会基于证据的"CKD 临床实践指南 2009"指出,临床尚没有为预防 CKD 患者蛋白尿、肾功能恶化进行制动的相关证据,运动疗法对预防 CKD 患者身体活动量下降,引起心血管疾患死亡风险增加很重要。因此,心肺功能良好的稳定期 CKD 患者时,推荐定期实施的安全性运动多为中等强度运动(5.0~6.0METs)。

美国运动医学学会(American college of Sports Medicine,ACSM)"运动负荷实验和运动处方的准则"的 CKD 患者运动负荷试验和运动处方中,详述了 CKD 患者运动负荷试验终止标准。CKD 患者运动负荷试验注意事项,如表 12-4-3 所示。关于运动处方,初期运动强度为轻度(摄氧量小于 40%)到中度(摄氧量 40%~60%),应基于患者运动耐力循序渐进逐步调整。耐力训练对 CKD 患者整体健康很重要。CKD 患者 ACSM 的运动建议如表 12-4-4 所示。

表 12-4-3　CKD 患者运动负荷试验注意事项

- 实验室检查,咨询患者的肾内科主管医师
- 注意高血压,糖尿病的常用药物,患者常服用多种药物
- CKD 患者(1~4 期)进行多阶段运动负荷试验时,按照标准运动负荷试验实施
- CKD 患者按步骤使用跑步平板或功率自行车,跑步平板使用更加普遍
- 因为这类患者身体功能下降,选择改良 Bruce 法、Balke 法、Naughton 法均可
- 若使用功率自行车,推荐开始时热身运动设定为 20~25W,以该负荷强度增加 10~30W/1~3min
- 长期透析患者,应当在不进行血液透析的日子实施运动负荷试验,测定无动静脉瘘侧上肢的血压。最大心率应达到预测最大心率的 75%
- 长期携带型腹膜透析患者,在无腹膜透析液时实施运动负荷试验
- CKD 患者,心率不能作为设定运动强度的可靠指标,应监测自觉运动强度
- 肾移植患者,可进行标准化运动负荷试验
- 肌力测定使用比 3RM 高的(如 10~12RM)负荷可引起应变断裂,所以 CKD 患者禁止 1RM 试验
- 肌力和肌耐力训练,60~180rad/s 的角速度范围内做等速性器械训练,能够安全评价
- 多种体力检查均可用于 CKD 患者。评估心肺耐力(如 6 分钟步行试验),肌力(如坐位-立位-坐位试验)、平衡能力(如功能到达试验)均可以使用

(日本体力医学会体力科学编辑委员会,2011)

表 12-4-4　对慢性肾疾病患者(不限透析患者)的 ACSM 的运动建议

频度	有氧运动:3~5d/w,抗阻运动:2~3d/w
强度	中等强度有氧运动(即最大摄氧量 40%~60%,Borg 量表 RPE 11~13 分,和抗阻运动 1RM 60%~75%
时间	有氧运动:持续有氧运动 20~60min/d,但是如果不能坚持,则进行每 10min 休息一下的间歇性运动,共计 20~60min/d 抗阻训练:10~15 次为 1 组,根据患者运动耐力和时间,决定实施几组
种类	步行,骑自行车等有氧运动,抗阻运动,使用器械或选择训练不同大肌群的运动 8~10 种
特殊情况	血液透析患者 透析后不能立即训练,但不透析日可进行训练。如果在透析中进行训练,为防止低血压,应在治疗前半小时尝试运动 心率作为运动强度指标不可靠,使用 RPE 在保证不对患者动静脉吻合口部位直接施加压力时,活动避免有动静脉内瘘侧上肢 对长期腹膜透析患者,腹腔内有透析液时可能尝试运动,但为了防止意外,建议患者去除体液

四、透析患者的运动疗法

透析患者运动治疗可提高最大摄氧量,改善心功能,增加骨骼肌纤维,改善低血压、血脂,改善低营养-炎症-动脉硬化(malnutrition-inflammation-atherosclerosis,MIA)综合征,提高透析效率、ADL 和 QOL。没有临床证据支持限制运动能够改善患者的预后。透析患者的运动疗法有效性如图 12-4-1 所示。

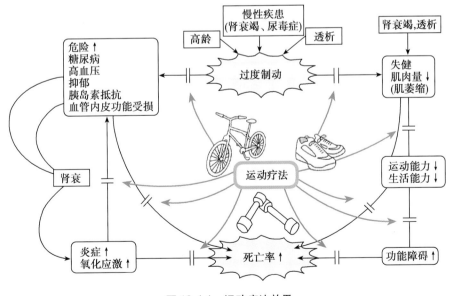

图 12-4-1　运动疗法效果

(一)运动负荷试验

合并糖尿病的透析患者往往老年患者居多,难以发现心绞痛、心力衰竭等的症状。为了运动疗法安全实施,应实施运动负荷试验。

评估心血管系统、肌力、平衡功能等。长期血液透析患者,要在不透析日期进行运动负荷试验,测血压、最大峰值心率为年龄段预测最大心率75%。持续携带式腹膜透析(continuous ambulatory peritoneal dialysis CAPD)患者,腹腔内没有透析液时进行运动负荷试验。

ACSM 建议慢性肾病患者动态肌力测定,采用 3 次最大重复次数(repetition maximum,RM),为防止疲劳骨折,禁止测定 CKD 患者 1RM。肌力及肌耐力在 60~180rad/s 的角速度的范围,使用等速器械进行安全评价。

(二)运动疗法的指导准则

慢性肾疾患患者的最适运动处方尚未确立,以下为推荐标准:

1. ACSM 的慢性肾病患者运动建议(表 12-4-4、表 12-4-5)   建议运动处方初期的运动强度为低强度(摄氧量小于 40%)到中等强度(摄氧量 40%~60%)范围,此后基于患者的运动耐量,循序渐进地进行调整。稳定期慢性肾病患者耐力训练对其健康很重要。

表 12-4-5   Borg 量表主观用力程度分级(RPE)

分级	主观感觉	分级	主观感觉
20		12	
19	非常累	11	轻松
18		10	
17	比较累	9	比较轻松
16		8	
15	累	7	非常轻松
14		6	
13	稍累		

2. 日本肾脏学会"肾疾患患者的生活指导和饮食疗法的准则"   由于我国目前尚无针对透析患者的生活指导和饮食疗法的准则,借鉴日本肾脏学会"肾疾患患者的生活指导和饮食疗法的准则",该准则分 5 个阶段指导成人生活(表 12-4-6、表 12-4-7),透析导入第一位中糖尿病肾病透析患者占首位,其为推荐中度受限(表 12-4-8),此外,第二位的包括慢性肾小球肾炎在内的慢性肾炎综合征透析患者为高度限制。

表 12-4-6   肾病患者的生活指导和饮食疗法指南成人指导分类

指导分类	上学/工作	工作内容	家务	学习生活	家居和休闲
A:安静(住院和居家)	不能	不能工作(休养)	不能做家务	不能	不能
B:高度限制	30min 左右(短时间)(尽量开车)	轻度劳动限制工作时间不能加班,出差,夜班(根据工作内容决定)	轻度家务(3h 左右)购物(30min 左右)	仅限在教室学习可进行少量的学生俱乐部活动	散步广播体操(3~4METs 以下)

续表

指导分类	上学/工作	工作内容	家务	学习生活	家居和休闲
C:中度限制	1h 左右	一般家务 一般手工工作或机器操作。应避免深夜加班和出差	专职家庭主妇 可养育孩子	一般学习生活 轻度文体活动	快走 自行车(4~5METs以下)
D:轻度限制	2h 左右	限制体力活动 此外,一般工作加班,可出差	一般工作 轻度兼职工作	一般学习生活 一般体育活动 体育俱乐部活动限制	轻度慢跑 乒乓球 网球 (5~6METs以下)
E:正常生活	不受限	正常工作 不受限	一般家务 兼职工作	一般学习生活 不受限	游泳、登山、滑雪 有氧运动

表 12-4-7 METs 表

1MET	安静
2METs	洗澡、洗衣物、做饭、散步、保龄球、瑜伽、牵伸运动
3METs	扫除、一般步行、高尔夫
4METs	园艺、稍快速步行、广播体操、游泳(慢速)、水中运动
5METs	农活、快走、乒乓球、跳舞、高尔夫、溜冰
6METs	慢跑、游泳、排球
7METs	登山、连续上台阶、足球、篮球
8METs	跑步(150m/min)、手球、游泳比赛、跳绳、有氧运动(剧烈)
9METs	跑步(170m/min)、快速上台阶、自行车(20km/h)
10METs	跑步(200m/min)、马拉松、柔道、相扑、拳击

表 12-4-8 肾病患者的生活指导和饮食疗法指南中糖尿病肾病的生活指导

病期	日常生活	工作	运动	家务	指导分类
第1期 (肾病前期)	正常生活	正常工作	原则上实施糖尿病的运动治疗	一般可	E
第2期 (早期肾病)	正常生活	正常工作	原则上实施糖尿病的运动治疗	一般可	E
第3期-A (显性肾病前期)	正常生活	正常工作	可运动(但根据病情严重程度调整,不可剧烈运动)	一般可	E 或 D

续表

病期	日常生活	工作	运动	家务	指导分类
第3期-B（显性肾病后期）	轻度受限（以不感到疲劳的程度生活）	轻度受限（根据工作种类不同，可从事一般工作~坐位工作）	运动受限（可进行维持体力程度的运动）	轻度受限（可从事不感到疲劳的家务）	C
第4期（肾衰）	受限	从事较轻松的工作~工作受限（以不感到疲劳程度的坐位工作为主，避免加班，夜班）	运动受限（可散步或做广播体操）	受限（可从事不感到疲劳程度的家务）	B
第5期（透析治疗期）	轻度受限（可在不感到疲劳的范围生活）	原则上从事轻松的工作（应根据情况限制加班）	原则上进行轻度运动（不可进行剧烈运动）	一般可（不至感到疲劳的程度）	C

注：合并增殖性网膜症患者，无论在肾病哪一时期均受限

3. 日本肾脏学会"CKD临床实践指南2009"　基于"CKD临床实践指南2009"，并没有明确临床证据表明运动会导致尿蛋白及肾功能障碍恶化。同样，亦无证据表明CKD患者宜行制动治疗。CKD患者活动能力低下是心血管疾病导致死亡的危险因素之一（表12-4-9）。

表12-4-9　CKD诊疗指南2009关于运动和身体活动水平的声明

维持体力活动水平	CKD患者并不一定全都制动，为了纠正肥胖，预防糖尿病，治疗高血压，预防CVD，应维持体力活动水平
运动强度	不引起运动疲劳的运动（5METs左右），目前没有使稳定CKD恶化的证据，在合并症等身体状况允许时，推荐定期实施

（三）运动疗法的禁忌和中止标准

虽然运动疗法适用于所有透析患者，但如有外科或骨科、心血管系统甚至是安装起搏器等特别情况，应介绍患者到相关专科，运动处方的制定需要咨询相关科室，但遵守运动处方是必要的。目前尚没有针对肾功能障碍患者的运动禁忌和终止的标准，推荐按照心脏病患者运动疗法禁忌和中止标准（表12-4-10、表12-4-11）及生活习惯病运动疗法适应证和禁忌证标准（表12-4-12）。初次训练或运动强度再设定时，不依据症状和体征，而是根据血压和心电监护保证安全。

五、肾移植患者的运动疗法

促进肾移植患者ADL早期自立，提高QOL，可于移植前后开始进行康复。

（一）移植前

移植前常进行透析，两种方法：①移植前透析时进行运动疗法；②非透析日进行运动疗法。透析患者运动疗法结果为最大摄氧量增加，改善心功能，增加肌肉含量，改善血压、血脂，改善精神状态，提高QOL，改善低营养炎症综合征和提高透析效率，降低死亡率。

表 12-4-10 运动负荷试验的禁忌

绝对禁忌	<ul><li>急性心肌梗死后 2 日以内</li><li>经内科治疗,尚未稳定的不稳定型心绞痛</li><li>有自觉症状或血流动力学异常引起的控制不良的心律失常</li><li>症候性高度主动脉瓣狭窄</li><li>控制不良的症候性心力衰竭</li><li>急性肺栓塞和肺梗死</li><li>急性心肌炎和心膜炎</li><li>急性主动脉夹层</li></ul>
相对禁忌	<ul><li>左主干不狭窄</li><li>中度狭窄性瓣膜病</li><li>电解质异常</li><li>重度高血压*</li><li>快速性心律失常或慢性心律失常</li><li>肥厚型心肌病或其他的流出道狭窄</li><li>不能进行运动负荷的精神或身体障碍</li><li>高度房室传导阻滞</li></ul>

* 原则上收缩压>200mmHg 或(和)舒张压>110mmHg

表 12-4-11 运动负荷试验的中止标准

症状	心绞痛,呼吸困难,失神,眩晕,步态不稳,下肢疼痛(跛行)
体征	发绀,苍白,冷汗,运动失调,异常的心悸亢进
血压	收缩压上升不良或进行性下降,异常的血压上升(225mmHg 以上)
心电图	显著的缺血性 ST-T 变化,窦性心律失常(严重的频脉或徐脉,室性心动过速,频发性心律失常,房颤,R on T 室性期前收缩等),二至三度房室传导阻滞

表 12-4-12 生活习惯病运动疗法的适应证和禁忌证

疾病	适应证	相对适应证	禁忌证
高血压	140~159/90~94mmHg	<ul><li>160~179/95~99mmHg 或正在接受治疗且未到达禁忌值</li><li>男性 40 岁,女性 50 岁以上尽量做运动负荷试验,如不能进行运动负荷试验时应当开具如步行运动强度的处方</li></ul>	<ul><li>180/100mmHg 以上</li><li>胸部 X 线</li><li>心电图提示重度心律失常,可见缺血性变化(运动负荷试验确认安全时除外)</li><li>眼底变化提示 Ⅱb 以上的高血压</li><li>尿蛋白 1g/L 以上</li></ul>
糖尿病	空腹血糖 6.1~7.7mmol/L (110~139mg/dl)	<ul><li>空腹血糖 7.8~13.8mmol/L (140~249mg/dl)或正在接受治疗且未到达禁忌值</li><li>男性 40 岁,女性 50 岁以上尽量做运动负荷试验,如不能进行运动负荷试验时应当开具如步行运动强度的处方</li></ul>	<ul><li>空腹血糖 13.9mmol/L (250mg/dl)以上</li><li>尿酮体(+)</li><li>糖尿病视网膜病变(+)</li></ul>

续表

疾病	适应证	相对适应证	禁忌证
脂质异常症	TC:5.7~6.5mmol/L(220~249mg/dl) 或 TG:3.9~7.8mmol/L(150~299mg/dl)	• TC:6.5mmol/L(250mg/dl)以上或 TG:7.8mmol/L(300mg/dl),或正在接受治疗 • 男性40岁,女性50岁以上尽量做运动负荷试验,如不能进行运动负荷试验时应当开具如步行运动强度的处方	
肥胖	BMI:24.0~29.9kg/m²	• BMI:24.0~29.9kg/m²伴有下肢关节障碍时应到外科做详细检查,并限制运动	• BMI:30kg/m²以上

TC:总胆固醇;TG:甘油三酯

(二)移植后

移植成功患者,移植 8 日后进行早期运动训练较好。移植后患者根据标准的运动负荷实验确认运动能力和运动安全,根据其结果制定的运动处方进行步行运动,功率自行车为运动疗法推荐为主选设备,而单杠、柔道、足球、格斗竞技等可能影响腹腔内移植的肾脏,故不被推荐。

移植后 3 个月内给予免疫抑制剂的数量多,需注意肾衰伴随的免疫功能低下而易并发感染等,应避免剧烈运动。从肾移植手术开始,到过了易引起肾移植后急性排斥反应的时期,肾上腺皮质激素减量时,才可行较高强度运动。排斥反应期间,虽然运动强度低和时间少,但最好坚持运动。

肾移植后 3 个月开始可全勤工作。6 个月左右开始轻、中度有氧运动 30min/d 以上。之后可正常运动,但移植后 3 年左右骨盐量持续减少,移植 4 年以后应避免进行增加足部负担的运动。

单侧肾脏移植的患者,运动对肾脏功能并没有不良影响。Poortmans 研究显示,一定强度的运动可使健康人肾小球滤过率降低 17%,肾脏移植患者肾小球滤过率没有明显变化。

如果肾移植患者出现发热等状况,易产生机体脱水,血肌酐值立即轻度上升。夏季高温时,有些患者血清肌酐也会有稍微升高,所以应保证每天尿量 1 500ml 以上。患者水分摄取非常重要,尤其是运动中充分补给水分,以及运动后充分休息。

肾移植后康复可改善营养状况,预防生活方式病。肾衰期推荐高脂、高碳水化合物饮食,移植后应改为低热量高蛋白质饮食,否则热量摄取过多会导致生活方式病。患者肾移植前因长期透析多有消瘦倾向,重症脏器衰竭引起食欲下降,加之肾衰竭时严格控制饮食,而移植术后 1~2 个月,肾功能稳定、身体状况改善和食欲改善,易热量摄取过多而肥胖。应用免疫抑制剂、激素也易引起肥胖。

肥胖是糖尿病、高血压、高脂血症等生活方式病病因之一,易引起动脉硬化,使肾小球过分滤过,因此应避免肥胖。Jindal 报告肥胖的肾移植患者,其高血压、高脂血症、糖尿病等合并症均可导致高死亡率。

小儿肾移植患者与成人患者身体状况类似。Tangerras 报告小儿肾移植患者心肺功能、日常生活活动能力较健康者低,代谢性危险因素多,因此小儿肾移植患者也要积极实施运动

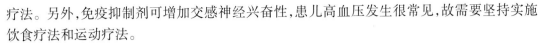

疗法。另外,免疫抑制剂可增加交感神经兴奋性,患儿高血压发生很常见,故需要坚持实施饮食疗法和运动疗法。

(张 勤)

第五节 外周血管疾患心肺康复治疗

一、概述

外周血管疾病(peripheral vascular disease)是动脉粥样硬化的一种类型,脂肪沿动脉管壁沉积,导致管腔的狭窄和阻塞性病变,主要损伤下肢和足部的动脉。医学上的下肢外周血管疾病被简称为下肢外周血管疾病(peripheral arteria disease,PAD)。

(一)流行病学

有症状的下肢外周血管疾病(PAD)患者占 55~74 岁年龄段人群的 4.5%,大约 20% 的老年人患有症状的或无症状的下肢外周血管疾病。

(二)危险因素

年龄、性别(女性易患)、民族(汉族易患)、腹围、吸烟、血脂异常、糖尿病、冠心病、脑卒中病史等是下肢外周血管疾病患病的危险因素。

(三)外周血管疾病

颈动脉、主动脉、肠系膜上动脉、腹动脉、肾动脉、髂总动脉的病变。

(四)外周血管疾病分级

见表 12-5-1。

表 12-5-1 外周血管疾病分级

Ⅰ级	血流减少(无症状、麻木冷感、雷诺综合征)
Ⅱ级	功能降低(间歇性跛行)
Ⅲ级	溃疡和坏死(静息痛)
Ⅳ级	溃疡和坏死(溃疡坏死)

(五)判定血管功能的物理检查

1. 指压试验 用手指压迫患者的指腹或甲床,观察毛细血管充盈情况,压迫时局部苍白,松开后应迅速恢复粉红色。如局部动脉血液循环障碍,则表现为解除压迫后局部充盈缓慢或局部苍白或发绀。

2. 肢体抬高试验(Buerger 试验) 患者仰卧,显露下肢,双下肢伸直。检查者将患者足跟抬高使其双下肢呈 70°~80°。检查上肢时,患者取坐位或站立位,双上肢伸直高举过头部。1min 后,正常皮肤颜色保持浅红色或稍发肢缺血时则呈苍白或蜡白色。如果肢体抬高皮色变化不明显,将抬高的两足反复屈伸 30s 或两手快速握拳及放松 5~6 次后再观察。抬高肢体后的苍白程度与动脉阻塞的严重程度成正比。

3. 肢体下垂试验 肢体抬高试验后立即嘱咐患者双下肢垂于床边,或双上肢下垂于身旁,观察皮肤颜色的变化。抬高肢体所出现的皮肤颜色的改变,正常人在 10s 内即可复原。

肢体缺血者可延迟到 40~60s 或更长时间。

4. 桡、尺动脉功能试验(Allen 试验) 先在患者的手腕处用指压法阻断桡动脉的血流,同时令患者进行握拳和松手交替动作若干次,促使静脉血进一步回流,然后将手放到心脏平面,嘱咐患者手放,但手指不一定完全伸直,观察手指和手掌的皮色改变。如果尺动脉无梗阻,皮肤苍白在 30s 左右即转为潮红色;如果尺动脉梗阻,或尺动脉与手掌动脉网解剖异常,则皮色可以持续苍白,直至解除桡动脉指压以后才恢复正常。

5. 节段性肢体血压 测定一般应用便携式多普勒探测器(多普勒听诊器),它可测定四肢各相应部位血管的收缩压,也可应用上述仪器测定手指或足趾血压。测压时应用的气囊带宽度将影响测压的数值,气囊带宽度以大于被测肢体周径的 20% 为标准。在正常情况下,两侧肢体对称部位所测得的血压是相仿的。如两侧肢体对称部位的血压差异大于 20mmHg 提示压力降低的一侧肢体动脉近端有狭窄或阻塞。有下肢动脉阻塞性病变的患者平时踝部血压可正常,而运动后踝部血压明显下降且恢复时间延长,据此产生了测压运动试验。常用的为平板车运动试验(treadmill exercise)。常规将平板车坡度定在 12%,转速 2km/h。运动前检测患者在平卧位时的踝部血压。让患者在平板车上行走,直到下肢疼痛或行走 5min 为止。迅速让患者平卧,每隔 30s 至 1min 测踝部血压,直至血压恢复到运动前水平或测 30min 左右为止。运动后正常反应是踝部收缩压较运动前稍有增高或无变化。有中度间歇性跛行的患者虽也能完成行走 5min,但 ABI 有明显下降,恢复时间在 10min 以内,重度的间歇性跛行患者则常不能完成行走 5min,除 ABI 也有明显下降外,恢复时间也大于 10min。对年龄较大或患有心脏病者,在进行运动试验时,需使用心电图监护。另一种为反应性充血试验(reactive hyperaemia)。用气囊带环绕股部,将气囊加压到大于收缩压 50mmHg,持续 5min 后松开气囊压。前 4min 每隔 30s 测踝部血压一次,4min 之后每 1min 测踝部血压一次,直至血压恢复到试验前水平或测 10min 为止。当阻断股部动脉血流后,远端组织缺血、酸性代谢产物蓄积,使局部血管扩张,周围血管阻力降低。该试验主要观察踝部血压下降的程度和踝压恢复所需要的时间。在正常肢体,股部血压带放气后,踝部血压也有暂时的轻度下降,但很快即恢复。有中度和重度间歇性跛行患者的肢体,踝压均有明显下降,踝压恢复也较慢。但与运动试验相比,本试验踝部血压下降的程度相近,而踝压恢复的时间则较快。正常肢体 ABI 下降后应大于 0.8,股部血压带放气后 1min 内 ABI 应恢复到原来的 90%。如肢体有轻度间歇性跛行,在第 1min 内应恢复到 80%~90%,如恢复延迟说明病变较重。本试验优点是无需特殊的设备。

6. 多普勒+外周动脉血压踝肱指数(ankle/brachial index, ABI) ABI 一般是踝部收缩压与肱动脉收缩压的比值,是一种可重复和最易于进行的客观确定肢体缺血严重程度的检查方法。测量 ABI 的工具包括血压袖带和连续波形多普勒探头(动脉弹性检查)。测量双上臂的血压,记录最高收缩压。用绑在小腿的血压袖带和夹手指的多普勒探头检测足背动脉和胫后动脉,同样地记录踝部收缩压。通过将踝部压力(胫后或足背动脉压力更高者)除以臂部的收缩压(双臂中更高的一个压力)来计算出 ABI。ABI≥0.9 属于正常,0.89~0.41 属于轻度到中度 PAD,相应的 Rutherford 分级为 2~3 或 Fontaine 分级Ⅱ级,如果 ABI≤0.4 或踝部压力 =0.9 正常,0.7~0.8 轻度,0.41~0.6 中度≤0.4 重度。ABI 存在一些局限,在有严重动脉中层钙化,例如高龄、糖尿病患者和肾病中末期的患者,伴有远端腹主动脉或髂总动脉的狭窄或闭塞,锁骨下动脉狭窄闭塞等疾病的情况下可能导致不正常的 ABI 值。在这些病例,ABI 不能成为诊断依据。正常人脚踝处的血压值应该会比肘部的血压值稍高。如果

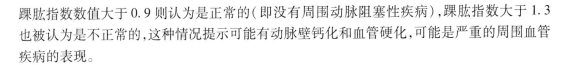

踝肱指数数值大于 0.9 则认为是正常的（即没有周围动脉阻塞性疾病），踝肱指数大于 1.3 也被认为是不正常的，这种情况提示可能有动脉壁钙化和血管硬化，可能是严重的周围血管疾病的表现。

二、康复评估

最新资料显示，1/10 的 PAD 患者将逐渐恶化并出现严重下肢缺血症状。在严重下肢缺血患者中 5 年存活率会降到 50%。存活率的降低当然也包括其他心血管疾病恶化的共同因素。目前所提倡的针对外周动脉疾病的治疗目标，已不再仅仅是缓解症状和改变疾病恶化进程，同时也需要提高患者的生存质量。当今临床常见的治疗方式包括口服药物治疗，运动训练，以及保守治疗失败后的外科手术治疗。目前已有大量研究表明规律性训练可以减少心血管疾病死亡率。研究表明运动训练可以通过提升血管内皮生长因子从而促进 PAD 患者缺血肢体的动脉血管侧支形成；促进一氧化氮（扩血管作用）的释放从而增加血管的顺应性；改变血流动力学，减低血液的黏稠性，提升外周组织的新陈代谢效率；通过调节步行效率，肌肉新陈代谢，以及炎症反应从而提升 PAD 患者的身体功能。2015 年 Thomas Aherne 对外周动脉疾病研究所做的系统回顾研究显示，监督下个性化运动训练同血管外科手术相比具有同等效果的功能恢复效果；运动训练同血管外科手术相结合的疗效比单一治疗方式具有更有效果优势。

（一）踝肱指数测定

通过踝肱指数（ankle/brachial index，ABI）或其他实验室动脉血管评估检查诊断标准，判断是否为外周动脉疾病、间歇性跛行是否为患者目前的主要症状。权衡选择治疗方式的利弊，其他治疗方式包括药物治疗、微创血管手术和外科开放性手术治疗。判断是否处于改善系统性动脉粥样硬化形成的先期时间段。在没有其他可以显著影响下肢动脉的条件下，下列的踝肱指数值可以用于预测周围动脉阻塞性疾病的严重程度，并对腿部溃疡的病程和处理进行评估（表 12-5-2）。

表 12-5-2　踝肱指数判定及处理

踝肱指数	释义	需要采取的处理方式
1.0~1.40	正常范围	无需
0.91~0.99	界限值	寻找并改变（导致周围动脉阻塞性疾病的）危险因素
≤ 0.90	动脉疾病	戒烟、抗血小板和抗血栓治疗（如阿司匹林每天 75~325mg 或氯吡格雷每天 75mg）

（二）步行能力的阈值评估

1. 评估手段　运动平板试验——步行能力的阈值评估。运动平板是所有目前常用的器械运动中心肌氧耗最高的运动方式，是最接近理想的生理运动形式，患者主观的干扰作用亦小。

2. 运动方案　目前有多种运动试验方案可供选择。最广泛应用的是 Bruce 方案、Naughton 方案和 ACIP 方案。Bruce 方案为变速变斜率运动，是目前最常用的方案，较易达到预定心率，但对心功能差或病重患者不易耐受，也不宜精确测定缺血阈值；Naughton 方案为恒速变斜率试验，总做功量较小，对病重者较适宜，也能较精确测定缺血阈值；ACIP 方案运

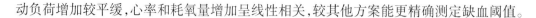

动负荷增加较平缓,心率和耗氧量增加呈线性相关,较其他方案能更精确测定缺血阈值。

三、康复治疗

（一）制订个性化康复运动训练计划

运动训练前、后分别进行 5~10min 的热身和放松运动。

作用机制:人的运动一般有两种类型:①等长运动:肌肉做功时,长度基本不变,而张力明显增高,冠脉和骨骼肌血管阻力增加,冠脉灌注减少;②等张运动:肌肉做功时,张力保持恒定,长度有规则地收缩,血压轻度升高,冠脉血流量和流速增加,是健康人和心血管患者宜采用的运动形式,对于外周动脉疾病的患者,设计制定运动方案时,采取肌肉等张运动为合适的运动形式。

（二）训练方式

1. 有氧训练　跑步机步行训练或徒步行走训练对间歇性跛行患者来讲是最有效的康复运动训练方式。功率自行车对于具有高风险的心血管病症的患者同样具有效果,但次于步行训练。

2. 抗阻肌力训练　对于同时具有其他心血管疾病症状的间歇性跛行患者来讲,大肌群的抗阻训练既能提升身体耐力,又能改善体能;但这种训练不能绝对地代替步行训练。主要训练参与步行的下肢大肌群(如:腓肠肌、胫骨前肌、股四头肌、腘绳肌、臀大肌等),中等强度(60%~85% 1RM),8~12 次/组,3 组/次,组间休息 1~2min,一周间断性训练 3 次。

（三）训练强度

开始阶段的步行速度或者坡度(强度)设置为在 3~5min 内即会出现跛行症状;当疼痛症状达到中等疼痛情况时,停下休息一段时间,使症状缓解、消失。

（四）训练时长

在每次训练过程中采取"步行—休息—接着步行—休息"的循环模式,开始阶段训练时长尽量达到 30min/次,逐渐以每个阶段增加 5min 训练时间,最终达到 50min 的训练时长。总共训练时长 6 个月以上(尽管 2~3 次训练即能明显改善步行功能)。

（五）运动频率

每周进行 3~5 次。

（六）注意事项

外周动脉疾病患者几乎都存在广泛的动脉粥样硬化,从而导致他们具有罹患心脏病、脑卒中、急性下肢缺血的高风险,运动过程中的监护及安全管理尤为重要。根据出现跛行和跛行程度的变化,逐渐增加步行运动训练强度。增加训练的强度方式包括提升步行速度和/或加大行走的坡度。增加的强度应控制在 3~5min 步行运动后即会出现腿部疼痛,可能伴随训练强度的增加,其他心血管疾病的症状也会发生,如心律失常、心绞痛、心电图 ST-T 段抬高及压低改变等。运动中当这些情况发生时,请及时向主管医师汇报并接受相应评估检查。

（李俊琳）

第六节　肌肉衰减综合征心肺康复治疗

肌肉衰减综合征(sarcopenia)是一种与增龄相关的进行性骨骼肌量减少、伴有肌肉力量和/或肌肉功能减退为特征的新型老年综合征。肌肉衰减综合征除引起骨骼肌质量减少,力量减弱,运动和平衡能力下降,跌倒风险增加外,还增加了糖尿病、关节炎、骨质疏松症、心血管病等疾病的发病危险,最终提高了老年人的整体病死率。目前已受到国内外学者的广泛关注。

一、流行病学

国外的流行病学显示,肌肉衰减综合征的发病率在 70 岁以上老年人中达 20%,80 岁以上的则至少达 50%。在我国虽然还没有确切的全国范围内的肌肉衰减综合征流行病学数据,但最新研究表明肌肉衰减综合征的发病率为 10%;而在心血管疾病患者人群中,肌肉衰减综合征患病率则高达 28%。此外,肌肉衰减综合征患病率呈现出女性高于男性、乡镇居民高于城市的特点,并且肌肉衰减综合征的患病率随着年龄增加而增加,80 岁以上老年人患病率高达 40%。因此,肌肉衰减综合征正成为威胁人类健康的一个重要问题。

二、诊断

目前国际尚无统一的肌肉衰减综合征的诊断标准。2014 年亚洲肌肉衰减综合征工作团队(Asian working group for sarcopenia,AWGS)提出了适用于亚洲人群的肌肉衰减综合征的诊断标准。该诊断标准在欧洲老年人肌肉衰减综合征团队的基础之上,根据亚洲人群的特征和相关研究结果,做出了一定修订。AWGS 提出肌肉衰减综合征的诊断标准应包含低肌肉质量以及低肌肉力量或者身体活动能力低下。AWGS 建议当用双能 X 线(dual-energy X-ray absorptiometry,DXA)评估肌肉质量时,男性肌肉质量指数<7.0kg/m^2,女性肌肉质量指数<5.4kg/m^2 被定义为肌肉质量低下;当用生物电阻抗分析仪(bioelectrical impedance analysis,BIA)评估肌肉质量时,男性肌肉质量指数<7.0kg/m^2,女性肌肉质量指数<5.7kg/m^2 被定义为肌肉力量低下。AWGS 推荐当男性握力(肌肉力量的评估指标)<26kg,女性握力<18kg 时被定义为肌肉力量低下;无论男性还是女性,当步行速度(身体活动能力的评估指标)<0.8m/s 时被定为身体活动能力低下(图 12-6-1)。

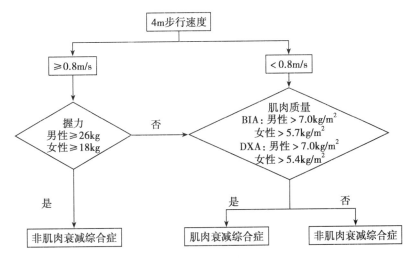

图 12-6-1 肌肉衰减综合征诊断流程图

三、康复评估和治疗

（一）肌肉衰减综合征的运动疗法

许多研究都已经证明运动是预防和治疗肌肉衰减综合征的有效手段。运动可不同程度的引起骨骼肌质量和力量的改变，以及身体活动能力的改善，从而对肌肉衰减综合征起到一定治疗效果。

（二）增加肌肉质量

肌肉质量即肌肉的含量，一般指去除脂肪质量后的体重。许多研究已经表明有氧运动和抗阻运动均能不同程度上增加肌肉质量。但有氧运动对于老年人四肢肌肉质量的增加相对较少，主要是通过减少全身体脂肪和腹部脂肪，其中包括肌肉中的脂肪，从而增加四肢肌肉的相对质量。此外，大量研究已充分显示抗阻运动对于增加肌肉质量有着明显效果。抗阻运动主要通过两方面起作用，一是降低体脂肪，特别是皮下脂肪组织和腹部脂肪组织，二是增加肌肉横断面积和数量。根据 ACSM/AHA（美国运动医学和美国心脏学联合协会）关于老年人运动与体力活动的推荐，我们总结出有氧运动和抗阻运动治疗老年人肌肉衰减综合征方案供参考（表 12-6-1）。

表 12-6-1　肌肉衰减综合征的运动治疗方案

	有氧运动	抗阻运动
频率和时间	（1）中等强度运动，每次至少 10min，每天至少累计 30min，每周累计 5 天 （2）或高强度运动，每天至少 20~30min，每周至少 3 天 （3）或中等和高等强度运动的结合	每周 3~5 天，每天训练 8~12 组，每 1 组或每 2~3 组休息一次，休息时间 1~2min
强度	3~6MET 为中等强度运动，大于 6MET 为高强度运动；心率达到最大心率的 60%~80%，即主观感觉稍疲劳，10min 后可恢复的运动状态	5~6RPE 为中等强度运动，7~8RPE 为高强度运动，根据运动组数采取不同的运动强度；或 8~12RM 强度的运动
运动类型	运动形式有多种，例如步行、慢跑、游泳、骑自行车、网球、羽毛球等。其中，步行是一种最为常见的运动模式。水上运动或者原地踩单车比较适合那些能够承受有限身体重力的人	递进重力训练或者承重训练，如爬楼梯、哑铃、拉弹力带等其他包含主要大肌群的力量训练

1MET 相当于健康成年人安静坐着时的代谢水平，3.5ml O_2/（kg·min）。3MET 相当于日常生活中散步（4km/h）或做饭时的代谢水平。6MET 相当于有氧舞蹈或打网球时的代谢水平

最大心率表示在最大负荷强度上耗氧量和心率不能继续增加时心率达到的最高水平；最大心率=220-实际年龄

RPE：主观用力程度分级，中等强度运动时感觉有些吃力，高强度运动时感觉很吃力。表中数据采用 1980 年 Borg 重新修订的 RPE 0~10 量表。5~6RPE 感觉用力强度为轻度或中度，7~8RPE 感觉用力很强或非常强

RM 表示在给定的锻炼强度下某一肌群可重复锻炼的最大次数

需要说明的是，对于健康人群如果有氧运动的强度和频率增加，运动持续时间延长，那么它将产生更强的增加肌肉质量的运动效果。但是对于那些伴有某些疾病的老年人群，如果不能完成每周 150min 的训练，那么就要在身体条件允许的情况下，做尽可能多的运动，但是前提要保证安全，避免引起不必要的损伤。而对于那些低体重和较肥胖的人群，可能每周需要做 300min 的有氧运动。

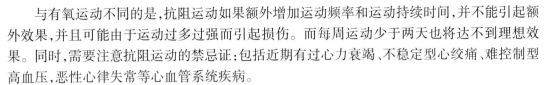

与有氧运动不同的是,抗阻运动如果额外增加运动频率和运动持续时间,并不能引起额外效果,并且可能由于运动过多过强而引起损伤。而每周运动少于两天也将达不到理想效果。同时,需要注意抗阻运动的禁忌证:包括近期有过心力衰竭、不稳定型心绞痛、难控制型高血压,恶性心律失常等心血管系统疾病。

我们需要注意的是无论有氧运动还是抗阻运动,其方案的制定都要个性化,因为老年人患肌肉衰减综合征的同时,往往会伴有一些其他疾病,如心脏病、骨质疏松症等,使得活动能力受到一定限制。因此,在方案的制定和实施过程中,都要密切关注患者。如果在实施过程中身体状况发生改变,必须要重新评估,同时要强调患者在运动中注意呼吸节奏和方式的调节,防止 Valsalva 效应(胸腔充气时内压上升,随后血压上升的现象)。

（三）增强肌肉力量

肌肉力量是指肌肉在收缩或紧张时所表现出来的能力。多数研究成果认为抗阻运动是增加肌肉力量最有效的运动,而有氧运动对增加老年人肌肉力量的效果不明显。在高强度的抗阻运动中,肌肉力量提升更明显。值得注意的是易跌倒、骨折的患者在开始训练前,最好先进行有氧训练,防止运动引起的损伤。此外,要养成规律运动习惯,否则抗阻运动被中断后,所获得的肌肉力量有 2/3 将在 12 周内消失,平均每周下降 25%,75% 将在 3 周内消失。

肌肉力量训练具体又可以分为肌肉耐力和肌肉爆发力的训练。肌肉耐力是指保持一个相对强度需要的肌肉力量,决定老年人可以活动范围的远近,以及是否具有独立自主生活的能力。研究显示进行有氧运动和中等或高强度的抗阻运动后,肌肉耐力有 34%～200% 的明显改善效果。而低强度的抗阻运动则无法提升肌肉耐力。

肌肉爆发力指肌肉收缩的动力/力矩与速度的乘积。研究显示,相较于肌肉耐力,老年人肌肉爆发力与日常生活更为相关。此外,随着年龄的增加,肌肉爆发力衰减的速度比肌肉耐力更快。近期研究显示进行抗阻运动后,老年人肌肉爆发力有了显著提升,并且高强度的抗阻运动比低强度的抗阻运动更能提升肌肉爆发力。在一项研究中,将 30 名老年女性(平均年龄 73 岁,平均 BMI = 30.1kg/m^2)随机分为两组,分别进行不同运动模式的高强度和低强度的抗阻运动,训练 16 周,每周 3 次,每次 3 组,每组训练中重复 8 次运动模式,运动强度为目标肌肉最大负荷重量(1RM)的 70%,结果显示高强度抗阻运动组在提升腿部推举和膝伸肌方面都比低强度组明显。同样,老年人在进行抗阻运动训练中,也要注意上述注意事项,避免损伤和意外的发生。

（四）改善身体活动能力

研究发现,身体活动能力低下与跌倒风险增加密切相关。此外,当合并有吸烟、高血压、肥胖等多种危险因素时,老年人身体虚弱度及死亡率便大大增加。因此,肌肉衰减综合征患者不仅要提高肌肉质量和肌肉力量,同时也要注意提高身体活动能力。身体活动能力主要包括肌肉力量、平衡、移动以及日常生活活动能力等。有研究发现,综合有氧运动、肌肉力量训练以及平衡训练(每周 2 次,每次 60min,60%～80% 1RM)并持续 12 周,可使老年人下肢的肌肉力量以及平衡能力得到显著提高。此外,平均年龄 85 岁的老年人进行 2 周一次,每次 45min,持续 4 个月的高强度运动训练,结果显示老年人进行 4m 步行速度测试时步行速度较之前有明显提高。且研究表明,老年人经常进行长期且规律的运动训练进行可延长寿命,提高日常生活活动能力,并有效降低身体残疾率。因此,在日常生活中老人们要避免长期久坐的生活方式,在身体条件允许的情况下多进行运动锻炼,这不仅可以提高老年人的平衡、移动能力,而且能有效减少老年人跌倒,骨折等意外事件的发生。

　　研究发现,长期的太极拳运动能够有效地提高老年人的平衡能力。其运动过程中身体重心的转移、身体旋转、单腿支撑站立等不同姿势的反复练习,提高了机体的平衡协调能力。此外,每周进行 3 次,每次至少 60min,并坚持 4 年的太极拳锻炼,锻炼者的身体素质会得到显著改善。因此,太极拳运动可能会成为干预肌肉衰减综合征的一项有效举措。

　　(五)运动结合营养治疗肌肉衰减综合征

　　生物学和临床证据表明,蛋白质的摄入和运动训练对控制肌肉减少有协同作用,而且能产生额外的益处。营养干预是改善老化肌肉卫星细胞功能的一项重要举措之一,而运动对卫星细胞功能的调控也有直接影响,因而运动结合营养干预可能会对肌肉衰减综合征患者的肌肉状况产生更明显的改善。Tieland 等人研究了老年虚弱人群运动结合营养和单独营养疗法的差异,发现一天 2 次 15g 的牛奶蛋白补充 24 周后,肌肉力量和身体活动能力得到了明显改善,但肌肉质量并没有显著差异。充分蛋白量的摄入结合抗阻运动训练不仅能有效提高肌肉力量和身体活动能力,还能明显增加肌肉质量。此外,运动结束之后及时补充蛋白质对于蛋白合成与分解的平衡也有重要影响。因此建议老年人在运动训练之后及时补充一定量的蛋白质,从而达到更优的治疗效果。

四、小结

　　不同的运动方式对肌肉衰减综合征患者的肌肉质量、肌肉力量以及身体活动能力可能产生不同的影响。抗阻运动和有氧运动可明显改善肌肉衰减综合征患者的肌肉质量和肌肉力量,提高机体活动能力,同时可以显著降低老年人跌倒、残疾、死亡这些不良事件的发生率。肌肉衰减综合征患者可依据肌肉质量、力量及功能损失程度选择恰当合理的运动方式。依据之前所提到的运动和营养综合疗法可大大提高对肌肉衰减综合征的疗效,因此,医务人员应该合理有效地将二者结合,依据患者情况制定个性化运动处方,同时配合营养因素考量制定综合解决方案。目前虽然国内在运动防治肌肉衰减综合征领域已开展过一系列研究,但确切的运动处方并不明确,因此在这一领域我们还需要做更进一步的探讨。

【扩展阅读】

《肌肉衰减综合征营养与运动干预中国专家共识》推荐意见

　　2015 年《肌肉衰减综合征营养与运动干预中国专家共识》指出运动和营养治疗是防治肌肉衰减综合征的有效手段。该共识提出了肌肉衰减综合征运动和营养治疗的推荐意见(见表 12-6-2)。推荐意见分为三级,即 A 级:单个随机安慰剂对照试验或 meta 分析,B 级:小型研究,C 级:专家意见。

表 12-6-2　《肌肉衰减综合征营养与运动干预中国专家共识》推荐意见

分类	推荐意见	等级
运动	1)以抗阻运动为基础的运动(如坐位抬腿、静力靠墙蹲、举哑铃、拉弹力带等)能有效改善肌肉力量和身体功能;同时补充必需氨基酸或优质蛋白效果更好	A
	2)每天进行累计 40~60min 中-高强度运动(如快走、慢跑),其中抗阻运动 20~30min,每周≥3d,对于肌肉衰减综合征患者需要更多的运动量	A
	3)减少静坐/卧,增加日常身体活动量	B
蛋白质	1)食物蛋白质能促进肌肉蛋白质的合成,有助于预防肌肉衰减综合征	A

续表

分类	推荐意见	等级
	2）老年人蛋白质的推荐摄入量应维持在 1.0~1.5g/(kg·d)，优质蛋白质比例最好能达到 50%，并均衡分配到一日三餐中	B
	3）富含亮氨酸等支链氨基酸的优质蛋白质，如乳清蛋白及其他动物蛋白，更有益于预防肌肉衰减综合征	B
脂肪酸	1）对于肌肉量丢失和肌肉功能减弱的老年人，在控制总脂肪摄入量的前提下，应增加深海鱼油、海产品等富含 n-3 多不饱和脂肪酸的食物摄入	A
	2）推荐 EPA+DHA 的 ADMR 为 0.25~2.00g/d	—
维生素 D	1）有必要检测所有肌肉衰减综合征老年人体内维生素 D 的水平，当老年人血清 25(OH)D 低于正常值范围时，应予补充	A
	2）建议维生素 D 的补充剂量为 15~20μg/d(600~800IU/d)；维生素 D_2 与维生素 D_3 可以替换使用	A
	3）增加户外活动有助于提高老年人血清维生素 D 水平，预防肌肉衰减综合征	A
	4）适当增加海鱼、动物肝脏和蛋黄等维生素 D 含量较高食物的摄入	B
抗氧化营养素	1）鼓励增加深色蔬菜和水果以及豆类等富含抗氧化营养素食物的摄入，以减少肌肉有关的氧化应激损伤	A
	2）适当补充含多种抗氧化营养素(维生素 C、维生素 E、类胡萝卜素、硒)的膳食补充剂	B
口服营养补充	1）口服营养补充有助预防虚弱老年人的肌肉衰减和改善肌肉衰减综合征患者的肌肉量、强度和身体组分	A
	2）每天在餐间/时或锻炼后额外补充 2 次营养制剂，每次摄入 15~20g 富含必需氨基酸或亮氨酸的蛋白质及 840kJ 左右能量，有助于克服增龄相关的肌肉蛋白质合成抗性	A

（郭　琪）

参 考 文 献

[1] 葛俊波，徐永健. 内科学[M]. 8 版. 北京：人民卫生出版社，2017.

[2] 励建安，黄晓琳. 康复医学[M]. 北京：人民卫生出版社，2016.

[3] 郭晓蕙，孙子林. 中国糖尿病运动治疗指南[M]. 北京：中华医学电子音像出版社，2013.

[4] 沈犁，郭晓蕙.《中国糖尿病护理及教育指南》介绍[J]. 中国糖尿病杂志，2010，4：310.

[5] 励建安，王彤. 康复医学[M]. 北京：科学出版社，2002.

[6] 励建安，许光旭. 实用脊髓损伤康复学[M]. 北京：人民军医出版社，2015.

[7] Harvey L. Management of spinal cord injury[M]. New York：Churchill Livingston，2008.

[8] 普赖尔，普拉萨德. 成人和儿童呼吸与心脏问题的物理治疗[M]. 4 版. 喻鹏铭，车国卫，主译. 北京：北京大学医学出版社，2011.

[9] Consortium for Spinal Cord Medicine. Respiratory management following spinal cord injury：a clinical practice guideline for health-care professionals[M]. Washington，DC：Paralyzed Veterans of America，2005.

[10] Martin Ginis KA，Hicks AL. Exercise research issues in the spinal cord injured population[J]. Exercise Sport

Sci Rev,2005,33:49-53.

［11］Jacobs PL,Nash MS. Exercise recommendations for individuals with spinal cord injury［J］. Sports Med,2004,34:727-751.

［12］Tentori F,Elder SJ,Thumma J,et al. Physical exercise among participants in the Dialysis Outcomes and Practice Patterns Study（DOPPS）:correlates and associated outcomes［J］. Nephrol Dial Transplant,2010,25:3050-3062.

［13］NKF-K/DOQI. K/DOQI clinical practice guidelines for cardiovascular disease in dialysis patients［J］. Am J Kid Dis,2005,45（Suppl 3）:S1-S128.

［14］Schatell D,Thompson N,Oberley E. Life options patient opinion study identifies keys to a long life for dialysis patients［J］. Nephrol News Issues,1999,13:24-26.

［15］日本体力医学会体力科学编集委员会.運動処方の指針—運動負荷試験と運動プログラム［M］.8 版.东京:南江堂,2011.

［16］日本腎臓学会.エビデンスに基づくCKD 診療ガイドライン2009［J］.日腎会誌,2009,51:905.

［17］腎疾患の生活指導に関する小委員会並びに腎疾患患者の食事療法に関する小委員会合同委員会.腎疾患患者の生活指導・食事療法に関するガイドライン［J］.日腎会誌,1997,39:1.

［18］王深明.血管外科学［M］.北京.人民卫生出版社,2011.

［19］王力.周围血管疾病的诊断治疗与预防［M］.北京:军事医学科学出版社,2009.

［20］张旭,刘清源,万建平.踝臂指数评价高危患者外周动脉疾病的价值［J］.海南医学,2010,11:24-27.

［21］张旭,孙振学,邸茹杰.踝臂指数评价老年外周动脉疾病的价值［J］.中国实用内科杂志,2010,S1:15-17.

［22］汤中敏,胡世红,韦金儒,等.脉搏波传导速度与缺血性心血管病十年发病风险计分相关性研究［J］.中国医药导刊,2012,6:939-940.

［23］Chen LK,Liu LK,Woo J,et al. Sarcopenia in Asia:consensus report of the Asian Working Group for Sarcopenia［J］. J Am Med Dir Assoc,2014,15:95-101.

［24］孙建琴,张坚,常翠青,等.肌肉衰减综合征营养与运动干预中国专家共识（节录）［J］.营养学报,2015,37（4）:320-324.